国家卫生健康委员会"十四五"规划教材

全国高等中医药教育教材

供中医学、针灸推拿学、中西医临床医学等专业用

# 诊断学基础

## 第3版

中醫

主　编　王肖龙

副主编　李竹英　刘维琴　王　玫　杨继兵　杨晓军

编　委　（按姓氏笔画排序）

王　玫（北京中医药大学）　　　　吴　忱（浙江中医药大学）

王肖龙（上海中医药大学）　　　　何春玲（陕西中医药大学）

刘维琴（贵州中医药大学）　　　　张晋岳（山西中医药大学）

刘惠娜（湖南中医药大学）　　　　金　涛（上海中医药大学）

李竹英（黑龙江中医药大学）　　　周艳丽（黑龙江中医药大学佳木斯学院）

杨晓军（广州中医药大学）　　　　胡琼英（成都中医药大学）

杨继兵（南京中医药大学）　　　　高燕鲁（山东中医药大学）

吴　忆（辽宁中医药大学）　　　　梁文杰（河北中医学院）

秘　书　金　涛（兼）

人民卫生出版社

·北京·

**图书在版编目（CIP）数据**

诊断学基础 / 王肖龙主编 . —3 版 . —北京：人
民卫生出版社，2021.8 （2022.11重印）
ISBN 978-7-117-31574-6

Ⅰ.①诊… Ⅱ.①王… Ⅲ.①诊断学－中医学院－教
材 Ⅳ.①R44

中国版本图书馆 CIP 数据核字（2021）第 161156 号

| | | |
|---|---|---|
| 人卫智网 | www.ipmph.com | 医学教育、学术、考试、健康，购书智慧智能综合服务平台 |
| 人卫官网 | www.pmph.com | 人卫官方资讯发布平台 |

诊断学基础
Zhenduanxue Jichu
第 3 版

主　　编：王肖龙
出版发行：人民卫生出版社（中继线 010-59780011）
地　　址：北京市朝阳区潘家园南里 19 号
邮　　编：100021
E - mail：pmph @ pmph.com
购书热线：010-59787592　010-59787584　010-65264830
印　　刷：三河市延风印装有限公司
经　　销：新华书店
开　　本：850×1168　1/16　印张：31　插页：1
字　　数：812 千字
版　　次：2012 年 5 月第 1 版　2021 年 8 月第 3 版
印　　次：2022 年 11 月第 3 次印刷
标准书号：ISBN 978-7-117-31574-6
定　　价：89.00 元
打击盗版举报电话：010-59787491　E-mail：WQ @ pmph.com
质量问题联系电话：010-59787234　E-mail：zhiliang @ pmph.com

# 数字增值服务编委会

**主　编**　王肖龙

**副主编**　李竹英　刘维琴　王　玫　杨继兵　杨晓军　梁文杰　金　涛

**编　委**　（按姓氏笔画排序）

王　玫（北京中医药大学）　　　　杨继兵（南京中医药大学）

王肖龙（上海中医药大学）　　　　吴　忆（辽宁中医药大学）

叶桃春（广州中医药大学）　　　　张晋岳（山西中医药大学）

刘　坤（河北中医学院）　　　　　金　涛（上海中医药大学）

刘丽杰（北京中医药大学）　　　　周艳丽（黑龙江中医药大学佳木斯学院）

刘维琴（贵州中医药大学）　　　　胡永胜（贵州中医药大学）

刘惠娜（湖南中医药大学）　　　　胡琼英（成都中医药大学）

李　星（黑龙江中医药大学）　　　侯伯南（浙江中医药大学）

李竹英（黑龙江中医药大学）　　　倪　杰（南京中医药大学）

李益萍（上海中医药大学）　　　　高燕鲁（山东中医药大学）

杨　臻（陕西中医药大学）　　　　梁文杰（河北中医学院）

杨晓军（广州中医药大学）

**秘　书**　张春伶（上海中医药大学）

3

# ◇◇◇ 修 订 说 明 ◇◇◇

为了更好地贯彻落实《中医药发展战略规划纲要(2016—2030年)》《中共中央国务院关于促进中医药传承创新发展的意见》《教育部 国家卫生健康委 国家中医药管理局关于深化医教协同进一步推动中医药教育改革与高质量发展的实施意见》《关于加快中医药特色发展的若干政策措施》和新时代全国高等学校本科教育工作会议精神,做好第四轮全国高等中医药教育教材建设工作,人民卫生出版社在教育部、国家卫生健康委员会、国家中医药管理局的领导下,在上一轮教材建设的基础上,组织和规划了全国高等中医药教育本科国家卫生健康委员会"十四五"规划教材的编写和修订工作。

为做好新一轮教材的出版工作,人民卫生出版社在教育部高等学校中医学类专业教学指导委员会、中药学类专业教学指导委员会和第三届全国高等中医药教育教材建设指导委员会的大力支持下,先后成立了第四届全国高等中医药教育教材建设指导委员会和相应的教材评审委员会,以指导和组织教材的遴选、评审和修订工作,确保教材编写质量。

根据"十四五"期间高等中医药教育教学改革和高等中医药人才培养目标,在上述工作的基础上,人民卫生出版社规划、确定了第一批中医学、针灸推拿学、中医骨伤科学、中药学、护理学5个专业100种国家卫生健康委员会"十四五"规划教材。教材主编、副主编和编委的遴选按照公开、公平、公正的原则进行。在全国50余所高等院校2 400余位专家和学者申报的基础上,2 000余位申报者经教材建设指导委员会、教材评审委员会审定批准,聘任为主编、副主编、编委。

本套教材的主要特色如下:

1. 立德树人,思政教育　坚持以文化人,以文载道,以德育人,以德为先。将立德树人深化到各学科、各领域,加强学生理想信念教育,厚植爱国主义情怀,把社会主义核心价值观融入教育教学全过程。根据不同专业人才培养特点和专业能力素质要求,科学合理地设计思政教育内容。教材中有机融入中医药文化元素和思想政治教育元素,形成专业课教学与思政理论教育、课程思政与专业思政紧密结合的教材建设格局。

2. 准确定位,联系实际　教材的深度和广度符合各专业教学大纲的要求和特定学制、特定对象、特定层次的培养目标,紧扣教学活动和知识结构。以解决目前各院校教材使用中的突出问题为出发点和落脚点,对人才培养体系、课程体系、教材体系进行充分调研和论证,使之更加符合教改实际、适应中医药人才培养要求和社会需求。

3. 夯实基础,整体优化　以科学严谨的治学态度,对教材体系进行科学设计、整体优化,体现中医药基本理论、基本知识、基本思维、基本技能;教材编写综合考虑学科的分化、交叉,既充分体现不同学科自身特点,又注意各学科之间有机衔接;确保理论体系完善,知识点结合完备,内容精练、完整,概念准确,切合教学实际。

4. 注重衔接,合理区分　严格界定本科教材与职业教育教材、研究生教材、毕业后教育教材的知识范畴,认真总结、详细讨论现阶段中医药本科各课程的知识和理论框架,使其在教材中得以凸显,既要相互联系,又要在编写思路、框架设计、内容取舍等方面有一定的区分度。

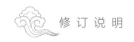

5. **体现传承, 突出特色** 本套教材是培养复合型、创新型中医药人才的重要工具,是中医药文明传承的重要载体。传统的中医药文化是国家软实力的重要体现。因此,教材必须遵循中医药传承发展规律,既要反映原汁原味的中医药知识,培养学生的中医思维,又要使学生中西医学融会贯通,既要传承经典,又要创新发挥,体现新版教材"传承精华、守正创新"的特点。

6. **与时俱进, 纸数融合** 本套教材新增中医抗疫知识,培养学生的探索精神、创新精神,强化中医药防疫人才培养。同时,教材编写充分体现与时代融合、与现代科技融合、与现代医学融合的特色和理念,将移动互联、网络增值、慕课、翻转课堂等新的教学理念和教学技术、学习方式融入教材建设之中。书中设有随文二维码,通过扫码,学生可对教材的数字增值服务内容进行自主学习。

7. **创新形式, 提高效用** 教材在形式上仍将传承上版模块化编写的设计思路,图文并茂、版式精美;内容方面注重提高效用,同时应用问题导入、案例教学、探究教学等教材编写理念,以提高学生的学习兴趣和学习效果。

8. **突出实用, 注重技能** 增设技能教材、实验实训内容及相关栏目,适当增加实践教学学时数,增强学生综合运用所学知识的能力和动手能力,体现医学生早临床、多临床、反复临床的特点,使学生好学、临床好用、教师好教。

9. **立足精品, 树立标准** 始终坚持具有中国特色的教材建设机制和模式,编委会精心编写,出版社精心审校,全程全员坚持质量控制体系,把打造精品教材作为崇高的历史使命,严把各个环节质量关,力保教材的精品属性,使精品和金课互相促进,通过教材建设推动和深化高等中医药教育教学改革,力争打造国内外高等中医药教育标准化教材。

10. **三点兼顾, 有机结合** 以基本知识点作为主体内容,适度增加新进展、新技术、新方法,并与相关部门制订的职业技能鉴定规范和国家执业医师(药师)资格考试有效衔接,使知识点、创新点、执业点三点结合;紧密联系临床和科研实际情况,避免理论与实践脱节、教学与临床脱节。

本轮教材的修订编写,教育部、国家卫生健康委员会、国家中医药管理局有关领导和教育部高等学校中医学类专业教学指导委员会、中药学类专业教学指导委员会等相关专家给予了大力支持和指导,得到了全国各医药卫生院校和部分医院、科研机构领导、专家和教师的积极支持和参与,在此,对有关单位和个人表示衷心的感谢!希望各院校在教学使用中,以及在探索课程体系、课程标准和教材建设与改革的进程中,及时提出宝贵意见或建议,以便不断修订和完善,为下一轮教材的修订工作奠定坚实的基础。

人民卫生出版社

2021 年 3 月

# ◇◇◇ 前 言 ◇◇◇

诊断学基础是从基础医学过渡到临床医学的"桥梁课",属专业基础课,是中医学及相关专业本科生的一门必修课。根据"十四五"期间国家中医药人才培养战略和高等中医药教育教材建设指导原则,以及全国高等中医药教育国家卫生健康委员会"十四五"规划教材编写原则和总体思路,我们组织全国14所中医药高等院校的专家,在"十二五""十三五"规划教材《诊断学基础》的基础上,编写了"十四五"规划教材《诊断学基础》(第3版)。

诊断学的内容非常广泛,与诊断有关的知识均属诊断学的范畴。上一版《诊断学基础》的编写思路着眼于复合型、创新型中医药高等人才的培养,坚持"三基"(基本理论、基本知识、基本技能)、"五性"(思想性、科学性、先进性、启发性、适用性)、"三特定"(特定学制、特定专业、特定对象)的基本原则。教材编写时突出必需、实用、够用的特色,以临床工作以及中医临床医师成长所必需的知识作为重点内容,教学内容的广度与深度以实用、够用为尺度。

本版《诊断学基础》的编写,是在传承上一版的思想、风格与框架基础上,突出与"5+3"临床医学人才培养模式的衔接。修订原则强调临床能力的培养。并以纸数融合的形式设计教材,更适合读者充分利用网络资源进行自主学习及拓展。

经全体编写人员辛勤工作,《诊断学基础》第3版编写得以顺利完成,特此表示衷心感谢。尤其向主持第1版及第2版编写工作的成战鹰教授以及其他为本书付出过辛勤劳动的编者们致以崇高的敬意。本教材的具体编写分工如下(以编写内容为序):刘惠娜编写绪论、第一章至第三章、第三十五章、第四十八章至第四十九章;杨继兵编写第四章、第六章至第十章、第四十六章第四节;金涛编写第十一章、第十二章、第二十二章;杨晓军编写第十三章至第十七章,第四十章,第四十七章第一节、第二节;王玫编写第十八章、第十九章、第四十一章;张晋岳编写第二十章至第二十一章、第二十三章至第二十四章;高燕鲁编写第二十五章、第三十一章至第三十三章;吴忆编写第二十六章至第二十八章、第四十二章;周艳丽编写第二十九章至第三十章第一节、第二节;李竹英编写第三十章第三节、第四节,第四十六章第一节至第三节、第四十七章第三节;刘维琴编写第三十章第五节至第七节;吴忧编写第三十四章;何春玲编写第三十六章至三十八章;胡琼英编写第三十九章;梁文杰编写第四十三章、第四十四章;王肖龙编写第四十五章。金涛医师担任编写秘书,在编写过程中做了大量组织、协调、统稿等工作,在此一并表示感谢。

中医药院校临床医学类教材的建设是一项充满挑战的课题,加之诊断学基础涉及的内容很广,本版教材虽经各位编写人员全力工作,但由于水平和时间有限,不足之处在所难免,恳请广大教师、学生及读者批评指正,以便日后修正。

编者
2021 年 3 月

# ◇◇◇ 目　　录 ◇◇◇

绪论 ......................................................................................................................... 1

## 第一篇　问　　诊

第一章　问诊的重要性与医德要求 ........................................................................... 7

第二章　问诊的方法及技巧 ......................................................................................... 9
　第一节　问诊的基本方法及技巧 ............................................................................. 9
　第二节　重点问诊的方法 ....................................................................................... 10
　第三节　特殊情况的问诊方法 ............................................................................... 11

第三章　问诊的内容 ................................................................................................... 14

## 第二篇　症　状　学

第四章　发热 ............................................................................................................... 20

第五章　皮肤黏膜出血 ............................................................................................... 25

第六章　胸痛 ............................................................................................................... 28

第七章　咳嗽与咳痰 ................................................................................................... 32

第八章　咯血 ............................................................................................................... 36

第九章　呼吸困难 ....................................................................................................... 38

第十章　发绀 ............................................................................................................... 42

第十一章　心悸 ........................................................................................................... 45

第十二章　水肿 ........................................................................................................... 47

第十三章 恶心与呕吐·······51

第十四章 呕血与黑便·······55

第十五章 腹痛·······58

第十六章 腹泻·······62

第十七章 黄疸·······65

第十八章 血尿·······69

第十九章 尿频、尿急、尿痛·······71

第二十章 头痛·······73

第二十一章 眩晕·······77

第二十二章 晕厥·······81

第二十三章 抽搐与惊厥·······84

第二十四章 意识障碍·······86

第二十五章 关节痛·······89

# 第三篇 体 格 检 查

第二十六章 基本检查法·······95

第二十七章 一般检查·······101
　第一节 全身状态检查·······101
　第二节 皮肤检查·······107
　第三节 浅表淋巴结检查·······111

第二十八章 头部检查·······114

第二十九章 颈部检查·······124

第三十章 胸部检查·······128
　第一节 胸部体表标志及分区·······128
　第二节 胸廓、胸壁与乳房检查·······131

第三节　肺和胸膜检查 ………………………………………………………………………………… 134

第四节　常见呼吸系统病变体征 …………………………………………………………………… 143

第五节　心脏检查 …………………………………………………………………………………… 144

第六节　血管检查 …………………………………………………………………………………… 162

第七节　常见循环系统病变体征 …………………………………………………………………… 164

第三十一章　腹部检查 ………………………………………………………………………………… 166

第三十二章　肛门、直肠及外生殖器检查 …………………………………………………………… 183

第三十三章　脊柱与四肢检查 ………………………………………………………………………… 187

第一节　脊柱检查 …………………………………………………………………………………… 187

第二节　四肢与关节检查 …………………………………………………………………………… 189

第三十四章　神经系统检查 …………………………………………………………………………… 193

第一节　脑神经检查 ………………………………………………………………………………… 193

第二节　运动功能检查 ……………………………………………………………………………… 199

第三节　感觉功能检查 ……………………………………………………………………………… 203

第四节　神经反射检查 ……………………………………………………………………………… 206

第五节　脑膜刺激征及拉塞格征 …………………………………………………………………… 211

第六节　自主神经功能检查 ………………………………………………………………………… 212

第三十五章　全身体格检查 …………………………………………………………………………… 214

# 第四篇　实　验　诊　断

第三十六章　实验诊断概论 …………………………………………………………………………… 222

第三十七章　临床血液学检查 ………………………………………………………………………… 227

第一节　血液一般检查 ……………………………………………………………………………… 227

第二节　红细胞沉降率测定 ………………………………………………………………………… 235

第三节　血液的其他检查 …………………………………………………………………………… 235

第四节　出血、血栓与止血检测 …………………………………………………………………… 241

第五节　血型鉴定与交叉配血试验 ………………………………………………………………… 251

第三十八章　临床骨髓细胞学检查 …………………………………………………………………… 255

第一节　骨髓检查概述 ……………………………………………………………………………… 255

第二节　骨髓涂片检查 ……………………………………………………………………………… 256

第三节　骨髓活组织检查 …………………………………………………………………………… 258

第四节　骨髓细胞化学染色 ………………………………………………………………………… 260

第五节　骨髓细胞免疫分型 ………………………………………………………………………… 263

第六节　细胞遗传学分析 …………………………………………………………………………… 264

第七节　常见血液病的血液学特点 ································································265

第三十九章　排泄物、分泌物及体液检查 ·····················································270
第一节　尿液检查 ·························································································270
第二节　粪便检查 ·························································································279
第三节　痰液检查 ·························································································282
第四节　浆膜腔积液检查 ················································································283
第五节　脑脊液检查 ·····················································································286
第六节　生殖系统体液检查 ·············································································291

第四十章　肝脏病常用实验室检查 ·······························································296
第一节　蛋白质代谢检查 ················································································296
第二节　胆红素代谢检查 ················································································299
第三节　肝脏病常用的血清酶及同工酶检查 ·······················································300
第四节　肝纤维化常用标志物检测 ····································································303
第五节　病毒性肝炎标志物检测 ·······································································305
第六节　肝病实验室检查的评价及项目的选择 ·····················································309

第四十一章　肾功能检查 ············································································311
第一节　肾小球功能检测 ················································································311
第二节　肾小管功能试验 ················································································314
第三节　血清尿酸与血浆二氧化碳结合力测定 ·····················································316
第四节　肾功能试验的评价与项目选择 ······························································318

第四十二章　临床常用生物化学检查 ·····························································319
第一节　糖类检查 ·························································································319
第二节　血清脂质和脂蛋白检测 ·······································································323
第三节　无机离子检测 ···················································································325
第四节　血清铁及其代谢物测定 ·······································································328
第五节　酶学检查 ·························································································329
第六节　心脏病生物标志物检测 ·······································································333
第七节　内分泌激素检查 ················································································334

第四十三章　临床常用免疫学检查 ·······························································339
第一节　血清免疫球蛋白检测 ··········································································339
第二节　血清补体的检测 ················································································341
第三节　细胞免疫检测 ···················································································342
第四节　自身抗体检测 ···················································································343
第五节　肿瘤标志物检测 ················································································346
第六节　感染免疫检测 ···················································································350
第七节　其他检测 ·························································································355

第四十四章 临床常用病原体检查 ·······357
　第一节 概述 ·······357
　第二节 临床感染常见病原体检测 ·······361
　第三节 性传播疾病病原体检测 ·······365
　第四节 病原体耐药性检测 ·······369

## 第五篇 器 械 检 查

第四十五章 心电图诊断 ·······374
　第一节 心电图基本知识 ·······374
　第二节 正常心电图与心电图的测量方法 ·······382
　第三节 心房异常及心室肥大 ·······389
　第四节 心肌缺血与心肌梗死 ·······394
　第五节 心律失常 ·······402
　第六节 电解质紊乱及药物所致心电图改变 ·······422
　第七节 其他常用心电学检查 ·······423
　第八节 心电图的分析方法与临床应用价值 ·······425

第四十六章 肺功能检查 ·······428
　第一节 通气功能检查 ·······428
　第二节 换气功能检查 ·······433
　第三节 小气道功能检查 ·······434
　第四节 血液气体分析与酸碱度测定 ·······435

第四十七章 内镜检查 ·······440
　第一节 上消化道内镜 ·······440
　第二节 结肠镜检查 ·······442
　第三节 纤维支气管镜检查 ·······443

## 第六篇 病历与诊断方法

第四十八章 病历书写 ·······448
　第一节 病历书写的重要性 ·······448
　第二节 病历书写的基本要求与规则 ·······448
　第三节 病历书写的格式和内容 ·······450

第四十九章 诊断步骤与临床思维 ·······457
　第一节 诊断步骤 ·······457
　第二节 临床思维 ·······459
　第三节 诊断内容与书写、临床诊断 ·······462

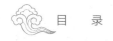 目 录

附录一 临床常用诊断技术·················································································469

附录二 临床心电图常用表·················································································477

主要参考书目·····································································································479

# 绪论

临床实践,诊断是第一位的。临床疾病繁多,表现多样且具有不确定性,如何从纷繁复杂的疾病表现中建立诊断呢?临床医师通过收集疾病的临床表现来探寻疾病的发病及病理本质,这就是诊断(diagnosis),即通过各种诊断方法对疾病的病因、病理、功能做出准确、完整的判断。

中国古代医学著作《黄帝内经》就系统论述了望神、察色、闻声、切脉等诊断方法。公元前5—前4世纪,希腊名医希波克拉底开始用问诊、视诊、触诊及直接听诊作为主要的诊病手段。17世纪,现代医学逐步发展:1676年荷兰科学家列文虎克发明了显微镜;1761年奥地利医生奥恩布鲁格创建了直接叩诊法;1819年法国医生雷奈克发明了听诊器,首创了间接听诊法;1828年皮奥里又创建了间接叩诊法。至19世纪中叶,一套完整的体格检查法已形成,并沿用至今。与此同时,随着物理、化学、生物学的发展,产生了实验诊断。

自19世纪后期以来,随着现代科学与技术的飞速发展,诊断疾病的方法日益增多,不断涌现。19世纪末至20世纪初,荷兰生理学家爱因托芬发明了心电图描记仪,德国物理学家伦琴发现了X线,并由此而形成了心电图诊断学与放射诊断学,而放射诊断学又为影像诊断学奠定了基础;此外,生物化学、微生物学、病理学、免疫学等实验检查技术也突飞猛进,逐步形成了一门以医学知识为基础,以问诊、体格检查、实验室检查及各种仪器检查为主体,以临床思维方法为指导的疾病诊断体系,即诊断学(diagnostics),是关于疾病诊断的基础理论、基本知识、基本技能及临床思维方法的学科。

## 一、诊断学基础的性质、地位

诊断学基础(诊断学)是为修完基础医学课程进入临床医学课程学习的医学生开设的一门必修的临床基础课。目的是通过学习诊断学基础使学生掌握基本的诊断方法及诊断原理,能获取疾病的临床资料,能正确解析疾病临床表现的病理与病理生理本质,从而为学习内科学、外科学等临床各科的疾病诊断奠定基础。因此,诊断学基础是连接基础医学与临床医学的桥梁课程,是临床各科的基础。

## 二、诊断学基础的内容

诊断学基础的内容非常广泛,与诊断有关的均属诊断学基础的范畴。其主要内容有问诊、症状学、体格检查、实验室检查、各种仪器检查、病历书写与诊断思维。随着医学的飞速发展、学科的渗透与分化,先进的诊断方法、诊断项目也不断增多,有些诊断学内容已形成独立的学科,如影像学、实验诊断学等。

### (一)问诊

问诊(inquiry)是医生通过系统询问患者或知情者获取病史,将病史资料进行整理分析,做出临床判断的一种诊断方法。问诊是病史采集(history taking)的主要手段,能够了解疾病的发生发展及演变规律。病史结合体格检查可对许多疾病做出初步诊断或为进一步的诊断和检查提供重要线索。

### （二）症状学

患者主观感觉的异常或不适称为症状(symptom)，如发热、头痛、胸闷、乏力、恶心等。广义的症状还包括体征(sign)。症状是患者机体生理功能异常的反映，如心绞痛反映心肌缺血，劳累性呼吸困难反映心肺功能不全。症状常早于其他客观的临床表现，对疾病的诊断有重要意义。症状学主要论述症状的病因、发生机制、临床表现及诊断思路。

### （三）体格检查

体格检查(physical examination)也称物理检查，是医师根据物理原理运用自己的感官或借助简单的检查工具对患者的身体进行系统、全面的检查。体格检查发现的异常称为体征，体征是病理的反映(如肺部叩诊实音反映实变或积液)，是诊断疾病的重要依据。体格检查篇详细介绍视诊、触诊、叩诊、听诊、嗅诊等检查方法及检查内容，阐述检查原理、检查结果的分析与判定，解析异常结果与病理的关系，并判断其临床意义。体格检查具有很强的技艺性，需经严格训练才能做到动作轻柔、和谐、准确、娴熟，才能保证检查结果准确。

### （四）实验诊断

实验诊断(laboratory diagnosis)是通过物理、化学、生物学和免疫学等实验室检测方法对患者的血液、体液、排泄物、分泌物、组织细胞等标本进行检查，以获得疾病的病原、病理或生理变化等资料，再结合临床进行全面评价分析做出判断的诊断方法。随着现代科学技术的迅速发展以及临床医学与其他学科的相互交叉渗透，实验仪器、实验方法、实验项目日新月异，实验诊断已成为一门独立的学科——实验诊断学。由于疾病的不确定性，病情的动态演变以及实验室前(如标本采集与处理等)、实验室(如仪器、试剂、操作等)、实验室后(如结果书写及报告等)的一些误差或错误都会影响检测结果，所以在解释检测结果时一定要高度重视。学习实验诊断重在掌握实验项目的选择、各项实验检查的诊断原理、参考值及临床意义。解释实验结果时要注意实验诊断方法的灵敏度、特异性、准确度，并应结合其他临床资料进行全面评价分析，做出判断。

### （五）器械检查

随着当代科学技术的飞速发展，医学器械检查项目也越来越多，如影像学、心电图、肺功能、内镜、脑电图、肌电图等，其中一些已成为独立学科，如影像学、心电图学、内镜学。临床工作中，器械检查对疾病的诊断起着越来越重要的作用。器械检查篇主要介绍心电图、肺功能、内镜的基本知识，学习时应重点掌握各项检查的应用范围及诊断价值，并逐步学会常用检查方法及结果分析。

### （六）病历书写与诊断思维

1. 病历书写　病历是具有法律效力的医疗文件，是临床工作的全面记录和总结，反映了疾病的全过程，也反映医疗质量。病历是确立诊断、制定治疗和预防措施的依据，是临床、教学、科研的可靠素材，也是重要的法律依据。病历书写是临床医师的基本功，学习时应掌握病历书写的格式、内容、规则和要求。

2. 诊断思维　介绍疾病诊断的程序、疾病诊断的思维方法、疾病诊断的基本原则，并简要介绍循证医学与临床诊断。

## 三、诊断学基础的学习要领

诊断学基础的教学与学习应注意以下几个关系：

1. 诊断学基础与临床专业课的关系　诊断学基础属临床基础课，课程的学习目的应有别于临床专业课(如内科学、外科学等)，主要是学习疾病的诊断方法与原理，而不是具体疾病的临床诊断。重点应在诊断方法(接诊患者、问诊、体格检查、实验检查及器械检查的选择)的学习与运用;检查结果正常与异常的识别;异常表现属功能性抑或病理性的判断,如心脏杂音属功能性或病理性;异常临床表现与病理及病理生理的联系,并解析其临床意义(如发热、头痛:颅内感染引起发热、头痛,此时发热、头痛都是主症;颅外感染也可引起发热以及继发头痛,此时发热是主症,而头痛仅是次要表现),从而为临床诊断疾病打下基础。

2. 实验诊断学与检验医学的关系　实验诊断的学习目的也不同于检验医学,主要应学习实验检查的临床应用,掌握实验项目的选择原则以及实验结果的评价、分析与判断。学习内容也应以概念性、普遍性、实用性为主,专业性很强的、高精尖的内容可在临床课程和临床工作中进一步学习。

3. 基本功与高新技术的关系　当代医学科学飞速发展,高新诊断技术不断应用于临床,如计算机体层扫描(CT)、磁共振成像(MRI)、数字减影血管造影(DSA)、三维彩色多普勒超声检查、正电子发射断层摄影术、心脏电生理检查、仿真内镜、荧光定量 PCR 技术、基因诊断及计算机生物芯片技术等。这些新技术极大地提高了临床诊断水平,使我们能更及时、更准确地诊断疾病。但应清醒地认识到这些高新技术不能完全取代问诊、体格检查、常规实验室检查、常规器械检查和诊断思维,如任何高新技术都不能代替问诊去采集病史、了解症状。应牢记:问诊、体格检查、常规实验室及器械检查和临床思维方法永远是临床医生的基本功。

4. 理论与实践的关系　诊断学基础既是一门理论性学科,也是一门实践性学科。学习时应联系基础医学的理论知识(如学习疾病的临床表现要联系疾病的病理改变,学习心脏听诊离不开心动周期的知识);还要联系临床医学(如内科学、外科学等)及临床医学的相关理论,如循证医学(evidence based medicine,EBM)。诊断学基础还是一门实践性很强的学科,问诊、体格检查等诊断方法具有技术性和艺术性。各种诊断操作,正常与异常的识别常常不是从书本上能学到的。学习时应重视临床实践及实践教学,多动手,勤动脑,反复实践,提高临床技能。此外,还应在临床实践中学习临床思维方法,培养临床思维能力;学会与患者沟通,关心体贴患者,充分认识到我们面对的不仅是"病",更是"病人"。

学习诊断对临床医师而言是永无止境的,只有通过不断的学习与实践,具有扎实的医学知识及技能、丰富的临床经验、正确的临床思维,一个医学生才能成长为一名合格的临床医师。

## 四、诊断学基础的进展

1. 医学模式的转变　即从生物医学模式转变为生物 - 心理 - 社会医学模式。新的医学模式要求医师诊断疾病时,除考虑病因、病理等生物学因素外,还应考虑年龄、性别、家庭、社会、文化程度、生活环境、工作情况、心理状态、宗教信仰等心理与社会因素。如心血管疾病、肿瘤的发病与心理、社会、环境因素密切相关。

2. 临床诊断学的循证医学理念　循证医学的核心思想是将最佳临床证据、医师的专业知识与经验和患者的具体情况这三大要素紧密结合在一起,为患者制订最佳医疗决策,旨在得到更敏感和更可靠的诊断方法,以及更有效和更安全的治疗方案。临床诊断工作中凡是用于疾病诊断的试验,如问诊、检体诊断、实验诊断、影像诊断和各种器械诊断,均称为诊断性试验。在进行这些诊断试验时,应遵照循证医学的原理,认真、明智、慎重地应用当前有关这些诊断方法的最佳信息,保证相关诊断性试验能为病人做出正确诊断。

运用循证医学的基本原理对临床诊断进行系统评价和可靠性分析,可极大地提高诊断水平,如高血压、糖尿病等诊断标准的制定,急性心肌梗死诊断模式的改变。

## 五、学习诊断学基础的要求

修完本课程后要求:①学会接诊患者,与患者沟通,掌握基本的诊断方法及诊断原理。②能独立进行系统全面而有针对性的问诊,采集病史。能识别症状,掌握症状间的内在联系,判断其临床意义。③能以规范准确的手法,系统、全面、有序地进行体格检查,并能解释检查结果的临床意义。④掌握临床常用实验室检验项目的适应证、参考值和对疾病的诊断意义。⑤掌握心电图检查的操作,熟悉正常心电图及常见异常心电图的特点及临床意义。掌握肺功能检查及内镜检查的适应证。⑥具有初步的临床思维能力。⑦能将临床资料进行系统的整理,书写出符合患者客观实际的、规范、完整、系统的病历。⑧根据病史、体格检查、相关的实验室及其他检查资料,进行分析,提出初步诊断。

### ♡ 思政元素

#### 特鲁多铭言

To cure sometimes, to relieve often, to comfort always.

"有时去治愈;常常去帮助;总是去安慰。""有时""常常""总是"像三个阶梯,是100多年前特鲁多医生道出的三种为医的境界。

"有时去治愈"坦言了医学的局限;"常常去帮助"规范了医生的职业态度;"总是去安慰"体现了医学的人文关怀。

（刘惠娜）

# 第一篇

## 问　诊

问诊(inquiry)是医师对患者或知情者进行系统询问,获取病史资料并综合分析而做出临床判断的一种诊断方法。问诊是病史采集(history taking)的主要方法,病史是诊断疾病的重要线索,病史的完整性和准确性对疾病的诊断和处理至关重要,因此问诊是每个临床医师必须掌握的基本技能。

# 第一章

# 问诊的重要性与医德要求

> **学习目标**
>
> 了解问诊的重要性与医德要求。

## 一、问诊的重要性

1. 问诊是某些疾病临床诊断的主要依据。部分疾病可通过问诊直接做出临床诊断，如慢性支气管炎、心绞痛等。

2. 问诊为进一步诊断提供线索。通过问诊了解疾病的发生、发展、演变，以及诊治经过和相关病史，可动态、全面地认识病情，对诊断具有极其重要的意义。通过问诊，可对患者建立初步临床印象，可为后续的体格检查、实验室检查及特殊检查的选择提供线索。

3. 问诊是良好的医患沟通的开端。采集病史的过程是医患沟通、建立良好医患关系的最重要时机。和蔼的态度、正确的方法和良好的问诊技巧，能获取患者的信任和配合，这些对诊断和治疗疾病都十分重要。

不重视问诊，问诊不客观、不全面、不系统，会造成病史资料残缺不全，对病情了解不够详细准确，最终导致临床漏诊或误诊。

## 二、问诊的医德要求

医德是医师的职业道德，涉及的范围很广。就问诊而言必须注意以下医德要求：

1. **严肃认真** 问诊是一项严肃的医疗工作，要求医师工作严谨，态度认真。这样才能取得患者的信任，才能保证问诊获得的资料系统完整、客观准确。

2. **有高度的责任心** 治愈、帮助、关怀患者是医师的天职。要关心体贴患者，耐心听取患者陈述，能理解患者。

3. **尊重隐私** 患者提供的所有临床资料，只能作为临床工作的依据，而不能作为他用。医师要保守患者的秘密，尊重患者的隐私。

4. **对患者一视同仁** 无论患者的经济状况、社会地位、文化程度、家庭背景、疾病情况如何，对任何患者都应一视同仁。对老年人、儿童、经济困难者应给予更多的关怀与理解。

5. **对同道不随意评价** 公正地对待同道，不随意评价其他医师的医疗工作，更不能贬低其他医师。

6. **保持应有的尊严** 保持医师应有的尊严，以平等的态度对待所有患者，不迎合患者，这也是对患者负责的表现。

7. 对患者的健康教育与健康指导　利用问诊的机会对患者及其家属进行健康教育与健康指导。

（刘惠娜）

复习思考题

1. 病史在疾病诊断与处理中有何重要性？

2. 如何理解医学人文关怀的重要性？

# 第二章
# 问诊的方法及技巧

PPT 课件

## 学习目标

1. 掌握问诊的方法与注意事项,掌握问诊的内容。
2. 了解重点问诊、特殊情况问诊的方法。

## 第一节　问诊的基本方法及技巧

### 一、问诊的基本技巧

1. 用礼节和友善的举止,营造适宜的问诊环境　可先自我介绍,使用恰当的言语表示尽自己所能为患者解除病痛并满足他的合理要求,主动创造一种宽松和谐的环境以解除患者的不安心情。这样有助于缩短医患之间的距离,改善互不了解的生疏局面,使病史采集能顺利地进行。问诊结束时,应感谢患者的合作,告知患者医患合作的重要性,并说明下一步的计划等。

2. 选择开放式提问,获取主要问题　病史的每一部分问诊,大多从开放式提问开始,如询问现病史时,一般先问"您哪儿不舒服?"这样提问可使患者更客观、更全面地陈述病史,医师更易获得主诉。医师应耐心听患者陈述和强调他认为重要的情况和感受,只有在患者的陈述离病情太远时,才需要根据陈述的主要线索灵活地把话题转回,切不可生硬地打断患者的叙述、甚至用医师的自己主观推测去取代患者的亲身感受;如臆测胸痛为心绞痛,就直接问疼痛是不是压榨痛,有没有向肩、上肢放射等。只有患者的亲身感受和病情变化的实际过程才能为诊断提供客观的依据。

3. 以主要问题为线索,逐步深入问诊　如现病史问诊应围绕主诉,逐步深入,进行有目的、有层次、有顺序的询问。问诊中应注意时间顺序、因果关系和逻辑性。如以腹痛为主诉,应询问腹痛起病时间,起病急缓及有无诱因,腹痛的部位、性质与程度、影响因素、病情的发展演变、伴随症状、相关病史,如伴发热,应询问腹痛与发热的时间顺序。问诊方式上可直接提问,如"腹痛何时开始的呢?""痛在什么部位?"有时也运用选择提问,如"腹痛是阵发性的还是持续性的?""疼痛是锐痛还是钝痛?"为了系统地获得准确的资料,应遵循从一般提问到直接提问的原则。但应避免暗示性提问,如"疼痛放射到右肩背处吗?"否则,获得的病史可能不真实。

4. 追溯首发症,了解演变过程　追溯首发症,如有几个症状同时出现,必须明确其先后顺序。虽然收集资料时,不必严格地按症状出现先后提问,但所获得的资料应按时间顺序

9

记录。

5. 充分沟通理解,避免医学术语　问诊是医患之间的交谈,必须双方明白彼此表达的意思。应让患者理解医师的意思,用常人易懂的词语代替难懂的医学术语,以免引起误解。如咯血、心悸、发绀、晕厥等问诊时可以用"痰里是否有血","有无心慌、心跳","是否口唇发紫","晕倒时心里是否清楚"等语言询问。同理,医师也应明白患者表达的意思与期望。

6. 避免责难性提问及重复提问　责难性提问,常使患者产生对抗心理,如"你为什么这么久才来看病?"提问时要有条理性和针对性。杂乱无章的重复提问会影响问诊质量,降低患者对医师的信心和期望。有时为了核实资料,同样的问题可多问几次,但应说明。同时也应避免不恰当的连续提问,连续提出一系列问题,可能造成患者对要回答的问题混淆不清,如:"饭后痛得怎么样? 和饭前不同吗? 是锐痛还是钝痛?"

7. 要注意核实患者提供的信息　如患者诉患某疾病,医生应询问当时的症状和检查等资料以核实是否可靠。

8. 注意小结与过渡　在病史的每一部分问诊结束时进行归纳小结,核实问诊结果,避免问诊遗漏。进入下一问诊内容时使用过渡性语言,使问诊流畅,有层次而不显生硬。

9. 边询问边思考　问诊过程中,医师要随时分析、综合、归纳病史。了解患者所陈述的各种症状之间的内在联系,分清主次,从中辨别出患者的主要症状或主诉。对与主诉有关的重要内容要深入地询问清楚,对需要排除的某些疾病也应询问有无相关的症状。

### 二、高质量的问诊注意事项

高质量的问诊应注意组织、倾听、询问、评价、观察、理解 6 个方面。

1. 组织　医师是问诊交谈的组织者和引导者,应按问诊的序列系统提问,对交谈的目的、内容、进程、预期结果都应心中有数。

2. 倾听　问诊时,倾听既是尊重患者,体现人文关怀,又为获取系统、完整、客观病史提供保障。

3. 询问　合理提问是收集病史的重要手段。根据问诊的目的,合理选择一般提问、直接提问、选择提问等不同提问方式。应避免暗示性提问、连续性提问、责难性提问等不正确的提问方法。

4. 评价　运用医学知识及临床经验,用科学的方法分析、评价所获病史资料的真实性、可靠性,并判断其临床意义。

5. 观察　观察也是获取临床资料、了解病情以及患者的重要方法。

6. 理解　医师面对的不但是疾病而且是患病的患者,应理解患者与病情,明白患者期望,了解患者就诊的确切目的和要求,同时,也应让患者理解医师,进行充分的医患沟通,建立良好的医患关系。

## 第二节　重点问诊的方法

重点问诊是指针对就诊的最主要或"单个"问题(现病史)进行系统全面的问诊,并收集现病史以外的与该问题密切相关的其他病史。掌握重点问诊方法的前提条件是:已经深入学习和掌握全面问诊的内容和方法;具有丰富的病理生理学和疾病的知识;具有病史资料分类和提出诊断假设的能力。重点问诊主要是运用于急诊和门诊。重点问诊不同于全面的病史采集过程,基于患者表现的问题及其紧急程度,医师应选择对解决该问题所必需的病史内容进行问诊,所以病史采集是以一种较为简洁的形式和调整过的顺序进行的。通常以患者的主要症状或主诉为线索,问诊疾病的发生、发展、性质、强度、频度、加重和缓解因素及相关症状等。随着问诊的深入,医师逐渐形成诊断假设,判断该患者可能是哪些器官系统的疾患,从而考虑下一步在过去史、个人史、家族史和系统回顾中选择相关内容进行问诊,并有选择性地省掉那些对解决本次就诊问题无关的病史内容。

重点问诊的具体程序:

1. 抓住主诉,以主诉为线索问诊现病史,从现病史中获取患者的主要临床问题。

2. 根据主要临床问题对某(或某些)器官系统的指向,医师经过临床诊断思维就会形成诊断假设,依据诊断假设重点对该系统进行全面问诊。常常通过直接提问收集有关本系统中可能存在异常的资料,对阳性的回答应进一步的系统全面问诊,而阴性症状也应记录下来。阴性症状是指缺少能提示该器官系统受累的症状或其他病史资料。例如主要的临床问题是胸痛、气促,则心血管和呼吸系统疾病是应重点问诊的;而主要临床问题是阵发性腹部绞痛,则重点问诊有无腹部空腔脏器梗阻的病史资料。与这些系统和器官相关的其他症状也应包括在问诊之中。

3. 问诊既往史是为了能进一步解释目前的问题或进一步证实诊断假设,如胸痛、气促,考虑急性心肌梗死,应询问有无冠心病、心绞痛史,如果是,应该询问:当时的病情怎么样?当时的诊断是什么(不是用来作为现在的诊断,而仅作为一种资料)?结果怎么样?不必询问全面系统的既往史内容,除非询问者认为这样对解决目前问题很有帮助。但一般说来,药物(包括处方和非处方药)和过敏史对每个患者都应询问。对育龄期女性患者,应询问有无妊娠的可能性。

4. 是否询问家族史或询问家族史中的哪些内容,取决于医师的诊断假设。个人史的情况也一样,如一个气促的患者,应询问有无吸烟史或接触毒物的历史,不管阴性、阳性回答都能提供有用的资料。

5. 对每位患者都应询问一般资料,包括年龄、职业、生活状况、近来的精神状态和体力情况。重点的系统回顾所收集的资料会对先前提出的诊断假设予以支持或修改。

获取患者的主要临床问题,建立诊断假设是重点问诊的关键。建立诊断假设不是要在问诊中先入为主,而是从收集客观资料与医师的主观分析不断相互作用的过程中建立的。获取主要临床问题、建立假设、检验假设和修正假设都需要询问者高度的脑力活动,绝不仅仅是问话和收集资料的简单行为。这一过程是对医师的挑战,也会带给医师满足感。医师的认知能力和整合资料的能力将决定他病史采集的实践过程。

完成重点的病史采集后,医师就有针对地选择重点的体格检查内容和项目,体格检查结果将支持、修正或否定病史中建立的诊断假设。

## 第三节　特殊情况的问诊方法

1. 缄默与忧伤　有时患者会因为疾病所带来的负面情绪不主动叙述其病史或缄默不语。对此,医师应注意观察患者的表情、目光和躯体姿势,为可能的诊断提供线索;也要以尊重的态度、友善的举止给患者以信任感,鼓励其客观地叙述病史;如果因为医师所提及的问题触及患者的敏感方面时,医师应予以安抚、理解并适当等待、减慢问诊速度,使患者镇定后继续叙述病史。

2. 焦虑与抑郁　应鼓励焦虑患者讲出其感受,注意其语言的和非语言的各种异常线

笔记栏

索,确定问题性质。对患者的担忧给予适当的宽慰和保证。抑郁是最常见的临床问题之一,且易于忽略,应予特别重视。如询问患者平时的情绪如何,对未来、对生活的看法,如考虑抑郁症的可能,应按精神科要求采集病史和做精神检查。

3. 多话与唠叨 患者不停地讲与病史无关的问题时,医师可以巧妙地把患者引导到病史线索上来,如"你的那些问题我都理解,现在请你再谈谈你当时呼吸困难的情况吧。"也可以分次进行问诊,告诉患者问诊的内容及时间限制等,但均应有礼貌、诚恳表述,切勿表现得不耐心而失去患者的信任。如患者有思维混乱的情况,应按精神科要求采集病史和做精神检查。

4. 愤怒与敌意 患病和缺乏安全感的人可能表现出愤怒和不满。如果患者认为医务人员举止粗鲁、态度生硬或语言冲撞,更可能使患者愤怒或怀有敌意。不管对以上哪种情况,医师一定不能发怒,应采取坦然、理解、不卑不亢的态度,尽量发现患者发怒的原因并予以说明,注意切勿使其迁怒他人或医院其他部门。提问应该缓慢而清晰,内容主要限于现病史,询问个人史、家族史或其他可能比较敏感的问题要十分谨慎,或分次进行,以免触怒患者。

5. 多种症状并存 一些慢性或复杂疾病的患者多种症状并存,医师应注意在其描述的大量症状中抓住关键、把握实质,对症状通过分类、量化进行梳理,厘清其关系;另一方面,在排除器质性疾病的同时,亦考虑其由精神因素引起,必要时可建议其做精神检查。但初学者在判断功能性问题时应特别谨慎。

6. 说谎和对医师不信任 患者故意说谎并不多见,但患者对所患疾病的看法、自身的医学知识以及对疾病的恐惧会影响其对病史的叙述。如患者的叔父死于胃癌,那他可能将各种胃病都视为一种致命性疾病,从而把病情叙述得很重。有的患者求医心切,可能夸大某些症状,或害怕面对可能的疾病而淡化甚至隐瞒某些病史。医师根据观察、询问了解到患者有说谎的可能时,应待患者情绪稳定后再询问病史资料。若遇到装病或怀有其他非医学目的而有意说谎的患者时,医生应根据医学知识综合判断,予以鉴别,避免记录下不可靠或不准确的病史资料。

7. 文化程度低下和语言障碍 文化程度低下使患者的理解力不足,医学知识贫乏,可能影响其回答问题及遵从医嘱。问诊时,医师的语言应通俗易懂,减慢提问的速度,注意必要的重复和核实。有时患者对问题回答"是"只不过是一种礼貌和理解的表示,实际上患者可能并不理解,也不一定是同意或肯定的回答。医师要用各种方法检查患者的理解程度,如患者理解有误,应予及时纠正。语言不通者,最好请翻译,并结合体语、手势抓住主要问题。

8. 重危和晚期患者 重症患者需要迅速引起关注,进行高度精准的病史和体格检查,并可将询问病史和体格检查同时进行。尽快采集详细的现病史和既往史,从而明确诊断并开始治疗。因为经受着疼痛、恶心、呕吐等痛苦,重症患者回答问题比正常情况慢。医师要体谅他们,给他们充分的时间回答问题。当患者的病情稳定后,有时间再反过来采集更为完整的病史。重症晚期患者可能因治疗无望而有拒绝、抑郁等负面情绪,医师应用亲切的语言、真诚的关心对患者表示安慰和鼓励,从而有利于获取准确而全面的信息。对诊断、预后等回答应恰当和力求中肯,承诺要适当,避免对患者造成伤害。

9. 残疾患者 对听力损害者或聋哑患者,可用简单明了的手势、其他体语或书面交流;谈话清楚、大声、态度友善;请患者亲属、朋友解释或代述,同时注意患者表情。接诊盲人患者时,医师应先向患者做自我介绍,并介绍现场情况,扶患者就座,尽量保证患者舒适,减轻患者的恐惧,获得其信任。在仔细聆听病史叙述时及时做出语言的应答,更能使患者放心和配合。

笔记栏

10. 老年人　年龄一般不妨碍提供足够的病史,但因体力、视力、听力的减退,部分老年患者还有反应缓慢或思维障碍情况,可能对问诊有一定的影响。应注意以下技巧:先用简单易懂的一般性问题提问;减慢问诊速度,使之有足够的时间思索、回忆,必要时做适当的重复;注意患者的反应,判断其是否听懂,有无思维障碍、精神失常,必要时向患者亲属和朋友收集补充病史;耐心、仔细地进行系统回顾,以便发现重要线索;仔细询问用药史和过去史,个人史中重点询问个人嗜好、生活习惯改变;注意精神状态、外貌言行、与家庭和子女的关系等。

11. 儿童　儿童多不能自述病史,须由其父母或保育人员代述。问病史时应注意态度和蔼,体谅父母因子女患病引起的焦虑心情,认真对待父母所提供的每个症状,因父母最了解情况,最能早期发现小儿病情的变化。5岁以上的小儿,可让其补充叙述一些有关病情的细节,但应注意其记忆及表达的准确性。有些患儿由于惧怕住院、打针等,不肯实说病情,在与他们交谈时仔细观察并全面分析,有助于判断信息的可靠性。

12. 精神疾病患者　自知力在医学上表示患者对自身疾病的认识能力。对有自知力的精神疾病患者,问诊对象是患者本人;而对缺乏自知力的患者的交谈、询问与观察属于精神检查的内容,有时可从中获得的一些资料作为其病史的补充,但此类患者病史的主要来源是患者家属或其他相关人员。由于病史提供者对病情的了解程度不同,有时会提供大量而又杂乱无章的资料,医生应结合医学知识综合分析,归纳整理后记录。

（刘惠娜）

复习思考题

1. 问诊的学习方法与技巧有哪些?
2. 问诊在方法及技巧上应避免哪些错误?

扫一扫
测一测

◇◇◇ **第三章** ◇◇◇

# 问诊的内容

---

### ✎ 学习目标

掌握问诊的内容。

---

## 一、一般项目（general data）

一般项目包括姓名、性别、年龄、籍贯、出生地、民族、婚姻、住址、电话号码、工作单位、职业、入院日期、记录日期、病史陈述者及可靠程度等。若病史陈述者不是患者本人，则应注明其与患者的关系。年龄应填写具体年龄。为避免问诊过于生硬，可将某些一般项目的内容如职业、婚姻等放在个人史中穿插询问。

## 二、主诉（chief complaint）

主诉指患者就诊的最主要原因，如症状（或体征）及其性质和持续时间。主诉应能反映病情轻重与缓急，并提供疾病的诊断线索。主诉要简明扼要，用一两句话加以概括。注意按病情发生先后记录。如"阵发性胸部压榨感 3 年，加重 6 小时"，"反复上腹疼痛 3 年，加重 1 周，黑便 3 次"，"反复咳嗽、咳痰 10 年，气促 3 年，下肢水肿 1 周"。应尽可能用患者自己描述的症状，而不是医师对患者的诊断用语，如用"多饮、多尿、消瘦 1 年"而不是"糖尿病 1 年"。对病程较长、病情比较复杂的病例，由于症状、体征较多，或由于患者诉说太多，不应简单地将患者所述的主要不适作为主诉，而应该结合整个病史，综合分析以归纳出更能反映其患病特征的主诉。对当前无症状、诊断资料和入院目的又十分明确的患者，也可以用以下方式记录主诉：如"查体发现血压升高 1 周，入院进一步检查"，"2 周前超声检查发现肾结石、肾盂积水，入院治疗"。

## 三、现病史（history of present illness）

现病史是病史中的核心部分，反映疾病的发生、发展、演变和诊治全过程。可按以下的内容和程序询问：

1. 起病情况

（1）起病的急缓：有的疾病起病急骤，如脑栓塞、急性心肌梗死、动脉瘤破裂和急性胃肠穿孔等；有的疾病则起病缓慢，如肺结核、消化性溃疡、风湿性心脏瓣膜病等。缓慢起病的疾病，常有数个症状先后出现，问诊时需追溯到首发症状的时间，并按时间顺序询问整个病史后分别记录。

（2）患病时间：患病时间是指从起病到就诊的时间。急性发作的疾病或者某个症状的首次发作，其起病时间容易判定。但有些症状是慢性疾病的反复发作，或者是慢性病程中的急性加重,例如消化性溃疡可表现为慢性、节律性、周期性的上腹部疼痛,当上腹部疼痛再次发生,起病情况的描述应追溯至首次发作至本次发病的情况。又如慢性支气管炎可见慢性咳嗽咳痰每年发作3个月以上,发作多于2年,如果在某些诱因下,咳嗽咳痰急性加重,则患病时间的描述当包含慢性咳嗽咳痰的病程及急性加重的病程。

2. 诱因与发病背景 问诊时需尽可能了解与本次发病有关的诱因,如气候变化、情绪激动、劳累、饮食不规律、感染等。某些情况下,诱因即是病因,如外伤、食物中毒、中暑等。患者对直接或近期的诱因容易提出,当病程较长、诱因不明显,或有多重因素共同作用的情况下,患者常不能准确描述,也可能提出自以为是的因素。诱因和发病之间的因果关系往往需要医生仔细分析与辨别。

询问和发病相关的背景因素或背景疾病可为诊断提供线索。有些背景因素可能是此次发病的危险因素,有些背景疾病则可能是此次发病的病因。如长期卧床的患者易发生肺栓塞;留置导尿的患者易发生尿路感染;高血压、糖尿病、高脂血症等疾病则是冠心病的危险因素。对于呕血的患者,需询问是否有肝硬化或消化性溃疡等常见引起上消化道出血的基础疾病。对于已确定有冠状动脉粥样硬化证据的患者,如突发长时间的胸痛,在假设诊断时必须考虑到急性冠状动脉综合征的可能,但胸痛也可能由其他原因,如气胸、主动脉夹层、肺栓塞等引起,还需加强后续对症状特点、伴随症状等内容的询问,结合体格检查和辅助检查结果,对背景因素或背景疾病和此次发病的相关性加以分析判断。

3. 主要症状的特点 包括主要症状出现的部位、性质、持续时间和程度、缓解或加剧的因素,了解这些特点对判断疾病所在的系统或器官以及病变的部位、范围和性质很有帮助。如上腹部痛多为胃、十二指肠或胰腺的疾病;右下腹急性腹痛则多为阑尾炎症,若为女性还应考虑到卵巢或输卵管疾病;全腹痛则提示病变广泛或腹膜受累。对症状的性质也应进行有鉴别意义的询问,如上腹部灼痛见于胃、十二指肠和食管病变,绞痛见于胆道结石等。

4. 病情的发展与演变 包括患病过程中主要症状的变化或新症状的出现。如慢性支气管炎患者出现肺气肿、肺心病、心力衰竭(简称心衰)时,表现为在反复咳嗽、咳痰多年的基础上,出现呼吸困难、下肢水肿等症状;如糖尿病患者出现酮症酸中毒,患者由多饮、多食、多尿,发展为呼吸困难、意识障碍等;如肝硬化患者出现表情、情绪和行为异常等新症状,可能是早期肝性脑病的表现。

5. 伴随症状 在主要症状的基础上又出现一系列其他症状,这些症状称为伴随症状,常是鉴别诊断的依据,或提示出现了并发症。如头痛伴有喷射性呕吐,常提示颅内压增高的疾病;消化性溃疡患者上腹疼痛,常伴有反酸、嗳气、呃逆等症状,如出现黑便常提示并发出血;如胸痛,伴咯血、咳嗽、低热、盗汗等常提示肺结核,突发呼吸困难常提示并发气胸。按一般规律,在某一疾病应该出现而实际上没有出现的伴随症状,称为阴性症状。这种阴性表现也应记述于现病史中以备进一步观察,或作为诊断和鉴别诊断的资料。问诊伴随症状时,应注意主要症状与伴随症状的关系,尤其是时间关系。

6. 诊治经过 如患者于本次就诊前已经接受过其他医疗单位的诊治,则应询问在什么医院做过何种检查,并询问诊断和治疗情况,并问明使用过的药物名称、剂量、时间和疗效,为本次诊治疾病提供参考。但大部分患者对诊治情况无法详细说明,最好查阅相关病历,需要注意的是不可以用既往的诊断代替本次的诊断。

7. 一般情况 询问发病以来患者的精神、体力、食欲及食量的改变、睡眠与大小便的情况等。这部分内容对全面评估患者病情的轻重和预后,以及采取什么辅助治疗措施十分有用,有时对鉴别诊断也能够提供重要的参考资料。

### 四、既往史（past history）

既往史包括患者既往的健康状况、既往疾病、外伤手术、预防接种、过敏史、传染病及地方病史等,特别是与目前所患疾病有密切关系的情况。例如对于可疑肠梗阻的患者,应询问过去是否有过腹部手术史;对腹水的患者,应了解过去是否有过肝炎病史。在记述既往史时应注意不要和现病史混淆,如目前所患大叶性肺炎则不应把数年前肺部感染的情况写入现病史。而对消化性溃疡患者,则可把历年发作情况依次记述于现病史中。

### 五、系统回顾（review of systems）

系统回顾由一系列直接提问组成,用来搜集病史资料,弥补问诊过程中患者或医师忽略或遗漏的内容。系统回顾可以帮助医师扼要地了解患者除现在所患疾病外其他各系统是否有存在或已痊愈的疾病,以及这些疾病与本次疾病之间是否存在着因果关系;也帮助实习医师在短时间学会各系统常见症状及全面询问病史。实际应用时,可在每个系统询问数个症状,如有阳性结果,再全面深入地询问该症状的特点。

1. 呼吸系统 慢性咳嗽咳痰(咳嗽的性质、程度、频率、与气候变化及体位改变的关系、咳痰的颜色、黏稠度和气味等);咯血(咯血的性状、颜色和量);呼吸困难(性质、程度和出现的时间);胸痛(部位、性质以及与呼吸、咳嗽、体位的关系等)。

2. 循环系统 心悸(发生的时间与诱因);心前区疼痛(性质、程度以及出现和持续的时间,有无放射、放射的部位,引起疼痛发作的诱因和缓解因素);呼吸困难(诱因、程度、与体力活动和体位的关系);水肿(出现的部位和时间,昼、夜尿量变化,是否有腹水、肝区胀痛);头痛、头晕;黑矇、晕厥。

3. 消化系统 腹痛(部位、缓急、程度、性质、持续的时间及进展的情况,有无规律性,是否向其他部位放射,与饮食、气候及精神因素的关系,按压时疼痛减轻或加重);腹泻;食欲改变;嗳气;反酸;腹胀;呕吐(诱因,次数,呕吐物的内容、量、颜色及气味);呕血(量及颜色);排便异常(排便次数,粪便颜色、性状、量和气味,排便时是否有腹痛和里急后重,是否有黑便/血便);皮肤黏膜黄染;体力、体重的改变等。

4. 泌尿生殖系统 尿痛、尿急、尿频;排尿困难、尿潴留及尿失禁;昼、夜尿量;尿液改变(颜色、清浊度、气味);腹痛(部位、性质,有无放射痛);尿道、阴道分泌物颜色、气味、性状等。

5. 造血系统 乏力、头晕、眼花、心悸、皮肤黏膜苍白;黄染;出血点、瘀斑、紫癜、血肿;淋巴结、肝脾大,骨骼痛;舌痛、吞咽困难等。

6. 内分泌系统及代谢 怕热、多汗、心悸;食欲异常;多饮、多尿;体重改变;乏力、畏寒;肌肉震颤及痉挛;头痛、视力障碍;性格、智力、体格、性器官的发育;骨骼、甲状腺、皮肤、毛发的改变等。

7. 神经精神系统 头痛、失眠、嗜睡、记忆力减退、意识障碍、晕厥、痉挛、瘫痪、视力障碍、感觉及运动异常、性格改变、感觉与定向障碍。如疑有精神状态改变,还应了解情绪状态、思维、智力、定向力等。

8. 肌肉骨骼系统 肢体肌肉麻木、疼痛、痉挛、萎缩、瘫痪、关节肿痛、运动障碍、外伤、骨折、关节脱位、先天畸形等。

### 六、个人史（personal history）

1. 社会经历 包括出生地、居住地区和居留时间(尤其是疫源地和地方病流行区),受教育程度、经济生活和业余爱好等。不同传染病有不同潜伏期,应根据考虑的疾病,询问过去某段时间是否去过疫源地。

2. 职业及工作条件　包括工种、劳动环境、工业毒物的接触情况及时间。

3. 习惯与嗜好　起居与卫生习惯、饮食的规律与质量。烟酒嗜好,包括时间与摄入量,以及其他异嗜物和麻醉药品、毒品等。

4. 冶游史　有无不洁性交史,是否患过淋病性尿道炎、尖锐湿疣、下疳等。

### 七、婚姻史(marital history)

未婚或已婚、结婚年龄、配偶健康状况、性生活情况、夫妻关系等。

### 八、月经史(menstrual history)与生育史(childbearing history)

月经初潮的年龄,月经周期和经期天数,经血的量、颜色,有无痛经,末次月经(last menstrual period,LMP),闭经日期,绝经年龄。记录格式如下:

$$初潮年龄 \ \frac{行经期(天)}{月经周期(天)} \ 末次月经(LMP)或闭经年龄$$

妊娠与生育次数,人工或自然流产的次数,死产、手术产、围生期感染、计划生育及避孕措施(安全期、避孕药、避孕环、子宫帽、阴茎套等)。对男性患者应询问是否患过影响生育的疾病。

### 九、家族史(family history)

询问双亲、兄弟姐妹及子女的健康与疾病情况,特别应询问是否有与患者同样的疾病,有无与遗传或家族有关的疾病,如血友病、白化病、马方综合征(Marfan syndrome)、遗传性出血性毛细血管扩张症、家族性甲状腺功能减退症、糖尿病、精神病等。对已死亡的直系亲属要问明死因与年龄。某些遗传性疾病还涉及父母双方亲属,也应了解。若在几个成员或几代人中皆有同样疾病发生,可绘出家系图显示详细。

(刘惠娜)

复习思考题

1. 什么是主诉?请举 3 个例子。

2. 归纳病人主诉时应注意哪些问题?

3. 病史最核心部分的是什么?包含哪些内容?

扫一扫
测一测

第二篇

# 症状学

# 第四章

## 发　热

　　当人体受致热原（pyrogen）或其他因素作用影响,体温调节功能（主要是体温调节中枢）障碍,引起产热增多和 / 或散热减少,体温升高超出正常范围,称为发热（fever）。

　　正常人产热和散热呈动态平衡,体温相对恒定,口腔温度波动在 36.3~37.2℃。在不同个体以及同一个体在不同时间体温略有差异。通常情况下,下午体温较早晨稍高;剧烈运动、劳动或进餐后体温也可略升高;老年人体温稍低;女性月经前及妊娠期体温略高于正常,但一般波动范围不超过 1℃。高温环境下体温也可稍升高。

### 一、发生机制与常见病因

**【发生机制】**

发热的机制主要包括致热原性发热和非致热原性发热两大类。

　　1. 致热原性发热　致热原是指能够引起发热的物质,即"发热激活物"。其作用于机体,刺激单核吞噬细胞系统、中性粒细胞、嗜酸性粒细胞等产生和释放"致热原细胞因子"（pyrogenic cytokines）,作用于下丘脑体温调节中枢,提高体温调定点,从而引起产热增加和散热减少,导致发热。

　　常见的"发热激活物"主要包括:①微生物病原体及其产物,被称为外源性致热原（exogenous pyrogen,EX-P）;②某些体内产物,如抗原抗体复合物、类固醇物质、炎性渗出物、无菌性坏死组织、尿酸结晶、硅酸盐结晶、多糖体及多核苷酸、淋巴细胞激活因子等。

　　"致热原细胞因子"也称"内源性致热原"（endogenous pyrogen,EN-P）,或称白细胞致热原（LP）,主要包括白介素 -1（IL-1）、肿瘤坏死因子 -α（TNF-α）、白介素 -6（IL-6）、干扰素 -γ（IFN-γ）等。这些因子是发热过程的共同信息分子,刺激下丘脑前部和脑干体温调节的神经元,使体温调定点上升（图 4-1）。单核细胞是产生致热原细胞因子的主要细胞。此外,组织吞噬细胞包括肝星状细胞、肺泡或脾吞噬细胞、某些肿瘤细胞等均可产生并释放 EN-P。

　　2. 非致热原性发热

　　(1)体温调节中枢损伤:如颅脑外伤、脑出血、中暑等。

　　(2)引起产热过多:如癫痫持续状态、甲状腺功能亢进等。

　　(3)引起散热减少:如广泛性的皮肤病、心力衰竭、阿托品中毒等。

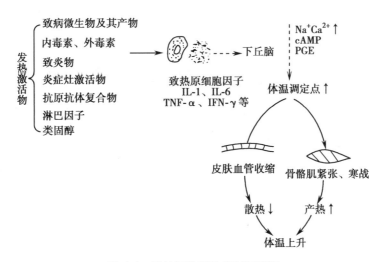

图 4-1 致热原性发热机制示意图

【病因】

分为感染性与非感染性两大类,以感染性发热多见。

1. 感染性发热　各种病原感染,如病毒、细菌、支原体、衣原体、立克次体、螺旋体、真菌、寄生虫等,不论是急性、亚急性或慢性,局部性或全身性,均可出现发热(表 4-1)。

表 4-1　感染性发热的常见病因

| 病原体 | 常见疾病 |
| --- | --- |
| 病毒 | 病毒性上呼吸道感染、病毒性肝炎、流行性乙型脑炎、脊髓灰质炎、麻疹、流行性感冒、流行性腮腺炎、水痘等 |
| 细菌 | 布氏杆菌病、细菌性心内膜炎、肺炎链球菌性肺炎、猩红热、急性细菌性痢疾、丹毒、流行性脑脊髓膜炎、伤寒、结核病等 |
| 支原体 | 肺炎支原体肺炎 |
| 立克次体 | 斑疹伤寒、恙虫病 |
| 螺旋体 | 钩端螺旋体病、回归热 |
| 真菌 | 念珠菌病、隐球菌病 |
| 寄生虫 | 疟疾、急性血吸虫病、阿米巴病 |

2. 非感染性发热

(1)无菌性坏死物质的吸收:组织细胞坏死及坏死产物的吸收,常可引起发热,也称为吸收热。常见于:①机械性、物理或化学性损害,如大手术、内出血、严重挤压伤等;②血管栓塞或血栓形成,如心、肺、脾等梗死或肢体坏死;③组织与细胞的破坏,如白血病、淋巴瘤、溶血反应等。

(2)抗原-抗体反应:如风湿热、血清病、药物热、结缔组织病等。

(3)内分泌与代谢疾病:如甲状腺功能亢进、重度脱水等。

(4)皮肤散热减少:如广泛性皮炎、鱼鳞癣、阿托品中毒等。

(5)体温调节中枢受损:直接损害体温调节中枢,造成产热大于散热,体温升高,称为中枢性发热。常见于:①物理性,如中暑;②化学性,如重度安眠药中毒;③机械性,如脑出血、脑外伤等。高热无汗是这类发热的特点。

(6)功能性发热:①原发性低热。由于自主神经功能紊乱所致的体温调节障碍或体质异常,低热可持续数月甚至数年之久,热型较规则,体温波动范围较小,多在 0.5℃ 以内。②感染后低热。因病毒、细菌、原虫等感染导致发热,在感染治愈后,仍低热不退。此系体温调节功能仍未恢复正常所致,但必须与因机体抵抗力降低导致潜在的病灶(如结核)活动或其他新感染所致的发热相区别。③夏季热。婴幼儿特有的疾病,仅发生于夏季,秋凉后自行退热,每年如此反复出现,连续数年后多可自愈。多见于体温调节中枢功能不完善的营养不良或脑发育不全幼儿。④生理性低热。如精神紧张、剧烈运动、月经前及妊娠初期出现低热现象。

3. 不明原因发热(fever of unknown origin,FUO) 即临床所称的发热原因待查。指发热持续 3 周以上,经过至少 1 周深入细致的检查仍不能确诊的发热。可见于感染、结缔组织疾病、肿瘤及血液病等。

## 二、问诊要点

1. 相关病史 传染病接触史、疫水接触史、服药史、职业特点等。

2. 发热的特点 发热时间、诱因、起病情况(缓急)、病程、发热程度(热度高低)、频度(间歇性或持续性)等。

(1)发热的分度:发热按体温的高低可分为:①低热:37.5~38℃;②中度发热:38.1~39℃;③高热:39.1~41℃;④超高热:41℃以上。

(2)发热的临床过程

1)体温上升期:常有疲乏无力、肌肉酸痛、皮肤苍白、畏寒或寒战、竖毛肌收缩等现象。该期产热大于散热使体温上升。体温上升有两种方式:①骤升型:体温在几小时内达 39~40℃ 或 40℃ 以上,常伴有寒战。小儿易发生高热惊厥。可见于疟疾、大叶性肺炎、败血症、流行性感冒、急性肾盂肾炎、输液或某些药物反应等。②缓升型:体温逐渐上升,在数日内达高峰,多不伴寒战。如伤寒、结核病、布鲁氏菌病等所致的发热。

2)高热期:是指体温上升达高峰之后,产热与散热在较高水平保持相对平衡的时期。持续时间的长短可因病因不同而有差异。如疟疾持续数小时,大叶性肺炎、流行性感冒可持续数天,伤寒则可为数周。此期皮肤血管呈舒张状态,使皮肤发红并有灼热感;呼吸加快变深;心率增快;出汗而无寒战。

3)体温下降期:由于病因的消除或抑制,体温中枢的体温调定点降至正常水平,散热大于产热,使体温降至正常水平。此期表现为出汗多,皮肤潮湿。体温下降有两种方式:①骤降:指体温于数小时内迅速下降至正常,有时可略低于正常,常伴有大汗淋漓。常见于疟疾、急性肾盂肾炎、大叶性肺炎及输液反应等。②渐降:指体温在数天内逐渐降至正常,如伤寒、风湿热、布鲁氏菌病等。

(3)发热的热型:将发热患者不同时间的体温记录在体温单上,并把各体温数值点连接,所形成的不同形态(形状)的体温曲线称为热型(fever type)。临床上常见的热型有以下几种(图 4-2):

1)稽留热:发热维持在 39℃ 以上达数天或数周,24 小时内波动范围不超过 1℃。常见于大叶性肺炎、斑疹伤寒及伤寒等。

2)弛张热:又称败血症热型。发热高达 39℃ 以上,24 小时内波动范围超过 2℃,但都在正常水平以上。常见于败血症、风湿热、重症肺结核及化脓性炎症等。

3)间歇热:体温骤升达高峰后持续数小时,又迅速降至正常水平,无热期持续 1 天至数天,如此高热期与无热期反复交替出现。常见于疟疾、急性肾盂肾炎等。

4)波状热:体温逐渐上升达 39℃ 或以上,数天后又逐渐下降至正常水平,维持数天后又逐渐升高,如此反复出现。常见于布鲁氏菌病。

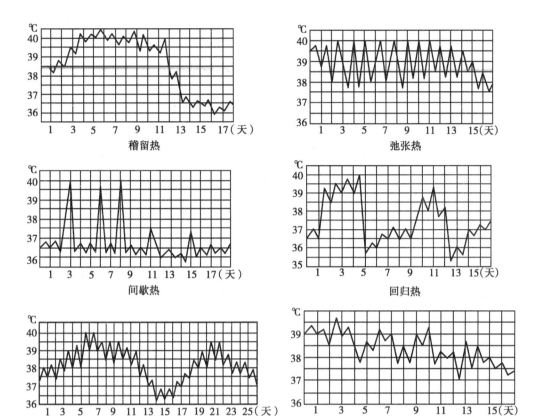

图 4-2　常见热型示意图

5）回归热：体温急骤上升至 39℃以上，持续数天后又骤然下降至正常水平，无热期持续若干天后再规律性交替出现。可见于回归热、霍奇金病等。

6）不规则热：发热的体温曲线无一定规律，可见于结核病、风湿热、支气管肺炎、渗出性胸膜炎及各类发热疾病不规范药物治疗后。

热型有助于发热病因的诊断和鉴别诊断。但必须注意：①由于抗生素或解热药、糖皮质激素的应用，可使某些疾病的特征性热型变得不典型或呈不规则热型；②热型也与个体反应的强弱有关，如老年人休克型肺炎时可仅有低热或无发热，而无肺炎的典型热型。

3. 伴随症状

（1）寒战：常见于大叶性肺炎、败血症、急性胆囊炎、急性肾盂肾炎、流行性脑脊髓膜炎、疟疾、钩端螺旋体病、药物热、急性溶血和输液反应等。

（2）结膜充血：常见于麻疹、流行性出血热、斑疹伤寒、钩端螺旋体病等。

（3）口腔单纯疱疹：常见于大叶性肺炎、流行性脑脊髓膜炎、间日疟、流行性感冒。

（4）淋巴结肿大：常见于传染性单核细胞增多症、风疹、淋巴结结核、局灶性化脓性感染、丝虫病、白血病、淋巴瘤、转移癌等。

（5）肝脾大：常见于传染性单核细胞增多症、病毒性肝炎、肝及胆道感染、布鲁氏菌病、疟疾、结缔组织病、白血病、淋巴瘤、黑热病、急性血吸虫病等。

（6）出血：常见于流行性出血热、病毒性肝炎、斑疹伤寒、败血症、急性白血病、再生障碍性贫血、恶性组织细胞病等。

（7）关节肿痛：常见于败血症、猩红热、布鲁氏菌病、风湿热、结缔组织病等。

（8）皮疹：常见于麻疹、猩红热、风疹、水痘、斑疹伤寒、风湿热、结缔组织病、药物热等。

(9)昏迷：先发热后昏迷者常见于流行性乙型脑炎、斑疹伤寒、流行性脑脊髓膜炎、中毒性菌痢等；先昏迷后发热见于脑出血、脑梗死等。

4. 患病以来一般情况　精神状态、食欲、体重改变、睡眠及大小便情况。

5. 诊疗经过　使用药物的剂型、剂量、时间及疗效。

## 三、查体要点

对发热患者要进行全面而细致的体格检查，重点检查生命体征、意识状态、面容、皮肤黏膜、淋巴结、肺、心、肝、脾和神经系统等。注意有无意识障碍、皮疹、出血点、局部或全身浅表淋巴结肿大及肝脾肿大等。

## 四、辅助检查要点

1. 实验室检查

(1)血液一般检查：白细胞计数与分类对发热的鉴别诊断有重要意义。如严重化脓性感染白细胞与中性粒细胞显著增多；传染性单核细胞增多症淋巴细胞明显增多，并有异型淋巴细胞增多，达 10%~20% 甚至更多；寄生虫病嗜酸性粒细胞增多等。

(2)尿粪常规检查：尿蛋白伴有血尿或脓尿，考虑尿路感染、肾结核、肾肿瘤等。怀疑消化道感染时，粪便常规及培养有重要意义。

(3)病原学检查：发现引起发热的病原体是诊断感染性疾病的最重要的手段。要尽量采集血、尿、粪、痰液、脓液、穿刺液等标本进行培养，阳性结果还需要做药敏试验以利于治疗。长期高热患者，应常规进行血液细菌培养，对伤寒、败血症、感染性心内膜炎的诊断有重要意义。

(4)免疫学检查：感染性免疫检查有助于很多细菌、病毒、寄生虫感染的诊断。自身抗体检查有助于系统性红斑狼疮、类风湿关节炎等风湿性疾病的诊断。甲胎蛋白等肿瘤标志物检测有助于肝癌等肿瘤所致发热的诊断。

2. 影像学检查　胸部 X 线检查有助于肺炎、肺结核、肺肿瘤等的诊断，高分辨率 CT 有助于支气管扩张症的诊断，而 CT 有助于占位性病变的诊断。泌尿系统疾病可进行静脉肾盂造影检查。超声心动图检查可发现感染性心内膜炎的细菌赘生物及瓣周并发症而有助于确诊。超声检查也利于肝、胆、胰、肾等脏器病变所致发热的诊断。

（杨继兵）

ER-4-1
拓展阅读
不明原因
发热的诊
断流程

扫一扫
测一测

## 复习思考题

简述发热的诊断思路。

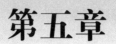

# 第五章

# 皮肤黏膜出血

> **学习目标**
>
> 1. 掌握皮肤黏膜出血的概念、常见病因、问诊要点及其临床意义。
> 2. 熟悉皮肤黏膜出血的发生机制、查体要点及其临床意义。
> 3. 了解皮肤黏膜出血的辅助检查要点。

皮肤黏膜出血(mucocutaneous hemorrhage)是指因机体止血或凝血功能障碍引起全身或局限皮肤黏膜自发性出血或损伤后难以止血,是出血性疾病共同的首起表现。

## 一、发生机制与常见病因

引起皮肤黏膜出血的基本因素有 4 个,即血管壁、血小板、凝血功能、抗凝及纤维蛋白溶解功能。

1. 血管壁结构和/或功能异常  正常情况下当血管受损时,局部血管即发生反射性收缩,管腔变窄,破损伤口缩小或闭合。同时,血管内皮细胞受损及胶原暴露后,表达并释放血管性血友病因子(vWF)、组织因子(TF)、凝血酶调节蛋白(TM)、内皮素(ET)等增强血管收缩,激活血小板及凝血功能发挥止血作用。血管壁异常分为先天性和获得性。

(1)先天性或遗传性:①遗传性出血性毛细血管扩张症;②家族性单纯性紫癜;③先天性结缔组织病;④血管性血友病。

(2)获得性:①感染:如败血症等;②过敏:如过敏性紫癜;③化学物质及药物:如药物性紫癜;④代谢及内分泌障碍:如糖尿病;⑤营养不良:如维生素 C 及烟酸缺乏症;⑥其他:如结缔组织病、尿毒症。

2. 血小板数量和/或功能异常  血管损伤时,血小板通过血小板膜糖蛋白Ⅰb、Ⅱb、Ⅲa黏附、聚集形成血小板血栓,修复受损血管及阻塞伤口。聚集后的血小板活化,分泌或释放一系列活性物质,如血栓烷 $A_2$($TXA_2$)、血小板第 3 因子($PF_3$)等,进一步促进血小板聚集,并有强烈的血管收缩作用,促进局部止血。当血小板数量或功能异常时,均可引起皮肤黏膜出血。

(1)血小板减少:①血小板生成减少:如再生障碍性贫血、白血病、放疗或化疗后的骨髓抑制;②血小板破坏过多:如原发免疫性血小板减少症;③血小板消耗过多:如血栓性血小板减少性紫癜、弥散性血管内凝血(DIC)。

(2)血小板增多(伴血小板功能异常):如原发性血小板增多症。

(3)血小板功能异常:①先天或遗传性:如血小板无力症、巨大血小板综合征;②获得性:由抗血小板药物使用、感染、尿毒症、肝病、异常球蛋白血症等引起。

3. 凝血异常  凝血过程较复杂,有许多凝血因子参与,任何一个凝血因子缺乏或功能不足均可引起凝血障碍,导致皮肤黏膜出血。

(1)先天性或遗传性:血友病、遗传性纤维蛋白原缺乏及减少症、遗传性凝血酶原缺乏症、低凝血酶原血症、凝血因子缺乏症等。

(2)获得性:严重肝病、尿毒症、维生素 K 缺乏症等。

4. 抗凝及纤维蛋白溶解异常 主要为获得性疾病:①抗凝药物过量:如肝素、双香豆素类等药物过量;②溶栓药物过量;③中毒:如敌鼠钠盐中毒,蛇、水蛭咬伤等;④免疫相关性抗凝物质增多。

有些疾病发生的皮肤黏膜出血为多因素引起,如弥散性血管内凝血,存在血管、血小板、凝血功能、抗凝及纤维蛋白溶解等多方面障碍。

## 二、问诊要点

1. 发病情况 出生后/幼年期发病是遗传性疾病的特征,多见于凝血因子缺乏,但轻度血友病可在成年后发病。年轻或成年后发病多为获得性因素所致,如原发免疫性血小板减少症紫癜、凝血因子抑制物等。女性妊娠时易合并免疫性血小板减少;病理产科(羊水栓塞、胎盘早剥等)是导致弥散性血管内凝血的常见原因。

2. 诱因及发病背景 注意询问有无合并肝、肾疾病等病史。有无过敏史、外伤、感染等诱因,询问职业、有无化学药物及放射性物质接触史、服药史。多种药物及放射性物质接触史可引起出血性疾病,如药物过敏性紫癜、药物免疫性血小板减少性紫癜、应用影响血小板功能药物、广谱抗生素导致肠道菌群失调及维生素 K 合成减少等。

3. 出血特点 皮肤黏膜出血发生的缓急、部位、范围、特点(自发性或损伤后)、是否伴有内脏出血及出血量(表5-1)。

表 5-1 出血性疾病的初步筛查要点

| | 血管疾病 | 血小板疾病 | 凝血功能异常 |
| --- | --- | --- | --- |
| 家族史 | 少见 | 罕见 | 常见 |
| 性别 | 女性多见 | 女性多见 | 男性多见 |
| 病程 | 短暂,反复 | 短暂,反复 | 常为终身性 |
| 皮肤紫癜 | 常见 | 多见 | 罕见 |
| 血肿 | 罕见 | 可见 | 常见 |
| 关节腔出血 | 罕见 | 罕见 | 常见 |
| 内脏出血 | 罕见 | 常见 | 常见 |
| 月经过多 | 少见 | 多见 | 少见 |

皮肤黏膜出血表现为血液淤积于皮肤或黏膜下,视出血面积大小可分为瘀点、紫癜、瘀斑和血肿,还可出现牙龈出血、鼻出血、血尿、月经过多、咯血、呕血、便血等,严重者可导致脑出血。血小板因素引起的出血除皮肤黏膜出血外,可伴内脏出血,严重者可导致脑出血,如血小板计数正常,则出血轻微,以皮下、鼻出血及月经过多为主。血管壁因素引起的出血特点为皮肤黏膜的瘀点、瘀斑,如过敏性紫癜表现为四肢或臀部有对称性、高出皮肤(荨麻疹或丘疹样)紫癜,可伴有痒感、关节痛及腹痛,累及肾脏时可有血尿。凝血异常引起的出血常表现内脏、肌肉出血或软组织血肿,亦常有关节腔出血,且常有家族史或肝病史。

4. 伴随症状 ①对称性紫癜伴关节痛、腹痛见于过敏性紫癜;②伴关节腔出血、血肿或关节畸形见于血友病;③伴面色苍白、乏力见于急性白血病、再生障碍性贫血;④伴发热见于急性白血病、急性传染病、重症感染；⑤伴黄疸及脾大，见于肝硬化；⑥伴关节炎或多系统损伤，警惕结缔组织病。

5. 其他病史　需注意患者的性别与家族史。比如血管性血友病属于常染色体遗传，男女均可患病。血友病 A 在男性中占绝大多数，女性甚为罕见。

## 三、查体要点

进行全面的体格检查，尤其注意皮肤、口腔黏膜、牙龈、关节及淋巴结、肝脾的检查。

## 四、辅助检查要点

考虑血管壁和血小板异常所致，选用血小板计数和出血时间测定进行筛选，血小板减少时进一步检测骨髓细胞形态及血小板功能；考虑凝血因子缺乏和抗凝物质所致，选用部分凝血活酶时间、血浆凝血酶原时间等测定进行筛选，如凝血因子缺乏可选用纠正试验、凝血因子促凝活性等测定；考虑纤维蛋白溶解综合征可选用血浆纤维蛋白原降解产物、D- 二聚体测定及鱼精蛋白副凝试验等。

● （何春玲）

复习思考题

试总结归纳皮肤黏膜出血的诊断思路。

扫一扫
测一测

◇◇◇　　第六章　　◇◇◇

# 胸　痛

胸痛(chest pain)指颈部与上腹之间的不适或疼痛,主要由胸部疾病所致,有时腹腔疾病也可引起胸痛。胸痛的程度因个体痛阈差异而不同,与病情轻重程度不完全一致。病因可以是功能性的,也可能是器质性的。部分急性胸痛严重威胁病人的生命,被称为致死性胸痛,包括急性冠脉综合征、主动脉夹层、肺栓塞、张力性气胸、心脏压塞和食管破裂等,其中急性冠脉综合征最为常见。

## 一、发生机制与常见病因

**【发生机制】**

当各种刺激因子如缺氧、炎症、肌张力改变、内脏膨胀、机械压迫、异物刺激、化学刺激、外伤、肿瘤或其他理化因素等造成组织损伤,释放 $K^+$、$H^+$、组胺、5- 羟色胺、缓激肽、P 物质和前列腺素等致痛物质,刺激胸部的感觉神经纤维产生痛觉冲动,并传至大脑皮质的痛觉中枢引起胸痛。胸部感觉神经纤维有:①肋间神经感觉纤维;②支配主动脉的交感神经纤维;③支配气管与支气管的迷走神经纤维;④膈神经的感觉纤维。

另外,除患病器官的局部疼痛外,还可见远离该器官的体表或深部组织疼痛,称放射痛或牵涉痛。其原因是内脏感觉神经与部分区域体表的感觉神经进入同一脊髓节段后角,当内脏病变的痛觉冲动传入脊髓并兴奋脊髓同一节段的体表感觉神经元,引起大脑产生相应脊髓节段体表区域的痛感。如心绞痛时,除出现心前区、胸骨后疼痛外,也可放射至左肩、左臂内侧或左颈、左侧面颊部。

**【病因】**

1. 胸壁疾病　①皮肤及皮下组织病变:带状疱疹、皮下蜂窝织炎、乳腺炎、乳腺肿瘤等;②肌肉病变:胸壁软组织挫伤、劳损、流行性肌炎等;③肋骨病变:肋软骨炎、肋骨骨折、肋骨挫伤、多发性骨髓瘤、急性白血病等;④肋间神经病变:肋间神经炎。

2. 胸腔内脏器疾病

(1)心血管疾病:80% 左右的胸痛是由心脏原因导致的,如心绞痛、心肌梗死、心肌病、心脏瓣膜病、急性心包炎、胸主动脉夹层、肺栓塞、肺动脉高压症等。

(2)肺和胸膜疾病:胸膜炎、胸膜肿瘤、气胸、肺炎、支气管肺癌等。

(3)纵隔疾病:纵隔炎、纵隔气肿、纵隔肿瘤等。

（4）食管疾病：食管贲门失弛缓症、反流性食管炎、食管下段黏膜撕裂、食管癌等。

3. 膈下脏器疾病 急性胰腺炎、肝炎、肝脓肿、肝癌、急性胆囊炎等。

4. 功能性胸痛 无器质性病变，常见心脏神经症、过度换气综合征等。

## 二、问诊要点

1. 起病情况 首先明确胸痛起病的急缓。急性胸痛的患者首先需排除急性致命性胸痛的可能。

2. 胸痛特点 胸痛起病的急缓，包括胸痛部位、性质、程度、持续时间、有无放射痛、发病急缓、诱因、加重与缓解的方式（表6-1），问诊时如发现可疑急性致命性胸痛的症状特点，应注意监测患者的生命体征，及时实施抢救措施，避免延误病情（表6-2）。

表6-1 常见四类胸痛的特点

| | 胸壁疾病 | 胸膜疾病 | 缺血性胸痛 | 食管、纵隔疾病胸痛 |
|---|---|---|---|---|
| 部位 | 固定于病变处。肋间神经痛沿神经走向，不越过中线 | 患侧腋中线肺底部 | 胸骨后或心前区，可放射至左肩、左臂内侧 | 胸骨后 |
| 性质 | 隐痛、剧痛。肋间神经痛呈刀割样痛或灼痛 | 干性胸膜炎为尖锐刺痛 | 压榨样、窒息感 | 食管炎为烧灼痛；纵隔肿瘤为闷痛 |
| 持续时间 | 不定。带状疱疹可持续数周 | 粘连性胸膜炎为长期钝痛 | 心绞痛短暂（<15分钟），心肌梗死时长 | 纵隔肿瘤呈持续性且逐渐加重 |
| 影响因素 | 压迫局部或胸廓扩张时加剧 | 咳嗽、深呼吸时加剧 | 心绞痛因劳力或精神紧张诱发，含硝酸甘油迅速缓解；心肌梗死诱因可不明显，含硝酸甘油不缓解 | 吞咽食物时出现或加剧 |

表6-2 常见急性致命性胸痛的临床特点

| | 急性冠状动脉综合征 | 主动脉夹层 | 肺栓塞 | 张力性气胸 |
|---|---|---|---|---|
| 主症特点 | 疼痛多在胸骨后、心前区。放射至牙齿、耳朵、颈部、下颌、肩部、背部或左臂或左上臂。呈压迫性、紧缩性 | 胸痛或背痛。疼痛随着夹层血肿的扩展向近心端或远心端蔓延。疼痛剧烈，呈刀割或撕裂样，起病后即达高峰，持续数小时到数天 | 疼痛位于胸骨后或患侧疼痛。呈心绞痛样或尖锐刺痛。咳嗽、深呼吸时加重 | 疼痛位于患侧胸部。呈锐痛。常有咳嗽、用力、提重物、或剧烈运动为诱因 |
| 伴随症状 | 伴恶心和/或呕吐；持续性气短或呼吸困难；无力、眩晕、意识丧失；大汗 | ①累及腹主动脉或肠系膜动脉：反复腹痛、恶心、呕吐、黑便；②累及肾动脉：可引起腰痛、少尿、无尿、血尿，甚至急性肾衰竭；③累及无名动脉或颈总动脉：头晕、嗜睡、失语、定向力障碍、肢体瘫痪 | 呼吸困难，可有咯血、晕厥 | 呼吸困难 |
| 体征 | 胸痛时可有面色苍白、皮肤湿冷。多有血压下降，心尖区第一心音减弱，可及第三心音或第四心音，心尖部可及收缩期杂音。如合并心律失常或心力衰竭等，则合并其相关体征 | 可见血压明显升高。①累及主动脉根部可及主动脉瓣杂音；②夹层破入心包引起心脏压塞，可及贝氏三联征（颈静脉怒张、脉压差减小、心动过速）；③夹层血肿压迫锁骨下动脉：脉搏短绌、双侧收缩压和/或脉搏不对称；④累及无名动脉或颈总动脉：神经系统定位体征 | 常有发绀、呼吸频率加快，颈静脉充盈，肺部湿啰音或哮鸣音，心动过速，P2亢进 | 气管向健侧偏移，患侧胸廓膨隆、呼吸运动减弱、叩诊呈鼓音、心肝浊音界消失，语颤及语音传导减弱或消失 |

续表

| | 急性冠状动脉综合征 | 主动脉夹层 | 肺栓塞 | 张力性气胸 |
|---|---|---|---|---|
| 辅助检查 | 心电图缺血性改变；急性心肌梗死时心肌坏死标志物(+)，冠状动脉造影/冠状动脉计算机体层血管成像(CTA)可明确 | 胸片可见纵隔增宽；心超、主动脉 CTA 可确诊 | 血气分析呈低氧低二氧化碳血症；D-二聚体升高；心电图：心动过速，电轴右偏，$S_IQ_{III}T_{III}$；CTA、肺动脉造影可确诊 | 胸片可确诊 |

(1)胸痛部位：胸壁疾病所致的胸痛常固定在病变部位，局部多有压痛，若为炎症性病变，局部可有红、肿、热、痛表现；带状疱疹所致胸痛，可见成簇的水疱沿一侧肋间神经分布伴剧痛，且疱疹不超过体表中线；肋软骨炎常在第一、二肋软骨处见单个或多个隆起，局部有压痛，但无明显充血。心绞痛及心肌梗死的疼痛多在胸骨后方和心前区，可向左肩和左臂内侧放射，亦可达环指与小指，也可放射于左颈或面颊部，常被误认为牙痛；主动脉夹层引起疼痛多位于胸背部，向下放射至下腹、腰部与两侧腹股沟和下肢；胸膜炎引起的疼痛多在一侧胸部；食管及纵隔病变引起的胸痛多在胸骨后；肝胆疾病及膈下脓肿引起的胸痛多在右下胸，侵犯膈肌中心部时疼痛放射至右肩部；肺上沟瘤(Pancoast tumor)引起疼痛多以肩部、腋下为主，向上肢内侧放射。

(2)胸痛性质：带状疱疹呈刀割样或烧灼样剧痛；食管炎多呈烧灼痛；肋间神经痛为阵发性灼痛或刺痛；心绞痛呈压迫性、绞榨样、紧缩性，心肌梗死者疼痛性质相似而程度较剧，并有恐惧、濒死感；气胸在发病初期有撕裂样疼痛；胸膜炎常呈隐痛、钝痛和刺痛；主动脉夹层常呈突然发生胸背部撕裂样剧痛或锥痛；肺栓塞亦可突然发生胸部剧痛或绞痛，常伴呼吸困难与发绀。

(3)疼痛持续时间：心绞痛发作时间短暂，一般持续不超过 15 分钟，可反复发作，而心肌梗死疼痛持续时间多超过 30 分钟，甚至数小时或更长，且不易缓解；炎症、肿瘤、栓塞或梗死所致疼痛呈持续性；如一瞬间或不超过 15 秒的胸痛，可能为肌肉骨骼神经性疼痛、食管裂孔疝或是功能性疼痛。

(4)诱发和缓解的因素：心绞痛在活动或精神紧张时诱发，休息后或含服硝酸甘油或硝酸异山梨酯后可迅速缓解；心肌梗死所致疼痛则服上述药物效果不明显；食管疾病多在进食时发作或加剧，服用抗酸剂和促动力药物可减轻或消失；胸膜炎或气胸引起的胸痛可因咳嗽或深呼吸而加剧，屏气时可以减轻；肌肉、骨骼和神经性胸痛往往在触摸或胸部运动时加重；功能性胸痛多与情绪低落有关，运动时可减轻或消失。

3. 伴随症状

(1)伴有咳嗽、咳痰和/或发热：常见于气管、支气管和肺部疾病。

(2)伴呼吸困难、发绀：见于大叶性肺炎、气胸、渗出性胸膜炎、肺栓塞、急性心肌梗死等。

(3)伴咯血：主要见于肺栓塞、支气管肺癌、支气管内膜结核等。

(4)伴苍白、大汗、血压下降或休克：多见于急性心肌梗死、主动脉夹层、主动脉窦瘤破裂和肺栓塞。

(5)伴吞咽困难：多见于食管癌、纵隔肿瘤。

(6)伴反酸：多见于反流性食管炎。

4. 其他相关病史 注意发病年龄，小儿与青少年胸痛如发生于夏秋季，需考虑流行性胸痛；青壮年胸痛多考虑结核性胸膜炎、自发性气胸、心包炎等，40 岁以上则须注意心绞痛、心肌梗死和支气管肺癌。需注意询问相关疾病的危险因素,如既往有无高血压、糖尿病、高脂血症、吸烟、体力活动减少及不良饮食方式、早发的心血管疾病家族史病史等心血管疾病危险因素;有无外伤、肺及胸膜疾病史和胸部手术史等。

## 三、查体要点

监测体温、脉搏、呼吸、血压等生命体征,注意有无急性致命性胸痛的体征(表6-2)。重点进行胸部检查,如肺部和心脏的视、触、叩、听。如急性白血病与慢性白血病急性变可有自发性胸骨痛与胸骨压痛;肋间神经痛沿肋间神经有明显触痛;胸膜炎时可检查到胸膜摩擦音(感)或有胸腔积液体征;自发性气胸患侧叩诊呈鼓音,听诊呼吸音减弱或消失;心包炎有心包摩擦音(感)等心脏体征。不要遗漏腹部体征的检查,如腹部压痛反跳痛、墨菲征等。

## 四、辅助检查要点

1. 心电图检查 心电图检查快捷、简便、无创、价廉,对诊断心绞痛与心肌梗死有重要价值,是接诊胸痛患者的常规检查之一。

2. 实验室检查 肌酸激酶(CK)及其同工酶、肌钙蛋白I和T的测定,有助于急性心肌梗死的诊断。D-二聚体有助于排查血栓事件。血常规及血沉检查对鉴别感染与非感染、器质性与功能性疼痛有帮助。

3. 影像学检查 胸部X线/CT检查可发现与胸痛有关的肋骨、脊椎、胸骨、纵隔、主动脉、心、肺与胸膜的病变;螺旋CT肺血管或主动脉成像,有助于肺栓塞或主动脉夹层的诊断,冠状动脉CTA有助于冠心病的诊断。超声心动图有助于对结构性心脏疾病的诊断,如发现室壁节段性收缩不良,需考虑冠心病的可能。放射性核素检查有助于冠心病及肺梗死的诊断。腹部超声检查可发现肝、胆、胰的病变。钡餐/胃镜检查有助于发现胃及食管疾病。

(杨继兵)

复习思考题

简述胸痛的诊断思路。

扫一扫
测一测

# 第七章

## 咳嗽与咳痰

**学习目标**

1. 掌握咳嗽咳痰的概念、常见病因、问诊要点及其临床意义。
2. 熟悉咳嗽咳痰的发生机制、查体要点及其临床意义。
3. 了解咳嗽咳痰的辅助检查要点。

咳嗽(cough)是由于延髓咳嗽中枢受刺激引起咽肌、膈肌和其他呼吸肌收缩,表现为深吸气后,声门关闭,继以突然剧烈的呼气,冲出狭窄的声门裂隙产生咳嗽动作并发出声音。咳嗽从某种意义上来说,是一种防御性反射,通过咳嗽可以清除呼吸道分泌物及气道内异物,但咳嗽也可引起气道内炎症的扩散,剧烈的咳嗽还可导致呼吸道出血,诱发自发性气胸等,同时频繁的咳嗽可以影响工作与休息。

多数咳嗽的患者常伴有咳痰。咳痰是指气管、支气管的分泌物或肺泡内的渗出液等借助咳嗽排出。健康人很少有痰,咳痰是一种病态现象。

### 一、发生机制与常见病因

**【发生机制】**

疾病状态下的非自主咳嗽由完整的咳嗽反射弧参与完成。各种物理(包括异物)、化学、过敏因素刺激鼻咽部至小支气管呼吸道黏膜时产生冲动,经三叉神经的感觉纤维、舌咽神经和迷走神经,传入延髓咳嗽中枢,再通过运动神经,即喉下神经、膈神经和脊髓神经传出,分别引起咽肌、膈肌和其他呼吸肌的收缩,引起咳嗽。其中以喉部杓状间隙和气管分叉部黏膜最敏感。咳嗽感受器、传入神经以及高级中枢的任一环节受到影响,都有可能导致咳嗽的发生。由于咳嗽反射传入神经分布较广,多系统的疾病均可引起慢性咳嗽。

呼吸道发生炎症时,黏膜充血、水肿,黏液分泌增多,毛细血管壁通透性增加,浆液渗出,此时含红细胞、白细胞、吞噬细胞、纤维蛋白等的渗出物与黏液、吸入的尘埃和某些组织破坏物等混合而形成痰液,随咳嗽动作排出。

**【病因】**

1. 呼吸道疾病　鼻、咽部疾病(如上气道咳嗽综合征、咽喉炎、喉癌);气管、支气管疾病(如气管/支气管炎、支气管扩张症、支气管哮喘、咳嗽变异性哮喘、嗜酸性粒细胞性支气管炎、支气管内膜结核等);肺部疾病(如炎症、肺部肿瘤、肺间质疾病、肺栓塞等)均可引起咳嗽和/或咳痰。其中,呼吸道感染(包括细菌、真菌、病毒、支原体、寄生虫感染)是引起咳嗽、咳痰最常见的原因。

2. 胸膜疾病　如各种原因所致的胸膜炎、胸膜间皮瘤、自发性气胸或胸腔穿刺等可引起咳嗽。

3. 心血管疾病 二尖瓣狭窄或其他原因所致肺淤血、肺水肿,因肺泡及支气管内有浆液性或血性漏出液,引起咳嗽。

4. 中枢神经因素 从大脑皮质发出冲动传至延髓咳嗽中枢,人体可随意引起咳嗽反射或抑制咳嗽反射。脑炎、脑膜炎时也可出现咳嗽。

5. 其他因素 胃食管反流病、肝脓肿或膈下脓肿影响胸膜或肺、纵隔疾病(如纵隔气肿、纵隔肿瘤等)、尿毒症、结缔组织疾病等均可引起咳嗽。某些药物,如血管紧张素转化酶抑制剂(ACEI)抑制缓激肽酶,引起前列腺素增加,可导致刺激性干咳。

## 二、问诊要点

1. 咳嗽的病程

(1)急性咳嗽:指发病短于 3 周的咳嗽,最常见于感染,如普通感冒、急性支气管炎和肺炎;但亦有可能是少数严重疾病的征象之一,如急性心肌梗死、左心功能不全、肺炎、气胸、肺栓塞及异物吸入;也见于原有疾病(哮喘、慢性支气管炎,支气管扩张)等的加重、环境/职业因素等。

(2)亚急性咳嗽:指咳嗽发病在 3~8 周。最常见于感冒后,当呼吸道感染本身急性期症状消失后,咳嗽仍然迁延不愈,临床上也称之为感染后咳嗽。咳嗽变异性哮喘、嗜酸性粒细胞性支气管炎、上气道咳嗽综合征等慢性咳嗽的亚急性阶段也是亚急性咳嗽的常见病因。

(3)慢性咳嗽:指病程 >8 周的咳嗽。最常见的原因为咳嗽变异型哮喘、上气道咳嗽综合征、胃食管反流性咳嗽、嗜酸性粒细胞性支气管炎等,上述病因约占慢性咳嗽病因的 70%~95%。慢性支气管炎、支气管扩张症、肺脓肿、肺结核等也常出现长期的慢性咳嗽。

2. 咳嗽的发作规律 阵发性咳嗽可见于支气管异物、支气管哮喘、百日咳、支气管内膜结核等;嗅到异味时发作性咳嗽多见于支气管哮喘患者。晨咳或夜间平卧时(即改变体位时)加剧并伴咳痰,常见于慢性支气管炎、支气管扩张症和肺脓肿等病;左心衰竭、肺结核者夜间咳嗽明显。

3. 咳嗽性质

(1)干性咳嗽:指咳嗽无痰或痰量甚少。常见于急性咽炎、急性支气管炎初期、胸膜疾病、支气管异物、使用 ACEI 药物等。

(2)湿性咳嗽:指带有痰液的咳嗽。①痰液性质:可分为黏液性、浆液性、脓性和血性等。黏液性痰多见于急性支气管炎、支气管哮喘及大叶性肺炎的初期,也可见于慢性支气管炎、肺结核等;浆液性痰见于肺水肿,如果日咳数百至上千毫升浆液泡沫痰,还需考虑肺泡癌的可能;脓性痰见于化脓性细菌性下呼吸道感染,如支气管扩张症、肺脓肿、肺囊肿合并感染等;如果呼吸道黏膜受侵害,毛细血管受损或血液渗入肺泡可出现血性痰,严重者可见咯血。②痰液量:急性呼吸道炎症的痰量较少;痰量多常见于支气管扩张症、肺脓肿,且静置后可出现分层现象,上层为泡沫,中层为浆液或浆液脓性,下层为坏死物质。支气管扩张症的排痰常与体位有关。③痰液颜色与气味:铁锈色痰为典型肺炎球菌肺炎的特征;黄绿色或翠绿色痰提示铜绿假单胞菌感染;砖红色胶冻状痰见于克雷伯菌肺炎;白色黏稠且牵连成丝难以咳出,提示有真菌感染;大量稀薄浆液性痰中含粉皮样物,提示棘球蚴病(包虫病);粉红色泡沫痰是急性肺水肿的特征;恶臭痰提示有厌氧菌感染。

4. 咳嗽的音色 ①咳嗽声音嘶哑:多为声带的炎症或肿瘤压迫喉返神经所致;②鸡鸣样咳嗽:表现为连续阵发性剧咳伴有高调吸气回声,多见于百日咳;③犬吠样咳嗽:多见于喉头炎症、水肿或气管受压会厌;④金属音咳嗽:常见于纵隔肿瘤、主动脉瘤或支气管癌直接压迫气管所致的咳嗽；⑤咳嗽声音低微且无力：见于严重肺气肿、声带麻痹及极度衰弱者；⑥单声咳：常出现在干性胸膜炎、大叶性肺炎等患者。

5. 伴随症状

(1)伴发热：多见于呼吸道感染、肺结核、胸膜炎、肿瘤、结缔组织疾病等。

(2)伴胸痛：常见于大叶性肺炎、胸膜炎、支气管肺癌、肺栓塞和自发性气胸等。

(3)伴呼吸困难：见于喉头水肿、喉肿瘤、支气管哮喘、慢性阻塞性肺病、重症肺炎、肺结核、大量胸腔积液、气胸、肺淤血、肺水肿及气管或支气管异物。

(4)伴咯血：常见于支气管扩张症、肺结核、支气管肺癌、二尖瓣狭窄等。

(5)伴午后低热、盗汗、消瘦、纳差、乏力：多见于结核病患者,称之为结核中毒症状。

6. 其他病史

(1)吸烟史：目前公认吸烟为慢性支气管炎最主要的发病因素,男性40岁以上长期吸烟者则须考虑慢性支气管炎、肺气肿、支气管肺癌。

(2)特殊职业史,粉尘、化学物质、鸟粪及动物接触史：可为诊断硅沉着病、铍中毒、石棉沉着病或农民肺等提供依据。

(3)各系统慢性病史及系统回顾：除了肺部疾病之外,其他各系统疾病如心力衰竭所致的肺淤血、肺水肿、血液病、尿毒症、胃食管反流、结缔组织病变等疾病都可能引起咳嗽,需注意询问。

## 三、查体要点

在全面体格检查的基础上,重点是肺和心脏的视、触、叩、听检查,尤其注意听诊呼吸音(注意两侧对比),有无附加音(干啰音、湿啰音、哮鸣音)、心音和心脏杂音。另外也要注意耳、鼻和喉的检查,观察有无鼻黏膜水肿、鼻后滴流、咽喉壁的卵石样改变；注意颈部淋巴结及气管的检查；观察有无杵状指(趾)、发绀等。

## 四、辅助检查要点

(1)血常规检查：细菌感染性病变往往有白细胞计数增加和/或中性粒细胞比例增高；嗜酸性粒细胞增多可协助过敏性疾病如变应性咳嗽、咳嗽变异型哮喘、支气管哮喘的诊断。

(2)关于感染的检查：痰细菌学检查(涂片、培养)对肺炎、肺结核等的诊断有重要帮助。肺吸虫病时痰涂片可发现肺吸虫卵；血清结核抗体、支原体抗体检测、耶氏肺孢子菌肺炎血清特异性免疫学检查对肺结核、支原体肺炎及耶氏肺孢子菌肺炎的诊断有重要辅助诊断价值。

(3)X线摄片/CT检查：胸部X线摄片是咳嗽的常规检查,能确定肺部病变的部位与范围,有时还可以确定病变的性质。X线胸片如有可疑病变时,可进一步进行CT检查。胸部CT检查有助于发现纵隔前后肺部病变、肺内小结节、纵隔淋巴结肿大等一些胸部X线检查不易发现的病变,高分辨率CT有助于诊断早期间质性肺疾病和非典型支气管扩张。怀疑鼻窦炎时,首选鼻窦CT检查。

(4)肺通气功能与诱导痰检查：肺通气功能、激发试验与诱导痰检查可作为慢性咳嗽的一线检查。肺通气功能、支气管舒张试验、激发试验、峰流速(PEF)监测等检查有助于发现是否存在可逆性的气道阻塞和气道高反应性,是诊断典型哮喘、慢性阻塞性肺疾病(COPD)的主要依据。诱导痰嗜酸性粒细胞数增高(>2.5%)检查是嗜酸性粒细胞性支气管炎的重要依据。

（5）排查其他系统的疾病，如超声心动图、心电图、脑钠肽（BNP）、肝肾功能、24 小时食管内 pH 值测定、钡餐或胃镜检查等。

（杨继兵）

### 复习思考题

简述咳嗽咳痰的诊断思路。

扫一扫
测一测

# 第八章

# 咯 血

## 学习目标

1. 掌握咯血的概念、常见病因、问诊要点及其临床意义。
2. 熟悉咯血的发生机制、查体要点及其临床意义。
3. 了解咯血的辅助检查要点。

喉及喉以下的呼吸道及肺组织的出血,经口腔咯出称为咯血(hemoptysis)。咯血常见于呼吸系统、循环系统疾病,少数为血液系统等其他疾病导致。少量咯血可表现为痰中带血,大咯血时血液从口鼻涌出,常可阻塞呼吸道,造成窒息死亡,是内科急症之一。

## 一、发生机制与常见病因

1. 支气管疾病　常见有支气管扩张症、支气管肺癌和慢性支气管炎等;少见的有支气管结石、支气管腺瘤、支气管黏膜非特异性溃疡、支气管内膜结核等。其发生机制主要是炎症、肿瘤等致支气管黏膜损伤,引起毛细血管通透性增加,或黏膜下血管破裂出血。

2. 肺部疾病　在我国引起咯血的首要原因为肺结核。其发生机制为结核病变使毛细血管通透性增高,血液渗出,导致痰中带血或小血块;如病变累及小血管,使管壁破溃,则造成中等量咯血;如空洞壁肺动脉分支扩张形成的小动脉瘤破裂,或继发的结核性支气管扩张形成的动静脉瘘破裂,则造成大量咯血。肺部感染性疾病,如肺炎、肺脓肿、肺吸虫病、肺真菌病等;部分肺血管疾病如肺栓塞、肺血管炎、肺动静脉瘘、肺毛细血管扩张症等亦可出现咯血症状。

3. 心血管疾病　风湿性二尖瓣狭窄、先天性心脏病或其他原因造成的继发性肺动脉高压、原发性肺动脉高压、各种原因所致的急、慢性心力衰竭,可因肺淤血,使毛细血管通透性增加,血液漏出到肺泡,或者肺泡壁、支气管内膜毛细血管破裂,可见粉红色泡沫痰、痰中带血、黏稠暗红色血痰或者小量咯血。而长期肺淤血,肺静脉压力升高,肺循环和支气管循环之间侧支循环形成,在支气管黏膜下形成曲张的血管,一旦破裂可引起大咯血。

4. 其他　①血液病:如白血病、血小板减少性紫癜、血友病、再生障碍性贫血等。②某些急性传染病:如流行性出血热、肺出血型钩端螺旋体病等。③风湿性疾病:如结节性多动脉炎、系统性红斑狼疮、Wegener 肉芽肿、白塞病等。④气管、支气管子宫内膜异位症等均可引起咯血。

## 二、问诊要点

1. 咯血量及出血方式　少量咯血为每日咯血量在 100ml 以内,常见于急性支气管炎、肺结核、肺癌等;中等量咯血每日出血量在 100~500ml,常见于二尖瓣狭窄等;大咯血为每日咯血量超过 500ml(或单次咯血量超过 100ml),常见于支气管扩张症、空洞型肺结核、肺脓肿等,大咯血常可阻塞呼吸道,造成窒息死亡。多次少量反复咯血要注意支气管肺癌的可能;

咯血量大而骤然停止可见于支气管扩张症。

2. 颜色与性状 铁锈色痰可见于大叶性肺炎;砖红色胶冻状痰见于克雷伯菌肺炎;反复脓血痰见于支气管扩张症、肺脓肿;粉红色泡沫痰可见于急性肺水肿。

3. 伴随症状

(1)伴发热:多见于肺结核、肺炎、肺脓肿、流行性出血热、肺出血型钩端螺旋体病、支气管肺癌等。

(2)伴胸痛:见于支气管肺癌、大叶性肺炎、肺结核、肺梗死等。

(3)伴脓痰:见于支气管扩张症、肺脓肿、空洞型肺结核继发细菌感染等。

(4)伴呼吸困难:见于二尖瓣狭窄、左心衰、肺栓塞等。

(5)伴皮肤黏膜出血:可见于血液病、风湿病、钩端螺旋体病、流行性出血热等。

4. 其他病史 发病年龄对分析咯血病因有一定的意义。如青壮年咯血多考虑肺结核、支气管扩张症等;中年以上间断或持续痰中带血除慢性支气管炎外还须高度警惕支气管肺癌的可能。还需注意询问既往有无心、肺、血液系统疾病史,有无结核病接触史;个人史中需注意询问吸烟史、职业性粉尘接触史、疫水疫区接触史等。咯血需要与呕血进行鉴别(表 8-1)。

表 8-1 咯血与呕血的鉴别

|  | 咯血 | 呕血 |
| --- | --- | --- |
| 病史 | 常有呼吸、循环系统病史 | 常有消化性溃疡、肝硬化病史 |
| 出血前症状 | 喉部痒、异物感,伴咳嗽 | 上腹部不适、恶心感,伴呕吐 |
| 出血方式 | 咯出 | 呕出 |
| 颜色 | 鲜红或暗红色 | 棕黑色或暗红色 |
| 血内混合物 | 多混有泡沫、痰液 | 多混有胃液、食物残渣 |
| 黑便 | 无,如咽下可出现 | 有 |
| 酸碱度 | 呈碱性 | 呈酸性 |

### 三、查体要点

鼻、口腔、咽部出血时,血液流经咽部,可使患者出现异物感而引起咳嗽反射,咳出血液而被误诊为咯血。因此需对上述部位进行检查,观察有无局部出血灶。全身体格检查时重点进行心肺的视、触、叩、听检查,还需注意观察有无皮肤黏膜出血、杵状指(趾)、贫血、黄疸、肝大、脾大、淋巴结肿大等。

### 四、辅助检查要点

胸部 X 线 /CT 检查对支气管和肺部疾病的诊断有重要意义。超声心动图可作为结构性心脏病和心力衰竭的诊断依据。血常规、出凝血功能检查,必要时做骨髓检查,可明确出血性疾病的诊断。痰液检查可发现结核菌、真菌、原虫、肺吸虫卵、癌细胞等。纤维支气管镜检查可对原因未明的咯血提供诊断依据,并可在直视下进行活组织检查做病理学诊断。

———————————————————————————————————————————— ● (杨继兵)

复习思考题

简述咯血的诊断思路。

扫一扫
测一测

◆◆◆ **第九章** ◆◆◆

# 呼吸困难

> **学习目标**
>
> 1. 掌握呼吸困难的概念、常见病因、问诊要点及其临床意义。
> 2. 熟悉呼吸困难的发生机制、查体要点及其临床意义。
> 3. 了解呼吸困难的辅助检查要点。

呼吸困难（dyspnea）是指患者主观感到空气不足、呼吸费力，客观上表现为呼吸用力，呼吸频率、深度、节律发生改变，严重时出现鼻翼扇动、端坐呼吸、甚至发绀。严重的呼吸困难，在静息状态下不能维持足够的气体交换，导致低氧血症伴（或不伴）高碳酸血症，进而引起一系列病理生理改变和相应临床表现，称之为呼吸衰竭。

## 一、发生机制与常见病因

呼吸为机体与外界环境之间气体交换的过程，包括外呼吸（肺通气、肺换气）、血液运输和内呼吸（组织换气、细胞内生物氧化过程）三个环节。肺通气功能正常有赖于呼吸中枢功能正常、呼吸道通畅与胸廓节律性呼吸运动（骨骼肌肉、胸膜腔负压、肺的顺应性及气道阻力）功能正常；肺换气功能的正常有赖于呼吸膜厚度与面积、通气/血流比的正常；血液运输环节正常有赖于心脏泵功能正常和血液内容物正常；内呼吸环节正常的前提是组织灌注正常、组织代谢率正常、内环境的稳定及细胞生理功能正常。上述任何一个环节功能异常均可出现呼吸困难。

1. 肺源性呼吸困难

（1）呼吸道阻塞：呼吸道阻塞时，肺通气功能障碍，肺通气量显著减少，通气血流比失调，引起低氧血症，有时可伴有二氧化碳潴留，临床表现为呼吸困难。上呼吸道阻塞常见于喉部、气管、大支气管的狭窄与阻塞，如喉头水肿、痉挛，气管异物，支气管癌等。下呼吸道阻塞主要是由于肺泡弹性减弱和/或小支气管的痉挛或炎症所致。常见于慢性支气管炎（喘息型）、慢性阻塞性肺疾病、支气管哮喘、弥漫性泛细支气管炎等。

（2）肺组织病变：广泛肺实质病变、慢性阻塞性肺气肿、肺不张等使弥散面积减少；弥漫性肺间质疾病、肺水肿等可使弥散膜增厚导致弥散障碍。有时，严重肺组织病变造成肺泡丧失通气功能但血流仍存在，使静脉血未进行气体交换直接流入肺静脉，形成肺动-静脉样分流，造成肺换气功能障碍，表现为以缺氧为主的呼吸困难。

（3）胸壁、胸膜腔病变：严重胸廓畸形、胸腔积液、自发性气胸、广泛胸膜粘连、外伤、肋骨骨折等引起肺通气量显著减少，造成呼吸困难。

2. 心源性呼吸困难　最常见于各种原因（高血压、冠心病、瓣膜病、心肌炎、心肌病、心包炎等）引起的左心衰竭。左心衰竭时，由于血流动力学的异常改变，产生肺静脉淤血，使肺泡壁毛细血管通透性增加,肺泡内渗出,引起弥散膜增厚和肺通气/血流比例失调,影响肺换气功能。部分先天性心脏病患者心内存在异常通道,动静脉血液混合产生缺氧和呼吸困难。肺血管疾病,如肺栓塞、原发性肺动脉高压也可因肺血流量明显减少,肺通气/血流比例失调产生呼吸困难。由各种慢性肺病(最常见的是慢性阻塞性肺疾病)引起的右心衰患者,多长期存在肺源性呼吸困难,因右心衰而出现淤血性肝大、腹腔积液和胸腔积液等症状时,呼吸运动受限,进一步加重肺通气功能障碍。

3. 中毒性呼吸困难

(1)代谢性酸中毒:酸中毒时呼吸深而大,表现为库斯莫尔(Kussmaul)呼吸,但当酸中毒进一步加重,尤其是动脉血 pH 值 <7.0 时,可引起呼吸中枢麻痹和肌无力,呼吸渐浅而缓慢,常见于尿毒症、糖尿病酮症酸中毒等。另外,酸中毒时氧合血红蛋白解离曲线常右移,若在治疗酸中毒过程中过早补碱,使酸中毒纠正过快,可造成氧合血红蛋白解离曲线左移,使氧合血红蛋白不易释放氧,加重组织缺氧,而出现呼吸困难,并且脑缺氧加重还可导致脑水肿,进一步抑制呼吸。

(2)药物、化学毒物中毒:某些药物(如吗啡、巴比妥类)过量、有机磷农药中毒可抑制呼吸中枢;一氧化碳中毒时,一氧化碳与血红蛋白结合形成碳氧血红蛋白,失去携带氧的能力导致缺氧而产生呼吸困难;亚硝酸盐和苯胺类中毒时,血红蛋白变为高铁血红蛋白失去携带氧的能力导致缺氧;氰化物抑制细胞色素氧化酶的活性,影响细胞呼吸作用,导致组织缺氧引起呼吸困难。

4. 神经精神性疾病 中枢神经系统疾病如脑出血、脑外伤、脑肿瘤、脑炎、脑膜炎、脑脓肿、脑水肿等颅脑疾病可导致颅内压增高和/或脑供血减少,直接影响呼吸中枢;脊髓灰质炎病变累及颈髓、周围神经及肌肉疾病如急性多发性神经根炎和重症肌无力累及呼吸肌等可引起胸廓节律性呼吸运动障碍;精神因素如癔症等,常因过度通气引起呼吸性碱中毒引起呼吸困难。

5. 血源性呼吸困难 主要由红细胞质或量异常,导致携氧量减少,血氧含量降低所致。常见于各种原因导致的重度贫血、高铁血红蛋白血症、硫化血红蛋白血症等,也见于在急性大出血或休克时。

6. 腹部疾病 常见于膈肌麻痹、大量腹腔积液、腹腔巨大肿瘤、胃扩张和妊娠末期等引起膈运动障碍的疾病可影响肺通气,导致呼吸困难。

## 二、问诊要点

1. 起病情况 询问患者起病是突然发生还是渐进起病,或在慢性的基础上突然因某些诱因而出现明显的加重。一般突然发病者见于急性中毒、肺部急性感染、气胸、气管异物、支气管哮喘、急性左心衰竭、脑血管意外等;缓慢发病者常见于肺部疾病(如慢性阻塞性肺疾病)、各种原因引起的慢性心力衰竭、部分神经肌肉疾病、血源性呼吸困难等。

2. 发病背景与诱因 询问有无引起呼吸困难的基础病因和直接诱因,如心、肺、血液或神经系统疾病史,有无药物、毒物摄入史,有无外伤或异物吸入史,有无吸烟史,近期有无感染、劳累、精神情绪紧张等因素。

3. 呼吸困难的特点

(1)呼吸困难的类型

1)吸气性呼吸困难:表现吸气显著费力,严重者吸气时可见"三凹征",即胸骨上窝、锁骨上窝和肋间隙吸气时明显凹陷,可伴有干咳及高调吸气性喘鸣音。常见于喉部、气管、大支气管的狭窄与阻塞,如喉头水肿、痉挛,气管异物,支气管癌等。

2)呼气性呼吸困难:表现为呼气费力、呼气缓慢及时间明显延长,常伴有呼气期哮鸣音。主要是由于下呼吸道阻塞所致,常见于慢性支气管炎(喘息型)、慢性阻塞性肺气肿、支气管哮喘、弥漫性泛细支气管炎等。

3)混合性呼吸困难:表现为吸气与呼气均感费力、呼吸频率增快、深度变浅,可伴有呼吸音异常或病理性呼吸音。主要是由于肺组织病变,肺呼吸面积减少导致换气功能障碍或胸膜腔病变导致限制性通气功能障碍,常见于重症肺炎、重症肺结核、肺栓塞、弥漫性肺间质疾病、心力衰竭造成的肺淤血、肺水肿、大量胸腔积液、气胸、广泛性胸膜增厚等。

(2)呼吸困难与活动、体位的关系

1)劳力性呼吸困难(exertional dyspnea):表现为体力活动时出现或加重,休息时减轻或缓解。左心衰竭的患者体力活动时回心血量增多、心率加快时舒张期缩短,心输出量下降,肺淤血加重,同时组织耗氧量增加,因此,可在体力活动时出现呼吸困难或加重。另外,劳力性呼吸困难也是慢性阻塞性肺疾病早期的典型症状,也可见于尘肺和一些先天性心脏病。

2)端坐体位呼吸(orthopnea):呼吸困难表现为端坐时减轻,平卧位时加重,患者常被迫采取端坐或半卧位。其发生机制为:①平卧时回心血量增多,肺淤血增加;②平卧时膈肌上抬,胸廓运动受限。常见于心、肺功能不全的患者。

3)夜间阵发性呼吸困难(paroxysmal nocturnal dyspnea):夜间迷走神经兴奋性增高,心肌收缩力减弱;仰卧位时肺活量减少,静脉回心血量增多;小支气管收缩,肺泡通气量减少;呼吸中枢敏感性降低。因此,"心源性哮喘"与"支气管哮喘"均易在夜间发生,临床常需要结合病史及体征对两者进行鉴别(表9-1)。

表 9-1 心源性哮喘与支气管哮喘的特点

| | 心源性哮喘 | 支气管哮喘 |
| --- | --- | --- |
| 发病背景 | 基础心脏疾病或诱因 | 从幼年起即有类似发作史和过敏史 |
| 症状特点 | 夜间入睡后发生因胸闷被憋醒而被迫坐起喘气和咳嗽,重者面色青紫、大汗、咳浆液性粉红色泡沫样痰,轻者数分钟至数十分钟后症状逐渐减轻、消失 | 可有先兆症状,呼吸困难可在数分钟内出现,轻者出现阵咳,咳出白色黏痰后呼吸困难常可缓解,大部分需积极处理后缓解 |
| 体征 | 混合性呼吸困难,肺部除了可闻及哮鸣音外,还有湿啰音,心脏听诊可及奔马律,心浊音界扩大,可有心音改变或杂音 | 呼气性呼吸困难,胸廓过度扩张,叩诊呈过清音,严重时可有明显辅助呼吸肌参与,而出现三凹征,双肺可闻及典型哮鸣音。发作后大多数无异常体征 |

另外,呼吸困难直立时加重而仰卧位时缓解见于左房黏液瘤;健侧卧位时加重见于胸腔积液。

4. 伴随症状

(1)伴发热:多见于肺炎、肺脓肿、肺结核、胸膜炎、急性心包炎、脑炎、脑脓肿、脑出血、成人呼吸窘迫综合征等。

(2)伴咳嗽、咳痰:见于慢性支气管炎、慢性阻塞性肺气肿继发肺部感染、支气管扩张症、肺脓肿、肺淤血等。

(3)伴粉红色泡沫痰:见于急性左心衰竭。

(4)伴咯血:见于支气管结核、支气管扩张症、肺癌、二尖瓣狭窄等。

(5)伴胸痛:见于肺炎链球菌性肺炎、急性渗出性胸膜炎、肺栓塞、自发性气胸、急性心肌梗死、支气管肺癌、纵隔肿瘤、外伤等。

(6)伴意识障碍:见于脑出血、脑膜炎、糖尿病酮症酸中毒、尿毒症、肺性脑病、急性中毒、休克型肺炎等。

(7)伴口周、肢体麻木和手足搐搦:见于癔症患者,因换气过度而发生呼吸性碱中毒,经暗示疗法可使呼吸困难减轻或消失。

## 三、查体要点

1. 注意检查体温、脉搏、呼吸、血压等生命体征,重点观察呼吸频率、节律和深度的变化。呼吸变慢而深,伴节律异常见于中枢神经系统病变、使用呼吸抑制药物、或重要脏器病变造成的缺血缺氧影响呼吸中枢;深大而规则呼吸,或伴有鼾声,称库斯莫尔(Kussmaul)呼吸,见于代谢性酸中毒;呼吸频速表浅,偶或伴有叹气样呼气,在叹气之后自觉轻快,常见于精神或心理原因呼吸困难。

2. 重点检查胸肺和心脏　如有无桶状胸、语颤增强与减弱、病理性呼吸音、干、湿啰音等肺部体征;有无心前区震颤、心界扩大、心律失常、心脏杂音、奔马律等心脏体征。此外,也应注意有无皮肤黏膜颜色改变、肝脾肿大、腹部包块、腹水、水肿、杵状指(趾)、神经系统体征等,对查出引起呼吸困难的原发疾病有帮助。

## 四、辅助检查要点

1. 实验室检查　动脉血气分析可以了解患者酸碱平衡状态及缺氧程度。血浆脑钠肽(BNP)有助于心力衰竭的诊断;D-二聚体有助于排查血栓事件;肌酸激酶(CK)及其同工酶、肌钙蛋白 I 和 T 的测定有助于急性心肌梗死的诊断;白细胞计数及分类计数可提示有无感染,可筛查血液疾病;血糖、酮体检查有助于诊断糖尿病酮症酸中毒;肝功能、肾功能测定有助于诊断肝脏及肾脏疾病;考虑中毒的患者当留取呕吐物或排泄物进行毒理学分析。

2. 器械及影像学检查　肺功能检查有助于了解呼吸困难的类型及程度;胸部 X 线 /CT 检查,对支气管和肺部疾病的诊断有重要意义;超声心动图可作为结构性心脏病和心力衰竭的诊断依据;心电图检查对缺血性心脏病的诊断有重要价值;头颅 CT/MRI 可发现颅内病变。

●──── (杨继兵)

复习思考题

简述呼吸困难的诊断思路。

扫一扫
测一测

# ◆◆◆ 第十章 ◆◆◆

# 发 绀

发绀（cyanosis）是指血液中还原血红蛋白的含量增加或出现异常血红蛋白（如高铁血红蛋白、硫化血红蛋白等）时，皮肤和黏膜呈青紫色，亦称发绀。全身皮肤黏膜均可出现发绀，但以皮肤较薄、色素较少和毛细血管较丰富的部位，如口唇、指（趾）、甲床、耳垂、面颊等部位最明显。

## 一、发生机制与常见病因

发绀大多由血液中还原血红蛋白增多导致；少部分发绀由于血液中存在异常血红蛋白衍化物所致。吸入气中氧分压过低（如高原条件）下，即使无基础疾病，也可导致组织缺氧。

1. 还原血红蛋白增多　血液通过血液循环流经肺，通过肺的外呼吸功能和外界进行气体交换，充分氧合，正常情况下，每克血红蛋白可携氧 1.32ml。当血液经过周围组织时，组织细胞从毛细血管血液中摄取氧，使血液中氧合血红蛋白（$HbO_2$）脱氧，转变为还原血红蛋白。如果血液中还原血红蛋白含量 >50g/L，可出现发绀。根据发绀的发生机制，分为中心性发绀、周围性发绀和混合性发绀三类。

（1）中心性发绀：主要见于心肺疾病。

1）肺性发绀：因肺通气或换气功能障碍造成动脉血氧饱和度过低，如①气道阻塞：上呼吸道阻塞常见于喉部、气管、大支气管的狭窄与阻塞，如喉头水肿、痉挛，气管异物，支气管癌等。下呼吸道阻塞主要是由于肺泡弹性减弱和 / 或小支气管的痉挛或炎症所致。常见于慢性支气管炎（喘息型）、慢性阻塞性肺疾病、支气管哮喘、弥漫性泛细支气管炎等。②肺实质或肺间质疾病：肺炎、阻塞性肺气肿、肺间质纤维化、急性呼吸窘迫综合征（ARDS）、肺淤血、肺水肿、心力衰竭。③肺血管疾病：肺栓塞、原发性肺动脉高压、肺动静脉瘘；④胸膜疾病：大量胸腔积液、自发性气胸等。

2）心性混血性发绀：主要见于右向左分流型的心脏病，部分静脉血未通过肺的氧合作用而进入体循环动脉，如分流量超过心输血量的1/3，即可出现发绀。常见于发绀型先天性心脏病，如法洛四联症、艾森门格综合征等。

血氧饱和度（$SaO_2$）是血液中的实际氧含量与氧容量（血红蛋白所能结合的最大氧容量）的比值，即 $SaO_2=\dfrac{HbO_2}{全部\ Hb}\times100\%=\dfrac{血氧含量}{血氧容量}\times100\%$，是机体是否缺氧的一个指标。一般情况下,中心性发绀大多与动脉血氧饱和度下降并见,动脉血氧饱和度 <85% 时,还原血红蛋白含量 >50g/L,临床表现出发绀。但动脉血氧饱和度受全部血红蛋白总量的影响。重度贫血(血红蛋白 <60g/L)患者,即使 $SaO_2$ 有明显降低,亦难发现发绀,因为血红蛋白量少,即使大部分被还原,也达不到使皮肤与黏膜呈现青紫色的临界值。相反,在真性红细胞增多症时,$SaO_2$ 虽大于 85%,亦会有发绀出现,应注意鉴别。

(2)周围性发绀:血液经过组织时流速减慢,组织摄氧过多,使毛细血管内还原血红蛋白增多,主要见于周围血流障碍的系列疾病。

1)局部静脉病变/静脉回流障碍(淤血性周围性发绀):见于血栓性静脉炎、下肢静脉曲张、上腔静脉综合征、缩窄性心包炎等。

2)局部动脉病变(缺血性周围性发绀):如血栓闭塞性脉管炎、雷诺病等。

3)微循环障碍:休克。

4)红细胞局部运行不畅:冷凝集素血症(常见于支原体肺炎)、冷球蛋白血症、真红细胞增多症。

(3)混合性发绀:上述两种机制混合,常见于心力衰竭、心肺疾病合并周围循环衰竭。

2. 血液中存在异常血红蛋白衍化物

(1)高铁血红蛋白血症:血中高铁血红蛋白量达到 30g/L 时可出现发绀。少部分患者为先天性高铁血红蛋白血症,大部分为后天获得性。某些化学物质或药物中毒引起血红蛋白分子中二价铁被三价铁所取代,失去与氧结合的能力,常见于亚硝酸盐、苯胺、硝基苯、伯氨喹、磺胺等中毒。生活中,大量进食含亚硝酸盐的变质蔬菜可引起中毒性高铁血红蛋白血症而出现发绀,常称"肠源性发绀"。

(2)硫化血红蛋白血症:血中硫化血红蛋白含量 >5g/L 可发生发绀。多为后天获得性,因服用含硫的药物或食物,常同时伴有便秘,在肠内形成大量硫化氢所致。

## 二、问诊要点

1. 起病情况

(1)起病急缓:急性发绀多见于急性呼吸道梗阻、急性肺栓塞、休克、急性左心衰、药物或者化学物质引起的化学性发绀等,需病房或急诊紧急处理。缓慢性发绀多于见发绀型先天性心脏病和慢性肺部疾病。

(2)患病时间:自出生或幼年即出现发绀者,常见于发绀型先天性心脏病,或先天性高铁血红蛋白症。中青年多见于风湿性心脏病、先天性心脏病、急性心肌炎、急性呼吸窘迫综合征等。老年人多见于慢性呼吸道疾病所致呼吸衰竭或冠心病等引起心力衰竭所致。

2. 诱因与发病背景 注意询问有无严重的肺部疾病、心脏疾病及结缔组织疾病病史。注意询问发绀的诱因。肺性发绀大多起病前有咳嗽、咳痰、咯血等呼吸道症状,多数活动后发绀加重;法洛四联症患者站立易诱发,蹲下可缓解。雷诺病患者因寒冷,精神刺激诱发末端肢体出现苍白-发绀-潮红三相皮色改变。随月经周期出现发绀则为特发性阵发性高铁血红蛋白血症的特点。急性起病而无心肺疾病表现的发绀,应注意询问有无进食变质蔬菜、应用或接触某些化学药物等,和在持久便秘情况下过多食蛋类与硫化物病史。

3. 发绀的特点

(1)中心性发绀:表现为全身性发绀,除四肢与面颊外,亦见于黏膜(包括舌及口腔黏膜)与躯干的皮肤,但皮肤温暖,多见于肺部疾病和心性混血性发绀。

(2)周围性发绀:常见于肢体末梢与下垂部位如肢端、耳垂与鼻尖,且皮温低,若加温或按摩使其温暖,发绀可消退。当注意有无局部肿胀、疼痛、肢凉、受寒情况,如肢端发绀常见于末梢动脉痉挛、血栓闭塞性脉管炎、雷诺病等。

(3)混合性发绀:兼有中心性发绀和周围性发绀的特点。

4. 伴随症状

(1)伴呼吸困难:常见于重症心、肺疾病及急性呼吸道阻塞、大量气胸等,而高铁血红蛋白血症虽有明显发绀,但一般无呼吸困难。

(2)伴杵状指(趾):主要见于发绀型先天性心脏病及某些慢性肺部疾病。

(3)伴意识障碍:主要见于某些药物或化学物质中毒、休克、严重肺部感染或急性心功能衰竭等。

### 三、查体要点

注重生命体征体温、脉搏、呼吸、血压的检查,重点检查皮肤、黏膜,注意发绀的程度与出现的部位,有无杵状指(趾)及呼吸困难,有无心、肺、血管疾病的体征及肝脾肿大,有无意识障碍等。

观察患者对氧疗的反应,有助于病因判断。大部分肺性发绀吸入纯氧15分钟后,发绀可明显减轻或消失,部分周围性发绀略有减轻,而发绀型先天性心脏病与异常血红蛋白血症者所致的发绀无改变。

### 四、辅助检查要点

1. 动脉血气分析可帮助了解血氧饱和度($SaO_2$)和动脉血氧分压$PaO_2$,可用于判断缺氧程度;血常规可提示血红蛋白浓度信息,白细胞计数及分类计数可提示有无感染;血浆脑钠肽(BNP)有助于心力衰竭的诊断;D- 二聚体有助于排查血栓事件;自身抗体、超敏 C 反应蛋白有助于结缔组织疾病的诊断。

2. 胸部 X 线 /CT 检查、肺功能检查对支气管和肺部疾病的诊断有重要意义;超声心动图可作为结构性心脏病和心力衰竭的诊断依据;心电图检查对缺血性心脏病的诊断有重要价值;血管超声有助于外周血管疾病的筛查。

3. 高铁血红蛋白、硫化血红蛋白可用分光镜检测。高铁血红蛋白血症患者的血液呈深棕色,暴露空气中也不能转变为红色,分光镜检查时可发现在 618~630nm 处有吸收光带,静脉注射亚甲蓝、硫代硫酸钠、大量维生素 C 可使患者发绀消退。硫化血红蛋白血症的患者血液呈蓝褐色,分光镜检查时可发现在 630nm 处有吸收光带,加入氰化钾后吸收光带消失。

(杨继兵)

复习思考题

简述发绀的诊断思路。

扫一扫
测一测

# 第十一章

# 心　悸

1. 掌握心悸的概念、常见病因、问诊要点及其临床意义。
2. 熟悉心悸的发生机制、查体要点及其临床意义。
3. 了解心悸的辅助检查要点。

心悸（palpitation）是一种患者自觉心脏跳动的不适感或心慌感。心悸常伴有心率或心律异常。心悸是心血管疾病的常见症状，但心悸症状并非仅发生于器质性心脏疾病患者，同时，心脏病患者也可无心悸的自觉症状。

## 一、发生机制与常见病因

心悸发生机制目前尚未完全清楚，一般认为其发生主要和心脏搏动增强、各种心律失常以及患者神经敏感性增高有关。另外，心悸症状也是神经症的躯体化的表现之一。

1. 心脏搏动增强　心脏收缩力增强引起的心悸，可分为生理性和病理性。生理性见于健康人在剧烈运动或精神过度紧张时，也可因饮酒、喝浓茶、咖啡或应用某些药物后。病理性因素见于下列情况：

（1）心室肥大：高血压、部分瓣膜病变可引起的左心室肥大，心脏收缩力增强，可引起心悸；动脉导管未闭、室间隔缺损因分流而进入相应心室的血流量增多，增加心脏的负荷量，导致心室肥大，也可引起心悸。

（2）引起心脏搏出量增加的全身因素：甲状腺功能亢进、高热、贫血等因心率加快、心脏排血量增加引起心悸；低血糖、嗜铬细胞瘤等可引起肾上腺素分泌增多导致心悸；使用部分药物（肾上腺素、麻黄碱、咖啡因、甲状腺素片等）也可发生心悸。

2. 心律失常　心悸症状可见于心动过速、心动过缓、心律不齐等各种类型的心律失常。心律失常亦可由生理性和病理性因素引起。正常人剧烈运动、精神刺激、烟、酒、浓茶、咖啡情况下可出现心律失常，但更常见于各种病理因素，尤其是各种器质性心脏疾病。

（1）各种器质性心脏疾病：如缺血、缺氧、炎症、损伤、坏死瘢痕形成可导致心律失常，常见于冠状动脉粥样硬化性心脏病、风湿性心脏病、先天性心脏病、心肌炎、心肌病、心力衰竭等。

（2）遗传性心律失常：长 QT 综合征、Brugada 综合征、儿茶酚胺敏感性室性心动过速、早期复极等。

（3）心外疾病：如发热、甲状腺功能亢进（简称甲亢）、贫血、慢性阻塞性肺疾病、急性胰腺炎、急性脑血管病、低血糖、电解质紊乱等。

（4）其他因素：某些理化因素、中毒、医源性因素（如药物、手术刺激等）。

3. 神经敏感性增高　上述原因作用于个体神经敏感性增高的患者时，易于使其产生心悸症状或使其产生的自觉症状的程度明显严重。症状往往和焦虑、精神紧张、疲劳、自主神经功能紊乱等因素有关。

## 二、问诊要点

1. 诱因与相关病史　接诊心悸患者时,当首先询问心悸的起病情况,明确症状是首次发生还是反复发生,此次心悸发作时患者的自我感觉是否和既往的心悸一致。询问症状产生的诱因,以及是否存在基础心脏疾病或其他系统疾病病史,以提供进一步诊查的线索。浓茶、咖啡、烟酒、精神刺激、药物、疲劳等一些常见诱因不仅可以使合并各种基础疾病的患者产生心悸症状,亦可以使健康人产生心悸症状。病毒性心肌炎的患者可能在发病前数周内有感冒发热病史。一些遗传性心律失常和心肌病的患者可能有家族史。

2. 发作特点　心悸发作的起止规律、病程与发作频度等对心悸原因的推断有一定的价值。在心律不规则时,患者常因较长的代偿期而产生停跳感觉。心悸症状的发生往往与心律失常的类型、出现及存在时间的长短等因素有关。新发或突发的心律失常往往有较明显的心悸症状,而慢性、持续性心律失常的患者(如持续性心房颤动)可因逐渐适应而无明显心悸。由折返机制引起的阵发性心动过速患者,心动过速呈突发突止(开关现象),通过刺激迷走神经的方法可缓解;而窦性心动过速患者的症状常为渐发渐止。

3. 伴随症状

(1)伴黑矇、晕厥或抽搐:见于严重房室传导阻滞、窦性停搏、病态窦房结综合征、心室扑动、心室颤动、部分室性心动过速等引起血液动力学异常的心律失常。

(2)伴心前区疼痛:多见于缺血性心脏病(如心绞痛、心肌梗死)、心包炎、肥厚型梗阻性心肌病、主动脉瓣狭窄或关闭不全等,亦可见于心脏神经症。

(3)伴头晕、疲乏:见于各种贫血、缓慢性心律失常、心力衰竭引起的供血不足。

(4)伴呼吸困难:见于各种原因引起的急、慢性心力衰竭、肺源性心脏病、重度贫血等。

(5)伴纳亢、消瘦、多汗:见于甲状腺功能亢进。

## 三、查体要点

心悸患者的病因检查在全身体格检查的基础上,以心脏检查为重点。首先注意听诊心率的快慢与心律是否整齐,初步判断心律失常可能的类型。同时注意排查心脏基础疾病的线索,如心脏浊音界的大小与形状、心音改变、杂音、心包摩擦音等。需注意有无心力衰竭的表现,如颈静脉怒张,心脏浊音界扩大、肺部啰音、肝脏肿大、肝颈静脉反流征(+),水肿及浆膜腔积液等体征。心外疾病的检查时需特别注意有无贫血体征,甲状腺有无肿大及血管杂音、肺部检查等。

## 四、辅助检查要点

判断是否存在心悸相关心律失常需要心电学依据的支持。心电图及 24 小时动态心电图是常规的检查,有必要的患者可以酌情选择电生理检查。为了证实是否存在器质性心脏病,可以选择 X 线摄片、超声心动图、冠脉 CTA/ 冠脉造影等检查项目。可疑急性冠脉综合征、心肌炎者需参考心肌酶谱及肌钙蛋白等指标。BNP 检查有助于心力衰竭诊断。如考虑心外疾病,需选择相关的检查项目,如甲状腺功能、电解质、血常规等。

(金　涛)

复习思考题

简述心悸的问诊思路。

# 第十二章

# 水 肿

## 学习目标

1. 掌握水肿的概念、常见病因、问诊要点及其临床意义。
2. 熟悉水肿的发生机制、查体要点及其临床意义。
3. 了解水肿的辅助检查要点。

　　水肿（edema）是指人体组织间隙有过多的液体积聚。液体积聚于皮下组织者称为皮下水肿；积聚于浆膜腔内称浆膜腔积液，如胸腔积液、腹腔积液、心包积液；液体积聚也可发生于内脏器官组织，如脑水肿、肺水肿等。本章节所述的水肿特指皮下水肿。

## 一、发生机制与常见病因

### 【发生机制】

　　水肿的发生机制主要包括体内外液体交换平衡失调引起水钠潴留和／或血管内外液体交换平衡失调引起的组织液增多。

　　1. 体内外液体交换平衡失调

　　（1）肾小球滤过率下降：①各种肾脏损害引起的肾小球滤过面积减少；②各种因素造成的肾血流量减少，引起入球小动脉收缩，造成有效滤过压下降。

　　（2）肾小管重吸收钠水增多：当有效循环血量减少时，肾血流量随之减少，可导致醛固酮分泌增加；肝脏功能障碍可导致醛固酮灭活减少。醛固酮增加导致钠潴留，血浆渗透压增高，刺激抗利尿激素分泌增加，使远曲小管和集合管对钠水的重吸收增加。另外，当有效循环血量减少时，还可导致心房利尿钠肽（ANP）分泌减少、肾毛细血管网出球小动脉收缩比入球小动脉收缩明显，近曲小管重吸收钠水增多。

　　2. 血管内外液体交换平衡失调

　　（1）组织液生成过多：①毛细血管流体静压升高；②血浆胶体渗透压下降；③毛细血管壁通透性增加，如炎症、变态反应、烧伤、冻伤、昆虫伤、化学伤等。

　　（2）局部组织液回流减少：①静脉阻塞或受压，静脉回流受阻；②淋巴管阻塞，淋巴回流受阻。

　　有时，某一种疾病导致水肿常常涉及上述一个或多个机制。如心力衰竭，可因心脏泵功能减退，肾脏灌注减少，造成肾小球滤过率下降，并导致继发性醛固酮增多、抗利尿激素分泌增多、肾小管重吸收钠水增多；同时体循环回心血流受阻，静脉淤血、毛细血管静水压升高、组织液生成增多而形成水肿。

### 【常见病因】

　　1. 心源性水肿（cardiac edema）　常见于右心衰竭、全心衰竭、缩窄性心包炎、限制性心肌病等。

2. 肾源性水肿（renal edema） 可见于各种肾炎、慢性肾盂肾炎、肾衰竭、肾病综合征等。

3. 肝源性水肿（hepatic edema） 常见于各种原因引起的肝硬化、重症肝炎、肝癌等。

4. 营养不良性水肿（nutritional edema） 见于长期营养物质摄入减少、慢性消耗性疾病所致的低蛋白血症、蛋白丢失性胃肠病、维生素 $B_1$ 缺乏。

5. 内分泌源性水肿（edema of endocrinopathy） 常见于甲状腺功能减退、垂体前叶功能减退、皮质醇增多症、原发性醛固酮增多症、经前期综合征、水肿型甲状腺功能亢进等。

6. 静脉回流障碍 静脉血栓形成、血栓性静脉炎、下肢静脉曲张、下腔静脉阻塞综合征、上腔静脉阻塞综合征、肥胖性腔静脉综合征、髂总静脉受压综合征（Cockett syndrome）、肝静脉反流障碍综合征（Budd-Chiari 综合征）。

7. 淋巴回流障碍 如丝虫病性象皮肿、淋巴管炎、非特异性淋巴结炎、肿瘤压迫、恶性肿瘤淋巴结切除术后。

8. 局部组织渗出增多 常见于组织炎症（疖、痈、丹毒等）、血管神经性水肿（过敏反应、虫咬等）。

9. 其他 药物性水肿、某些结缔组织病、妊娠高血压疾病、血清病、间脑综合征、硬皮病、特发性水肿等。

## 二、问诊要点

1. 诱因及相关病史 注意询问水肿起病的急缓。询问患者有无心、肾、肝、内分泌及过敏性疾病病史，寻找水肿可能的诱因。部分水肿的发生与药物、饮食、体位、月经及妊娠有密切关系，需注意询问。药物过敏反应以血管神经性水肿为主，发生极为迅速；而某些药物长期使用导致凹陷性水肿，如血管扩张剂、钙离子阻滞剂、氯化钠或含钠药物、潴钠激素（肾上腺皮质激素、胰岛素、雌激素、睾酮等）、甘草、萝芙木制剂等。肾小球肾炎发生水肿前 1~2 周常有上呼吸道感染表现，儿童多见。特发性水肿女性多见，可见晨起颜面水肿明显、下午下肢和足部水肿明显，水肿与体位有关。经前期综合征可在月经前 7~14 天出现，间歇性水潴留或突然增重，眼睑、踝部及手部轻度水肿，月经后逐渐消退，可伴乳房胀痛腹部不适及盆腔沉重感。产后大出血病史可能引起垂体功能减退而逐渐出现水肿。

2. 水肿的特点 包括水肿开始部位及蔓延情况、水肿的范围及对称性、是否伴有浆膜腔积液、水肿的形态。

（1）水肿的开始部位及蔓延情况

1）下垂性水肿：重力和体位可影响水肿的分布。如右心衰竭时，上、下腔静脉回流受阻，静脉压增高，致毛细血管流体静压增高。毛细血管流体静压受重力的影响，最低垂部位的毛细血管压较高，因此，在最低垂部位最先出现水肿。肝源性水肿主要表现为腹水，也可首先出现踝部水肿，逐渐向上蔓延，而头、面部及上肢常无水肿；营养不良性水肿常从足部开始逐渐蔓延至全身。

2）眼睑部水肿：局部的组织结构特点亦可影响水肿的分布。眼睑部组织较疏松，皮肤薄且伸展度较大，组织间隙压力较低，水肿液易于在此聚集。肾性水肿因无毛细血管流体静压增高的因素存在，在夜间平卧状态下，水肿液在组织疏松的眼睑部位积聚，晨起水肿较明显。

（2）水肿的范围和对称性：全身性水肿指液体在全身组织间隙呈弥漫性分布，常见于心性水肿、肝性水肿、肾性水肿、营养不良性水肿、内分泌性水肿等；局限性水肿指液体积聚在局部组织间隙，常见于局部组织炎症、静脉 / 淋巴回流受阻、某些血管神经性水肿。值得注意的是,全身性水肿早期程度较轻时,水肿范围局限,可仅发生于眼睑、眶下软组织或胫骨前、踝部皮下组织等局部,随着水肿发展可逐渐蔓延至全身疏松组织,最终可见全身组织严重水肿,其则常伴有浆膜腔积液。不同疾病水肿的发展速度有所差异。因此,不能仅从水肿分布范围大小来判断全身性水肿还是局限性水肿,可结合触诊观察两侧肢体水肿是否呈对称分布,两侧肢体水肿的程度是否基本相同进行判断。局限性水肿常呈不对称分布,而全身性水肿如果不合并局部病变,呈对称性分布。

(3)水肿的形态

1)凹陷性水肿:水肿早期单靠视诊不易发现,一般体重增加5kg后方可发现。用手指在局部按压3~5秒,如在离去手指5秒后仍不能恢复原状,即为凹陷性水肿(pitting edema)。凹陷性水肿见于心性水肿、肝性水肿、肾性水肿、营养不良性水肿,部分内分泌性水肿(库欣综合征、原发性醛固酮增多症、皮质醇增多症等)。

2)非凹陷性水肿:黏液性水肿、象皮肿、血管神经性水肿及局部的炎症性水肿表现为非凹陷性水肿,指压后无组织凹陷,表现为特殊皮损形态。①黏液性水肿:全身黏液性水肿(generalized myxedema)常见于甲状腺功能减退症,或者腺垂体功能减退症伴有促甲状腺激素分泌不足时出现的继发性甲状腺功能减退症。表现为颜面及下肢黏液性水肿,严重病例全身皮下均可累及。此类水肿组织液中所含黏蛋白量较高,质地硬实,皮肤角化,表现为非凹陷性水肿。约30%的黏液性水肿患者晚期也可产生凹陷性水肿,浸润心肌时可致心肌肥大,出现多浆膜腔(胸腔、腹腔、心包腔)积液,浸润中枢神经系统时可出现嗜睡、感知能力下降,严重时可出现黏液性水肿昏迷。5%的毒性弥漫性甲状腺肿(Graves病)患者可见胫前黏液性水肿(pretibial myxedema),主要发生于小腿胫骨前下段,也可伸展致足背、踝关节,也见于肩部、手背或手术瘢痕处,偶见于面部。多呈对称性分布,病变部位早期皮肤增厚、粗而变韧,有广泛大小不等的暗红色突起及不平的斑块状结节,边界清楚,皮损周围的表皮常有蜡样光泽而紧张,逐渐变粗变厚,表面不平,后期毛孔明显粗大如橘皮样,局部常有出汗增多及毳毛旺盛粗黑,可有疣状突起,可逐渐发生广泛更坚实的叠起,最后呈树皮状。②象皮肿:表现为患部皮肤粗糙增厚,如皮革样,并起皱褶,多见于下肢,是丝虫病的临床表现。③血管神经性水肿:发生极为迅速,可出现于全身各处,表现为突然发生的无痛、硬而富有弹性,水肿处皮肤呈苍白色或蜡样光泽,中央微凹,多与药物或食物过敏有关。④疗、痈等局部炎症常表现为局部红肿热痛;静脉炎、血栓性静脉炎可扪及条索状、疼痛的静脉;淋巴管炎可在肢体相应部位出现红线且疼痛。

3. 伴随症状

(1)伴呼吸困难与发绀:多见于心脏病、上腔静脉阻塞综合征等。

(2)伴蛋白尿、高血压、血尿:提示肾脏疾病。

(3)伴黄疸、食欲减退、皮肤瘙痒、腹胀、出血倾向:见于慢性肝病、肝硬化。

(4)伴有乏力、畏寒、嗜睡、便秘、表情淡漠、反应迟钝:见于甲状腺功能减退。

(5)伴纳亢、消瘦、汗出、心悸、突眼:见于甲状腺功能亢进。

(6)伴消瘦、体重减轻、贫血:见于营养不良。

## 三、查体要点

除了对配合问诊对水肿的部位、范围、对称性,是否伴有浆膜腔积液及水肿的形态进行检查外,还需进行系统体格检查,需特别注意对营养状态、面容、毛发、皮下脂肪的观察,不要遗漏甲状腺、心脏、肺和胸膜、周围血管和腹部检查。

体征对水肿的鉴别诊断有较大的意义,如心源性水肿可见心浊音界改变、肺部啰音、颈静脉怒张、肝脏肿大和压痛、肝颈静脉反流征阳性;肝源性水肿可见肝掌、蜘蛛痣、黄疸、腹壁静脉曲张、脾肿大,移动性浊音(+);甲状腺功能亢进可见突眼、甲状腺肿大及杂音;甲状腺功能减退可见眉毛外侧脱落稀疏而细,腋毛和阴毛脱落,指甲生长缓慢易脆并见纵横条纹,牙齿稀疏易碎,肌肉松弛无力,心动过缓,心脏扩大,心包积液。

## 四、辅助检查要点

超声心动图可作为结构性心脏病和心力衰竭的诊断依据;血浆脑钠肽(BNP)有助于心力衰竭的诊断;肝功能、肝脏超声有助于肝脏疾病的筛查;尿液检查、肾功能检查及肾脏超声有助于肾脏疾病的筛查;内分泌激素水平、甲状腺自身抗体检查、血糖检查,以及甲状腺、肾上腺、垂体的影像学检查有助于内分泌疾病的诊断。自身抗体、超敏 C 反应蛋白有助于结缔组织疾病的诊断。D- 二聚体有助于排查血栓事件、血管超声有助于外周血管疾病的筛查。血常规可提示血红蛋白浓度信息、血清白蛋白、维生素含量可提示营养状况。

常见水肿的鉴别诊断要点见表 12-1。

表 12-1　常见的水肿的鉴别

| | 肾源性水肿 | 心源性水肿 | 肝源性水肿 | 营养不良性水肿 | 黏液性水肿 |
|---|---|---|---|---|---|
| 病史 | 肾脏病史 | 心脏病史 | 肝脏病史 | 贫血、慢性消耗性疾病 | 甲状腺疾病或腺垂体功能减退症 |
| 水肿特点 | 凹陷性水肿、质软而移动性大,眼睑、颜面开始,蔓延及全身 | 凹陷性水肿、较坚实、移动性小,下垂部开始,蔓延及全身 | 凹陷性水肿,主要表现为腹水,也可首先出现踝部水肿,逐渐向上蔓延,而头、面部及上肢常无水肿 | 凹陷性水肿,足部开始逐渐蔓延 | 非凹陷性水肿,边界清楚,可有坚实水肿性结节或斑块 |
| 伴随症状与体征 | 常伴高血压、蛋白尿、管型尿、血尿等肾脏受损的表现 | 常伴呼吸困难与发绀,心脏扩大、颈静脉怒张、肝大、肝颈静脉反流征阳性 | 常伴食欲减退、黄疸、皮肤瘙痒、乏力、腹胀、腹泻、出血倾向,检查发现腹水为主,伴肝掌、蜘蛛痣、黄疸、腹壁静脉曲张、脾肿大 | 营养不良常有消瘦、体重减轻等表现,皮下脂肪减少所致组织松弛 | 甲状腺功能减退可伴有怕冷、汗出减少、便秘、呆板、毛发枯燥而稀疏、皮肤苍黄而干燥;甲状腺功能亢进可见高代谢症候群,部分患者可能有突眼 |
| 实验室检查 | 血尿、蛋白尿、管型尿及肾功能异常 | 心力衰竭者可见 BNP 升高 | 肝功能异常、凝血时间异常 | 血红蛋白、白蛋白降低、维生素缺乏 | 甲状腺功能异常 |
| 超声检查 | 肾脏大小改变,肾实质弥漫性病变 | 心脏扩大或心包病变,下腔静脉增宽 | 肝脏大小、实质改变;脾大等 | 贫血及低蛋白血症 | 甲状腺实质改变 |

●(金 涛)

复习思考题

简述水肿的诊断思路。

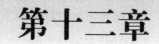

# 第十三章

# 恶心与呕吐

> **学习目标**
>
> 1. 掌握恶心与呕吐的概念、常见病因、问诊要点及其临床意义。
> 2. 熟悉恶心与呕吐的发生机制、查体要点及其临床意义。
> 3. 了解恶心与呕吐的辅助检查要点。

恶心（nausea）为上腹部不适、紧迫欲呕的感觉，常伴有头晕、皮肤苍白、多汗、心动过缓、血压下降等迷走神经兴奋的症状。恶心常为呕吐的前驱症状，也可单独出现。呕吐（vomiting）是指胃内容物或部分小肠内容物经食管从口腔排出体外的一种反射动作。呕吐可将食入胃内的有害物质吐出，从而起到保护性作用，但频繁而剧烈的呕吐可引起失水、电解质紊乱、酸碱平衡失调、营养障碍，有时还会引起食管 - 贲门黏膜撕裂。神志不清者，呕吐物易误吸造成吸入性肺炎，甚至窒息而危及生命。

## 一、发生机制与常见病因

### 【发生机制】

呕吐中枢位于延髓，由两个位置相邻而功能不同的机构控制，一是神经反射中枢，即呕吐中枢（vomiting center），位于延髓外侧网状结构的背部，接受来自消化道或身体其他部位内脏感受器、大脑皮质、前庭器官以及化学感受器触发带的传入冲动；二是化学感受器触发带（chemoreceptor trigger zone），位于延髓第四脑室的底面，其本身不能直接引起呕吐反射动作，但可接受各种外来的化学物质或药物（吗啡、洋地黄、依米丁、氮芥、硫酸铜）及内生代谢产物的刺激，引发神经冲动，并将冲动传至呕吐中枢，引起呕吐。

呕吐为内脏与躯体的一个复杂而协调的反射动作，其过程分三个阶段，即恶心、干呕、呕吐。恶心时胃张力与蠕动减弱，十二指肠张力增强，但胃逆蠕动较弱或贲门不开，则胃内容物无从排出，患者有欲呕的感觉，可伴有或不伴十二指肠液反流；干呕时胃上部放松而胃窦部短暂收缩；呕吐时胃窦部持续收缩，胃逆蠕动，胃体与胃底张力减低，继而贲门开放，膈肌、肋间肌及腹肌收缩，腹压骤增，迫使胃内容物急速而猛烈地从胃经食管、口腔排出体外。呕吐与反食不同，反食是无恶心与呕吐的协调动作而将胃内容物经食管、口腔溢出体外。

### 【常见病因】

恶心与呕吐可由多种原因引起，按发生机制不同，大致分为以下 4 类：

1. 反射性呕吐 刺激来自周围组织器官，最常来自消化道黏膜，亦可来源于舌根、咽部、腹膜、子宫等部位，刺激传入延髓呕吐中枢导致呕吐。

（1）消化系统疾病：是反射性呕吐最常见的病因。

1）咽部刺激：如吸烟、剧烈咳嗽、鼻咽部炎症或溢脓等。

2) 胃、肠疾病：急、慢性胃炎,食物中毒,消化性溃疡,胃肿瘤,急性胃扩张或幽门梗阻,功能性消化不良等。胃源性呕吐的特点是：常与进食有关,多有恶心先兆,呕吐后感觉轻松。肠源性呕吐,如急、慢性肠炎,急性阑尾炎,各型肠梗阻,腹型过敏性紫癜等。肠梗阻常伴腹痛、腹胀、肛门停止排气排便。

3) 肝、胆、胰腺与腹膜病变：急性或慢性肝炎、肝硬化、急性或慢性胆囊炎、胆石症、胆道蛔虫、急性胰腺炎、急性腹膜炎等。共同特点是：先有恶心先兆,呕吐后不感觉轻松。

(2) 呼吸系统疾病：百日咳、急性或慢性支气管炎、支气管扩张、肺炎、急性胸膜炎、肺梗死等。

(3) 心脏血管疾病：急性心肌梗死、充血性心力衰竭、急性心包炎、主动脉夹层等。

(4) 泌尿生殖系统疾病：尿路结石、急性肾炎、急性肾盂肾炎、急性盆腔炎、急性输卵管炎等。

(5) 其他：青光眼、屈光不正、急性鼻窦炎、急性中毒、令人嫌恶的景象与气味等。

2. 中枢性呕吐　中枢神经系统疾病使颅内压增高或颅内病变直接压迫中枢,或者药物、化学毒物、内源性中毒等刺激化学感受器触发带,形成冲动传至呕吐中枢,引发呕吐反射。

(1) 中枢神经系统疾病：①颅内感染：如各种脑炎、脑膜炎、脑脓肿等；②脑血管疾病：脑出血、脑栓塞、脑血栓形成、高血压脑病、偏头痛等；③颅脑损伤：如脑挫裂伤或颅内血肿等引起颅内压增高的情况；④癫痫：尤其是癫痫持续状态。

(2) 全身疾病产生的内生代谢产物：各种感染、内分泌与代谢障碍性疾病(早孕反应、甲状腺危象、糖尿病酮症酸中毒、尿毒症、水电解质及酸碱平衡失调)、其他(中暑、缺氧、急性溶血、休克)。

(3) 外源性药物或中毒：药物反应常见于洋地黄、吗啡、雌激素、雄激素、免疫抑制剂、化疗药物等。中毒见于有机磷农药中毒、毒蕈碱中毒、一氧化碳中毒等。

3. 前庭障碍性呕吐　由前庭器官受刺激后引发的呕吐反射。前庭障碍性呕吐常伴听力障碍、眩晕等症状,如迷路炎、梅尼埃病、晕动病。

4. 神经性呕吐　常见于胃神经症、癔症等,常伴头痛、失眠、焦虑、抑郁等症状。

## 二、问诊要点

1. 呕吐起病的情况　需询问患者既往有无呕吐病史及起病的急缓。急性起病的患者需警惕某些急症,如中毒(食物、乙醇、药物、化学毒物、一氧化碳等)、消化道急症(炎症、梗阻、穿孔、缺血)、某些胃肠外急症(急性心肌梗死、肾绞痛、胰腺炎、胆道感染、酮症酸中毒)、中枢神经系统急症(脑血管疾病、中枢感染性疾病)等。慢性起病者需注意消化道不全梗阻、慢性颅内压增高等。反复发作的呕吐见于胃肠道动力异常、肠系膜上动脉综合征、偏头痛、功能性疾病等。

2. 呕吐的诱因　是否服用了导致呕吐的药物,有无明显的诱因(体位、精神因素、咽部刺激等)。停经伴晨间呕吐如发生在育龄期女性,要考虑妊娠反应。尿毒症、慢性酒精中毒、鼻窦炎、慢性咽炎也可引起晨间恶心、干呕；服药后引起恶心、呕吐见于药物反应；乘车、船、飞机时发生呕吐见于晕动病。

3. 呕吐与进食的关系　进食过程中或餐后呕吐,多见于幽门管溃疡或精神性因素；进餐 6 小时以后呕吐,且呕吐物有隔夜宿食,多见于幽门梗阻；餐后短时间内呕吐,且集体发病的,见于急性食物中毒。

4. 呕吐特点　有恶心先兆,呕吐后感觉轻松多见于胃源性呕吐；无恶心或症状很轻,呕吐后又可进食,且营养状态不受影响的多见于神经性呕吐；喷射性呕吐多由于颅内高压引起,常伴血压升高、心率减慢、视盘水肿;有时青光眼也能引起喷射性呕吐。

5. 呕吐物的性质 呕吐物呈咖啡色,见于上消化道出血;呕吐隔日食物,且带腐败气味的,揭示幽门梗阻;带粪臭味的提示低位小肠梗阻;呕吐物中含大量胆汁说明梗阻平面位于十二指肠乳头以下;含大量酸性液体者多见于胃泌素瘤或十二指肠溃疡;呕吐物中含蛔虫的见于胆道蛔虫或肠道蛔虫。

6. 伴随症状

(1)伴发热:见于全身及中枢神经系统感染、急性细菌性食物中毒。

(2)伴头痛:见于颅内高压、青光眼、偏头痛。

(3)伴眩晕、眼球震颤:见于前庭器官疾病。

(4)伴腹痛、腹泻:多见于急性胃肠炎、急性细菌性食物中毒及各种其他毒物中毒、霍乱等。

(5)伴右上腹痛、高热、寒战及黄疸:见于胆囊炎或胆石症。

(6)伴腹痛、腹胀和肛门停止排便排气者:考虑消化道梗阻。

(7)伴贫血、水肿、尿液改变:见于肾功能不全。

常见的以呕吐为主要症状的疾病鉴别见表 13-1。

表 13-1 常见以呕吐为主要症状的疾病鉴别

| | 病史 | 有无恶心 | 呕吐特点 | 伴随症状 |
| --- | --- | --- | --- | --- |
| 早孕反应 | 停经史 | 常无 | 早晨呕吐 | 常无 |
| 急性胃肠炎 | 不洁饮食史 | 常伴 | 呕吐后感轻松 | 腹痛、腹泻 |
| 幽门梗阻 | 消化性溃疡或胃癌病史 | 可伴 | 餐后6小时以后呕吐,量多,有宿食 | 腹痛、腹胀、嗳气、泛酸 |
| 中毒 | 服药或服毒史 | 常伴 | 服药或服化学物、毒物后不久 | 相应中毒的伴随症状 |
| 神经性呕吐 | 有精神因素、减肥及节食史 | 常无 | 食后即吐,量不多 | 神经症症状 |
| 结核性脑膜炎 | 结核病史 | 无 | 喷射性 | 发热、盗汗、乏力、消瘦 |
| 脑肿瘤 | 进行性头痛史 | 无 | 喷射性 | 颅内高压症状 |
| 慢性肾衰 | 慢性肾脏疾病史 | 可伴 | 无明显特点 | 贫血、高血压皮肤瘙痒 |

### 三、查体要点

1. 全身各系统疾病都可引起恶心、呕吐,所以必须进行认真、全面、系统的体格检查,注意生命体征是否稳定。

2. 检查时注意腹部体征的检查,如有无胃型与肠型以及胃肠蠕动波,有无肝脾肿大、压痛、反跳痛、肌紧张、肠鸣音异常及振水音等。由于心脏和肺部的疾病均有可能引起恶心呕吐,所以,不能忽略对心肺的视、触、叩、听检查。神经系统检查应注意意识情况、瞳孔大小、颅神经检查、脑膜刺激征及病理反射等。另外,还应注意有无发热、呼出气体有无异常、是否有黄疸等。如伴有畏光、流泪、复视、鼻塞、流涕、前额部疼痛、嗅觉异常、咽部异物感等症状时,应进行五官科检查。

### 四、辅助检查要点

频繁、剧烈的呕吐患者需进行电解质、血气分析等检查,以判断有无呕吐所致的电解质

笔记栏

和酸碱平衡紊乱(如低钾血症、碱中毒等),慢性呕吐的患者注意其营养状态的检查。可疑胃肠道感染,应做血常规检测,并留取呕吐物和粪便标本送病原学检查。可疑肝脏病变,可做肝功能检查;肾脏病变,可做肾功能检查;内分泌代谢疾病,可做血液生化及内分泌功能检查;消化道疾病,可选择X线钡餐、内镜、超声波检查;颅内占位性病变,可做头颅CT、MRI检查;前庭器官病变,可做前庭功能检查。育龄期女性停经,可做血尿妊娠相关检查或妇科超声。

————————————————————————————● (杨晓军)

扫一扫
测一测

复习思考题

简述恶心呕吐的诊断思路。

# 第十四章

# 呕血与黑便

PPT 课件

---

📝 **学习目标**

1. 掌握呕血与黑便的概念、常见病因、问诊要点及其临床意义。
2. 熟悉呕血与黑便的发生机制、查体要点及其临床意义。
3. 了解呕血与黑便的辅助检查要点。

---

　　呕血（hematemesis）和黑便是上消化道（屈氏韧带以上的消化道，包括食管、胃、十二指肠、肝、胆、胰腺）出血的主要表现。一般来说，出现呕血均伴有黑便，但上消化道出血量少者可无呕血而仅有黑便。除上消化道出血外，黑便有时也可见于高位小肠出血在肠腔内停留过久。

## 一、发生机制与常见病因

　　呕血黑便的主要发生机制包括：①各种炎症、机械性损伤、血管病变、肿瘤等因素损伤消化道黏膜及黏膜下血管，或者血管先天发育异常；②各种病理因素引起机体凝血功能障碍、毛细血管功能异常、血小板异常；③邻近器官的病变累及消化道。

　　1. 食管疾病　　见于食管炎、食管癌、食管贲门黏膜撕裂，食管憩室炎、食管损伤、食管异物戳破消化道血管等。

　　2. 胃及十二指肠疾病　　见于消化性溃疡、非甾体抗炎药或应激所致的急性胃黏膜病变出血、胃癌、急性或慢性胃炎、胃黏膜脱垂症、十二指肠炎、先天性黏膜下血管发育异常等。

　　3. 肝、胆、胰的疾病　　见于肝硬化引起的门静脉高压引起的食管 - 胃底静脉曲张破裂、门静脉高压性胃病、门静脉炎或血栓形成的门静脉阻塞、肝静脉阻塞（Budd-Chiari 综合征）、胆道感染、胆石症、胆管癌、急性胰腺炎、胰腺癌等。

　　4. 消化道邻近器官疾病　　胸或腹主动脉瘤破入消化道、纵隔肿瘤或脓肿破入食管等。

　　5. 全身性疾病

　　（1）血液系统疾病：血小板减少性紫癜、过敏性紫癜、血友病、白血病、遗传性毛细血管扩张症、再生障碍性贫血、弥散性血管内凝血及其他凝血与止血障碍性疾病。

　　（2）感染性疾病：流行性出血热、钩端螺旋体病、急性重症肝炎、败血症、嗜血综合征等。

　　（3）结缔组织病：系统性红斑狼疮、结节性多动脉炎等。

　　（4）其他：尿毒症，肺源性心脏病，呼吸衰竭，由严重感染、手术、创伤、休克等引起的应激性溃疡。

　　临床上，上消化道出血常见的病因依次是：消化性溃疡、食管与胃底静脉曲张破裂、急性胃黏膜病变。

## 二、问诊要点

1. 诱因与相关病史　上消化道出血的常见诱因有饮食不节、饮酒及服用某些损害消化道黏膜的药物等。需重点询问患者有无消化系统疾病及全身其他系统疾病病史,血吸虫病史、传染病接触史等。需注意排除与呕血、黑便混淆的因素,如口腔、鼻、咽部位的出血或咯血,食用动物血、铁剂、铋剂等。

2. 呕吐物和粪便的性状和量　呕血常提示出血部位在幽门以上,但当幽门以下的上消化道出血量大或快时,也可能因血液反流入胃而有呕血。胃内积血达 250~300ml 可引起呕血。含血的呕吐物可成鲜红、暗红或咖啡色。其颜色取决于出血量及血液在胃内停留的时间。出血量大或血液在胃内停留时间短,呕吐物呈鲜红色或暗红色混有血块;如果出血量少或血液在胃内停留时间长,血红蛋白经酸作用后变成酸化正铁血红蛋白,呕吐物为咖啡色或棕褐色。

含血的粪便性状取决于出血量及粪便在肠内停留的时间。当出血量小、血液在肠道内停留时间长,则血红蛋白中的铁与肠内硫化物结合成硫化铁而表现为黑便,黑便的出现提示出血量达到 50~70ml;如果粪便因附有黏液而发亮,则呈柏油样,又称柏油样便(tarry stool),提示出血达 100~200ml;出血量大或肠蠕动快者呈紫红色或暗红色稀便。

3. 患者的一般情况　出血量为全身循环血量的 10% 以下时,患者一般无明显症状;出血量一次达 500ml 以上时,可出现头昏、眼花、口干乏力、皮肤苍白、心悸不安、出冷汗、甚至昏倒;出血量达 800ml 以上可出现周围循环衰竭表现,如精神萎靡、面色苍白、四肢厥冷、心率增快、脉搏细弱、血压下降、尿量减少、呼吸急促、晕厥、休克等。

4. 伴随症状

(1)上腹痛:慢性、节律性、周期性上腹痛见于消化性溃疡;中老年患者慢性无明显节律性上腹痛、进行性消瘦或贫血者应警惕胃癌。

(2)肝、脾大:肝大及肝区疼痛、质地坚硬、表面凹凸不平或呈结节性应考虑肝癌;脾大且伴蜘蛛痣、肝掌、腹水、腹壁静脉曲张,提示门静脉高压。

(3)黄疸、高热、寒战及右上腹痛:见于胆道疾病,尤其是急性梗阻性化脓性胆管炎。

(4)皮肤黏膜出血:多与血液系统疾病有关,如同时伴发热、黄疸、皮疹应考虑败血症及感染性疾病。有特殊接触史时,要排除传染性疾病。

## 三、查体要点

需要进行系统全面的体格检查。首先注意体温、呼吸、脉搏、血压等生命体征,结合症状、血压、脉搏情况及贫血程度评估上消化道出血的出血量。重点检查有无肝病面容、黄疸、皮肤黏膜出血、肝掌等,腹部有无腹壁静脉曲张、蜘蛛痣、上腹部压痛、肝脾肿大及腹水等。

## 四、辅助检查要点

1. 实验室检查　呕吐物及粪便隐血试验(OB 试验)有助于判断是否存在消化道出血,上消化道出血 >5ml 时,隐血试验即可为阳性。服用铋剂后大便颜色可呈黑色,但大便隐血试验呈阴性。但在服用铁剂、动物血、肝类、瘦肉或大量绿叶蔬菜等含铁量较高的食物时,试验结果可出现假阳性,需停用上述食物或药物 2~3 天后复测。血红蛋白(Hb)浓度可反映出血的程度,成人 Hb 下降 10g/L 约出血 400ml,但不能在早期及时反映出来,早期可见白细胞上升。急性出血呈现正细胞正色素性贫血,慢性失血多呈现小细胞低色素性贫血。急性失血的患者还可表现为氮质血症,血清尿素氮在出血后数小时开始上升,24~48 小时达高峰。

出凝血功能、肝肾功能等实验室检查是收治此类患者的常规检查。必要时完善消化道肿瘤标志物、肝炎病毒检查、肝纤维化指标等检查。

2. 内镜检查　在生命体征稳定的情况下进行上消化道内镜检查是当前诊断上消化道出血的首选方法,可明确出血部位及病因,并可在直视下进行止血和取活体组织检查(简称活检)。

3. 影像学检查　腹部超声波、CT 检查有助于肝、胆、脾、胰腺等疾病的诊断和鉴别诊断。

　　　　　　　　　　　　　　　　　　　　　　　　　　　　　　　　●（杨晓军）

**复习思考题**

简述呕血黑便的诊断思路。

扫一扫
测一测

笔记栏

PPT 课件

# 第十五章

# 腹　痛

## 学习目标

1. 掌握腹痛的概念、常见病因、问诊要点及其临床意义。
2. 熟悉腹痛的发生机制、查体要点及其临床意义。
3. 了解腹痛的辅助检查要点。

腹痛(abdominal pain)多由腹部疾病所致,有时腹部以外的疾病或全身疾病也可引起腹痛。按起病缓急,腹痛分为急性腹痛与慢性腹痛;按病因可分为功能性腹痛和器质性腹痛。腹痛的性质和程度既受病变性质和刺激程度的影响,也受神经和心理因素的影响。部分腹痛发病急、进展快、变化多、病情重,需要通过紧急处理或急诊手术干预,诊断延误或治疗不当可危及生命,此类腹痛被称作"急腹症"。

## 一、发生机制与常见病因

### 【发生机制】

1. 内脏性腹痛　由空腔脏器炎症、溃疡、痉挛或梗阻,实质脏器肿大或炎症,血管阻塞、组织缺血引起。病变刺激神经产生痛觉信号,通过交感神经传入脊髓,再上传至大脑产生疼痛。内脏性腹痛的特点:①疼痛定位常不确定,一般在腹中线区;②疼痛感觉模糊,多呈绞痛、钝痛、灼痛;③常伴恶心、呕吐、出汗等自主神经症状。

2. 躯体性腹痛　腹膜壁层及腹壁的各种病变刺激信号经体神经传至脊神经根,引起相应脊髓节段所支配的皮区疼痛。常见于各种腹壁疾病,亦见于空腔脏器穿孔和实质脏器破裂所致急性腹膜炎时,腹腔液体刺激壁层腹膜所致的疼痛。躯体性腹痛的特点包括:①定位准确,可在腹部一侧;②程度剧烈而持续;③可有局部腹肌强直;④腹痛可因咳嗽、体位变化而加重。

3. 牵涉痛　内脏性疼痛信号传入相应脊髓节段,引起相应脊髓节段所支配的皮区感应性疼痛。如肾与输尿管疾病,疼痛牵涉腰、腹股沟区。

许多疾病的腹痛常有多种机制参与,如急性阑尾炎,早期腹痛是内脏受到炎症刺激所致,腹痛的特点是缓慢、持续,不能辨明腹痛的确切部位,常伴恶心、呕吐,为内脏性疼痛;但由于这种内脏痛觉是经交感神经干传入脊髓,然后与躯体神经通路一起传到大脑,所以被大脑辨别为体表皮区的痛感,出现牵涉痛,最常见的是上腹或脐周痛,也可能是腰部、会阴等部位的痛感。当炎症发展,波及壁层腹膜,由于壁层腹膜是由躯体感觉神经传入大脑,定位准确,则出现躯体性疼痛,故大脑辨别出右下腹(阑尾)疼痛。表现为疼痛转移至右下腹麦氏(McBurney)点,程度剧烈,出现压痛、反跳痛及肌紧张。其实从开始右下腹部阑尾的炎症就一直存在。

**【常见病因】**

1. 急性腹痛

(1)腹腔脏器急性炎症：急性胃炎、急性肠炎、急性出血性坏死性肠炎、急性肠系膜淋巴结炎、急性阑尾炎、急性胰腺炎、急性胆囊炎、急性盆腔炎、急性腹膜炎等。

(2)空腔脏器穿孔：如消化性溃疡穿孔、外伤肠穿孔、伤寒肠穿孔等。

(3)空腔脏器痉挛梗阻与脏器扭转：肠痉挛、肠梗阻、肠套叠、肠扭转、胆道蛔虫症、胆道结石、泌尿系结石、肠系膜或大网膜扭转、卵巢囊肿扭转等。

(4)实质脏器破裂：如肝破裂、脾破裂、异位妊娠破裂、黄体破裂等。

(5)腹腔血管阻塞与破裂：缺血性肠病、门静脉血栓、腹主动脉夹层、动脉瘤破裂等。

(6)腹壁疾病：腹壁挫伤、脓肿、带状疱疹等。

(7)胸腔脏器疾病：如心绞痛、心肌梗死、肺梗死、肺炎、胸膜炎、食管裂孔疝等。

(8)全身疾病：如腹型过敏性紫癜、铅中毒、糖尿病酮症酸中毒、尿毒症等。

2. 慢性腹痛

(1)腹腔脏器慢性炎症：如慢性胃炎、慢性胆囊炎、慢性胰腺炎、慢性肝炎、溃疡性结肠炎、Crohn 病、结核性腹膜炎、慢性盆腔炎等。

(2)消化性溃疡：胃十二指肠溃疡。

(3)实质脏器肿大牵张包膜：如肝炎、肝淤血、脾充血。

(4)肿瘤压迫与浸润：如胃癌、结肠癌、胰腺癌、肝癌、淋巴瘤等。

(5)肠寄生虫病：蛔虫病、钩虫病、绦虫病等。

(6)中毒与代谢障碍：铅中毒、尿毒症、甲状腺功能亢进等。

(7)胃肠功能紊乱：空腔脏器张力改变、功能性消化不良、肠易激综合征等。

## 二、问诊要点

1. 起病情况　首先明确腹痛起病的急缓。急性起病或慢性病程中突然加剧的腹痛、腹痛程度剧烈并持续的患者需结合腹部体征排查急腹症。如腹痛部位与性质明确，压痛固定明确甚至伴反跳痛或触及压痛性包块、腹肌紧张、移动性浊音、肝浊音消失、肠鸣音改变者，多为急腹症，常由急性炎症、梗阻、穿孔、破裂、出血、缺血以及所继发的急性腹膜炎所致，注意生命体征的监测，及时抢救治疗。

2. 诱因与相关病史　胆囊炎或胆石症常进食油腻诱发；急性胰腺炎常有暴饮暴食或酗酒病史。需注意询问患者有无不洁饮食史、有无消化性溃疡、胆囊炎、胆道及尿路结石、寄生虫病及心血管病史，有无手术外伤史。问诊时当注意患者的发病年龄及性别。幼年患儿应注意先天畸形、肠套叠、蛔虫病等；青壮年则消化性溃疡、急性阑尾炎、急性胰腺炎等多见；中老年人应警惕肿瘤、心血管疾病等；胆囊炎、胆石症以中年肥胖女性多见；育龄期女性要考虑卵巢囊肿扭转、异位妊娠破裂等。

3. 腹痛特点

(1)腹痛部位：胃十二指肠、胰腺疾病疼痛多在中上腹部；肝胆疾病疼痛多在右上腹，常牵涉右肩胛；急性阑尾炎早期疼痛在脐周或上腹部，数小时后转移至右下腹；小肠与肠系膜疾病疼痛多在脐周；结肠疾病疼痛多在下腹或左下腹；膀胱及盆腔炎症、异位妊娠破裂疼痛位于下腹部；肾及输尿管疾病腹痛位于腰腹部。弥漫而明确的腹痛常见于急性弥漫性腹膜炎；弥漫而部位不定的腹痛常见于机械性肠梗阻、铅中毒、腹型过敏性紫癜等。

(2)腹痛的性质与程度：消化性溃疡常呈上腹隐痛或灼痛，如突然出现剧烈刀割样持续性疼痛且蔓延至全腹，则可能并发急性穿孔。阵发性绞痛（表 15-1）提示空腔脏器痉挛梗阻或脏器扭转,如并发炎症或发展为绞窄性,则腹痛持续并阵发性加剧,可出现腹膜刺激征及压痛性包块;铅中毒亦可表现为肠绞痛。阵发性剑突下钻顶样疼痛提示胆道蛔虫症。胀痛多为实质脏器肿大牵张包膜或空腔脏器的扩张,常见于慢性肝炎、淤血性肝大、消化道梗阻。肝癌疼痛多呈进行性锐痛或胀痛。持续性、广泛性剧烈腹痛伴腹肌紧张或板状腹,见于急性弥漫性腹膜炎。

(3)腹痛的影响因素:消化性溃疡常有慢性、周期性、节律性特点,十二指肠溃疡于饥饿时或夜间疼痛,进食或服碱性药物可缓解;胃溃疡腹痛发生在进食后半小时左右,至下次进餐前缓解。幽门梗阻者于呕吐后减轻或缓解;肠梗阻腹痛于呕吐或排气后缓解;肠炎引起的腹痛于排便后减轻。胃黏膜脱垂患者左侧卧位可使疼痛减轻;反流性食管炎患者烧灼痛在躯体前伸时明显,而直立位则减轻;胰体癌患者仰卧位时疼痛明显,而前倾位或俯卧位时减轻。与活动相关的上腹疾病要排除心血管疾病,特别是冠心病的可能。

4. 伴随症状

(1)伴寒战发热:提示炎症,见于急性胆道感染、急性胰腺炎、肝脓肿、急性阑尾炎等。

(2)伴黄疸:见于肝炎、肝癌、胆道感染、胆道结石、胰腺炎、胰腺癌、急性溶血等。

(3)伴呕吐:见于食管、胃肠道疾病,也可见于糖尿病性酮症酸中毒和尿毒症,呕吐、肛门停止排便排气提示肠梗阻。

(4)伴反酸、嗳气:见于消化性溃疡、胃炎等。

(5)伴腹泻:见于肠道炎症、溃疡、肿瘤。

(6)伴血便:鲜血便见于下消化道病变,如痢疾、结肠癌、肠套叠等。黑便/柏油样便见于上消化道出血。

(7)伴血尿:见于尿路结石、尿路肿瘤等。

(8)伴休克:见于腹腔脏器破裂、异位妊娠破裂、胃肠穿孔、绞窄性肠梗阻、急性出血坏死性胰腺炎等。也见于急性心肌梗死、中毒性肺炎。

表 15-1 三种腹部绞痛的鉴别

| | 部位 | 其他特征 |
| --- | --- | --- |
| 肠绞痛 | 脐周、下腹部 | 呕吐、腹泻或便秘,肠鸣音亢进 |
| 胆绞痛 | 右上腹部,放射到右肩背处 | 发热、黄疸、墨菲征阳性 |
| 肾绞痛 | 腰部,向下放射 | 尿频、尿急、血尿、肾区叩击痛 |

## 三、查体要点

急性腹痛的患者需注意意识状态及生命体征的检查。急性心肌梗死、下叶肺炎等心、肺疾病有时也可引起腹痛,因此不能忽略心和肺的检查。腹部的视、触、叩、听检查是重点内容,以触诊为主。应注意腹部压痛的部位及有无反跳痛、有无包块。局灶性压痛、反跳痛及腹肌紧张提示炎症累及腹膜。触及腹部包块时应鉴别所属脏器或组织,是炎症性还是非炎症性,是囊性还是实质性,是良性还是恶性,是在腹壁上还是腹腔内。腹痛、腹胀伴肠蠕动、肠鸣音亢进要考虑机械性肠梗阻。腹胀而肠鸣音消失则是麻痹性肠梗阻的特征。有腹膜炎体征伴肝浊音界缩小或消失提示胃肠穿孔。腹痛、腹胀并有移动性浊音提示腹腔内脏器出血或积液。直肠检查对诊断直肠与盆腔内炎症包块、血肿、脓肿、肿瘤、结肠套叠等有重要帮助。异位妊娠破裂时,在直肠子宫凹陷处诊断性穿刺,可抽出血性液体而确定诊断。

## 四、辅助检查要点

1. 实验室检查　血常规检查可区别急性腹痛为炎症性或非炎症性；血清或尿淀粉酶明显增高，对诊断急性胰腺炎有确诊意义；心肌酶检查有助于诊断心肌梗死；血沉增快的慢性腹痛需注意腹腔结核、淋巴瘤、癌瘤、结缔组织病的可能；尿常规检查异常提示腹痛与泌尿系统疾病有关；尿糖与尿酮体阳性，有助于糖尿病酮症酸中毒的诊断；肾绞痛伴血尿常提示泌尿系结石；尿妊娠试验阳性有助于异位妊娠破裂的诊断。大便常规检查发现蛔虫卵有助于蛔虫性肠梗阻、胆道蛔虫病的诊断；发现溶组织阿米巴有助于阿米巴病的诊断；血便提示结肠癌、痔疮等；粪便隐血试验阳性提示活动性消化性溃疡、肠结核、胃癌、结肠癌等的可能。细菌性痢疾粪便培养可检出痢疾杆菌。

2. 影像学检查　超声检查能发现肝脾肿大、肝内占位性病变、胰腺炎症与肿瘤、胆道炎症与结石、腹内包块及其性质、部分尿路结石，以及确定异位妊娠，并可通过超声波定位进行诊断性腹腔穿刺。腹部 X 线检查可发现胆道、胰管与尿路结石、肠梗阻的肠内气液平面、肠胀气、胃肠穿孔的膈下游离气体。CT 在急腹症诊断中的敏感性较高，对肠缺血、胃肠道穿孔、急性阑尾炎、憩室炎、胆道结石与急性胰腺炎等诊断价值高。肾盂、输尿管与膀胱造影可协作诊断泌尿系统疾病。

3. 内镜检查　胃镜、结肠镜下直视及活体组织病理学检查，对胃肠道疾病所致腹痛有重要诊断价值。

（杨晓军）

## 复习思考题

简述腹痛的诊断思路。

扫一扫
测一测

# ◆◆◆ 第十六章 ◆◆◆

# 腹　泻

　　腹泻（diarrhea）指排便次数增多，粪质稀薄，或带有黏液、脓血或未消化的食物。腹泻分为急性与慢性两种，病程超过2个月为慢性腹泻。腹泻有时是一种保护性反应，它可将肠道内有毒和有刺激性物质排出体外。但持续或剧烈的腹泻可使机体丧失大量营养物质、水分及电解质，导致电解质紊乱、酸碱平衡失调、营养不良、脱水甚至危及生命。

## 一、发生机制与常见病因

【发生机制】

　　1. 分泌性腹泻（secretory diarrhea）　为胃肠黏膜分泌亢进，超过肠黏膜吸收能力所致。如霍乱弧菌肠毒素引起的大量水样腹泻即属于典型的分泌性腹泻。产生机制为霍乱弧菌肠毒素激活肠黏膜细胞内的腺苷酸环化酶，促使环磷腺苷（cAMP）含量增加，使水与电解质分泌到肠腔增多，从而导致腹泻。此类腹泻粪便液体的离子含量与血浆类似。

　　2. 渗出性腹泻（exudative diarrhea）　由肠黏膜炎症渗出物增多所致，见于各种肠道炎症，如细菌性痢疾、溃疡性结肠炎、克罗恩病、结肠癌并发感染、肠结核以及放射性肠炎等。

　　3. 消化功能障碍性腹泻　由消化液分泌减少引起，如慢性胰腺炎、胃大部切除术后、慢性萎缩性胃炎。胰、胆管阻塞使得胆汁和胰酶排泌受阻引起消化功能障碍性腹泻。

　　4. 渗透性腹泻（osmotic diarrhea）　由肠内容物渗透压增高，超过血浆渗透压，影响肠腔内水与电解质的吸收而致腹泻。如口服盐类泻药或甘露醇所致的腹泻；乳糖酶缺乏症，乳糖不能水解形成肠内高渗状态所致的腹泻也属此类。

　　5. 动力性腹泻（motility diarrhea）　由肠蠕动亢进致肠内食物停留时间过短，未被充分吸收所致，如急性肠炎、甲状腺功能亢进、肠易激综合征等。

　　6. 吸收不良性腹泻（malabsorption diarrhea）　由于肠黏膜吸收面积缩小或吸收障碍所致。如小肠大部分切除、吸收不良综合征等。

　　不同机制的腹泻特点见表16-1。

【常见病因】

　　1. 急性腹泻

　　(1) 急性肠道疾病：各种病原体引起的急性肠道炎症，如病毒性肠炎、急性细菌性痢疾、霍乱、急性血吸虫病；克罗恩病、溃疡性结肠炎急性发作、放射性肠炎等。

表 16-1　不同机制的腹泻特点与常见病因

| 类别 | 腹泻特点 | 常见病因 |
|---|---|---|
| 分泌性腹泻 | 一般无腹痛,禁食后腹泻仍持续,粪便量多,常超过 1L/d;粪便性状为稀便或水样便,无脓血 | ①某些感染性腹泻,如霍乱,诺如、轮状病毒等肠炎等;②某些胃肠道内分泌肿瘤,如胃泌素瘤 |
| 渗出性腹泻 | 常伴有发热、腹痛、里急后重,粪便松散或水样,为黏液便或黏液血便 | ①某些感染性腹泻,如细菌性痢疾;②溃疡性结肠炎、克罗恩病、嗜酸性粒细胞性胃肠炎及结、直肠癌等 |
| 渗透性腹泻 | 禁食后腹泻停止;大便中含有大量未完全消化或分解的食物成分 | 服用甘露醇等引起的腹泻、先天性酶缺乏(如先天性乳糖不耐受症)、胰液分泌不足、胆汁分泌减少或排出受阻 |
| 动力性腹泻 | 粪便稀烂或水样,常伴有腹痛 | 甲状腺功能亢进、糖尿病、胃肠功能紊乱等 |
| 吸收不良性腹泻 | 禁食可减轻腹泻;粪便有未完全消化的食物 | 小肠切除过多、吸收不良综合征、小儿乳糜病 |

(2)急性中毒:如毒蕈、鱼胆、河豚等中毒,化学性中毒如有机磷、砷、铅等。

(3)全身性疾病:①急性全身感染:如败血症、急性病毒性肝炎、钩端螺旋体病、伤寒与副伤寒等;②变态反应性疾病:如过敏性紫癜、变态反应性胃肠病;③内分泌性疾病:如甲状腺危象、慢性肾上腺皮质功能减退性危象等;④服用某些药物:如 5- 氟尿嘧啶、利血平及新斯的明等。

2. 慢性腹泻

(1)慢性肠道感染:如慢性细菌性痢疾、肠结核、慢性阿米巴痢疾、慢性血吸虫病等。

(2)肠道肿瘤:如胃泌素瘤、结肠癌、直肠癌、结肠息肉、小肠淋巴瘤等。

(3)消化、吸收障碍:如胃大部切除、肝硬化、慢性胆囊炎、慢性胰腺炎、胰腺癌等。

(4)肠道非感染性病变:如溃疡性结肠炎、克罗恩病、放射性肠炎、缺血性肠炎、尿毒症性肠炎等。

(5)其他:如糖尿病、甲状腺功能亢进、肾上腺皮质功能减退症、肠易激综合征、系统性红斑狼疮、艾滋病、药物影响等。

## 二、问诊要点

1. 起病情况　急性腹泻与慢性腹泻的常见病因如上文所示。

2. 诱因与相关病史　需要注意询问传染病的接触史及流行病学特点,警惕传染病。急性起病伴发热、腹泻,聚餐后集体爆发多见于细菌性食物中毒。注意询问患者有无慢性肝病、慢性胆囊炎、慢性胰腺炎、慢性肾病史、内分泌疾病及腹部手术史;注意询问有无引起腹泻的常见病因,如进食生冷、不洁饮食引起急性肠胃炎;进食虾、螃蟹、菠萝后引起过敏性胃肠病变;长期服用广谱抗生素者要考虑真菌性肠炎及假膜性肠炎。询问禁食对腹泻的影响,分泌性腹泻禁食后腹泻仍持续,而渗透性腹泻、吸收不良性腹泻禁食后腹泻停止或减轻。

3. 粪便情况　急性肠胃炎可见水样便;霍乱可见米泔样便;阿米巴痢疾可见果酱样便伴血腥臭味;细菌性痢疾可见黏液脓血便;粪便恶臭呈紫红色血便见于急性出血性坏死性小肠炎;粪便带黏液且不含病理成分见于肠易激综合征;脂性腹泻多为胰源性腹泻。

4. 伴随症状

(1)伴发热:见于急性肠道感染、细菌性食物中毒、全身感染性疾病及炎症性肠病。

(2)伴腹痛:多见于感染引起的腹泻,小肠病变腹痛部位常在脐周,结肠病变腹痛部位多在下腹部。

（3）伴里急后重：常见于细菌性痢疾、直肠癌、左半结肠癌、溃疡性结肠炎等。

（4）伴明显消瘦：见于恶性肿瘤、肠结核、吸收不良综合征、甲状腺功能亢进等。

（5）伴皮疹和皮下出血：见于伤寒、副伤寒、败血症、过敏性紫癜等。

（6）伴腹部肿块：见于胃肠道恶性肿瘤、增殖性肠结核、血吸虫性肉芽肿、克罗恩病等。

（7）腹泻与便秘交替：部分患者可出现腹泻与便秘交替，见于结肠癌、肠结核及肠易激综合征等。

### 三、查体要点

注意生命体征、有无脱水、营养状态、贫血情况。皮肤有无黄染、潮红、出血、淋巴结有无肿大等。腹部检查需要注意腹部外形、腹部包块、压痛、反跳痛、肠鸣音改变等情况；慢性腹泻伴便血患者需进行直肠指检；注意有无甲状腺肿大、突眼等表现。

### 四、辅助检查要点

1. 粪便检查　粪便检查是腹泻病因诊断的最重要步骤，包括外观、显微镜检查、隐血试验、细菌学检查、粪便脂肪检查等。炎性腹泻可发现红、白细胞；如怀疑寄生虫感染，可选择粪便涂片找虫卵或卵囊；发热和／或脓血便患者应进行粪便标本培养及药敏试验。

2. 血液检查　血常规可了解有无贫血、白细胞计数增多；生化检查可了解电解质和酸碱平衡的情况。可疑糖尿病、甲状腺功能亢进的患者可做血糖、甲状腺功能等相关检查。

3. 小肠吸收功能试验　对疑有小肠吸收不良性腹泻患者，应选择此项目。

4. 影像学检查　腹部超声波检查、CT 和磁共振成像等影像学检查也有助于诊断。X 线钡餐、钡剂灌肠对腹腔实质性脏器病变的诊断有辅助作用。

5. 肠镜及组织活检检查　对慢性腹泻患者尤为重要。

（杨晓军）

复习思考题

简述腹泻的诊断思路。

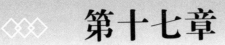

# 第十七章

# 黄　疸

---

**学习目标**

1. 掌握黄疸的概念、常见病因、问诊要点及其临床意义。
2. 熟悉黄疸的发生机制、查体要点及其临床意义。
3. 了解黄疸的辅助检查要点。

---

黄疸（jaundice）是由于血清中胆红素浓度升高，使皮肤、黏膜和巩膜发黄的现象。正常血清总胆红素（total bilirubin，TB）为 $1.7\sim17.1\mu mol/L$，血清总胆红素在 $17.1\sim34.2\mu mol/L$，黄疸临床不易察觉，称为隐性黄疸；血清总胆红素浓度超过 $34.2\mu mol/L$，临床可见黄疸，称为显性黄疸。按病因黄疸分为溶血性黄疸、肝细胞性黄疸、胆汁淤积性黄疸 3 种常见类型，先天性非溶血性黄疸比较少见。

## 一、发生机制与常见病因

1. 胆红素的正常代谢

（1）胆红素的来源与形成：体内的胆红素主要来源于血红蛋白。正常红细胞寿命为 120 天，血液循环中衰老的红细胞经单核吞噬细胞系统吞噬、破坏释放出来的血红蛋白，在组织蛋白酶作用下，分解成血红素、珠蛋白和铁。血红素在催化酶作用下转变为胆绿素，再由还原酶作用转化为胆红素。正常人血胆红素 80%~85% 来自循环中衰老的红细胞，另外的 15%~20% 来源于"旁路性胆红素"，如骨髓幼红细胞的血红蛋白及来自肝脏内含有亚铁血红素的蛋白质。

（2）胆红素的运输：上述胆红素为游离胆红素或非结合胆红素（unconjugated bilirubin，UCB），与血浆白蛋白结合后，经血液循环到达肝脏。非结合胆红素不溶于水，不能从肾小球滤出，故不出现于尿中。

（3）肝脏对胆红素的肝内转换：随血液循环到达肝脏的非结合胆红素可被肝细胞摄取。通过 Y 与 Z 两种载体蛋白携带并转运到肝细胞光面内质网的微粒体，经葡萄糖醛酸转移酶的催化作用，再与葡萄糖醛酸相结合，形成结合胆红素（conjugated bilirubin，CB）。结合胆红素为水溶性，能被肾小球滤过。

（4）胆红素的排泄：结合胆红素从肝细胞的毛细胆管面排出，随胆汁进入胆道，最后在十二指肠排入肠道。结合胆红素在肠道中由肠道细菌脱氢后还原为尿胆原。尿胆原大部分经粪便排出，被氧化为粪胆素。小部分尿胆原（10%~20%）经回肠下段或结肠重吸收，通过门静脉血回到肝脏，其中的大部分再转变为结合胆红素，随胆汁排入肠内，即胆红素的"肠肝循环"。被吸收回肝的小部分尿胆原经体循环到肾脏，随尿液排出，每日不超过 $6.8\mu mol$。胆红素正常代谢示意图见图 17-1。

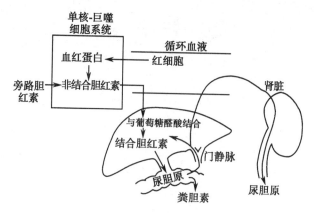

图 17-1 胆红素正常代谢示意图

2. 胆红素代谢异常

(1)溶血性黄疸:如果大量红细胞破坏,导致非结合胆红素增多,超出肝细胞摄取、结合与排泄能力;另一方面,因溶血造成的贫血、缺氧,进一步降低了肝细胞对胆红素的代谢能力,使非结合胆红素潴留在血液中,超过正常水平而出现黄疸(图 17-2)。

溶血性黄疸见于各种溶血性疾病:①先天性溶血性贫血:如海洋性贫血、遗传性球形红细胞增多症等;②后天获得性溶血性贫血:如自身免疫性溶血性贫血、误输异型血、蚕豆病、新生儿溶血、阵发性睡眠性血红蛋白尿、败血症、疟疾、毒蛇咬伤、毒蕈中毒等。

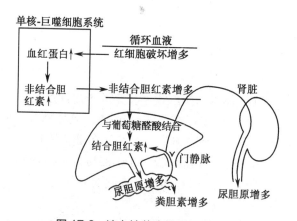

图 17-2 溶血性黄疸的胆红素代谢

(2)肝细胞性黄疸:由于肝细胞的广泛损害使其对胆红素的摄取、结合和排泄功能降低,血中非结合胆红素升高。未受损的肝细胞仍能将非结合胆红素转变为结合胆红素,结合胆红素一部分经胆道排入肠道,另一部分结合胆红素在毛细胆管和胆小管内因肝细胞肿胀压迫,炎性细胞浸润使胆汁排泄受阻而反流入血循环中,致血中 CB 亦增加而出现黄疸(图 17-3)。

肝细胞性黄疸见于各种肝细胞严重损害的疾病,如病毒性肝炎、中毒性肝炎、肝硬化、肝癌、钩端螺旋体病、败血症及伤寒等。

(3)胆汁淤积性黄疸:由于胆道梗阻,胆汁排泄不畅,梗阻以上的胆管压力升高,胆管扩张,最终导致肝内小胆管与毛细胆管破裂,胆汁中的结合胆红素反流入血。故血中结合胆红素增高,而非结合胆红素浓度一般不升高,因胆红素肠肝循环途径被阻断,故肠道中尿胆原生成减少、粪胆素减少甚至消失,但尿胆红素增多(图 17-4)。

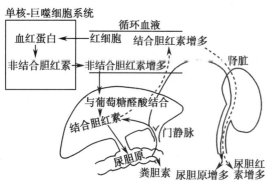

图 17-3 肝细胞性黄疸的胆红素代谢

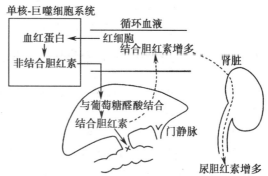

图 17-4 胆汁淤积性黄疸的胆红素代谢

胆汁淤积性黄疸常见于胆道机械性梗阻或及胆汁排泄障碍：①肝内梗阻性胆汁淤积：肝内胆管泥沙样结石、华支睾吸虫病、癌栓等。②肝内胆汁淤积：胆汁排泄障碍所致，而无机械性梗阻，如毛细胆管型病毒性肝炎、药物性胆汁淤积（氯丙嗪、甲基睾丸酮和口服避孕药等）、原发性胆汁性肝硬化、妊娠期特发性黄疸等。③肝外梗阻性黄疸：胆总管结石、胆管癌、胰头癌、胆道炎症水肿、胆道蛔虫症、胆管狭窄等。

另外，尚有一类黄疸系因先天缺陷导致肝细胞对胆红素的摄取、结合和排泄障碍，如吉尔贝（Gilbert）综合征、杜宾 - 约翰逊（Dubin-Johnson）综合征、克里格勒 - 纳贾尔（Crigler-Najjar）综合征、罗托（Rotor）综合征等，称为先天性非溶血性黄疸，临床上较少见。

## 二、问诊要点

1. 起病情况 黄疸急性发生者，常见于急性感染、中毒、急性溶血；黄疸缓慢发生多见于慢性溶血、肝硬化、肿瘤。黄疸持续时间短并且反复出现的，考虑胆石症、胆道蛔虫病等；胆汁淤积性肝硬化病程长且持续不退。黄疸程度波动者可见于慢性溶血性贫血、壶腹癌。进行性加深的黄疸应考虑胰头癌、胆管癌、肝癌、晚期壶腹癌。

2. 诱因与相关病史 需注意询问有无输血、是否使用肝损药物或含有黄色素的药物、接触毒物史、长期酗酒史、肝炎的流行病学接触史等。需注意询问有无肝病史、胆道疾病史、胰腺疾病史、酗酒史、血吸虫病史等，有无溶血性贫血家族史等。注意黄疸发病与年龄的关系，新生儿黄疸常见于新生儿溶血性黄疸、新生儿败血症及先天性胆道闭锁等；儿童和青少年出现黄疸应考虑先天性、遗传性疾病；中老年应多考虑胆道结石、肝硬化、原发性肝癌、胆管癌、胰头癌等。病毒性肝炎可在任何年龄发生。孕妇需注意妊娠性肝内胆汁淤积、先兆子痫、妊娠脂肪肝等。

3. 黄疸的特点

（1）皮肤黏膜颜色：黄疸首先出现于巩膜、硬腭后部及软腭黏膜上，随着血中胆红素浓度的继续增高、黏膜黄染更明显时，才会出现皮肤黄染；巩膜黄染是连续的，近角巩膜缘处黄染轻、黄色淡，远角巩膜缘处黄染重、黄色深。溶血性黄疸一般较轻，呈浅柠檬色；肝细胞性黄疸皮肤、黏膜呈浅黄至深黄色；胆汁淤积性黄疸颜色深而暗，常呈黄绿或绿褐色。

过多食用胡萝卜、南瓜、橘子、橘子汁等食物可引起血中胡萝卜素增高，当超过 2.5g/L 时，也可使皮肤黄染，其黄染首先出现于手掌、足底、前额及鼻部皮肤；一般不出现巩膜和口腔黏膜黄染；停止食用后，皮肤黄染逐渐消退。长期服用含有黄色素的药物，如米帕林、呋喃类药物等也可引起皮肤黄染，严重者也可出现于巩膜；但其巩膜黄染的特点是角巩膜缘处黄染重、黄色深，离角巩膜缘越远，黄染越轻，黄色越淡。此两者血中胆红素不高，不属于黄疸，需注意鉴别。

(2) 尿粪颜色:溶血性黄疸患者因血红蛋白尿而使小便颜色呈酱油色或浓茶色,因粪胆素增加,大便颜色加深。肝细胞性黄疸患者尿液呈深黄色,震荡后泡沫仍为黄色,久置可呈棕绿色;胆汁淤积性黄疸患者尿液颜色和肝细胞性黄疸类似,其粪便变浅或呈陶土色。

4. 伴随症状

(1) 溶血性黄疸:急性溶血一般起病急骤,寒战、高热、头痛、恶心、呕吐、腰痛、血红蛋白尿(酱油色或浓茶色)、贫血,严重者可出现周围循环衰竭及肾衰竭。慢性溶血主要表现有贫血、黄疸及脾大三大特征。长期溶血可并发胆管结石和肝功能损害。

(2) 肝细胞性黄疸:伴有肝脏原发病表现,如不同程度的乏力、食欲减退、恶心、呕吐、右上腹痛、腹胀、腹水及脾大等,严重者可有出血倾向。部分患者可有轻度皮肤瘙痒。

(3) 胆汁淤积性黄疸:黄疸伴上腹绞痛,可见于胆道结石;伴钻顶样疼痛见于胆道蛔虫;右上腹剧痛、寒战、高热和黄疸为查科(Charcot)三联征,提示急性化脓性胆管炎;伴胆囊肿大者,提示胆总管有梗阻;黄疸进行性加重、胆囊肿大、表面光滑、可移动而无压痛者(库瓦西耶征),常见于胰头癌、胰腺癌、壶腹周围癌。胆汁淤积性黄疸患者常因胆酸盐反流入血而引起皮肤瘙痒,因刺激迷走神经而引起心动过缓。

### 三、查体要点

注意巩膜、黏膜和皮肤黄疸的严重程度及分布,注意有无蜘蛛痣、腹壁静脉曲张、水肿等。重点是腹部检查,注意肝脾的大小、质地、压痛、结节;胆囊有无肿大、压痛及墨菲征是否阳性,有无移动性浊音等。

### 四、辅助检查要点

1. 胆红素代谢检查　血清胆红素增高可确诊黄疸。不同类型的黄疸呈现不同的实验室检查特点。

(1) 溶血性黄疸:血清总胆红素增多,以非结合胆红素增多为主,结合胆红素一般正常;粪胆素增加,大便颜色加深。尿中尿胆原增加,尿色加深,但尿胆红素定性试验阴性。

(2) 肝细胞性黄疸:血清总胆红素、非结合胆红素、结合胆红素均增加,尿胆原增加或减少,尿胆红素定性试验阳性。

(3) 胆汁淤积性黄疸:血清总胆红素增加,结合胆红素增加。尿胆红素定性试验阳性,尿胆原减少或阴性。

2. 病因检查　判断为溶血性黄疸时,应进行相应的溶血性贫血的实验室检查,可见贫血、网织红细胞增多、骨髓红细胞系统增生旺盛等。肝细胞性黄疸应重点检查肝功能、肝炎病毒、甲胎蛋白等。胆汁淤积性黄疸应进一步检查血清碱性磷酸酶、γ-谷氨酰转移酶有无升高,确定梗阻部位及可能的原因需选择腹部肝、胆、脾、胰的超声波、X线、CT等,必要时可选择经十二指肠镜逆行胰胆管造影(ERCP)、经皮肝穿刺胆管造影等。

(杨晓军)

**复习思考题**

简述黄疸的诊断思路。

# ◇◇◇ 第十八章 ◇◇◇

# 血 尿

---

📝 **学习目标**

1. 掌握血尿的概念、常见病因、问诊要点及其临床意义。
2. 熟悉血尿的发生机制、查体要点及其临床意义。
3. 了解血尿的辅助检查要点。

---

血尿包括镜下血尿和肉眼血尿。镜下血尿指尿色正常,显微镜检查尿液离心沉淀后每高倍镜视野有 3 个以上红细胞。肉眼血尿指尿色外观呈洗肉水样或血色。

## 一、发生机制与常见病因

血尿大多由泌尿系统疾病引起,少数由全身或邻近泌尿系统器官疾病引起。

1. **泌尿系统疾病** 如肾小球肾炎,IgA 肾病,尿路感染、结石、结核、肿瘤,多囊肾,肾下垂,肾梗死,肾血管异常与畸形等。

2. **全身性疾病** 包括:①感染性疾病:如流行性出血热、钩端螺旋体病、猩红热、败血症等;②自身免疫性疾病:如系统性红斑狼疮、结节性多动脉炎等;③血液病:如血小板减少性紫癜、再生障碍性贫血、白血病、血友病等;④心血管疾病:如急进性高血压、感染性心内膜炎、充血性心力衰竭等。

3. **尿路邻近器官疾病** 如前列腺炎、前列腺肿瘤、急性盆腔炎、输卵管炎、急性阑尾炎、直肠癌、结肠癌等。

4. **药物与化学物质对泌尿系统损害** 如解热镇痛药、磺胺药、甘露醇、某些重金属(汞、砷等)、抗凝与溶栓药过量、环磷酰胺等。

5. **功能性血尿** 少数健康人大运动量运动后可出现运动性血尿。

## 二、问诊要点

1. **确定是否为血尿** 女性询问是否月经期,有无服用引起尿红色改变的药物、食物,如进食大黄、利福平,或某些红色蔬菜,此类情况尿液虽呈红色,但镜检无红细胞。

2. **血尿的诱因及相关病史** 询问既往有无肾炎、尿路结石、肾结核、血液病、心血管疾病、自身免疫病史;有无肾脏病及多囊肾家族史;有无服用解热镇痛药、抗肿瘤药、抗凝抗血小板药物;有无腰部外伤史、尿路器械检查史;近期有无上呼吸道感染病史;询问血尿的发生是否和运动及直立体位有关。注意血尿与年龄、性别关系;儿童血尿以肾小球肾炎、肾母细胞瘤多见;育龄期女性血尿多见于尿路感染;青年男性血尿多见于慢性肾小球肾炎、尿路结石、前列腺炎等;40 岁以上发生无症状性血尿应除外泌尿系统恶性肿瘤。

3. **血尿性状** 肉眼血尿根据出血量多少而尿呈不同颜色。尿呈淡红色,似洗肉水样,提示每升尿含血量超过 1ml。出血严重时尿可呈血液状。肉眼血尿的颜色还与尿 pH 值、出血部位有关。尿液为酸性时,血尿呈棕色或黑色;尿液为碱性时,则呈红色。肾脏出血时,尿与血混合均匀,尿呈暗红色;膀胱或前列腺出血尿色鲜红,有时有血凝块。尿中有血块多见于非肾小球性血尿。

4. 血尿与排尿的关系 血尿发生于排尿的起始、中间还是结束时,血尿时有无排尿疼痛。血尿按排尿先后分为起始血尿、终末血尿和全程血尿,可做"尿三杯"试验检查。嘱患者一次排尿,将前、中、后三段尿分别排入 3 个清洁玻璃杯中,如起始段尿带血(第 1 杯)为起始血尿,提示病变在前尿道;后段尿带血(第 3 杯)为终末血尿,提示病变在膀胱颈、三角区或后尿道;如全程血尿(3 杯均带血)提示病变在上尿路(肾脏或输尿管)。血尿的同时伴有排尿疼痛多为膀胱炎及尿道炎。

5. 伴随症状
(1)伴肾绞痛:多见于尿路结石。
(2)伴膀胱刺激征:多见于急性膀胱炎,也见于肾盂肾炎、膀胱结核、肿瘤等。
(3)伴排尿中断:见于膀胱和尿道结石。
(4)伴水肿、高血压:多见于急、慢性肾小球肾炎。
(5)伴腹部包块:见于肾肿瘤、多囊肾、肾积水、肾脓肿等。
(6)伴皮肤黏膜出血:多见于血液系统疾病及感染性疾病。
(7)伴发热:见于急性肾盂肾炎、肾结核及全身感染性疾病。

## 三、查体要点

血尿患者的体格检查以腹部检查为重点。在常规腹部检查时,注意腹部外形,触诊注意尿路压痛点检查,叩诊注意肾区叩击痛等检查。怀疑尿路邻近器官疾病引起的血尿还应进行相应的前列腺、妇科及直肠指诊等检查。

## 四、辅助检查要点

血尿最常见于泌尿系统疾病,辅助检查首先应通过尿液常规检查明确是否为血尿;其次通过相差显微镜检查,以明确血尿来源为肾小球源性血尿或非肾小球源性血尿;进一步行肾功能检查、泌尿系统影像学检查、膀胱镜检查及肾活检等确定病变的部位、性质、程度等。怀疑尿路邻近器官疾病还可进行前列腺液、盆腔超声、结肠镜等检查。

(王 玫)

复习思考题

简述血尿的诊断思路。

扫一扫
测一测

笔记栏

PPT 课件

# 第十九章

# 尿频、尿急、尿痛

**学习目标**

1. 掌握尿频、尿急、尿痛的概念、常见病因、问诊要点及其临床意义。
2. 熟悉尿频、尿急、尿痛发生机制、查体要点及其临床意义。
3. 了解尿频、尿急、尿痛的辅助检查要点。

正常成人白天排尿 4~6 次,夜间 0~2 次。如单位时间内排尿次数增多为尿频(frequent micturition)。患者一有尿意即需排尿,难以控制为尿急(urgent micturition)。患者排尿时感觉尿道内疼痛或烧灼感,甚至耻骨上区及会阴部疼痛为尿痛(odynuria)。尿频、尿急和尿痛称为膀胱刺激征。

## 一、发生机制与常见病因

(一)尿频

1. 生理性尿频　见于饮水过多、精神紧张或气候寒冷及习惯性尿频。特点是每次尿量无减少,也不伴尿频、尿急等其他症状。服用某些药物,如利尿药或含有利尿成分的降压药,或饮用咖啡、浓茶或大量啤酒等,导致体内尿液产生过多,亦会出现尿频的症状。

2. 病理性尿频

(1)尿频伴尿量增多:由于肾脏排尿量增多,尿频而无尿急和尿痛。常见于糖尿病、尿崩症、精神性多饮及急性肾衰竭多尿期。

(2)尿频而无尿量增多:由于下尿路有病变、受到刺激或神经精神因素引起。①炎症性尿频:每次尿量少,常伴尿急和尿痛。常见于膀胱炎、尿道炎、前列腺炎等。②膀胱容量减少性尿频:持续性尿频,药物治疗难以缓解。常见于膀胱结核引起膀胱纤维性缩窄、膀胱占位性病变、妊娠增大的子宫和卵巢囊肿压迫膀胱等。③下尿路梗阻:常伴排尿困难。见于尿道口息肉、前列腺增生等。④神经性尿频:每次尿量少,不伴尿急、尿痛。常见于癔症、神经源性膀胱等。

(二)尿急、尿痛

尿急、尿痛常同时出现。尿痛部位多在耻骨上区、会阴部和尿道内,性质可为灼痛或刺痛。

1. 感染性　①下尿路感染如急性膀胱炎,尿道炎、膀胱结核,尿急症状特别明显;②上尿路感染:如肾盂肾炎、肾结核等;③邻近器官感染如急性前列腺炎常有尿急,慢性前列腺炎常因伴腺体增生肥大而有排尿困难、尿线细和尿流中断。

2. 非感染性　膀胱和尿道结石或异物刺激黏膜产生尿急,如膀胱及尿道结石、肿瘤和异物。

## 二、问诊要点

1. 排尿情况 详细了解患者的排尿情况,是单纯的尿频还是尿频、尿急、尿痛并存。了解尿频程度,如每小时或每天昼、夜排尿次数,每次排尿间隔时间和每次排尿量,并询问患者昼、夜的液体摄入量,是否服用利尿药物,判断患者的每日昼、夜尿总量是否正常。

2. 尿痛的部位和时间 排尿时耻骨上区痛多为膀胱炎;尿道炎多在排尿开始时出现尿道内或尿道口痛;膀胱炎和前列腺炎常出现终末性尿痛。

3. 诱因及相关病史 询问患者是否有反复发作的尿路感染病史,是否存在尿路感染易发或不易控制的因素,如留置导尿或尿路器械检查/手术史,尿路梗阻(如尿路结石、男性前列腺肥大等)或其他尿路解剖/功能异常,盆腔炎或盆腔手术病史,人工流产史或不洁性交史,免疫抑制治疗或放化疗史损伤尿道上皮,肾脏基础疾病,结核病、糖尿病病史等。

4. 伴随症状

(1)伴发热:见于肾盂肾炎、肾结核、急性盆腔炎、阑尾炎。

(2)伴血尿:见于急性膀胱炎、膀胱肿瘤、尿路结石、结核等,无痛性血尿多见于膀胱癌。

(3)伴脓尿:见于尿路感染及结核。

(4)尿频伴口渴、多饮、多尿:见于糖尿病、尿崩症、精神性多尿等。

(5)伴尿失禁:见于神经源性膀胱。

(6)伴有血尿、午后低热、乏力、盗汗:见于肾结核、膀胱结核。

(7)伴排尿异常:中老年男性尿线细、排尿困难见于前列腺增生症。尿频、尿急、尿痛伴尿流突然中断见于膀胱结石堵住出口或后尿道结石嵌顿。神经源性膀胱患者可见尿失禁。

## 三、查体要点

尿频、尿急、尿痛患者的体格检查以腹部检查为重点。在常规腹部检查时,尤其注意触诊尿路压痛点,叩诊肾区叩击痛等。怀疑尿路结核引起的还应进行相应的肺部的重点查体。前列腺增生症的患者应进行前列腺检查。

## 四、辅助检查要点

尿频、尿急、尿痛最常见于尿路感染,可以通过尿液常规、尿培养明确是否为尿路感染。泌尿系统影像学检查(如超声、静脉肾盂造影等)、膀胱镜检查查找有无尿路感染的易感因素及病变的部位、性质、程度等。单纯尿频伴总尿量增多,而无尿急、尿痛的患者,可进一步检查空腹血糖、尿比重(又称尿比密)、肾功能等排除或诊断糖尿病、尿崩症、急性肾衰竭多尿期或原发性醛固酮增多症等。

(王 玫)

**复习思考题**

简述尿频、尿急、尿痛的诊断思路。

扫一扫
测一测

# ◆◇◆ 第二十章 ◆◇◆

# 头 痛

## 学习目标

1. 掌握头痛的概念、常见病因、问诊要点及其临床意义。
2. 熟悉头痛发生机制、查体要点及其临床意义。
3. 了解头痛的辅助检查要点。

头痛(headache)是由头颈部痛觉末梢感受器受到刺激产生异常的神经冲动传达到脑部所致的额、顶、颞及枕部的疼痛。头痛根据病程可分为急性头痛(病程在 2 周内)、亚急性头痛(病程超过 2 周,往往在 3 个月以内)和慢性头痛(病程大于 3 个月)。根据病因可分为特发性头痛和继发性头痛。特发性头痛是临床最常见的慢性头痛,无明确病因及神经系统阳性体征,属于良性头痛,某些急性头痛、慢性进行性头痛常是某些严重器质性疾病的信号,应予重视。

## 一、发生机制与常见病因

### 【发生机制】

产生头痛的主要机制有以下几方面:

1. 血管扩张或血管被牵引或伸展 颅外动脉(如颞浅动脉、枕动脉等)管壁扩张、搏动幅度加大、受牵拉可致该部位的搏动性疼痛;颅内血管因某些原因被牵拉(如占位性病变压迫、高颅压、低颅压)或血管扩张(如高碳酸血症、低血糖、$CO$ 中毒、急性血压升高)亦可致头痛,其中脑膜中动脉最敏感,其次为颈内动脉、大脑中动脉起始部、基底动脉主干。

2. 脑膜受刺激 颅底部硬脑膜和蛛网膜对痛觉尤为敏感,颅内炎性渗出物或血液刺激脑膜引起脑膜刺激性头痛。

3. 头颈部肌肉收缩 头部肌肉紧张性收缩或颈部疾病引起肌肉反射性收缩均可导致紧张性或肌收缩性头痛。

4. 神经刺激 传导痛觉的脑神经(三叉神经、面神经、舌咽神经)和颅外神经末梢被刺激、挤压或牵拉,可引起头痛。

5. 自主神经功能紊乱。

### 【病因】

根据病因可分为特发性头痛和继发性头痛。特发性头痛临床较为常见,继发性头痛比例很少,但从疾病的严重后果考虑,后者却不容忽视。

1. 继发性头痛

(1)颅内病变:①感染:如脑炎、脑膜炎、脑脓肿等。②血管病变:如脑出血、蛛网膜下腔出血、脑血栓形成、脑栓塞、高血压脑病、脑血管畸形等。③占位性病变:如原发性脑肿瘤、转移性脑肿瘤、脑囊虫病等。④颅脑外伤：如脑震荡、脑挫伤、硬膜下血肿、颅内血肿等。⑤其他：腰椎穿刺后和腰椎麻醉后的低颅压性头痛，癫痫性头痛等。

（2）颅外病变：①五官疾病所致头痛：如青光眼、中耳炎、鼻窦炎、龋齿等；②神经痛：如三叉神经痛、舌咽神经及枕神经痛；③颅骨疾病：颅底凹入症、颅骨肿瘤；④颈椎病及其他颈部疾病。

（3）全身性疾病：①感染：如流行性感冒、肺炎、伤寒等发热性疾病；②中毒：如酒精、一氧化碳、有机磷、铅、药物等中毒；③其他疾病：如尿毒症、贫血、高血压、心力衰竭、肺性脑病等。

2. 特发性头痛 部分慢性头痛无明确病因及神经系统阳性体征，称为特发性头痛，主要包括紧张性头痛、偏头痛及丛集性头痛。

3. 神经症或癔症。

## 二、问诊要点

1. 发病情况 特发性头痛是临床最常见的慢性头痛，包括偏头痛、紧张型头痛、丛集性头痛等（表20-1）；慢性、反复发作的头痛亦可继发于一些慢性疾病，如高血压、肾脏疾病、呼吸系统疾病、青光眼、鼻窦炎等；但部分急性、亚急性头痛、慢性进行性头痛常是某些严重器质性疾病的信号，应予重视。急性起病并伴有发热者常为感染性疾病，如脑炎、脑膜炎、流感、肺炎；急性剧烈头痛而无发热者多见于颅内血管病变，如蛛网膜下腔出血；慢性进行性加重的头痛伴颅内压增高表现，应除外占位性病变。

表 20-1 慢性特发性头痛的临床特点

| | 紧张性头痛 | 偏头痛（血管性头痛） | 丛集性头痛 |
|---|---|---|---|
| 性质 | 双侧紧箍样不适、重压感 | 一侧搏动性头痛或钻痛 | 电击样痛或刺痛，局限于单侧 |
| 部位 | 双侧颈部或全头部 | 一侧眶后或额颞部 | 一侧眶后或额颞部 |
| 发生时期 | 缓慢发生、波动样；持续数年 | 青春期多发；女性经期频发 | 30~50岁好发，夜间发生 |
| 加重、缓解因素 | 与焦虑、抑郁有关 | 呕吐后减轻 | 直立可缓解，持续30分钟~2小时 |
| 伴随症状 | 不伴呕吐、眩晕 | 常伴先兆症状，恶心、呕吐、畏光、畏声、头皮触痛 | 同侧流泪、目红、鼻塞、流涕，颞动脉充盈、病侧皮温升高 |

2. 相关病史 询问既往有无高血压、肿瘤及眼、耳、鼻、牙齿等疾病史，有无外伤、手术及毒物接触史。

3. 头痛特点

（1）头痛部位：询问头痛部位是局部或弥散、单侧或双侧、前额或枕部、颅内或颅外。偏头痛多为一侧头痛。颅内病变的头痛多为深部的疼痛。高血压引起的头痛多在额部或整个头部。感染性疾病引起的头痛多为全头痛。蛛网膜下腔出血和脑膜炎引起的头痛常同时伴有颈痛。眼、耳、鼻、齿源性头痛多为局部浅表性疼痛。

（2）头痛的性质与程度：颅内病变引起的头痛多较剧烈，常为深部的胀痛、炸裂样痛。典型三叉神经痛为阵发性电击样剧痛。搏动性头痛见于偏头痛、急性发热性疾病及高血压等。头颈部肌肉收缩引起的头痛多为重压感或紧缩感。

头痛的程度可分为轻、中、重度，但与病变轻重并不一致。一般以三叉神经痛、偏头痛及脑膜刺激性头痛最为剧烈。多数头痛为轻、中度头痛。

（3）头痛发生的时间与持续时间：晨起头痛加剧见于高血压（久卧后脑部血管扩张）、颅内占位性病变（久卧后颅内压增高，静脉回流欠佳）和额窦炎（平卧后引流不佳）等。丛集性头痛常在夜间发作。原发性三叉神经痛多在上午发作，持续时间仅数十秒。女性偏头痛常在月经期发作。颅内肿瘤的头痛常为慢性进行性加重，早期可有长短不等的缓解期。

（4）头痛的影响因素：脑肿瘤、脑膜炎及血管性头痛常因咳嗽、打喷嚏、转头、俯首等使颅内压增高的动作而加剧。低颅压综合征、颈性头痛、低血压等可因头位、体位改变诱发或加重头痛。偏头痛、癔症性头痛可因精神紧张、劳累、失眠诱发。组胺试验可诱发丛集性头痛，而麦角胺可使偏头痛缓解。

4. 伴随症状

（1）伴发热：见于颅内或全身感染性疾病。

（2）伴剧烈呕吐：提示颅内压增高，见于脑膜炎、脑炎、脑出血、颅内肿瘤等；偏头痛在呕吐后头痛减轻。

（3）伴眩晕：见于后循环缺血、小脑肿瘤、出血等。

（4）伴意识障碍：急性头痛伴意识障碍见于颅内感染、颅脑出血及中毒等；慢性头痛突然加剧并伴意识障碍，提示可能发生脑疝。

（5）伴脑膜刺激征：见于脑膜炎、蛛网膜下腔出血。

（6）伴偏瘫等神经系统定位体征：急性头痛伴偏瘫见于脑出血，慢性进行性头痛伴偏瘫应除外颅内肿瘤。

（7）伴癫痫发作：见于脑血管畸形、脑寄生虫病或脑肿瘤、癫痫性头痛。

（8）伴视力障碍：见于青光眼或脑肿瘤。

（9）伴有鼻塞、流涕和鼻窦压痛：见于鼻窦炎。

### 三、查体要点

1. 神经系统检查 重点检查神经系统，注意有无偏瘫，脑膜刺激征。伴偏瘫者为脑血管病；伴脑膜刺激征者为脑膜炎、脑膜脑炎与蛛网膜下腔出血。

2. 全身状态及各系统检查 测量体温、脉搏、呼吸、血压，观察面容。发热见于急性感染、中暑、某些急性中毒、脑出血后等。体温过低见于垂体前叶功能减退症、急性酒精中毒等；呼吸急促常见于心功能不全或急性高热；血压升高见于高血压；急性面容见于脑出血、中暑、急性酒精中毒、急性颠茄类中毒等；急性一氧化碳中毒者，口唇呈樱桃红色。

3. 头面五官、颈椎等检查 对头痛病因未明者，应做头面检查，口腔、眼（包括眼底）、耳鼻咽喉检查，颈椎检查等。

### 四、辅助检查要点

1. 影像学检查 头颈部 X 线摄片、电子计算机体层扫描（CT）、磁共振成像（MRI）检查、脑血管造影、数字减影血管造影（DSA）、放射性核素脑扫描、脑超声波检查等，对颅脑外伤、颅内血肿、颅内感染、颅内肿瘤、颈椎病、鼻窦炎等可提供诊断依据。

2. 脑脊液 颅内感染性病变需要通过脑脊液检查明确。

3. 脑电图检查 有助于癫痫性头痛、颅内占位性病变的诊断。

4. 全身疾病的排查 血常规、尿常规、便常规、X 线胸片、血糖、肝肾功能等属于常规检查项目，有助于病因诊断。

扫一扫
测一测

5. 必要时进行精神或心理检查。

（张晋岳）

## 复习思考题

简述头痛的诊断思路。

# 第二十一章

# 眩　晕

---

**学习目标**

1. 掌握眩晕的概念、常见病因、问诊要点及其临床意义。
2. 熟悉眩晕发生机制、查体要点及其临床意义。
3. 了解眩晕的辅助检查要点。

---

眩晕(vertigo)是一种运动幻觉,患者主观上感到自身或周围环境在旋转,客观上有平衡障碍,但一般无意识障碍。眩晕常伴有眼球震颤、平衡失调及恶心、呕吐、出汗、面色苍白、脉搏徐缓、血压下降等自主神经功能失调的表现。头晕指的是自身不稳感;头昏指的是头脑不清晰感。头晕和头昏两者均无运动幻觉。

## 一、发生机制与常见病因

**【发生机制】**

人体空间位象觉需要视觉识别周围物体的方位及自身的关系,深感觉感知自身的姿势、位置、运动幅度,前庭器官感受自身及头部空间移动时的冲动并辨别运动方向及所处位置。这些躯体位置的信息经感觉神经传入中枢神经系统,经大脑皮质及皮质下结构整合后做出位置判断,并通过运动神经传出冲动,调整偏差,维持身体平衡。

前庭系统、视觉、深感觉三者中,任一环节的功能异常都会引起判断错误,产生眩晕感觉。如屈光不正、眼外肌麻痹、配镜不当等,可造成双眼在视网膜上成像不等,使传入中枢神经系统躯体位置的信息错误而引起眼性眩晕。脊髓空洞症、梅毒患者,因本体觉传入障碍而引起姿势感觉性眩晕。良性阵发性位置性眩晕、梅尼埃病、迷路炎、前庭神经炎、后循环的脑缺血发作、脑梗死等病变时,前庭感受的刺激与来自肌肉、关节的本体觉以及视觉感受器的关于空间定向的冲动不一致,便产生运动错觉即所谓的前庭性眩晕。目前临床上最常见、最典型的眩晕为良性阵发性位置性眩晕。

**【病因与临床表现】**

1. 生理性眩晕(physiological vertigo)　包括健康人运动时常发生的晕动病、高处眩晕、航天病等。患者运动错觉轻微,自主神经反应症状明显。如高处眩晕的患者可经历急性焦虑与恐慌反应,典型的晕动病、航天病患者会伴有出汗、恶心、呕吐、流涎、打呵欠及全身不适感,胃蠕动减少及消化不良,重者看到或闻到食物都觉得难受,而焦虑时出现的过度换气、低碳酸血症,使周围血管扩张,可诱发直立性低血压及晕厥。

2. 系统性眩晕　由前庭系统病变所致,可伴有眼球震颤、平衡障碍及听力障碍。

(1)周围性眩晕(peripheral vertigo):是指内耳前庭感受器至前庭神经颅外段之间的病变所引起的眩晕,为脑干神经核以下的病变,除眼震和有时可能伴听力障碍之外,患者没有相关的神经系统损害的症状和体征。常见病因有：

1) 梅尼埃病：又称内耳膜迷路积水、内耳眩晕病。以发作性眩晕、波动性感音性耳聋、耳鸣和耳胀为临床表现，可伴眼球震颤、平衡障碍，严重时可伴有恶心、呕吐、面色苍白和出汗。发作多短暂(很少超过 2 周)，具有反复发作特点。

2) 良性阵发性位置性眩晕(BPPV)：又称为壶腹嵴顶耳石病、半规管耳石病。被认为是自椭圆囊脱落的自由浮动的耳石移动进入一侧半规管(通常是后半规管)，当头位改变至激发位时，耳石受到重力作用牵动内淋巴，使流体力学发生改变而刺激壶腹嵴的毛细胞引起眩晕及眼震，是反复发作性眩晕的常见病因。眩晕与眼球震颤发作时间短(短于 1 分钟，典型发作为 15~20 秒)，常因与重力有关的头部位置改变诱发(如坐位躺下、床上翻身、仰卧坐起时)，重复该头位眩晕及眼震可再度发生，患者耳蜗器一般不受影响，不伴耳鸣及听力减退。

3) 内耳药物中毒性眩晕：常由链霉素、庆大霉素及其同类药物损害内耳前庭或耳蜗所致。多表现为用药后渐进性眩晕伴耳鸣、听力减退，可伴恶心、呕吐、唇周及面颊麻木感，眼球震颤多不明显。

4) 前庭神经元炎：被认为是病毒感染前庭神经的结果。多数患者于 1~2 周前有上呼吸道感染病史，突然出现眩晕，伴恶心、呕吐、出汗等自主神经反应，持续数日，眼震电图(ENG)检查可见病侧前庭功能低下，一般无耳鸣及听力减退。多数患者 1~2 周后症状逐渐改善，但头晕、平衡障碍等后遗症状可持续数周至数月，直到中枢发生代偿。本综合征偶呈流行性发病，可于同一家庭数名成员发病。春季与初夏多发。

通常，周围性眩晕症状较重，经常伴有听力减退及耳鸣，常引起恶心、呕吐等自主神经症状，所伴随的眼球震颤常可被固视所抑制。

(2) 中枢性眩晕(central vertigo)：是前庭神经颅内段、前庭神经核、核上纤维、内侧纵束、皮质及小脑的前庭代表区病变所引起的眩晕。大部分中枢性眩晕的病灶位于后颅窝。中枢性眩晕患者症状常较周围型者轻，多数患者体检可见神经系统局灶性损害的体征，伴随的眼球震颤更频繁而突出，且不被固视所抑制。垂直性眼震、意识改变、运动或感觉功能缺损、失语，提示中枢性眩晕。常见的病因包括：

1) 血管病变：如后循环的 TIA、小脑或脑干梗死、小脑或脑干出血等。

2) 肿瘤：如听神经瘤、小脑肿瘤、第四脑室肿瘤和其他部位肿瘤，直接浸润或压迫前庭神经核等引起眩晕。眩晕程度多不剧烈，可持续性存在，耳鸣、耳聋不明显。

3) 小脑或脑干感染：常急性起病，有上呼吸道感染或腹泻等前驱感染史，除有脑干或小脑损害的临床表现外，患者可出现眩晕。

4) 头颈部外伤：外伤损害前庭系统的不同部位，可引起不同形式、不同程度的眩晕。

5) 颅内脱髓鞘疾病及变性疾病：如多发性硬化、延髓空洞症等，病灶累及脑干及小脑时可出现眩晕。

3. 非系统性眩晕　指前庭系统以外的全身或局部病变引起的眩晕。可有轻度站立不稳，无眼球震颤，通常不伴恶心、呕吐。常见情况包括：①低血压、严重心律失常等心脏疾病时，由于射血减少可引起眩晕；②中、重度贫血患者，常在运动时出现眩晕；③内分泌疾病时，如低血糖也常出现眩晕；④屈光不正、眼肌麻痹等眼部疾病可引起的眩晕，遮盖病眼时眩晕常可消失；⑤深感觉障碍者可出现姿势感觉性眩晕，由姿势不稳引起，伴 Romberg 征阳性；⑥抑郁与焦虑。

## 二、问诊要点

1. 发病情况　反复发作，每次发作极短(数秒或数十秒)，持续数周至数月，可见于良性阵发性位置性眩晕；反复发作，每次发作短暂(20分钟~数小时)，持续2周左右，见于梅尼埃病；急性、单次或首次发作见于前庭神经炎、脑干或小脑卒中或脱髓鞘，某些具有反复发作特点的眩晕(如偏头痛性眩晕、梅尼埃病、迷路炎、外淋巴瘘和药物性眩晕等)的首次发作；眩晕呈慢性进展性，见于颅内占位性病变；持续性头晕见于双侧前庭功能低下和精神疾病。

2. 诱因及有关病史　眩晕因头位变化而诱发者见于BPPV、颅后窝肿瘤和偏头痛性眩晕等；眩晕与月经相关或因睡眠剥夺者，见于偏头痛性眩晕等；因瓦尔萨尔瓦动作(Valsalva maneuver)诱发，可见于上半规管裂综合征和外淋巴瘘；站立位时发生者需考虑直立性低血压等；眼源性眩晕在注视外物时加重，闭眼或闭一眼后症状消失；晕动病在乘舟车时发生；前庭神经元炎在眩晕发生前1~2周有上呼吸道感染史，春季与初夏多发，偶成流行性发病，可见同一家庭数名成员发病。注意询问患者是否有耳部疾病、眼部疾病病史；询问有无头颈部外伤，以及使用可引起内耳损伤的药物(如链霉素)史等。全身性疾病引起的眩晕一般有其原发疾病的病史及表现。

3. 伴随症状

(1)伴平衡失调：系统性眩晕患者有明显的外物或自身旋转感，可出现明显的平衡失调症状，如指物偏斜、站立不稳或倾倒等，而非系统性眩晕患者无明确转动感，表现为自身或外物的晃动不稳感，描述为"昏晕""飘飘荡荡"，平衡失调较轻或不明显。

(2)伴自主神经症状：系统性眩晕患者可出现明显的自主神经症状，如面色苍白、恶心、出汗、血压脉搏改变等，而非系统性眩晕患者较轻或不明显。

(3)伴有耳鸣、听力减退：见于梅尼埃病、内耳药物中毒、小脑脑桥脚肿瘤等。

(4)伴有眩晕、构音障碍、吞咽困难、复视、共济失调及跌倒发作等，考虑后循环病变。

### 三、查体要点

注意检查体温、脉搏、呼吸、血压等生命体征，耳部、眼部、颈部有无异常，尽可能做全面查体，观察是否有其他系统原发病的体征，尤其注意心血管系统及血液和造血系统的检查。重点检查是否有眼球震颤、局灶性神经功能缺损、前庭功能检查。

(1)眼震检查：是鉴别系统性眩晕和非系统性眩晕的要点之一，系统性眩晕患者有明显的眼震，而非系统性眩晕患者无。

(2)神经定位检查：判断有无脑神经损害的体征依据，包括眼外肌麻痹、面舌瘫、延髓麻痹、肢体瘫痪等，用于鉴别中枢性眩晕与周围性眩晕。其中，本体感觉性眩晕可伴有肢体深感觉减退、感觉性共济失调和肌张力减退等表现。

(3)甩头试验：主要用于评估受试者两侧前庭眼反射是否对称，进一步判断是否有单侧前庭功能下降。受试者取坐位、头前倾30°，测试者面向受试者，双手固定其头部，要求受试者双眼固视前方，以测试者鼻部为视靶。检查者以连续不断的、突然的、尽可能快的速度将受试者头部向两侧甩动，角度为15°~30°，尽可能使受试者无法预测头部甩动方向和试验开始时间。甩动停止后，观察受试者眼震情况。

### 四、辅助检查要点

1. 实验室检查　血常规、血生化、血培养检查，以及脑脊液常规、生化、细胞学、压力及细菌培养检查等，将有助于颅内感染的病因诊断。

2. 听力学检查　有助于鉴别诊断，如声阻抗测定有助于诊断耳源性眩晕，脑干听觉诱发电位有助于对迷路病变、脑干病变的诊断。

3. 眼震电图　有助于诊断前庭周围性病变引起的眩晕。

笔记栏

4. 影像学检查 头颈部 X 线摄片、CT、MRI、DSA 等影像学检查,均可能为眩晕诊断提供依据。其中 MRI 是中枢性眩晕的首选检查,可了解基底动脉、椎动脉的供血情况,DSA 的分辨率高于 MRI,故必要时可进行选择性血管造影协助诊断。MRI 也有助于细致检查迷路的病变。

●(张晋岳)

扫一扫
测一测

## 复习思考题

简述眩晕的诊断思路。

# 第二十二章

## 晕 厥

### 学习目标

1. 掌握晕厥的概念、常见病因、问诊要点及其临床意义。
2. 熟悉晕厥发生机制、查体要点及其临床意义。
3. 了解晕厥的辅助检查要点。

晕厥(syncope)是由于一过性全脑低灌注引起的短暂意识丧失,以发作快、一过性、自限性、并能够完全恢复为特征。晕厥发作时患者因肌张力消失不能保持正常姿势而倒地。

### 一、发生机制与常见病因

体循环血压下降所致全脑低灌注是各种原因引起晕厥的共同病理生理基础。脑血流中断 6~8 秒就足以引起意识丧失。非全脑低灌注造成的短暂性意识丧失不属于晕厥范畴,当与之相鉴别。如外伤引起的脑震荡、脑细胞异常放电引起的癫痫发作、某些代谢性疾病(包括低氧症和低血糖)、中毒、心理性假性晕厥以及其他罕见类型(包括猝倒症、白天睡眠过多症)等情况,均不属于低灌注引起的短暂性意识丧失,故不属于晕厥范畴。颈动脉系统和椎动脉系统的短暂脑缺血发作属于部分脑组织缺血发作,有明确神经定位体征,故也不属于晕厥范畴。

体循环血压由心输出量和全身外周血管阻力所决定的,两者中任一因素的降低或同时降低会导致晕厥。

1. 神经反射性晕厥　正常生理状态下心血管反射对循环系统起调节作用,但在某些情况下,这种调节作用对某种诱因的反应变得不合时宜,从而导致动脉压和全脑血流灌注降低,称为反射性晕厥。反射性晕厥是晕厥的最常见原因,表现为血管抑制或 / 和心脏抑制。血管抑制表现为直立位时血管收缩反应降低而产生低血压;心脏抑制表现为心动过缓或心脏收缩能力减弱。

(1)血管迷走性晕厥:又称普通昏厥,是由于各种刺激通过迷走神经反射,引起短暂的血管床扩张,回心血量减少、心输出量减少、血压下降,最终导致脑供血不足。多由情绪(恐惧、紧张、疼痛等)或久立引起。青年人多为单纯性,老年人由直立体位 / 餐后引起者,常合并自主神经系统结构或功能受损。

(2)情境性晕厥:常由某种特定情境诱发,如咳嗽、打喷嚏;胃肠道刺激(吞咽、恶心、排便、腹痛);排尿;运动后;餐后;其他(大笑、举重等)。

(3)颈动脉窦性晕厥:颈动脉窦受刺激,或颈动脉窦附近病变压迫,使迷走神经兴奋,心率减慢,心输出量减少,血压下降,导致脑供血不足。常见于局部动脉硬化、动脉炎、颈动脉窦周围淋巴结炎或淋巴结肿大、肿瘤以及瘢痕压迫。

2. 心源性晕厥　是晕厥的第二常见原因。心律失常或各种器质性心血管疾病在某种诱因下突发心搏出量锐减,导致脑灌注量骤降而出现晕厥。

(1)心律失常性晕厥:常见于病态窦房结综合征、严重房室传导阻滞、房颤伴预激、室性心动过速、心室颤动/扑动、遗传性心律失常综合征(如长QT综合征、Brugada综合征、短QT综合征、儿茶酚胺敏感性室速等)。

(2)器质性心血管疾病性晕厥:①心脏器质性病变:常见于严重心肌缺血、某些严重心瓣膜病、肥厚型梗阻性心肌病、先天性心脏病、心脏肿物(心房黏液瘤、肿瘤)、心脏压塞、人工瓣膜异常;②血管病变:如肺栓塞、急性主动脉夹层、肺动脉高压。

3. 直立性低血压　晕厥常在卧位或蹲位突然转变成直立位时发生。自主神经系统结构或功能受损引起血管收缩不充分是直立性低血压的主要发病机制。自主神经功能衰竭时,交感神经反射通路受损,交感神经血管舒缩反射不能在起立时及时增加外周血管阻力,导致膈以下静脉血液淤滞,加上重力的作用使血液蓄积于下肢,引起静脉回流减少,导致心输出量减低。常见于原发或继发性自主神经功能衰竭,或使用某些影响自主神经功能的药物。

(1)原发性自主神经功能衰竭:见于单纯自主神经功能衰竭、多系统萎缩、帕金森病、路易体痴呆等。

(2)继发性自主神经功能衰竭:见于糖尿病、淀粉样变性、尿毒症、脊髓损伤等。

(3)药物引起的直立性低血压:酒精、血管扩张剂、利尿剂、吩噻嗪类、抗抑郁药等。

(4)血容量不足:出血、腹泻、呕吐等。

## 二、问诊要点

1. 晕厥的发作特点　典型的晕厥呈完全意识丧失,表现为无保护性质的跌倒。意识丧失符合一过性、发作快、历时短、自行恢复的特点。典型晕厥意识丧失过程最多不会超过20秒,但极少数情况下晕厥可能持续数分钟。晕厥恢复时通常表现为行动力和定向力的立即恢复,老年人中可见逆行性遗忘,有时苏醒后可能有明显的疲劳感。

部分患者晕厥前可出现"先兆晕厥"("近乎晕厥"),表现为严重头晕、疲劳、虚弱、心慌、视觉异常(如管状视野、黑矇、亮度增强)和听力异常(声音遥远、耳鸣)、多汗、后背、颈部或心前区疼痛等,存在不同程度的意识改变,但无完全意识丧失。上述症状可进一步发展成为晕厥,也可自行终止而恢复正常。

2. 诱因及发病背景

(1)神经反射性晕厥:多有明显的诱发因素,如血管迷走性晕厥多由情绪(紧张、恐惧、疼痛)介导,或由长久站立诱发,在天气闷热、空气污浊、疲劳、空腹、失眠及妊娠等情况下更易发生;情境性晕厥由特定触发因素如咳嗽、打喷嚏、胃肠道刺激(吞咽、排便、腹痛)、排尿;运动后、餐后、其他(大笑、举重等)等因素触发;颈动脉窦性晕厥可由转头动作时颈动脉受压(局部肿瘤、剃须、衣领过紧)诱发。诱因不明或无明显诱因的反射性晕厥称为"不典型晕厥"。

(2)心源性晕厥:多有器质性心脏病或心律失常病史、晕厥/猝死家族史是诊断心源性晕厥的重要线索。

(3)直立性低血压:需注意询问患者有无导致自主神经功能衰竭的背景疾病,是否存在血容量不足的情况(如出血、腹泻、呕吐等),或正在服用导致血管扩张或血容量降低的药物。询问患者发作前是否有体位改变,早期直立性低血压在站立后30秒内出现头晕或晕厥(较少见),典型直立性低血压症状发生在站立后30秒~3分钟,以头晕、近似晕厥多见,也可发生晕厥；延迟（进行性）直立性低血压症状多出现在 3~30min，先兆症状出现时间较长，常随后迅速出现晕厥。

3 伴随症状

(1)伴面色苍白、出冷汗、乏力、恶心等：常见于血管迷走性晕厥。

(2)伴心悸、胸闷、胸痛：常见于心源性晕厥。

(3)伴抽搐：常见于阿 - 斯综合征、颈动脉窦性晕厥。

(4)伴静止性震颤、运动迟缓、肌肉僵硬：见于帕金森病。

## 三、查体要点

目睹晕厥发生时，当注意监测心率、心律、血压等变化，同时注意观察有无抽搐、瞳孔扩大、有无神经系统定位体征，以便和癫痫发作及一过性脑缺血发作相鉴别。在全面体检的基础上重点进行心脏检查，判断是否有心脏扩大、心音改变、杂音及心律失常等，以排查器质性心脏疾病。体格检查中要注意神经系统感觉、运动、肌张力及自主神经功能检查。立卧位血压检查有助于诊断直立性低血压，必要时可行直立倾斜试验及颈动脉窦按摩检查。

## 四、辅助检查要点

血、尿常规、肝肾功能电解质、血糖等可作为常规筛查项目。超声心动图检查可排查结构性心脏病，对可疑为心律失常性晕厥者立即进行 ECG 监护，心电图检查与动态心电图检查可提供诊断依据，必要时可进行电生理检查。可疑冠心病者可选择冠状动脉 CTA 或冠脉造影检查。头颅 CT、脑电图检查用以排查脑部疾病及癫痫发作，以资和晕厥进行鉴别诊断。

———————————●（金 涛）

立卧位试验、直立倾斜试验与颈动脉窦按摩检查

复习思考题

简述晕厥的诊断思路。

扫一扫
测一测

# 第二十三章

# 抽搐与惊厥

## 学习目标

1. 掌握抽搐与惊厥的概念、常见病因、问诊要点及其临床意义。
2. 熟悉抽搐与惊厥发生机制、查体要点及其临床意义。
3. 了解抽搐与惊厥的辅助检查要点。

抽搐(convulsion)是指全身或局部成群骨骼肌不自主的发作性的抽动或强烈收缩,常引起关节运动或强直。当肌群收缩表现为强制性或阵挛性时,称为惊厥。抽搐和惊厥都属于不随意运动,一般为全身性、对称性,伴有或不伴有意识障碍。

### 一、发生机制与常见病因

抽搐与惊厥的发生机制尚未完全明了,目前认为可能与下述机制有关:①运动神经元的异常放电:大脑功能障碍引起异常放电,这种异常放电主要是由神经元膜电位的不稳定性引起。②其他:如低钙血症引起的抽搐是由于低血钙导致神经 - 肌肉兴奋性增高所致;破伤风是由于破伤风梭菌痉挛毒素所致。

1. 颅脑疾病

(1)感染性:各种脑炎、脑膜炎、脑脓肿、脑结核瘤、脑寄生虫病、脊髓灰质炎等。

(2)非感染性:①脑血管疾病:脑出血、蛛网膜下腔出血、脑栓塞、脑血栓形成、高血压脑病、脑缺氧等;②肿瘤:原发性肿瘤(脑膜瘤、神经胶质瘤等)、脑转移瘤;③外伤:产伤、脑挫伤、脑血肿等;④其他:先天性脑发育障碍、原因未明的大脑变性(结节性硬化、播散性硬化)、核黄疸、癫痫大发作等。

2. 全身性疾病

(1)感染性:中毒型菌痢、败血症、狂犬病、破伤风等。

(2)非感染性:①中毒:内源性中毒(尿毒症、肝性脑病等)和外源性中毒(药物,如氯喹、阿托品、氨茶碱;化学物质,如苯、铅、砷、汞、乙醇、有机磷等);②心血管疾病:阿 - 斯综合征、高血压脑病;③代谢障碍性疾病:低血糖、低血钙、低血镁、急性间歇性血卟啉病、子痫等;④物理性疾病:触电、高温中暑、窒息、溺水等;⑤神经症:癔症;⑥其他:休克、肺源性心脏病、系统性红斑狼疮、妊娠高血压、突然撤停安眠药或抗癫痫药等。

### 二、问诊要点

1. 起病情况　发病的年龄、有无反复发作史。
2. 诱因与相关病史　有无颅脑疾病,有无心、肺、内分泌疾病病史;发病前有无明显诱因,有无毒物接触史、酗酒史、长期服药史、癔症等。儿童患病应询问出生分娩史、生长发育史等。

3. 发病特点　有无先兆,持续的时间,有无意识障碍及大小便失禁,是全身性的还是局部性,发作时肢体抽动次序及分布。

(1)全身性抽搐:癫痫大发作是典型的抽搐与惊厥表现。发作时患者突然意识丧失,全身肌张力增高而跌倒,继而呼吸暂停、发绀、牙关紧闭、全身僵直、眼球上窜、瞳孔散大、对光反射消失、病理反射阳性,然后出现四肢阵挛性抽搐,呼吸不规则,大小便失禁,一般发作1~2分钟后自行停止。患者全身松弛无力、昏睡,经几分钟或更长时间的睡眠后意识恢复。醒后有头痛、全身酸痛,但也有反复发作或呈持续状态者。

(2)局部性抽搐:以身体的某一局部连续性肌肉收缩为主要表现,常见于一侧口角、眼睑,手、足等,常无意识障碍。手足搐搦症可表现为间歇性双侧强直性肌痉挛,如上肢可呈"助产士手"。

4. 伴随症状

(1)伴发热:见于颅内感染和全身性感染性疾病,小儿高热惊厥。注意抽搐本身也可以引起高热。

(2)伴高血压:见于高血压脑病、妊娠高血压、高血压合并脑出血、肾炎等。

(3)伴脑膜刺激征:见于各种脑膜炎、蛛网膜下腔出血等。

(4)伴瞳孔扩大、意识丧失、大小便失禁:可见于癫痫大发作。

(5)不伴意识丧失:见于破伤风、狂犬病、低钙抽搐、癔症性抽搐等。

(6)伴肢体偏瘫:见于脑血管疾病、颅内占位性病变等。

## 三、查体要点

抽搐病因很多,几乎各系统的疾病均可引起抽搐,因此详细的体格检查十分必要。除必须检查体温、脉搏、呼吸、血压等生命体征外,应重点检查神经系统与心脏血管系统。神经系统应注意意识状态、瞳孔情况、眼底改变,有无神经系统定位体征、脑膜刺激征及病理反射。心脏血管检查应注意有无严重的心律失常及心肌功能受损等。

## 四、辅助检查要点

1. 实验室检查　包括血、尿、大便常规检查、脑脊液检查、肝、肾功能检查、血生化及内分泌功能检查。

2. 器械检查　包括心电图、24小时动态心电图、超声心动图、脑电图检查,头颅的X线平片、CT或MRI等检查。

●━━━━(张晋岳)

**复习思考题**

简述抽搐与惊厥的诊断思路。

扫一扫
测一测

# ◆◆◆ 第二十四章 ◆◆◆
# 意 识 障 碍

## 学习目标

1. 掌握意识障碍的概念、常见病因、问诊要点及其临床意义。
2. 熟悉意识障碍的发生机制、查体要点及其临床意义。
3. 了解意识障碍的辅助检查要点。

意识是中枢神经系统对体内、外刺激的应答能力,是指人对自身状态及周围环境的知觉状态。意识清醒表现为觉醒状态正常,意识内容正常(定向力、认知、记忆、思维、推理、情感等)。中枢神经系统对体内、外刺激的应答力减弱或消失称为意识障碍(disorders of consciousness)。

## 一、发生机制与常见病因

意识内容与大脑功能活动有关,觉醒状态取决于"开关"系统,包括经典的感觉传导径路和脑干网状结构。意识的开关系统可激活大脑皮质并使其维持一定的兴奋性,使机体处于觉醒状态,在此基础上产生意识内容。双侧大脑半球是意识"内容"(即各种高级神经活动,包括定向力、感知觉、注意、记忆、思维、情感、行为等)的所在部位。当意识的开关系统受损或大脑皮质弥漫病变时,则表现为不同的意识障碍。

1. 颅脑疾病

(1)感染性:病毒性脑炎、流行性脑脊髓膜炎、流行性乙型脑炎、脑脓肿等。

(2)非感染性:①脑血管疾病:脑出血、蛛网膜下腔出血、脑梗死、高血压脑病、脑缺血等;②占位性病变:脑肿瘤、脑囊肿、颅内血肿等;③外伤:脑震荡、脑挫裂伤等;④癫痫。

2. 全身性疾病

(1)感染性:见于全身各种严重感染性疾病,如中毒型细菌性菌痢、败血症、伤寒、重症肝炎、肺炎、流行性出血热等。

(2)非感染性:①中毒:有机磷、安眠药、乙醇、一氧化碳、吗啡等;②心血管疾病:阿-斯综合征、休克;③内分泌与代谢障碍性疾病:甲状腺危象、甲状腺功能减退、糖尿病性昏迷、尿毒症、肝性脑病、低血糖、妊娠中毒症及严重的水、电解质、酸碱平衡失调等;④物理性损伤:触电、中暑、溺水、冻伤等。

## 二、问诊要点

1. 起病情况　突然出现的意识障碍多为急性中毒、脑血管疾病、颅脑外伤等;缓慢发生的多为肺性脑病、肝性脑病、尿毒症等。

2. 诱因与相关病史　有无服毒及毒物接触史、外伤、有无在高温或烈日下工作等诱因;

有无传染病接触史;既往史中有无高血压、肺心病、肝硬化、慢性肾病、糖尿病等病史,并注意询问糖尿病患者降糖药或胰岛素的用量、肝脏病患者应用镇静剂等情况。

3. 意识障碍的类型及程度 结合体格检查,根据患者对语言和各种刺激的反应情况和一些特殊的表现,明确意识障碍的类型及程度。

4. 伴随症状 结合体格检查,了解患者是否伴发热,是否有呼吸、心率、血压等异常,其临床意义见查体要点。

### 三、查体要点

1. 意识障碍类型及程度的判定 通过语言和各种刺激,观察患者反应情况加以判断。

(1)嗜睡:是最轻的一种意识障碍,患者处于一种病理性的睡眠状态,表现为持续性睡眠,轻刺激(如唤其姓名)可以将其唤醒,并能正确回答问题及做出各种反应,但答语缓慢、反应迟钝,停止刺激,则很快再次入睡。

(2)意识模糊:是较嗜睡重的意识障碍,具有简单的精神活动,但定向力障碍,表现为对时间、地点、人物失去正确判断。

(3)昏睡:患者接近人事不省,处于熟睡状态,不易唤醒,强刺激(如压迫眶上切迹、推摇患者身体等),可将其唤醒,醒时答语含糊或答非所问,且很快再次入睡。

(4)昏迷:是最严重的意识障碍,按其程度可分为三个阶段。

1)轻度昏迷:意识大部分丧失,无自主运动,强刺激也不能将其唤醒,但对疼痛刺激可有痛苦表情或肢体退缩等防御性反应,角膜反射、瞳孔对光反射、吞咽反射、眼球转动存在。

2)中度昏迷:对剧烈刺激可有防御反射,角膜反射减弱、瞳孔对光反射迟钝,眼球无转动。

3)深昏迷:对疼痛等各种刺激均无反应,深浅反射均消失,全身肌肉松弛。

(5)谵妄:是一种以兴奋性增高为主的急性高级神经中枢活动失调状态,表现为意识模糊、定向力障碍,伴错觉、幻觉(幻听、幻视等)躁动不安、谵语。

(6)醒状昏迷:在一些特殊的医学状态下,病人可出现意识内容和觉醒状态分离的现象,大脑皮质高级神经活动完全受抑制而意识内容完全丧失,但皮质下觉醒功能正常,这类意识障碍被称为"醒状昏迷"。患者主要表现为除眼睛有无意识活动外无其他活动,意识内容丧失,持续昏迷达3个月或以上。极少数人可以恢复。

2. 神经系统检查 神经系统检查是意识障碍的检查重点,尤其是发现神经系统局灶体征、脑膜刺激征等,有助于意识障碍的病因诊断。有神经定位体征,锥体束征阳性者见于脑出血、脑水肿、脑肿瘤等;脑膜刺激征阳性的患者如伴有发热,常见于流行性脑脊髓膜炎、结核性脑膜炎、流行性乙型脑炎等。而脑膜刺激征阳性无发热者需要考虑蛛网膜下腔出血。

3. 全身体格检查

(1)生命体征:①体温:先发热后出现意识障碍,见于感染性疾病;而先出现意识障碍后出现发热,见于脑出血、蛛网膜下腔出血、巴比妥类药物中毒等体温调节中枢功能紊乱性疾病;体温过低则应注意休克、低血糖、甲状腺功能减退症、肾上腺皮质功能减退症等。②呼吸:呼吸缓慢见于颅内高压或呼吸中枢抑制,如吗啡、巴比妥、有机磷等中毒;呼吸急促者多见于急性感染性疾病;呼吸深大者考虑代谢性酸中毒;潮式呼吸多见于双侧大脑半球疾病或间脑病变;不规则的呼吸节律则多桥脑下部延髓上部病变。③脉率/心率:减慢见于颅内高压症、房室传导阻滞、吗啡、毒蕈等中毒。④血压:高血压见于尿毒症、高血压脑病、脑出血等。

(2)皮肤黏膜的变化:尿毒症性昏迷者,皮肤较苍白。肝性脑病患者,皮肤多伴黄疸。一

笔记栏

氧化碳中毒口唇常呈樱桃红色。唇指发绀多见于心肺功能不全。此外,还应注意皮肤外伤或皮下注射(如麻醉品、胰岛素)的证据,以及皮疹等。

(3)瞳孔变化:如双侧瞳孔散大,可见于颠茄类、氰化物、肉毒杆菌等药物或食物中毒;双侧瞳孔缩小,见于吗啡类药物、有机磷农药、毒蕈、氯丙嗪等中毒及原发性桥脑出血;两侧瞳孔大小不等或忽大忽小者,常提示脑疝早期等。

(4)呼气味:呼气带有氨味者,提示尿毒症性昏迷;呼气有"肝臭"者,提示为肝性脑病;呼出气体带烂苹果味者,提示糖尿病酮症酸中毒;呼出气体带苦杏仁味者,提示苦杏仁、木薯、氰化物等含氢氰酸物中毒。

(5)重要脏器检查:如怀疑肝性脑病,应重点检查黄疸、蜘蛛痣、肝脾大小等。怀疑肺性脑病,需注意有无球结膜水肿、杵状指、桶状胸等体征,并重点进行肺部视、触、叩、听检查。怀疑心血管系统疾病,加强心脏的检查。

## 四、辅助检查要点

1. 实验室检查 对于原因不明的意识障碍,实验室检查有一定的诊断价值。如进行血液常规(包括血细胞比容、白细胞数等)检查,电解质、血糖、血酮体、血乳酸、血尿素氮、肌酐、血氨测定、血气分析、甲状腺功能检查以及其他血生化检查,将有助于感染及代谢紊乱所致意识障碍的诊断。对于怀疑中毒的病人应进行洗胃取样,样品进行毒物检查。如怀疑颅内感染,除非有占位性病变引起的颅压增高禁忌证,应尽可能及早进行腰椎穿刺做脑脊液检查。

2. 影像学检查 对诊断不明的病例应做急诊 CT 或 MRI 检查,了解颅内弥漫性或局灶性病变情况。

3. 脑电图检查 是对大脑皮质的一项功能性检查,对癫痫、颅内占位性病变、颅内炎症等也有一定的辅助诊断价值。

（张晋岳）

复习思考题

简述意识障碍的诊断思路。

扫一扫
测一测

# 第二十五章

# 关 节 痛

 **学习目标**

1. 掌握关节痛的概念、常见病因、问诊要点及其临床意义。
2. 熟悉关节痛的发生机制、查体要点及其临床意义。
3. 了解关节痛的辅助检查要点。

关节痛(arthralgia)可因单纯的关节病变或全身性疾病所致,是关节疾病最常见的症状。大多关节痛的好发部位在活动关节(间接连结方式),多见于关节和骨骼疾病、风湿性疾病、感染性疾病、药物反应、过敏及免疫接种等,也还是精神障碍性疾病的一种表现。正常人也可出现,尤其是女性,有的人从儿童期出现关节痛并伴随一生,可与气候相关。关节痛分为急性和慢性两类。

## 一、发生机制与常见病因

活动关节是由骨、关节软骨、滑膜、纤维膜、关节内韧带和关节腔构成,关节外附有肌腱、皮下组织和皮肤。关节解剖结构的任何部分受到损伤均可引起关节痛;机械、物理、化学和生物性因素损伤关节,都可刺激机体产生炎症介质,如组胺、5-羟色胺、前列腺素等,使关节的组织出现变性、渗出及增生等炎性改变,导致关节局部红、肿、热、痛和功能障碍。急性关节痛以关节及其周围组织的炎症反应为主,慢性关节痛则以关节囊肥厚及骨质增生为主。病程日久可出现关节功能障碍或畸形。

1. 外伤性

(1)急性损伤:因外力撞击关节或使关节过度伸展、扭曲,关节骨质、肌肉、韧带等结构损伤,造成关节脱位或骨折、血管破裂出血、组织液渗出,关节肿胀而引起疼痛。

(2)慢性损伤:持续的慢性机械损伤,或急性损伤后关节面破损遗留粗糙瘢痕,关节内润滑作用消失,关节面长期摩擦,产生慢性损伤;长期负重,使关节软骨及关节面破坏;关节活动过度,可造成关节软骨的累积性损伤;关节扭伤处理不当或骨折愈合不良,畸形愈合所致负重不平衡,造成关节慢性损伤。

2. 感染性 细菌直接侵入关节内,如外伤引起细菌侵入关节;败血症时细菌经血液到达关节内;关节邻近软组织炎症、骨髓炎、脓肿蔓延至关节内;关节穿刺时无菌操作不严,而致细菌进入关节内。常见的病原体有葡萄球菌、肺炎链球菌、脑膜炎球菌、结核杆菌和梅毒螺旋体等。

3. 变态反应和自身免疫性

(1)变态反应性关节炎:因病原微生物及其产物、药物、异型血清与血液中的抗体形成免疫复物,流经关节沉积在关节腔,引起组织损伤和关节病变。如类风湿关节炎、细菌性痢疾、过敏性紫癜和结核菌感染所致的反应性关节炎。

（2）自身免疫性关节炎：外来抗原或理化因素使宿主组织成分改变，形成自身抗原刺激机体产生自身抗体，引起器官和非器官特异性自身免疫病。关节病变成为全身性损害之一，表现为滑膜充血、水肿，软骨进行性破坏，导致关节畸形。如类风湿关节炎，系统性红斑狼疮引起的关节病变。与 HLA-B27 关系密切，常累及脊柱的关节病，如强直性脊柱炎、瑞特综合征等。

4. 退行性关节病　又称增生性关节炎或肥大性关节炎。主要是骨关节炎和骨关节病。分原发性和继发性两种。原发性无明显局部病因。多见于肥胖老人，女性多见，有家族史，常有多关节受累。继发性骨关节病变多有创伤、感染或先天性畸形等基础病变，并与吸烟、肥胖和重体力劳动有关。多由于关节的炎症或慢性劳损、局部损伤等引起关节面发生退行性改变，软骨下骨板反应性增生，形成骨刺，导致关节肿胀、疼痛及功能受限。

5. 内分泌和代谢性骨病　某些内分泌和代谢疾病如糖尿病性骨病、皮质醇增多症性骨病、甲状腺或甲状旁腺疾病引起的骨关节病等均可出现关节疼痛。维生素 D 代谢障碍所致的骨质软化性骨关节病，常因阳光照射不足、消化不良、维生素 D 缺乏和磷摄入不足等引起。骨质疏松性关节病，如老年性、失用性骨质疏松；脂质代谢障碍所致的高脂血症性关节病，骨膜和关节腔组织脂蛋白转运代谢障碍性关节炎；嘌呤代谢障碍所致的痛风性关节炎。

6. 骨关节肿瘤　原发在滑膜、骨的肿瘤和转移瘤。良性肿瘤如骨样骨瘤、骨软骨瘤、骨巨细胞瘤和骨纤维异常增殖症。恶性骨肿瘤如骨肉瘤、软骨肉瘤、骨纤维肉瘤、滑膜肉瘤和转移性骨肿瘤。

7. 神经病变　神经根痛、椎管狭窄等。

8. 其他疾病　肌筋膜疼痛综合征、下腰痛及椎间盘病变、血友病等。

## 二、问诊要点

1. 起病情况　急性外伤性关节炎、痛风、化脓性关节炎呈急性起病；慢性外伤性关节炎有明确的外伤史，反复出现关节痛，常于过度活动和负重及气候寒冷等刺激时诱发；系统性红斑狼疮、代谢性骨病等关节痛往往缓慢起病，逐渐加重，疼痛不剧烈，而以其他器官受累症状为主，常难以陈述确切的起病时间。

2. 诱因与相关病史　风湿性关节炎常因气候变冷、潮湿而发病；痛风常在饮酒或高嘌呤饮食后诱发；增生性关节炎常在关节过度负重、活动过多时诱发疼痛。长期负重和居住在潮湿寒冷环境中的人员，关节病的患病率明显升高；长期服用镇痛药和糖皮质激素与关节病发病有关。注意年龄、性别与关节痛发病的关系：原发性退行性关节病多见于老年人，女性多见；骨质疏松性关节痛常见于老年人；系统性红斑狼疮引起的关节痛常见于女性；绝经前后的女性易患类风湿关节炎；风湿热关节痛常见于儿童和青少年；年幼起病的患者需要注意鉴别代谢性骨病。注意询问家族史、遗传史，以及有无内分泌与代谢性疾病、风湿免疫性疾病等病史等。

3. 关节痛的特点

（1）累及关节部位：关节痛累及何处特定的关节，有助于鉴别诊断。化脓性关节炎多为大关节和单关节发病；痛风往往是单关节起病，踇趾和第 1 跖趾关节多见；变态反应、自身免疫病、代谢性骨病所致关节痛往往是多关节起病；类风湿关节炎累及对称性小关节；风湿性关节炎表现为游走性的大关节疼痛；结核性关节炎多见于髋关节和脊椎；增生性关节炎常以膝关节多见。

（2）关节痛性质：结合体格检查判断患者是单纯的关节痛还是炎性疼痛。关节炎除有关节痛症状外,还伴有疼痛关节局部红肿、皮温升高等炎症表现,如感染性关节炎、痛风性关节炎;代谢性骨病、退行性关节病往往不伴有明显炎症;肿瘤骨转移往往炎症不显著。

(3)疼痛程度与性质:急性外伤、化脓性关节炎及痛风起病急剧,疼痛剧烈,呈烧灼切割样疼痛或跳痛;骨折和韧带拉挫伤则呈锐痛;骨关节肿瘤呈钝痛;系统性红斑狼疮、类风湿关节炎、增生性骨关节病等起病缓慢,疼痛程度较轻,呈酸痛或胀痛。

(4)缓解因素:化脓性关节炎局部冷敷可缓解疼痛;消炎镇痛药对多数关节炎有较好疗效;除消炎镇痛药外,秋水仙碱对痛风效果显著;关节肌肉劳损休息时疼痛减轻,活动则疼痛加重;增生性关节炎夜间卧床休息时因静脉回流不畅骨内压力增高,疼痛加重,起床活动后静脉回流改善,疼痛缓解,但活动过多疼痛又会加重。

4. 伴随症状

(1)伴高热、畏寒、局部红肿热痛:见于化脓性关节炎。

(2)伴低热、乏力、盗汗、消瘦、食欲下降:见于结核性关节炎,晚期有关节畸形和功能障碍,如关节旁有窦道形成,常有干酪样物质流出。

(3)伴血尿酸升高,局部红肿、灼热见于痛风,晚期可出现关节畸形,皮肤破溃,经久不愈,常有白色乳酪状分泌物流出。

(4)伴皮肤红斑、光过敏、低热和多器官损害:见于系统性红斑狼疮。

(5)伴皮肤紫癜、腹痛、腹泻:见于关节受累型过敏性紫癜。

(6)伴发僵或晨僵:发僵即患者感觉关节活动困难,这种感觉如发生在晨起,称为晨僵,是诊断关节炎并判断疗效的一个指标,往往与疾病的活动度有关。类风湿关节炎患者的晨僵症状非常明显。

## 三、查体要点

以疼痛关节部位的检查为重点,明确受累关节,检查关节局部皮肤红肿热痛情况,评估关节运动情况,有无关节畸形、摩擦音、有无关节腔积液、受累关节周围肌群是否有萎缩。全身体格检查以发现有无相关疾病体征。

## 四、辅助检查要点

对病变关节进行影像学检查,必要时行关节穿刺,或关节镜检查,以明确关节病变。血常规、血糖、血脂、尿酸、血沉、C- 反应蛋白、甲状腺功能、甲状旁腺功能、类风湿因子、风湿免疫系列、抗链球菌溶血素 O 试验、免疫球蛋白和补体、HLA-B27 等实验室检查,可判断关节痛是否和全身性疾病相关。

●(高燕鲁)

复习思考题

简述关节痛的诊断思路。

扫一扫
测一测

# 第三篇

# 体 格 检 查

体格检查（physical examination）是指医师运用自己的眼、耳、鼻、手等感官和借助于简便的检查工具，如体温表、血压计、叩诊锤、听诊器等，客观地了解和评估人体状况的一系列最基本的检查方法。医师通过体格检查对患者健康状况和疾病状态提出的临床判断称为检体诊断（physical diagnosis）。医师通过体格检查发现的异常征象，称为体征（sign）。体征有其病理生理学基础，医师不仅要正确判断体征，还要分析体征所揭示的解剖学及病理生理学改变，为诊断提供依据。

体格检查的基本方法有5种：视诊、触诊、叩诊、听诊和嗅诊。只有熟练地进行全面、有序、重点、规范和正确的体格检查，才能准确地发现阳性体征，对临床提供有价值的诊断依据。随着科学的发展，辅助检查方法越来越多，精确度越来越高，但体格检查仍不能被仪器所替代，是临床诊断的重要手段和方法，是执业医师最基本的操作技能。体格检查的过程既是疾病诊断的基本过程，也是基本技能的训练过程，更是医师临床经验的积累过程，通过体格检查还可以与患者交流、沟通，建立良好的医患关系。

体格检查时应注意以下几方面：

1. 体格检查应在适当的自然光线、适宜的室温和安静的环境中进行。

2. 检查过程中，应注意避免交叉感染。对于急性、慢性传染病进行体格检查时，应穿隔离衣，戴好口罩和手套，并做好隔离和消毒工作。

3. 体格检查时医师一般站在患者右侧，检查要求规范、有序、正确、全面，避免重复和遗漏，避免反复翻动患者，被检查部位应充分暴露。

4. 检查顺序通常首先进行生命体征和一般检查，然后按头、颈、胸、腹、脊柱、四肢和神经系统的顺序进行检查，必要时进行生殖器、肛门和直肠检查。检查时应注意左、右及相邻部位等的对照检查。

5. 根据病情变化应及时进行复查，这样才能有助于病情观察，有助于补充和修正诊断。

**思政元素**

### 体格检查中的人文关怀

1. 体格检查应以患者为中心，要关心、体贴、理解患者，要有高度的责任感和良好的医德修养。

2. 检查时应仪表端庄，举止大方，态度诚恳和蔼。

3. 平时注意体格检查的手法的训练。检查患者时应注意手法的轻重适宜，不粗暴生硬，要求患者变换体位时应予以协助。

4. 检查前应有礼貌地对患者做自我介绍，并说明体格检查目的和要求，便于更好地取得患者密切配合；检查结束应对患者的配合表示感谢。

5. 依次充分暴露患者的检查部位，注意保护患者隐私，注意对不检查的部位进行遮盖保暖。

# 第二十六章

# 基本检查法

## 一、视诊

视诊(inspection)是医师用眼睛观察患者全身或局部表现的诊断方法。视诊既可用于全身一般状态的检查,如年龄、性别、发育、营养、意识状态、面容、表情、体位、姿势、步态等,又能观察身体局部的改变,如皮肤、黏膜、眼、耳、鼻、口、舌、头颈、胸廓、腹形、肌肉、骨骼、关节外形等。对于眼、耳、咽喉、支气管、胃肠等特殊部位的视诊需借助于一些仪器如检眼底镜、耳镜、喉镜、纤维支气管镜、胃镜、肠镜等进行检查。

视诊简便易行,适用范围广,常能提供重要的诊断资料和线索,有时仅用视诊就可明确一些疾病的诊断。但视诊又是一种常被忽略的诊断和检查方法。只有不断丰富医学知识和临床经验,才能减少和避免视而不见的现象;只有反复临床实践,才能获得敏锐的洞察力;只有将视诊与其他检查方法紧密结合起来,才能发现具有重要诊断意义的临床征象。

视诊时注意事项如下:

1. 视诊一般在自然光线下进行,亦可借助于灯光,但光线要明亮。观察皮肤颜色、皮疹等须在自然光线下进行。观察搏动、肿物和某些脏器的轮廓应以侧面光线为宜。

2. 检查应在适宜的室温下进行,局部观察应充分裸露,并可根据需要采取适当的体位。

3. 检查应按一定顺序,全面观察应注意患者的精神、表情、言谈举止等外部表现。视诊应结合触诊、叩诊、听诊、嗅诊等检查方法,综合分析其临床意义。

## 二、触诊

触诊(palpation)是医师通过手的触觉来进行判断的一种方法。手指指腹、小鱼际肌表面对触觉较为敏感,掌指关节部掌面对震动较为敏感,手背皮肤对温度较为敏感,因此触诊多用这些部位进行相应检查。

触诊可以进一步明确视诊发现的异常征象,也可补充视诊所不能看到的体征,如体温、湿度、震颤、波动、压痛、反跳痛、摩擦感以及包块的位置、大小、轮廓、表面性质、硬度、移动度等。触诊的适用范围很广,以腹部检查最为重要。

(一) 触诊方法

由于检查目的的不同,触诊分为浅部触诊法和深部触诊法。

1. 浅部触诊法(light palpation) 触诊时,将手放在被检查部位,用掌指关节和腕关节

95

的协同动作以旋转或滑动方式轻压触摸(图26-1)。适用于体表浅在病变如关节、软组织、浅部动脉、静脉、神经以及阴囊、精索等部位的检查和评估。腹部浅部触诊可触及的深度约为1cm。

1. 浅部触诊 一般不会引起患者痛苦或痛苦较轻,也多不引起肌肉紧张,因此有利于检查腹部有无压痛、抵抗感、搏动、浅表包块和某些肿大脏器等。浅部触诊常在深部触诊前进行,有利于患者做好接受深部触诊检查的心理准备。

2. 深部触诊法(deep palpation) 主要用于腹腔内病变和脏器的检查。患者应平卧、屈膝屈髋、张口呼吸,以放松腹部肌肉。检查时可用单手或两手重叠由浅入深,逐渐加压以达到深部触诊的目的(图26-2)。深部触诊法触及的深度常常在2cm以上,主要用于检查和评估腹腔病变和脏器情况。根据检查目的和手法不同可分为以下几种:

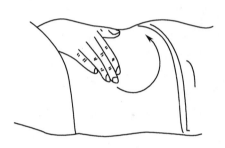
图26-1 浅部触诊法

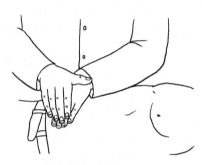
图26-2 深部触诊法

(1)深部滑行触诊法(deep slipping palpation):医师用右手并拢的示指、中指、环指平放在腹壁上,以手指末端逐渐触向腹腔的脏器或包块,在被触及的包块上做上、下、左、右滑动触摸,如为肠管或索条状包块,应向与包块长轴相垂直的方向进行滑动触诊。这种触诊方法常用于腹腔深部包块和胃肠病变的检查。

(2)双手触诊法(bimanual palpation):将左手掌置于被检查脏器或包块的背后部,右手中间三指并拢平置于腹壁被检查部位,左手将被检查部位向右手方向托起,使被检查的脏器或包块位于双手之间,并更接近体表,有利于右手触诊检查。主要用于肝、脾、肾和腹腔肿块的检查。

(3)深压触诊法(deep press palpation):用一个或两个并拢的手指逐渐深压腹壁被检查部位,用于探测腹腔深在病变的部位或确定腹腔压痛点,如阑尾压痛点、胆囊压痛点、输尿管压痛点等。检查反跳痛是用手指深压腹壁,等患者适应后迅速将手抬起,并询问患者是否感觉疼痛加重或观察面部是否出现痛苦表情。

(4)冲击触诊法(ballottement):又称为浮沉触诊法。检查时,右手并拢的示指、中指、环指三个手指取70°~90°角,放置于腹壁拟检查的相应部位,做数次急速而较有力的冲击动作,在冲击腹壁时指端会有腹腔脏器或包块浮沉的感觉(图26-3)。这种方法只用于大量腹水时肝、脾及腹腔包块难以触及者。手指急速冲击时,腹水在脏器或包块表面暂时移去,故指端易于触及肿大的肝、脾或腹腔包块。冲击触诊会使患者感到不适,操作时应避免用力过大。

(二)触诊的注意事项

1. 检查前医师要向患者讲清触诊的目的,消除患者的紧张情绪,取得患者的密切配合。

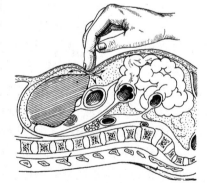
图26-3 冲击触诊法

2. 医师手应温暖,手法轻柔,动作规范,避免引起肌肉紧张,影响检查效果。在检查过程中,应随时观察患者表情。

3. 患者应采取适宜的体位。通常取仰卧位,双手置于体侧,双腿稍屈,腹肌放松。检查肝、脾、肾时也可嘱患者取侧卧位。

4. 腹部检查前,可嘱患者排尿或排便,以免将充盈的膀胱或乙状结肠误认为腹腔包块。

5. 触诊时医师应手脑并用,边检查边思索。注意病变的部位、特点、毗邻关系,以明确病变的性质和来源。

## 三、叩诊

叩诊(percussion)是用手指叩击身体表面某一部位,使之震动而产生音响,根据震动和声响的特点来判断被检查部位的脏器有无异常的一种方法。

叩诊多用于确定肺尖宽度、肺下缘位置、肺组织实变或空洞及肺气肿、胸膜腔积液或积气的多少、心界的大小与形状、肝脾的边界、腹水、气腹、卵巢肿瘤、膀胱充盈程度等。另外用手或叩诊锤直接叩击被检查部位,观察反射情况和有无疼痛反应也属叩诊。

### (一)叩诊方法

根据叩诊的目的和手法不同分为直接叩诊法和间接叩诊法两种。

1. 直接叩诊法(direct percussion) 医师右手中间三个手指并拢,用其掌面直接拍击被检查部位,借助于拍击的声音和指下的震动感来判断病变情况的方法称为直接叩诊法。适用于胸部和腹部范围较广泛的病变,如胸膜粘连或增厚、大量胸腔积液、腹水及气胸等。

2. 间接叩诊法(indirect percussion) 为应用最多的叩诊方法。叩诊时医师左手中指(板指)第二指节紧贴于叩诊部位,其他手指稍微抬起,勿与体表接触;右手指自然弯曲,用中指指端叩击左手中指第二节指骨的远端或末端指关节处,叩击方向应与叩诊部位的体表垂直(图 26-4、图 26-5)。右手叩诊时应以腕关节与掌指关节的活动为主,避免肘关节和肩关节参与运动。叩击动作要灵活、短促、富有弹性,力度要均匀。叩击后右手中指应立即抬起,以免影响对叩诊音的判断。在同一部位叩诊可连续叩击 2~3 下,若未获得明确印象,可再连续叩击 2~3 下。应避免不间断地、连续地快速叩击,这不利于叩诊音的分辨。

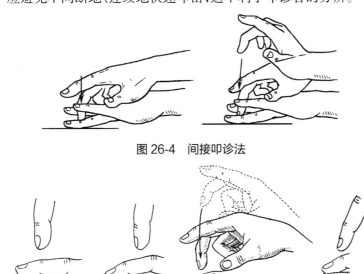

图 26-4 间接叩诊法

| 左手中指姿势 | 错误 | 右手中指叩诊姿势 | 错误 |

图 26-5 间接叩诊法正误图

为了检查患者肝区或肾区有无叩击痛,医师可将左手手掌平置于被检查部位,右手握成拳状,并用其尺侧叩击左手手背,询问或观察患者有无疼痛感。

（二）叩诊音

叩诊时被叩击部位产生的声音称为叩诊音。被叩击部位组织或器官的致密度、弹性、含气量及与体表的间距不同,叩诊音亦不同,根据叩诊音的频率(高者音调高,低者音调低)、振幅(大者音响强,小者音响弱)和是否乐音(音律和谐)的不同,在临床上分为清音、浊音、鼓音、实音、过清音5种。

1. 清音（resonance） 是一种频率为100~128Hz,振动持续时间较长,音响不甚一致的非乐性叩诊音。清音为正常肺部的叩诊音,提示肺组织的弹性、含气量、致密度正常。

2. 浊音（dullness） 是一种音调较高,音响较弱,振动持续时间较短的非乐性叩诊音。除音响外,板指所感到的振动也较弱。当叩击被少量含气组织覆盖的实质脏器时产生,如叩击心脏或肝脏被肺边缘所覆盖的部分,或在病理状态下肺组织含气量减少如肺部炎症时,叩诊音呈浊音。

3. 鼓音（tympany） 一种和谐的乐音,如同击鼓声。音响比清音更强,振动持续时间也较长。在叩击含有大量气体的空腔脏器时出现,正常情况下可见于胃泡区和腹部,病理情况下可见于肺内空洞、气胸、气腹等。

4. 实音（flatness） 亦称绝对浊音,是一种音调较浊音更高,音响更弱,振动持续时间更短的一种非乐性音。生理情况下见于叩击不含气的脏器,如叩击心脏、肝脾等脏器未被肺覆盖的部分所产生的音响。病理状态下可见于大量胸腔积液或肺实变等。

5. 过清音（hyperresonance） 属于鼓音范畴的一种变音,介于鼓音与清音之间,音调较清音低,音响较清音强,为一种类乐性音,正常成人叩诊无过清音。临床上常见于肺组织含气量增多、弹性减弱时,如肺气肿。正常儿童可叩出相对过清音。

（三）叩诊的注意事项

1. 环境应安静,以免影响叩诊音的判断。

2. 根据叩诊部位的不同,患者应采取适当体位。如叩诊胸部可取坐位或卧位;叩诊腹部可取仰卧位;确定腹水时,可嘱患者变换平卧与侧卧体位或取肘膝位进行叩诊。

3. 叩诊时应注意对称部位的比较与鉴别。

4. 叩诊时应注意叩诊音响的变化及不同病灶的震动感差异,两者应相互配合。

5. 叩诊操作应规范,力量要均匀适当,应根据检查部位、病变性质、范围大小及位置深浅等具体情况而定。病灶或被检查部位范围小或位置表浅,宜采取轻(弱)叩诊法,如确定心、肝的相对浊音界;当被检查部位范围比较大或位置比较深时,则需使用中度叩诊法,如确定心或肝的绝对浊音界;若病灶距体表达7cm左右,则需使用重(强)叩诊法。

## 四、听诊

听诊（auscultation)指医师直接用耳或借助听诊器听取被检者体内各部位活动时发出的声音,以判断人体组织器官正常与否的一种检查方法。听诊是临床体格检查的重要手段,对心肺疾病的诊断尤其重要。

广义的听诊还包括听身体各部分所发出的任何声音,如语声、呼吸声、咳嗽声、呃逆、嗳气、呻吟、啼哭、呼叫发出的声音以及肠鸣音、关节活动音及骨擦音,这些声音有时可对临床诊断提供有用的线索。

（一）听诊方法

1. 直接听诊法（direct auscultation） 医师将耳直接贴附于被检查者的体壁上进行听诊,

这种方法所能听到的体内声音很弱。只在某些特殊和紧急情况下才会采用。

2. 间接听诊法（indirect auscultation） 用听诊器进行听诊的一种检查方法。此方法检查方便且不受被检查者体位的影响，听诊效果好，应用范围广，除用于心、肺、腹的听诊外，还可以听取身体其他部位发出的声音，如血管音、皮下气肿音、肌束颤动音、关节活动音、骨折面摩擦音等。

听诊器（stethoscope）通常由耳件、体件和软管 3 部分组成。体件分为 2 种类型：一种是钟型体件，钟型体件适用于听取低调声音，如二尖瓣狭窄的隆隆样舒张期杂音等；另一种是膜型体件，适用于听高调的声音，如哮鸣音、主动脉瓣关闭不全的舒张期叹气样杂音等。听诊器对器官活动的声音有一定的放大作用，且能阻断环境中的噪音。听诊前应注意检查耳件方向是否正确，硬管和软管管腔是否通畅，听诊时注意避免体件与皮肤摩擦。

（二）听诊的注意事项

1. 听诊环境要安静，温度要适宜，寒冷时要将体件温暖，以免患者产生肌束颤动而出现附加音。

2. 被检查部位要充分暴露，切忌隔着衣服听诊，听诊器体件要紧贴皮肤避免摩擦。

3. 听诊一般采用坐位或卧位，心脏听诊时有时需采用左侧卧位、前倾坐位或变换体位。

4. 听诊时注意力要集中，听肺部时要摒除心音的干扰，听心音时要摒除呼吸音的影响，必要时嘱患者控制呼吸或深呼吸配合听诊。

听诊是临床医师的一项基本功，也是体格检查基本方法中的重点和难点，尤其对肺部和心脏的听诊，必须要勤学苦练、仔细体会、反复实践、善于比较，才能切实掌握和熟练应用。

## 五、嗅诊

嗅诊（olfactory examination）是通过嗅觉来判断发自患者的异常气味与疾病之间关系的一种诊断方法。异常气味多来自患者皮肤、黏膜、呼吸道、胃肠道、呕吐物、排泄物、分泌物、脓液和血液等的气味，常见异常气味的临床意义如下：

1. 汗液味 正常汗液无特殊强烈刺激气味。酸性汗液见于风湿热和长期服用水杨酸、阿司匹林等解热镇痛药者；狐臭味见于腋臭等患者；脚臭味见于多汗者或脚癣合并感染。

2. 痰液味 正常痰液无特殊气味，如呈恶臭味，提示厌氧菌感染，见于支气管扩张症或肺脓肿；痰液呈现血腥味见于咯血患者。

3. 脓液味 恶臭的脓液见于气性坏疽。

4. 呕吐物味 胃内容物略带酸味。粪便味见于肠梗阻患者；呕吐物杂有脓液并有令人恶心的烂苹果味，可见于胃坏疽；浓烈的酸味见于幽门梗阻或狭窄者。

5. 粪便味 腐败性臭味见于消化不良或胰腺功能不全者；腥臭味见于细菌性痢疾；肝腥味见于阿米巴性痢疾。

6. 尿液味 新鲜尿液没有气味。浓烈氨味见于膀胱炎。

7. 呼吸味 酒味见于饮酒及酒精中毒者；刺激性蒜味见于有机磷农药中毒；烂苹果味见于糖尿病酮症酸中毒；氨味见于尿毒症；肝腥味见于肝性脑病。

8. 口腔气味 口臭见于口鼻部病变、肺脓肿、支气管扩张症、肺坏疽、消化不良、肝病、吸烟等；苦杏味见于苦杏仁、桃仁、氰化物等含氰及氰酸的食物或药物中毒等；血腥味见于体内出血等。

临床工作中，嗅诊可迅速提供具有重要意义的诊断线索，但必须要结合其他检查才能做出正确的诊断。

（吴 忆）

笔记栏

扫一扫
测一测

复习思考题

1. 简述触诊方法的分类及其适用的情况。
2. 简述各种叩诊音在正常人体出现的部位及其临床意义。
3. 简述常见特殊呼吸气味的临床意义。

# 第二十七章

# 一般检查

## 学习目标

1. 掌握生命体征的检查方法、正常值及变异的临床意义；

2. 掌握发育与体型、营养状态、意识状态、面容与表情、体位及步态等的检查方法及临床意义；

3. 掌握皮肤检查的检查方法，掌握异常表现的临床意义。

4. 掌握浅表淋巴结的检查方法及浅表淋巴结肿大的临床意义。

　　一般检查是对患者全身状态的概括性观察，检查时常以视诊为主，必要时需配合触诊等检查方法。一般检查的内容包括生命体征、发育与体型、营养状态、意识状态、面容与表情、体位、步态及皮肤和淋巴结检查。

## 第一节　全身状态检查

### 一、生命体征

#### （一）体温（body temperature，T）

1. **体温测量方法及正常范围**

（1）口测法：将消毒后的体温计置于患者舌下，紧闭口唇，测量 5 分钟后读数。正常值为 36.3~37.2℃。使用该法时应嘱患者不用口腔呼吸，测量前禁饮热水和冷水，以免影响测量效果。口测法较为准确，但不宜使用于婴幼儿及意识障碍者。

（2）肛测法：患者取侧卧位，将肛门体温计头端涂以润滑剂，徐徐插入肛门深达体温计的一半，测量 5 分钟后读数。正常值为 36.5~37.7℃，肛测法一般较口测法高 0.3~0.5℃。肛测法测值较稳定，适用于婴幼儿及意识障碍者。

（3）腋测法：将体温计放入患者腋窝深处，嘱患者用上臂将体温计夹紧，测量 10 分钟后读数。正常值 36.0~37.0℃。腋测法简便、安全，且不易发生交叉感染，为最常用的体温测量方法，但易受外界因素影响而发生误差。

2. **正常体温变异与体温异常**　正常人 24 小时内体温可略有波动，波动幅度一般不超过 1℃。早晨体温略低，下午略高；运动、进食后、月经期前及妊娠期女性体温略高；老年人体温略低。

　　体温高于正常称为发热，包括感染性和非感染性发热两大类。体温低于正常称为体温过低，见于休克、严重营养不良、甲状腺功能减退症等。

笔记栏

3. 体温的记录方法　体温测定的结果应按时记录于体温记录单上,描绘出体温曲线。多数发热性疾病,体温曲线的变化具有一定的规律性,称为热型。参见第二篇第四章发热。

4. 体温测量误差的常见原因　有时体温测量结果与实际情况不符,易导致诊断和处理上的错误。常见体温测量误差的原因如下:

(1)测量前未将体温计的汞柱甩至 35℃以下,致使测量结果高于实际体温。

(2)检测前用热水漱口或用热毛巾擦拭腋窝,局部放置冰袋或热水袋,均可对测量结果造成影响。

(3)患者明显消瘦、病情危重或意识障碍时,不能将体温计夹紧,致使测量结果低于实际体温。

### (二)呼吸(respiration,R)

见第三篇第三十章第三节肺和胸膜检查。

### (三)脉搏(pulse,P)

检查脉搏时,通常是以示指、中指、环指的指端触诊桡动脉搏动。如未能触及,可选择颞动脉、颈动脉和肱动脉等。

1. 脉率　正常成人在安静、清醒状态下脉率为 60~100 次/min,3 岁以下幼儿 >100 次/min,婴幼儿可达 130 次/min。女性较男性快,老年人较慢;白天较快,夜间睡眠时较慢。脉率增快常见于运动、情绪激动、吸烟、饮酒、浓茶等生理刺激;也见于发热、贫血、甲状腺功能亢进、缺氧、休克、心力衰竭等病理性应激反应,以及麻黄碱、阿托品、肾上腺素等药物作用;各种原因造成的异位心动过速也可引起脉率增快。脉率减慢见于颅内高压、阻塞性黄疸、甲状腺功能减退症、病态窦房结综合征、二度及二度以上窦房或房室传导阻滞,或服用某些药物(如强心苷、钙通道阻滞剂、β 受体阻滞剂等)。此外,检查脉率时还应注意脉率与心率是否一致,心房颤动、频发期前收缩等心律失常时脉率少于心率(同时计数),称为脉搏短绌。脉率增快和减慢常伴随节律的异常,检查时需加以注意。

2. 节律　正常人脉搏节律规整。有些正常儿童和青年,脉搏表现为吸气时增快,呼气时减慢,屏气时变整齐,称为呼吸性窦性心律不齐。脉搏快慢不一或有间歇,称为脉律不齐,见于期前收缩;若同时伴脉搏强弱不一和脉搏短绌,称为脉律绝对不齐,见于心房颤动。心搏出现脱漏,脉搏亦相应脱落,脉律不整齐,称为脱落脉,见于二度房室传导阻滞等。

3. 紧张度　触诊脉搏时,以近端的手指按压桡动脉,并逐渐用力使远端手指触不到脉搏,近端手指完全阻断动脉血流所需的压力即为脉搏的紧张度。脉搏紧张度取决于动脉收缩压的高低。若用力压迫动脉近心端,其远心端动脉仍能触及,则提示动脉硬化。

4. 强弱　脉搏的强弱取决于心搏出量、周围血管阻力和脉压。正常脉搏强弱适中。脉搏强而大称为洪脉,提示心搏出量增加、周围血管阻力较小、脉压增大,见于主动脉瓣关闭不全、高热、贫血、甲状腺功能亢进等。脉搏弱而小称为细脉,提示心搏出量减少、周围血管阻力较大、脉压减小,见于主动脉瓣狭窄、心力衰竭、休克等。

5. 弹性　正常人动脉管壁光滑、柔软而有弹性。严重动脉硬化时,动脉管壁变硬,弹性消失,呈迂曲条索状或结节状。

### (四)血压(blood pressure,BP)

动脉血压简称血压。血压是血液在血管内流动时,作用于血管壁的压力。心室收缩时,血液从心室流入动脉,此时血液对动脉的压力最高,称为收缩压。心室舒张时,动脉血管弹性回缩,血液仍缓慢继续向前流动,但此时血压下降,称为舒张压。收缩压与舒张压之差,称为脉压。一个心动周期中每一瞬间动脉血压的平均值,称为平均动脉压,平均动脉压 = 舒张压 +1/3 脉压。

1. 测量方法

(1)直接测压法:经皮穿刺将特制的导管送至需要测定压力的动脉内,导管末端接监护测压仪,自动显示血压值。此法测量结果精确,但属有创检查,仅适用于危重和疑难病例。

(2)间接测压法:即袖带加压法,通常在上臂肱动脉部位测取血压,常用汞柱式血压计。受检者安静休息至少5分钟,在测量前30分钟内禁止吸烟和饮咖啡,排空膀胱。让受检者脱下被检侧衣袖,裸露上臂并外展45°,肘部置于与右心房同一水平(坐位平第4肋软骨,仰卧位平腋中线)。将袖带平展地缚于上臂,袖带下缘距肘窝2~3cm,松紧适宜。将听诊器体件置于肘窝肱动脉上,轻压听诊器体件。用橡皮球将空气打入袖带,待动脉音消失,再将汞柱升高20~30mmHg;然后稍微打开橡皮球活门,缓慢放气(汞柱下降2~6mmHg/s为宜),获取舒张压读数后快速放气至零。按照 Korotkoff 的五期法,当听到第一个声音时所示的压力值是收缩压(第1期);继续放气,随后声音逐渐增强为第2期;继而出现柔和吹风样杂音为第3期;再后音调突然变低钝为第4期;最终声音消失为第5期。第5期声音消失时血压计上所示的压力值是舒张压(个别声音不消失者,可采用第4期,并加以注明)。测血压时,一般应连续测量2~3次,每次间隔1~2分钟,然后取其平均值。血压记录方法:收缩压/舒张压 mmHg,如125/80mmHg。正常人两上肢血压可有5~10mmHg的差别,下肢血压较上肢高20~40mmHg。

2. 血压正常标准 根据《中国高血压防治指南》,血压正常标准规定见表27-1。

拓展阅读
动态血压

表27-1 血压水平的定义和分类

| 类别 | 收缩压(mmHg) | 舒张压(mmHg) |
| --- | --- | --- |
| 正常血压 | <120 | <80 |
| 正常高值 | 120~139 | 80~89 |
| 高血压 | ≥140 | ≥90 |
| 1级高血压(轻度) | 140~159 | 90~99 |
| 2级高血压(中度) | 160~179 | 100~109 |
| 3级高血压(重度) | ≥180 | ≥110 |
| 单纯收缩期高血压 | ≥140 | <90 |

当收缩压和舒张压分属于不同级别时,以较高的血压分级为准。

3. 血压变异的临床意义

(1)高血压:诊室血压要求至少3次非同日的血压测定,收缩压≥140mmHg和/或舒张压≥90mmHg,即为高血压。如果仅有收缩压达到高血压标准,称为单纯收缩期高血压。高血压绝大多数为原发性高血压;约5%继发于其他疾病,称为继发性高血压,见于肾脏疾病、肾上腺皮质或髓质肿瘤、甲状腺功能亢进、肢端肥大症、妊娠高血压疾病、颅内高压等。

(2)低血压:血压<90/60mmHg,称为低血压。见于休克、急性心肌梗死、心力衰竭、心脏压塞等。

(3)脉压增大:脉压>40mmHg,称为脉压增大。见于主动脉瓣关闭不全、老年性单纯收缩期高血压、甲状腺功能亢进、主动脉硬化、严重贫血等。

(4)脉压减小:脉压<30mmHg,称为脉压减小。见于低血压、主动脉瓣狭窄、心力衰竭、心包积液、缩窄性心包炎等。

(5)上下肢血压差异常:①双上肢血压差>10mmHg属异常,见于多发性大动脉炎、血栓闭塞性脉管炎、先天性动脉畸形等;②下肢血压<上肢血压,见于主动脉缩窄、胸腹主动脉

型大动脉炎、闭塞性动脉硬化等。

## 二、发育与体型

1. 发育　人体生命过程的发展变化,总称为发育。发育一般以身高、体重、智力及第二性征与年龄是否相称来判定。

一般成人发育正常的判定指标为:①头部的长度为身高的1/8~1/7;②胸围为身高的1/2;③双上肢展开的长度约等于身高;④坐高约等于下肢的长度;⑤身体上部长度约等于下部长度。

发育与遗传、营养代谢、内分泌、生活条件及体育锻炼等多种因素有关。

病态发育与内分泌的改变密切相关。①脑垂体前叶功能亢进:在发育成熟前,体格异常高大,体型匀称,称为巨人症;发生在骨骺闭合之后,手足粗大肥厚,称为肢端肥大症。②脑垂体前叶功能减退:生长发育迟缓,体格异常矮小,称为垂体性侏儒症。③发育成熟前,如发生甲状腺功能亢进,体格发育超过正常;如发生甲状腺功能减退,则体格矮小且智力低下,称为呆小病。

2. 体型　体型是身体各部发育的外观表现,包括骨骼、肌肉的生长与脂肪分布的状态等。成年人的体型可分为以下3种:①匀称型(正力型):身体各部结构匀称适中,腹上角90°左右,见于多数正常成人;②瘦长型(无力型):体高肌瘦,颈部细长,肩窄下垂,胸廓扁平,腹上角<90°,见于慢性消耗性疾病,如肺结核等;③矮胖型(超力型):体格粗壮,颈部粗短,肩宽而平,胸廓宽阔,腹上角>90°,见于高血压等。

## 三、营养状态

营养状态与食物的摄入、消化、吸收和代谢等因素密切相关。

### (一) 营养状态判定

营养状态情况通常根据皮肤、毛发、皮下脂肪、肌肉的情况进行综合判断。判定营养状态的方法如下:

1. 观察皮下脂肪充实的程度　这是最简便而迅速的方法,最适宜的检查部位是前臂屈侧或上臂背侧下1/3处。

2. 监测体重的变化　测量一定时间内体重的变化也是反映机体营养状态的方法之一。①标准体重(kg)=身高(cm)-105,标准体重 ±10% 范围内为正常。②体重质量指数(BMI)=体重(kg)/[身高(m)]$^2$,BMI 18.5~23.9 为正常。

### (二) 营养状态分级

1. 良好　皮肤光泽,弹性良好,黏膜红润,皮下脂肪丰满,肌肉结实,指甲、毛发润泽,肋间隙及锁骨上窝深浅适中,精神饱满。

2. 不良　皮肤黏膜干燥,弹性降低,皮下脂肪菲薄,肌肉松弛无力,指甲粗糙无光泽,毛发稀疏,肋间隙及锁骨上窝凹陷,精神萎靡。

3. 中等　介于两者之间。

### (三) 营养状态异常

1. 营养不良(消瘦)　体重减轻至不足标准体重的90% 或 BMI<18.5,称为消瘦;极度消瘦者称为恶病质。引起营养不良的主要因素是营养摄入不足和消耗增多。常见于长期或严重的消耗性疾病,如:①摄食障碍:多见于食管、胃肠道疾病,神经系统及肝、肾等内脏疾病引起的严重恶心、呕吐;②消化障碍:见于胃、肠、胰腺、肝脏及胆道疾病引起的消化液或酶的合成和分泌减少,影响消化和吸收;③消耗增多:常见于慢性消耗性疾病,如长期活动性

肺结核、恶性肿瘤；内分泌和代谢性疾病，如甲状腺功能亢进、糖尿病等。

2. 营养过度（肥胖） 体重增加超过标准体重的 20% 或 BMI ≥ 28，称为肥胖。目前我国标准：BMI ≥ 24 为超重，BMI ≥ 28 为肥胖。是由于摄食量大于消耗量，转化为脂肪积存体内所致。

（1）外源（单纯）性肥胖：全身脂肪分布均匀，身体各个部位无异常改变，常有一定的遗传倾向。

（2）内源（继发）性肥胖：主要由内分泌疾病所致，如：①皮质醇增多症（Cushing 综合征），表现为向心性肥胖。②肥胖性生殖无能综合征（Frohlich 综合征），女性表现为生殖器发育障碍、闭经；男性表现为女性体型。③甲状腺功能减退症、脑垂体前叶功能减退症等，也可引起继发性肥胖。

### 四、意识状态

见第二篇第二十四章意识障碍。

### 五、面容与表情

面容是指面部呈现的状态；表情是指表现在面部或姿态上的思想感情。健康人面容润泽，表情自然。临床上常见的典型面容如下：

1. 急性病容 面色潮红，面部多汗，兴奋不安，鼻翼扇动，口唇疱疹，表情痛苦。多见于急性感染性疾病，如肺炎链球菌肺炎、流行性脑脊髓膜炎、疟疾等。

2. 慢性病容 面容憔悴，面色晦暗或苍白无华，双目无神，表情抑郁。见于慢性消耗性疾病，如肝硬化、恶性肿瘤、严重结核病等。

3. 贫血面容 面色苍白，唇舌色淡，表情疲惫。见于各种原因所致的贫血。

4. 肝病面容 面色晦暗，额部、鼻背、双颊有褐色色素沉着。见于慢性肝脏疾病。

5. 肾病面容 面色苍白，眼睑、颜面水肿，舌色淡、舌缘有齿痕。见于慢性肾脏疾病。

6. 甲状腺功能亢进面容 表情惊愕，眼裂增宽，眼球凸出，目光炯炯，兴奋不安，烦躁易怒。见于甲状腺功能亢进（图 27-1）。

7. 黏液性水肿面容 面色苍黄，颜面水肿，睑厚面宽，目光呆滞，反应迟钝，眉毛、头发稀疏，舌胖色淡。见于甲状腺功能减退症（图 27-2）。

8. 二尖瓣面容 面色晦暗，双颊紫红，口唇轻度发绀。见于风湿性心瓣膜病二尖瓣狭窄（图 27-3）。

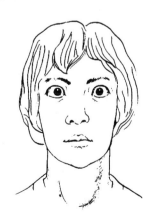
图 27-1 甲亢面容

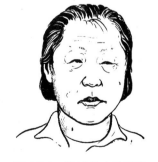
图 27-2 黏液性水肿面容

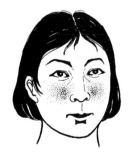
图 27-3 二尖瓣面容

9. 满月面容　面圆如满月,皮肤发红,常伴痤疮和小须。见于皮质醇增多症(Cushing综合征)及长期应用肾上腺皮质激素者(图 27-4)。

10. 伤寒面容　表情淡漠,反应迟钝,呈无欲貌。见于肠伤寒、脑炎、脑脊髓膜炎等高热衰竭者。

11. 苦笑面容　牙关紧闭,面肌痉挛,呈苦笑状。见于破伤风。

12. 肢端肥大症面容　头颅增大,面部变长,下颌增大、向前突出,眉弓及两颧隆起,唇舌肥厚,耳鼻增大。见于肢端肥大症(图 27-5)。

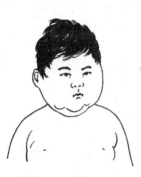

图 27-4　满月面容

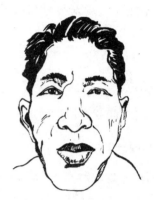

图 27-5　肢端肥大症面容

13. 面具面容　面部呆板、无表情,似面具样。见于震颤麻痹、脑炎等。

## 六、体位

体位是指休息状态下身体所处的位置。常见的体位如下:

1. 自主体位　身体活动自如,不受限制。见于正常人、轻病和疾病早期患者。

2. 被动体位　患者不能自己调整或变换身体的位置。见于极度衰竭或意识丧失者。

3. 强迫体位　患者为减缓疾病痛苦,被迫采取某种特殊的体位。临床上常见的强迫体位如下:

(1)强迫仰卧位:患者仰卧,双腿蜷曲,借以减轻腹部肌肉的紧张程度。见于急性腹膜炎等。

(2)强迫俯卧位:俯卧位可减轻脊背肌肉的紧张度。见于脊柱疾病。

(3)强迫侧卧位:患者多采取患侧卧位,可限制患侧胸廓活动而减轻疼痛,有利于健侧代偿呼吸。见于一侧胸膜炎和大量胸腔积液。

(4)强迫坐位:又称端坐呼吸。患者坐于床沿,以两手置于膝盖上或扶持床边。可助于胸廓和辅助呼吸肌运动,肺通气量增加;可减少下肢回心血量,减轻心脏负担。见于心、肺功能不全。

(5)强迫蹲位:患者在步行或活动进程中,由于感到呼吸困难和心悸,被迫停止活动并采用蹲踞位或膝胸位以缓解症状。见于发绀型先天性心脏病。

(6)强迫停立位:在步行时心绞痛突然发作,使患者常被迫立刻站立,并以右手按抚心前区部位,待症状稍缓解后,才继续行走。见于心绞痛。

(7)辗转体位:患者辗转反侧,坐卧不安。见于胆道蛔虫症、胆石症、肾绞痛、肠绞痛等。

(8)角弓反张位:患者颈及脊背肌肉强直,出现头向后仰,胸腹前凸,背过伸,躯干呈弓形。见于破伤风及小儿脑膜炎。

## 七、步态

步态指行走时所表现的姿态。正常成人步态稳健。常见的典型异常步态如下:

1. 醉酒步态　行走时躯干重心不稳,步态紊乱如醉酒状。见于小脑疾病、巴比妥或酒精中毒。

2. 共济失调步态　步态不稳,两脚间距宽,起步时一脚高抬,骤然垂落,双目下视,闭目时不能保持平衡。见于脊髓后索病变,如脊髓痨。

3. 蹒跚步态　行走时身体左右摇摆似鸭行。见于佝偻病、进行性肌营养不良、先天性双侧髋关节脱位、大骨节病等。

4. 慌张步态　起步后小步急速趋行,身体前倾,双脚擦地,越走越快,难以止步。见于震颤麻痹(图 27-6)。

5. 痉挛性偏瘫步态　又称划圈样步态。行走时靠躯干肌先将患侧骨盆抬高,以提起瘫痪侧下肢,然后以髋关节为中心,下肢伸直外旋,脚尖拖地,向外划半个圆圈跨前一步。见于急性脑血管病后遗症。

6. 跨阈步态　由于踝部肌腱、肌肉弛缓,患足下垂,行走时必须高抬患侧下肢才能起步,如跨越门槛。见于腓总神经麻痹(图 27-7)。

7. 间歇性跛行　步行中,因下肢突发性酸痛乏力,患者被迫停止行进,需稍休息后方能继续行进。见于闭塞性动脉硬化、血栓闭塞性脉管炎等下肢缺血性疾病。

8. 剪刀步态　双下肢肌张力增高,尤以伸肌和内收肌张力增高明显,移步时下肢内收过度,两腿交叉呈剪刀状。见于脑性瘫痪及截瘫(图 27-8)。

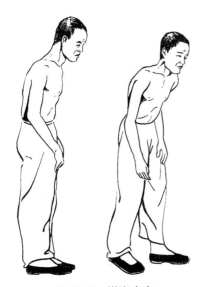

图 27-6　慌张步态

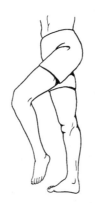

图 27-7　跨阈步态

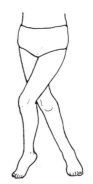

图 27-8　剪刀步态

# 第二节　皮肤检查

皮肤检查常以视诊为主,必要时需配合触诊。皮肤检查的内容包括:皮肤颜色、湿度、弹性、皮疹、皮下出血、蜘蛛痣与肝掌、水肿、皮下结节及毛发等。

笔记栏

## 一、颜色

皮肤颜色与毛细血管的分布、血液的充盈度、红细胞及血红蛋白的含量、皮下脂肪的厚薄、腺体的分泌及色素情况有关。常见的皮肤颜色变化有以下几种：

1. 苍白　皮肤苍白是由红细胞及血红蛋白含量减少、毛细血管痉挛或充盈不足所致。见于贫血、寒冷、惊恐、休克、虚脱及主动脉关闭不全等。仅见肢端苍白，可能与肢体动脉痉挛或阻塞有关，见于雷诺病、血栓闭塞性脉管炎等。

2. 发红　皮肤发红与红细胞及血红蛋白含量增多、毛细血管扩张充血、血流加速及血容量增加有关。生理情况下见于运动、饮酒、情绪激动等。病理情况下见于发热性疾病，如肺结核、肺炎链球菌肺炎、猩红热等；某些中毒，如一氧化碳及阿托品中毒等；皮肤持久性发红见于真性红细胞增多症及皮质醇增多症（Cushing 综合征）。

3. 发绀　皮肤黏膜呈青紫色。是由于单位容积血液中还原血红蛋白量增多（>50g/L）或异常血红蛋白血症所致。发绀的常见部位为口唇、舌、面颊、耳郭及肢端等处。参见第二篇第十章发绀。

4. 黄染　皮肤黏膜发黄。常见的原因有：①黄疸：是皮肤黄染的主要原因，是由于胆红素浓度增高（>34.2μmol/L）所致，见于溶血性贫血、肝细胞损害、胆道疾病等。黄疸早期或轻微时出现于巩膜及软腭黏膜，较明显时才会出现皮肤黄染。②胡萝卜素含量增高：过多食用胡萝卜、南瓜、橘子等，可使血中胡萝卜素含量增高（>2.5g/L），也可出现皮肤黄染，但仅限于手掌、足底皮肤，一般不发生于巩膜和口腔黏膜。③长期服用带有黄染色的药物：如米帕林（阿的平）、呋喃类药物也可使皮肤黄染，黄染首先出现于皮肤，严重者甚至巩膜黄染，但以角膜缘周围最明显，离角膜越远则黄染越浅，以此特点与黄疸鉴别。

5. 色素沉着　是由于表皮基底层的黑色素增多，致使局部或全身皮肤色泽加深。生理情况下，身体的外露部分，以及乳头、腋窝、生殖器官、关节、肛门周围等处皮肤色素较深。如果这些部位的色素明显加深，或其他部位出现色素沉着，则提示为病理征象。

(1) 全身性色素沉着：常见于慢性肾上腺皮质功能减退症（Addison 病）；也可见于肝硬化、晚期肝癌、肢端肥大症、疟疾、黑热病等；使用某些药物，如砷剂和抗肿瘤药物等，均可有不同程度的皮肤色素沉着。

(2) 局限性色素沉着：女性妊娠期，在面部、额部可出现棕褐色对称性色素斑片，称为妊娠斑；老年人全身或面部也可出现散在的色素斑片，称为老年斑。

6. 色素脱失　局部或全身皮肤丧失原有的色素形成脱失斑片。是由于体内酪氨酸酶缺乏，使酪氨酸在体内不能转化成多巴而生成黑色素所致。

(1) 全身性色素脱失：常见于白化症，属遗传性疾病，为先天性酪氨酸酶合成障碍所致，表现为全身皮肤和毛发色素脱失。

(2) 局限性色素脱失：常见于①白癜风：多形性、大小不等的色素脱失斑片，多无自觉症状，也不引起生理功能改变，进展缓慢；②白斑：圆形或椭圆形色素脱失斑片，常发生于口腔黏膜及女性外阴部，部分白斑可能发生癌变。

## 二、湿度

皮肤湿度与汗腺分泌功能有关。在气温高、湿度大的环境里出汗增多是一种生理调节功能。在病理情况下，出汗过多或无汗都具有诊断意义。皮肤潮湿多汗见于风湿热、结核病、佝偻病、甲状腺功能亢进、布鲁氏菌病等。夜间睡后出汗称为盗汗，多见于结核病；手足皮肤发凉而大汗淋漓称为冷汗，见于休克和虚脱。皮肤干燥无汗见于维生素 A 缺乏症、严重脱水、硬皮病及黏液性水肿等。

### 三、弹性

皮肤弹性即皮肤紧张度，与年龄、营养状态、皮下脂肪及组织间隙所含液体量多少有关。儿童及青年皮肤紧张富有弹性，中年后弹性减弱，老年人弹性较差。检查方法：用示指和拇指将手背或上臂内侧皮肤捏起后放松，松手后皮肤皱褶迅速平复为弹性正常，如皮肤皱褶平复缓慢为弹性减弱。弹性减弱常见于慢性消耗性疾病、严重脱水。发热时皮肤弹性可增加。

### 四、皮疹

皮疹多为全身性疾病的表现之一，是临床诊断某些疾病的重要依据。检查时应注意皮疹分布的部位、形态与大小、平坦或隆起、出现与消失的时间、发展顺序、颜色、压之是否褪色及有无瘙痒和脱屑等。皮疹多见于传染病、皮肤病、药物及其他物质所致的过敏反应等。常见的皮疹如下：

1. 斑疹　局部皮肤发红，一般不隆起于皮肤表面。见于斑疹伤寒、丹毒、风湿性多形红斑等。

2. 丘疹　除局部颜色改变外，病灶还隆起于皮肤表面。见于药物疹、湿疹、麻疹、猩红热等。

3. 斑丘疹　在丘疹的周围伴有皮肤发红的底盘。见于药物疹、风疹、猩红热等。

4. 玫瑰疹　是一种鲜红色的圆形斑疹，直径 2~3mm，压之褪色，松开时又复现，多出现于胸腹部。为病灶周围血管扩张所致，是伤寒和副伤寒的特征性皮疹。

5. 荨麻疹　又称风疹块。是稍隆起于皮肤表面的苍白色或红色的片状皮疹，出现得快，消退也快。是速发的皮肤变态反应所致的局限性暂时性水肿，见于各种过敏反应。

### 五、皮下出血

皮下出血是指皮肤或黏膜下出血，压之不褪色，依据出血面的直径不同分以下几种：①出血直径 <2mm 者称为出血点；②出血直径 3~5mm 者为紫癜；③出血直径 >5mm 者为瘀斑；④片状出血伴有皮肤显著隆起者为血肿。皮下出血见于造血系统疾病、重症感染、某些血管损害性疾病及毒物或药物中毒等。

出血点应与皮肤上红色的皮疹或小红痣进行鉴别，皮疹加压褪色或消失；小红痣加压时不褪色，触诊时可感到稍高出皮面。

### 六、蜘蛛痣与肝掌

蜘蛛痣是由皮肤小动脉末端分支性扩张所形成的血管痣，形似蜘蛛，故称为蜘蛛痣（图 27-9）。表现特点：多出现于上腔静脉分布区域内，如面、颈、前胸、肩部、上臂及手背等处；大小不一，直径可由大头针针帽大小到数厘米以上；检查时用棉签或火柴杆压迫蜘蛛痣中心，其周围辐射状小血管网消失，去除压力后又复出现。产生机制：由于肝功能减退，肝脏对雌激素灭活能力减弱，导致体内雌激素水平增高，雌激素的蓄积可使小动脉发生扩张而出现蜘蛛痣。常见于急、慢性肝炎或肝硬化。

慢性肝病患者手掌大、小鱼际处常发红，加压后褪色，称为肝掌，发生机制和临床意义与蜘蛛痣相同。

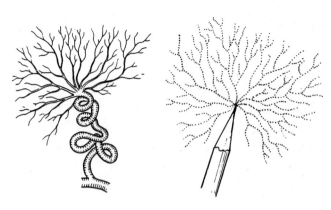

图27-9 蜘蛛痣

## 七、水肿

水肿是指皮下组织的细胞内或组织间隙液体潴留过多。水肿的检查需视诊和触诊相结合,轻度水肿视诊不易发觉。用手指加压后受压局部出现凹陷,称为凹陷性水肿;组织明显肿胀,但指压后并无凹陷,称为非凹陷性水肿。全身性水肿见于肾炎、肾病综合征、右心衰竭、肝硬化失代偿期及营养不良等;局限性水肿多由于静脉或淋巴回流受阻所致,如局部炎症、静脉血栓形成、丝虫病、血管神经性水肿等;非凹陷性水肿见于黏液性水肿及象皮肿(丝虫病所致)。

根据水肿的程度,可分为轻、中、重三度。①轻度:水肿仅见于皮下组织疏松部位或下垂部位,如眼睑、眶下软组织、胫骨前、踝部等,指压后可见组织轻度凹陷,平复较快。②中度:全身组织均可见明显肿胀,指压后可出现明显或较深的凹陷,平复缓慢。③重度:全身组织严重水肿,低部位的皮肤紧张发亮,甚至有液体渗出。此外可出现胸腔、腹腔、鞘膜腔内积液,外阴部亦可见严重水肿。

## 八、皮下结节

皮下结节检查需通过视诊与触诊相结合,应注意其部位、大小、硬度、压痛及活动度等。常见的皮下结节:①风湿小结:位于关节附近或长骨骺端,呈圆形或椭圆形,质硬,无压痛,多见于风湿热;②Osler 结节:位于指尖、足趾、大鱼际或小鱼际处,豌豆大小,红色或紫色痛性结节,见于感染性心内膜炎;③痛风结节(痛风石):多位于耳郭、跖趾、指(趾)关节及掌指关节等部位,为大小不一的黄白色结节,是血液尿酸浓度增高,尿酸盐结晶在皮下结缔组织沉积所致,为痛风的特征性病变;④癌性结节:无明显局部症状且生长迅速的皮下结节,见于恶性肿瘤皮下转移。⑤黄色瘤:出现于眼睑或内眦附近及手背,与家族性高胆固醇血症有关。

## 九、毛发

毛发的颜色、曲直、分布与种族、年龄、性别及疾病状态有关。正常人毛发分布有规律,富有光泽。

1. 毛发脱落 弥漫性脱发常见于:①某些发热性疾病后,如伤寒等;②某些内分泌疾病,如甲状腺功能减退症等;③理化因素性脱发,如应用环磷酰胺等抗癌药物,过量的放射线影响。局限性脱发见于:①头部皮肤疾病,如脂溢性皮炎引起头顶部的不规则脱发;②神经营养障碍,如斑秃引起大小不等的圆形脱发。

2. 毛发增多  常见于皮质醇增多症(Cushing 综合征)及长期应用肾上腺皮质激素者,女性患者还可呈男性体毛分布,生长胡须。

# 第三节  浅表淋巴结检查

淋巴结分布于全身,体格检查只能检查身体各部的浅表淋巴结。正常情况下,浅表淋巴结很小,直径 0.2~0.5cm,质地柔软,表面光滑,与周围组织无粘连,无压痛,除颌下、腋窝、腹股沟处能触及外,多不易触及。淋巴结的变化反映了许多疾病的发生、发展情况,对其诊治有重要意义。

## 一、浅表淋巴结分布

浅表淋巴结以组群分布,一个组群的淋巴结收集一定区域的淋巴液。

1. 头颈部  ①耳前淋巴结:位于耳屏前方;②耳后淋巴结:位于耳后乳突表面、胸锁乳突肌止点处,亦称为乳突淋巴结;③枕淋巴结:位于枕部皮下,斜方肌起点与胸锁乳突肌止点之间;④颌下淋巴结:位于颌下腺附近,在下颌角与颏部的中间部位;⑤颏下淋巴结:位于颏下三角内,下颌舌骨肌表面,两侧下颌骨前端中点后方;⑥颈前淋巴结:位于胸锁乳突肌表面及下颌角处;⑦颈后淋巴结:位于斜方肌前缘;⑧锁骨上淋巴结:位于锁骨与胸锁乳突肌所形成的夹角处。头颈部浅表淋巴结的分布见图 27-10。

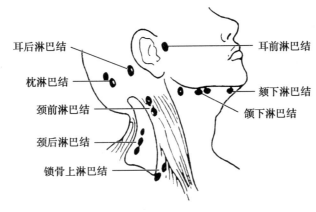

图 27-10  头颈部浅表淋巴结的分布

2. 上肢

(1)腋窝淋巴结:是上肢最大的淋巴结组群,分为 5 群:①腋尖淋巴结群:位于腋窝顶部;②中央淋巴结群:位于腋窝内侧壁近肋骨及前锯肌处;③胸肌淋巴结群:位于胸大肌下缘深部;④肩胛下淋巴结群:位于腋窝后皱襞深部;⑤外侧淋巴结群:位于腋窝外侧壁。

(2)滑车上淋巴结:位于上臂内侧,肱骨内上髁上方 3~4cm 处,肱二头肌与肱三头肌之间的肌间沟内。

3. 下肢

(1)腹股沟淋巴结:位于腹股沟韧带下方股三角内,分为上、下两群。①上群(横组或水平组):位于腹股沟韧带下方,与韧带平行排列;②下群(纵组或垂直组):位于大隐静脉上端,沿静脉走向排列。

(2)腘窝淋巴结:位于小隐静脉和腘静脉的汇合处。

笔记栏

## 二、检查方法及顺序

### (一)检查方法

1. 视诊 观察肿大淋巴结表面皮肤,注意有无红肿、溃疡、瘘管和瘢痕等。

2. 触诊 触诊淋巴结要注意部位、数目、大小、表面形态、硬度、压痛、活动度及寻找引起淋巴结肿大的原发病灶。

检查某部淋巴结时,应使该部皮肤和肌肉松弛,以利于触诊。检查者将右(或左)手四指并拢,指腹平放于被检查部位的皮肤上进行滑动触诊。检查各部位淋巴结时,检查者用右手检查被检查者左侧淋巴结,左手检查被检查者右侧淋巴结。例如:①检查颌下淋巴结:检查者将一手置于被检查者头顶,使头微向检查侧前倾,右(或左)手四指并拢屈曲,沿下颌骨内缘向上滑动触诊(图27-11);②检查颈部淋巴结:检查者站在被检查者背后,使头微向检查侧前倾;③检查锁骨上淋巴结:让被检查者取坐位或卧位,头部稍向前倾,在锁骨上窝进行滑动触诊;④检查腋窝淋巴结:检查者用右(或左)手托扶被检查者前臂并稍外展,以左(或右)手由浅入深触诊腋窝,直至腋窝顶部(图27-12);⑤检查滑车上淋巴结:检查者用右(或左)手托扶被检查者左(或右)前臂,以左(或右)手在肱骨内上髁上方向、肱二头肌与肱三头肌之间的肌间沟内纵行、横行滑动触诊。

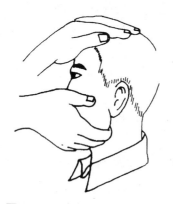

图27-11 左颌下淋巴结检查法

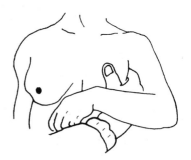

图27-12 左腋窝淋巴结检查法

### (二)检查顺序

1. 头颈部淋巴结 耳前→耳后→枕部→颌下→颏下→颈后→颈前→锁骨上淋巴结。

2. 上、下肢淋巴结 腋窝(依次为:尖群→中央群→胸肌群→肩胛下群→外侧群)→滑车上→腹股沟(先上群→后下群)→腘窝淋巴结。

## 三、淋巴结肿大的临床意义

淋巴结肿大分为局限性和全身性两种。

### (一)局限性淋巴结肿大

局限性淋巴结肿大是指全身多数区域淋巴结中,只有某一组淋巴结肿大。

1. 非特异性淋巴结炎 是由淋巴结引流区域内组织器官的急性或慢性炎症所致。急性炎症时,肿大淋巴结表面光滑,质地柔软,有压痛,无粘连,肿大至一定程度即停止;慢性炎症时,肿大淋巴结压痛轻微,质地较硬,最终淋巴结可缩小或消退。例如急性化脓性扁桃体炎、齿龈炎可引起颌下或颈部淋巴结肿大;胸壁、乳腺部位的炎症可引起腋窝淋巴结肿大。

2. 淋巴结结核 肿大的淋巴结常发生于颈部血管周围,呈多发性,质地稍硬,大小不等,可互相粘连或与周围组织粘连。如发生干酪样坏死,可触及波动感;晚期破溃后不易愈合形成瘘管,愈合后可形成不规则瘢痕。

3. 恶性肿瘤淋巴结转移 肿大的淋巴结质地坚硬或有橡皮样感,一般无压痛,可与周围组织粘连而固定。肿大淋巴结的部位对原发肿瘤的判断具有重要意义。例如:①鼻咽癌:常向颈部淋巴结转移;②胸腔脏器癌肿:如肺癌常转移至右锁骨上淋巴结;③腹腔脏器癌肿:如胃癌、肝癌等常转移至左锁骨上淋巴结;④乳腺癌:常引起腋窝淋巴结肿大。

**(二) 全身性淋巴结肿大**

全身性淋巴结肿大是指全身多数区域淋巴结中,有两组以上的淋巴结同时肿大。淋巴结肿大的部位可遍及全身,淋巴结大小不等,无粘连。常见于①血液系统疾病:如淋巴瘤、急性或慢性白血病;②结缔组织疾病:如系统性红斑狼疮;③病毒感染:如传染性单核细胞增多症;④细菌感染:如布鲁氏菌病;⑤原虫与寄生虫感染:如黑热病等。

（吴 忆）

### 复习思考题

1. 简述洪脉和细脉的发生机制及临床意义。

2. 收缩压和舒张压分属于不同级别时,如何确定高血压的分级? 成人血压 155/105mmHg 属于几级高血压?

3. 简述 Cushing 综合征患者一般检查的体征。

4. 简述病理情况下皮肤发红的临床意义。

5. 简述常见恶性肿瘤淋巴结转移的部位。

扫一扫
测一测

# 第二十八章

# 头 部 检 查

**学习目标**

　　掌握头部器官的检查方法、异常表现的临床意义,为五官科疾病及全身性疾病的诊断提供线索。

　　头部检查以视诊、触诊为主。检查内容包括头发与头皮、头颅及头部器官。

## 一、头发与头皮

　　检查头发要注意颜色、疏密度、脱发的类型与特点,详见第三篇第二十七章第二节皮肤检查中的毛发检查。检查头皮时需分开头发,观察头皮颜色、头皮屑,有无疖痈、头癣、外伤、血肿及瘢痕等。

## 二、头颅

　　头颅检查应注意观察头颅大小、形状和有无运动异常。

　　1. 大小及形状　头颅的大小以头围来衡量,新生儿头围约 34cm,成人头围 ≥ 53cm。测量头围的方法是用软尺自眉间绕到颅后通过枕骨粗隆。临床常见的头颅大小异常或畸形如下:

　　(1)方颅:前额左右突出,头顶平坦呈方形,见于小儿佝偻病或先天性梅毒(图 28-1)。

　　(2)小颅:小儿前囟多在 12~18 个月内闭合,如过早闭合可引起小头畸形,常伴有智力发育障碍。

　　(3)巨颅:额、颞、枕及顶部突出膨大呈圆形,头皮静脉充盈,颜面相对很小。由于颅内高压,压迫眼球,形成双目下视、巩膜外露的特殊表情,称落日现象,见于脑积水(图 28-2)。

　　2. 头部运动　正常人头部活动自如。①头部运动受限:见于颈椎疾病;②头部不随意颤动:见于震颤麻痹(帕金森病);③与颈动脉搏动节律一致的点头运动,称 Musset 征,见于严重主动脉瓣关闭不全。

　　3. 小儿颅缝与囟门　正常小儿前囟平坦,多在 12~18 月龄闭合。矢状缝和其他颅缝一般在出生后 6 个月内骨化,过早骨化会影响颅脑的发育。①前囟隆起:是颅内高压的征象,见于颅内出血、脑膜炎;②前囟凹陷:见于脱水和极度消瘦;③前囟迟闭:见于小儿佝偻病、脑积水;④颅缝早闭:矢状缝与冠状缝过早闭合时,头顶部尖突高起,形成尖颅(图 28-3),见于先天性疾患尖颅并指(趾)畸形(Apert 综合征)。

## 三、头部器官

### (一)眼

眼的检查包括眼睑、泪囊、结膜、角膜、巩膜、虹膜、瞳孔及眼球等。眼的外部结构见

图28-4,眼球解剖见图28-5。

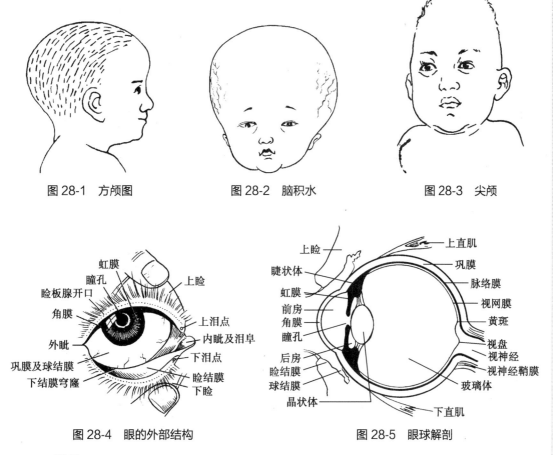

图28-1 方颅图　　　　　　图28-2 脑积水　　　　　　图28-3 尖颅

图28-4 眼的外部结构　　　　　　图28-5 眼球解剖

1. 眼睑

(1)眼睑水肿:双侧眼睑水肿见于肾炎、贫血、营养不良、慢性肝病等;单侧眼睑水肿常为血管神经性水肿。

(2)眼睑闭合障碍:双侧眼睑闭合障碍见于甲状腺功能亢进;单侧眼睑闭合障碍见于面神经麻痹。

(3)上睑下垂:双侧上睑下垂见于先天性上眼睑下垂、重症肌无力;单侧上睑下垂见于各种原因所致的动眼神经麻痹,如蛛网膜下腔出血、脑炎、脑脓肿、脑外伤等。

(4)睑内翻:由于瘢痕形成使眼睑缘向内翻转,见于沙眼。

2. 泪囊　检查时嘱受检查者向上看,检查者用双手拇指轻压受检者双眼内眦下方,即骨性眶缘下内侧,挤压泪囊,同时观察有无分泌物或泪液自上、下泪点溢出(图28-6)。若有黏液脓性分泌物流出,应考虑慢性泪囊炎。有急性炎症时应避免做此检查。

3. 结膜　结膜分为睑结膜、穹隆部结膜与球结膜三部分。检查下眼睑时,嘱受检者眼向上看,检查者拇指置于下眼睑的中部边缘,将下眼睑牵拉向下,即可暴露下睑结膜(图28-7)。检查上眼睑结膜时,检查者右手检查受检者左眼,左手检查右眼。翻转眼睑时,嘱受检者眼向下看,检查者用示指和拇指捏住上睑中部的边缘,轻轻向前下方牵拉,然后示指向下压迫睑板上缘,拇指配

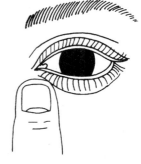

图28-6 泪囊检查法

115

合将睑缘向上捻转即可将眼睑翻开(图 28-8)。翻转眼睑时,动作要轻柔,以免引起受检者的痛苦和流泪。

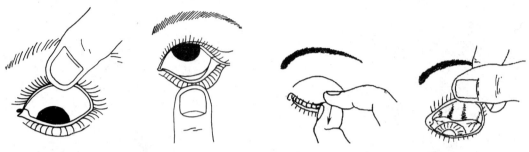

图 28-7　巩膜与结膜检查法　　　　　　　图 28-8　翻转上眼睑检查法

检查结膜时,应注意结膜有无充血、苍白、颗粒与滤泡、出血及水肿等。结膜常见的异常改变有:①结膜充血:结膜发红,血管充盈,见于结膜炎、角膜炎;②结膜苍白:见于贫血;③颗粒与滤泡:睑结膜有半透明白色颗粒,见于沙眼;④结膜散在出血点:见于感染性心内膜炎;⑤结膜下片状出血:见于外伤、出血性疾病、高血压、动脉硬化等;⑥球结膜水肿:球结膜透明而隆起,见于重度水肿、脑水肿、输液过多等。

4. 角膜　检查时注意角膜的透明度,有无角膜软化、溃疡、云翳、白斑及新生血管等。正常角膜透明清澈,表面有丰富的感觉神经末梢,无血管。角膜常见的异常改变有:①角膜软化:见于维生素 A 缺乏、婴幼儿营养不良;②老年环:角膜缘周围出现灰白色混浊环,是类脂质沉积所致,见于老年人或早老症;③角膜溃疡:见于感染和外伤;④云翳与白斑:如出现在角膜瞳孔部位可引起视力障碍;⑤角膜色素环(Kayser-Fleischer 环,简称 K-F 环):角膜边缘出现的黄色或棕褐色环,环外缘清晰,内缘模糊,是铜代谢障碍的体征,见于肝豆状核变性(Wilson 病);⑥角膜血管增生:见于严重沙眼。

5. 巩膜　正常巩膜不透明,血管极少,呈瓷白色。显性黄疸时巩膜先出现均匀的黄染。巩膜黄染以角膜缘周围明显者,提示血液中其他黄色色素增多,如长期服用米帕林、呋喃类药物等。正常中年人内眦部可出现淡黄色或黄褐色斑块,分布不均匀,是脂肪沉积所致。

6. 虹膜　虹膜是眼球葡萄膜的最前部分,中央有圆形孔洞即瞳孔,虹膜的瞳孔括约肌与扩大肌能调节瞳孔的大小。正常虹膜纹理近瞳孔部分呈放射状排列,周边呈环形排列。虹膜纹理模糊或消失,见于虹膜炎症、水肿和萎缩;虹膜形态异常或有裂孔,见于虹膜粘连、外伤、先天性虹膜缺损等。

7. 瞳孔　正常瞳孔双侧等大、等圆,直径 2~5mm。瞳孔缩小(瞳孔括约肌收缩),是由动眼神经的副交感神经纤维支配;瞳孔扩大(瞳孔扩大肌收缩),是由交感神经支配。检查时注意瞳孔大小、形状,双侧是否等大、等圆,对光反射及调节与聚合反射等。

(1)瞳孔大小改变:①瞳孔缩小(<2mm):见于虹膜炎症、有机磷农药中毒及吗啡、毛果芸香碱、氯丙嗪等药物作用。②瞳孔扩大(>5mm):见于颈交感神经受刺激、外伤、视神经萎缩、青光眼绝对期及阿托品、可卡因等药物反应。③双侧瞳孔大小不等:常提示有颅内病变,见于脑外伤、脑肿瘤、中枢神经梅毒、脑疝等。

(2)对光反射:①直接对光反射:用电筒光源直接照射一侧瞳孔,瞳孔立即缩小,移开光源后瞳孔迅速复原;②间接对光反射:用手隔开双眼,当电筒光源照射一侧瞳孔时,另一侧瞳孔也立即缩小,移开光源后瞳孔迅速复原(图 28-9)。深昏迷患者瞳孔对光反射迟钝或消失。

(3)调节反射与聚合反射(又称集合反射):①调节反射:嘱受检者注视 1m 以外的目标(通

常为检查者的示指尖),然后将目标迅速移近眼球,如双侧瞳孔逐渐缩小,称为调节反射;②如再将目标缓慢移近眼球距眼球约 10cm 处,双侧眼球向内聚合,称为聚合反射(图 28-10)。动眼神经麻痹时,调节反射与聚合反射均消失。

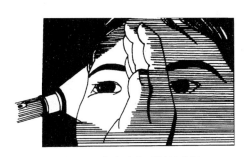

图 28-9　瞳孔对光反射检查法

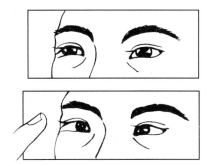

图 28-10　聚合反射检查法

8. 眼球　检查时注意眼球的外形、运动、震颤及眼压等。

(1)眼球突出:双侧眼球突出见于甲状腺功能亢进。患者除突眼外还可出现以下眼征(图 28-11):①Mobius 征:聚合运动减弱,即目标由远处逐渐移近眼球时,双侧眼球不能适度内聚;②Joffroy 征:上视时无额纹出现;③Graefe 征:眼球下转时上睑不能相应下垂;④Stellwag 征:瞬目减少。

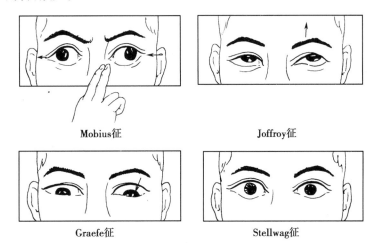

图 28-11　甲状腺功能亢进的眼部特征

单侧眼球突出见于局部炎症或眶内占位性病变,偶见于颅内病变。

(2)眼球凹陷:双侧眼球凹陷见于严重脱水;单侧眼球凹陷见于 Horner 综合征。

(3)眼球运动:检查时嘱受检者头部固定不动,眼球随检查者手指所示方向移动,6 个方向顺序进行:左侧→左上→左下,右侧→右上→右下(图 28-12)。注意眼球运动幅度、灵活性、有无斜视、复视等。眼球运动受动眼神经(Ⅲ)、滑车神经(Ⅳ)、展神经(Ⅵ)的支配,当这三对脑神经受损时,可引起眼球运动障碍,并伴有复视。由支配眼肌运动的神经或眼外肌本身的器质性病变所致的斜视,称为麻痹性斜视,见于脑炎、脑膜炎、脑血管病、脑脓肿、脑肿瘤、脑外伤等。

(4)眼球震颤:双侧眼球发生一系列有节律的快速往返运动,称为眼球震颤。检查方法:嘱受检者眼球随医师手指所示方向(水平和垂直)运动数次,观察是否出现眼球震颤。自发性眼球震颤见于耳源性眩晕及小脑疾病等。

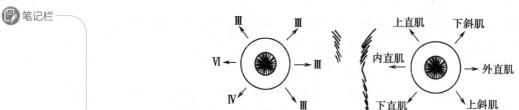

图 28-12　眼球六个方向的运动及相应的神经支配

（5）眼内压：①眼内压减低：指压法张力减弱，眼球凹陷，见于严重脱水或眼球萎缩；②眼内压增高：指压法张力增强，见于眼内压增高性疾病，如青光眼。

9. 视力、视野与色觉

（1）视力：视力分为中心视力和周边视力。中心视力是指眼底黄斑中心凹的功能，即检查一定距离内视力表在黄斑形成清晰图像的能力。周边视力是指中心凹以外的视网膜功能，即检查视野的范围。

中心视力检查通常采用国际标准视力表进行，即选用远距离视力表和近距离视力表，两眼分别检查。①远距离视力表：在距离视力表 5m 处能看清 1.0 行视标为正常视力；②近距离视力表：在距离视力表 33cm 处能看清 1.0 行视标为正常视力。近距离视力通常指阅读视力，其检查还能了解眼的调节功能。远、近视力表配合应用可初步判断有无屈光不正（远视、近视、散光）及眼底病变等。

视力不到 0.1 者，让被检查者逐步走近视力表，直至认出 0.1 视标为止。如在 1m 处不能辨认 0.1 者，改为"数手指"；如手指在眼前 5cm 仍数不清，改为手指在被检查者眼前摆动；不能看到手动者，在暗室内用手电筒照射眼睛，看到光亮为光感，不能看到光亮为无光感。

（2）色觉：色觉是检查被检查者对颜色的辨认能力。检查时应在适宜的光线下进行，让被检查者在距离色盲表 50cm 处读出上面的彩色数字或图像，如在 5~10 秒内不能读出，则可按色盲表的使用说明判断为色弱或色盲。①色弱：是指对颜色的识别能力减低；②色盲：是指对颜色的识别能力丧失。色盲分为先天性和后天性两种，先天性色盲是遗传性疾病，以红绿色盲最常见；后天性色盲多见于视网膜病变、球后视神经炎和视神经萎缩等。

（3）视野：见第三篇第三十四章神经系统检查。

10. 眼底检查　见第三篇第三十四章神经系统检查。

（二）耳

1. 外耳

（1）耳郭：注意耳郭的外形、大小、位置和对称性，是否有发育畸形、外伤瘢痕、红肿、瘘口、低垂耳等。耳郭上触及痛性小结见于痛风，为尿酸钠沉着的结果。耳郭红肿并有局部发热和疼痛，见于感染。牵拉和触诊耳郭引起疼痛，提示有炎症。

（2）外耳道：注意外耳道有无红肿、溢液、流脓、疼痛及皮肤是否正常。外耳道局部红肿疼痛，并有耳郭牵拉痛，见于外耳道疖肿。外耳道有黄色液体流出并有痒痛，见于外耳道炎。外耳道有脓液流出并有全身症状，见于急性中耳炎。外耳道有血液或脑脊液流出，多考虑为颅底骨折。有耳鸣者考虑为外耳道瘢痕狭窄、耵聍或异物堵塞。

2. 中耳　观察鼓膜是否穿孔，注意穿孔位置，表皮样瘤（胆脂瘤）时常伴有恶臭的脓性分泌物。

笔记栏

3. 乳突 化脓性中耳炎引流不畅时可蔓延至乳突形成乳突炎,表现为乳突明显压痛,并伴有耳郭后方皮肤红肿,有时可见瘘管,严重时可导致耳源性脑脓肿或脑膜炎。

4. 听力 体格检查时可先用粗略的方法了解受检者的听力。检测方法为:让受检者闭目静坐于安静的屋内,用手指堵塞一侧耳道,检查者持手表或以拇指与示指互相摩擦,自 1m 以外逐渐移近受检者耳部,直到受检者听到声音为止,测量距离。正常人一般在 1m 处可闻机械表声或捻指声。听力减退见于耳道有耵聍或异物、中耳炎、听神经损害、局部或全身血管硬化等。粗测发现受检者有听力减退,应进行精确的听力测试和其他相应的专科检查。

(三)鼻

1. 鼻的外形 观察鼻部皮肤颜色和鼻外形的改变。鼻梁部皮肤出现红色斑块,病损处高出皮面并向双侧面颊部扩展,见于系统性红斑狼疮。鼻梁皮肤出现黑褐色斑点或斑片,见于日晒后、慢性肝脏疾病等。鼻尖和鼻翼部位的皮肤发红,并有毛细血管扩张和组织肥厚,见于酒渣鼻。鼻腔完全堵塞,鼻梁宽平如蛙状,称为蛙状鼻(图 28-13),见于鼻息肉。鼻骨破坏后鼻梁塌陷,称为鞍鼻,见于鼻骨骨折、鼻骨发育不良、先天性梅毒。

2. 鼻翼扇动 是严重呼吸困难的表现。表现为吸气时鼻孔张大,呼气时鼻孔回缩,见于大叶性肺炎、支气管哮喘和心源性哮喘发作时。

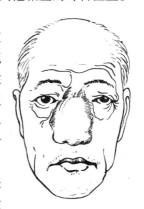

图 28-13 蛙状鼻

3. 鼻中隔 正常成人的鼻中隔可稍有偏曲。鼻中隔向一侧或两侧明显偏曲或局部有突起,并引起鼻腔功能障碍,称为鼻中隔偏曲,见于鼻中隔外伤、肿瘤或异物压迫鼻中隔等。严重的高位鼻中隔偏曲可压迫鼻甲,引起神经性头痛、鼻出血等。鼻中隔出现孔洞,称为鼻中隔穿孔,检查时用小型手电筒照射一侧鼻孔,可见对侧有亮光透入,见于鼻腔慢性炎症、外伤等。

4. 鼻出血 单侧鼻出血见于外伤、鼻腔感染、鼻咽癌、鼻中隔偏曲、局部血管损伤等。双侧鼻出血多由全身性疾病引起,如流行性出血热、伤寒等发热性传染病;血小板减少性紫癜、再生障碍性贫血等血液系统疾病;高血压、肝脏疾病、维生素 C 或维生素 D 缺乏等也可引起。女性发生周期性鼻出血应考虑子宫内膜异位症。

5. 鼻腔黏膜与鼻腔分泌物 鼻黏膜肿胀,伴有鼻塞和流涕,见于急性鼻炎。鼻黏膜肿胀,并有鼻黏膜组织肥厚,见于慢性鼻炎。鼻黏膜萎缩,鼻甲缩小,鼻腔宽大,鼻腔分泌物减少,嗅觉减退或丧失,见于慢性萎缩性鼻炎。鼻黏膜受到刺激时可产生过多的分泌物,清稀无色的分泌物为卡他性炎症;黏稠发黄或发绿的分泌物为鼻或鼻窦的化脓性炎症。

6. 鼻窦 鼻窦为鼻腔周围含气的骨质空腔,鼻窦内黏膜与鼻腔黏膜相连接,各有窦口与鼻腔相通。鼻窦共有四对,位置参见图 28-14。当鼻窦引流不畅时易发生鼻窦炎,表现为鼻塞、流涕、头痛及鼻窦区压痛。各鼻窦区压痛检查方法:①额窦:检查者一手扶持受检者枕部,用另一手拇指或示指置于眼眶上缘内侧;或双手固定头部,双手拇指置于眼眶上缘内侧,用力向后上方按压。②筛窦:检查者双手固定于受检者两侧耳后,双手拇指分别置于鼻根部与眼内眦之间向后方按压。③上颌窦:检查者双手固定于受检者两侧耳后,将拇指分别置于左右颧部向后按压。④蝶窦:因解剖部位较深,不能进行体表检查。

(四)口腔

1. 口唇 健康人口唇红润光泽。口角糜烂见于核黄素缺乏症。口唇干燥并有皲裂,见于严重脱水。口唇单纯疱疹多为单纯疱疹病毒感染引起,常伴发于大叶性肺炎、感冒、流行性脑脊髓膜炎等。口唇苍白见于贫血、主动脉瓣关闭不全、虚脱。口唇发绀多为缺氧所致,见于心力衰竭和呼吸衰竭。口唇深红见于急性发热性疾病。唇裂为口唇先天性发育畸形。口唇突然发生非炎症性、无痛性肿胀,见于血管神经性水肿。口唇肥厚增大见于呆小病、黏液性水肿、肢端肥大症等。口角歪斜见于面神经麻痹。

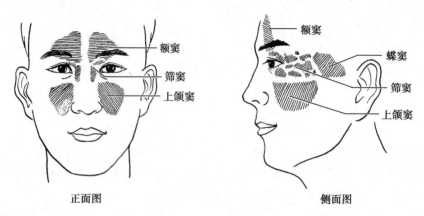

图 28-14　鼻窦正、侧面图

2. 口腔黏膜　正常口腔黏膜光洁呈粉红色。口腔黏膜见大小不等的黏膜下出血点或瘀斑,见于各种出血性疾病或维生素 C 缺乏症。黏膜充血、肿胀并伴有小出血点,多为对称性,称为黏膜疹,见于风疹、猩红热、某些药物中毒。口腔黏膜斑片状蓝黑色色素沉着,见于慢性肾上腺皮质功能减退症(Addison 病)。在相当于第二磨牙的颊黏膜处出现小米粒大的白色斑点,周围有红晕,称为麻疹黏膜斑(Koplik 斑),为麻疹的早期特征。雪口病(鹅口疮)为白假丝酵母感染所致,多见于衰弱的病儿或老年患者,也可出现于长期使用广谱抗生素和抗癌药之后。黏膜溃疡可见于慢性复发性口疮。

3. 牙齿　检查牙齿时应注意有无龋齿、缺牙、残根、义齿及牙齿的色泽与形状,并记录牙齿名称及部位。单纯性牙间隙过宽,见于肢端肥大症。中切牙切缘呈月牙形凹陷,伴牙间隙过宽,见于先天性梅毒。牙齿呈黄褐色称斑釉牙,见于长期饮用含氟量高的水或服用四环素等药物后。

记录牙齿部位的方法:如 $\overline{2}$ 为左下侧切牙;$\underline{|4}$ 示左上第一前磨牙。

$$
右 \quad \frac{8\,7\,6\,5\,4\,3\,2\,1\ \mid\ 1\,2\,3\,4\,5\,6\,7\,8}{8\,7\,6\,5\,4\,3\,2\,1\ \mid\ 1\,2\,3\,4\,5\,6\,7\,8} \quad 左
$$

上　　　下

1. 中切牙　2. 侧切牙　3. 尖牙　4. 第一前磨牙　5. 第二前磨牙
6. 第一磨牙　7. 第二磨牙　8. 第三磨牙

4. 牙龈　正常牙龈为粉红色。牙龈出血见于牙周炎、牙石、坏血病及血液病等。牙龈水肿见于慢性牙周炎。牙龈溢脓见于慢性牙周炎、牙龈瘘管等。牙龈萎缩见于萎缩性牙周病。在牙龈游离缘出现蓝灰色点线称为铅线,是铅中毒的特征。牙龈出现黑褐色点线状色素沉着,见于慢性铋、汞、砷等重金属中毒。

5. 舌　检查时嘱受检者伸舌,注意舌的颜色、舌质、舌苔及舌的位置与运动。正常人舌质淡红,舌面湿润,覆有薄白苔,伸舌居中,活动自如。

(1)草莓舌:舌乳头肿胀、发红类似草莓,见于猩红热或长期发热。

(2)镜面舌:亦称光滑舌,舌乳头萎缩,舌体较小,舌面光滑呈粉红色或红色,见于恶性贫血、慢性萎缩性胃炎及缺铁性贫血。

(3)牛肉舌:舌面绛红如生牛肉状,见于糙皮病(烟酸缺乏)。

(4)地图舌:舌面上出现黄色不规则的隆起,状若地图。隆起部分可剥脱消退恢复正常,或再形成新的黄色隆起,称为移行性舌炎,这种舌炎多不伴随其他病变,发生原因尚不明确,也可由核黄素缺乏引起。

(5)干燥舌:见于大量吸烟、张口呼吸、鼻部疾病和阿托品作用;严重时舌体缩小,舌面出现纵向裂纹,并伴有皮肤干燥、弹性减退,见于严重脱水。

(6)裂纹舌:舌面出现纵向裂纹而无脱水的其他表现,见于梅毒性舌炎;舌面出现横向裂纹,见于核黄素缺乏、唐氏综合征(又称先天愚型),前者伴有舌痛。

(7)舌体增大:暂时性舌体增大见于舌炎、口腔炎、舌的蜂窝织炎、血管神经性水肿等。长期的舌体增大见于呆小病、黏液性水肿、唐氏综合征及舌肿瘤等。

(8)毛舌:舌面出现黑色或黄褐色毛,也称黑舌,见于久病衰弱或长期使用广谱抗生素。

(9)舌的运动异常:伸舌有细微震颤见于甲状腺功能亢进;伸舌偏斜见于舌下神经麻痹。

6. 咽部及扁桃体 咽部分为鼻咽、口咽、喉咽 3 个部分(图 28-15)。

(1)鼻咽:位于软腭平面以上、鼻腔的后方。儿童时期该部淋巴组织丰富,称为腺状体,青春期前后逐渐萎缩。如腺状体过度肥大,可发生鼻塞、张口呼吸和语音单调。鼻咽部出现血性分泌物,单侧持续鼻塞,伴耳鸣、耳聋等,应考虑早期鼻咽癌。

(2)口咽:口咽位于软腭平面之下、会厌上缘的上方;前方直对口腔,软腭向下延续形成前后两层黏膜皱襞,前面的黏膜皱襞称为舌腭弓,后面的黏膜皱襞称为咽腭弓。扁桃体位于舌腭弓和咽腭弓之间的扁桃体窝中。咽腭弓的后方称咽后壁,一般咽部检查即指这个范围。

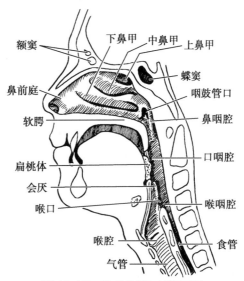

图 28-15 鼻咽喉部矢状切面图

咽部检查方法:受检者取坐位,头略后仰,口张大发"啊"音,检查者用压舌板在舌的前 2/3 与后 1/3 交界处迅速下压,此时软腭上抬,在照明的配合下可见软腭、腭垂、舌腭弓、咽腭弓、扁桃体及咽后壁等。

咽部黏膜充血红肿,分泌物增多,见于急性咽炎。咽部黏膜充血,表面粗糙,并有淋巴滤泡簇状增生,见于慢性咽炎。扁桃体红肿增大,表面有黄白色渗出物或苔片状易剥离假膜,见于扁桃体炎。而咽白喉假膜不易剥离,强行剥离易引起出血。扁桃体肿大可分为三度:Ⅰ度肿大时扁桃体不超过咽腭弓;Ⅱ度肿大扁桃体超过咽腭弓;Ⅲ度肿大扁桃体达到或超过咽后壁中线(图 28-16)。

(3)喉咽:位于口咽与喉腔之间(图 28-17),其前方通喉腔,下端通食管,喉咽的检查需用间接或直接喉镜才能进行。

7. 喉 位于喉咽之下,喉下为气管。喉为软骨、肌肉、韧带、纤维组织及黏膜所组成的一个管腔结构,是发音的主要器官。急性声音嘶哑或失音见于急性喉炎;慢性失音见于喉癌、喉结核。突然发生的窒息性呼吸困难见于喉头水肿。纵隔或喉肿瘤导致喉返神经受损时,也可出现声音嘶哑或失音。

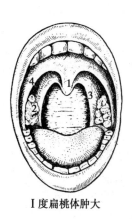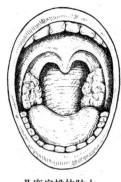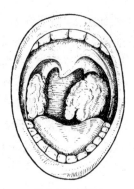

Ⅰ度扁桃体肿大　　　　　　Ⅱ度扁桃体肿大　　　　　　Ⅲ度扁桃体肿大

**图 28-16　扁桃体肿大的分度**
1：腭垂；2：扁桃体；3：咽腭弓；4：舌腭弓

8. 口腔气味　健康人口腔无特殊气味。疾病引起口腔的特殊气味称为口臭。引起口臭的口腔疾病为牙龈炎、牙周炎、龋齿等；血腥味为牙龈出血；口腔腥臭味为牙槽脓肿。全身性疾病也可引起口臭，如肝臭味见于肝坏死；尿味见于尿毒症；烂苹果味见于糖尿病酮症酸中毒；大蒜味见于有机磷农药中毒。

（五）腮腺

腮腺位于耳屏、下颌角、颧弓所构成的三角区内。正常腮腺体薄而软，不易触及。腮腺导管开口位于上颌第二磨牙相对的颊黏膜上（图 28-18）。腮腺肿大时可见以耳垂为中心的隆起，并可触及边缘不明显的包块。如腮腺迅速胀大，先为单侧，继而双侧，触诊边缘不清，有压痛，腮腺导管口红肿，见于急性流行性腮腺炎。如单侧腮腺肿大发生于抵抗力低下的重症患者，在导管开口处加压后有脓性分泌物流出，见于急性化脓性腮腺炎。腮腺肿大，质韧呈结节状，边界清楚，可以移动，见于腮腺混合瘤。腮腺肿大迅速，质硬，有痛感，与周围组织有粘连，可伴有面瘫，见于腮腺恶性肿瘤。

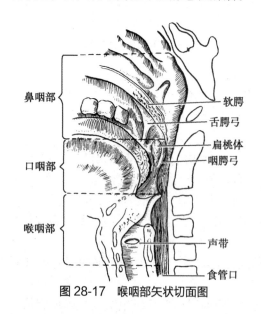

鼻咽部
口咽部
喉咽部

软腭
舌腭弓
扁桃体
咽腭弓

声带
食管口

**图 28-17　喉咽部矢状切面图**

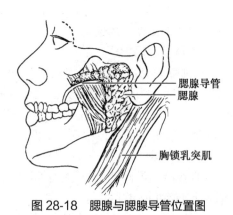

腮腺导管
腮腺

胸锁乳突肌

**图 28-18　腮腺与腮腺导管位置图**

（吴　忆）

笔记栏

扫一扫
测一测

**复习思考题**

1. 简述临床常见头部运动异常的临床意义。
2. 简述眼球突出与凹陷的临床意义。
3. 简述外耳道异常表现的临床意义。
4. 简述咽部黏膜异常表现的特点及临床意义。

# 第二十九章

# 颈 部 检 查

**学习目标**

1. 掌握颈部血管、甲状腺、气管的检查方法。
2. 掌握颈静脉怒张、甲状腺肿大、气管移位的临床意义。

颈部检查应在安静、自然的状态下进行,受检者最好采取舒适的坐位,暴露颈部和肩部;如患者为卧位,也应充分暴露。检查时手法应轻柔,如怀疑颈椎有疾患则更应注意。

## 一、颈部外形与分区

正常人颈部直立,两侧对称;男性甲状软骨较为突出,女性则平坦不易显露;瘦长型颈部细长,矮胖型颈部粗短;坐位时颈部静脉血管不显露;胸锁乳突肌在转头时明显可见。颈部检查时,将头稍后仰容易观察颈部两侧是否对称及有无包块和瘢痕。

为了便于描述和标记病变部位,将颈部两侧各分为两个大的三角区域:①颈前三角区:为胸锁乳突肌内缘、下颌骨下缘与前正中线之间的区域;②颈后三角区:为胸锁乳突肌后缘、锁骨上缘与斜方肌前缘之间的区域。

## 二、颈部姿势与运动

正常人颈部前屈、后伸、侧弯、旋转活动自如。常见的异常改变有:①头不能抬起:见于严重消耗性疾病的晚期、重症肌无力、进行性肌萎缩、脊髓前角细胞炎等;②斜颈:头部固定向一侧偏斜,见于颈肌外伤、瘢痕收缩、先天性颈肌挛缩和斜颈。先天性斜颈表现为胸锁乳突肌粗短,将头位复正直立时,病侧胸锁乳突肌的胸骨端会立即隆起,是本病的特征性表现;③颈部强直:为脑膜刺激征表现之一,见于脑膜炎、蛛网膜下腔出血等;④颈部活动受限伴疼痛:见于颈肌扭伤、颈部软组织炎症、肥大性脊椎炎、颈椎结核或肿瘤、颈椎外伤、骨折或关节脱位等。

## 三、颈部皮肤与包块

检查颈部皮肤时,应注意观察有无包块、瘢痕、瘘管、蜘蛛痣、疖、痈、结核及皮肤病等。颈部皮肤出现瘘管、瘢痕,常见于颈部淋巴结结核;而疖肿或痈常见于糖尿病;皮肤病常见的有神经性皮炎、银屑病等。

检查颈部包块时,应注意其包块的部位、大小、数目、质地、活动度、压痛及与邻近器官的关系等特点。颈部常见的包块有:①良性肿瘤:甲状腺腺瘤、腮腺瘤、舌下囊肿和血管瘤等;②颈部囊肿:甲状腺舌骨囊肿、胸腺咽管囊肿、颏下皮样囊肿等;③肿大的淋巴结:如质地不硬、轻度压痛,可能为非特异性淋巴结炎;如质地稍硬,无痛、大小不等、可相互粘连或与周围组织粘连,应考虑淋巴结结核;如质地坚硬、无压痛、表面光滑或凸起、与周围组织粘连且界限不清,不易推动,并伴有纵隔、胸腔、腹腔等病变,则应考虑恶性肿瘤的淋巴结转移;如为全身性无痛性淋巴结肿大,则多见于血液系统疾病;④恶性肿瘤;恶性淋巴瘤、甲状腺癌、涎腺癌等;⑤肿大的甲状腺:肿大的甲状腺和来源于甲状腺的包块可随吞咽动作上下移动。

### 四、颈部血管

正常人在坐位或半坐位时颈外静脉常不显露,去枕平卧时颈静脉可充盈,充盈的水平仅限于锁骨上缘至下颌角距离的下 2/3 以内。在坐位或半坐位时见到明显颈静脉充盈,称为颈静脉怒张。提示上腔静脉压增高,见于右心衰竭、心包积液、缩窄性心包炎及上腔静脉阻塞综合征。

正常人无颈静脉搏动。当三尖瓣关闭不全时可看到明显的颈静脉搏动。颈静脉搏动柔和,范围弥散,触诊时无搏动感。

正常人颈动脉搏动看不到,在剧烈运动后心搏出量增加时可出现微弱搏动。如在安静状态下出现明显的颈动脉搏动,提示脉压增大或心输出量增加,常见于主动脉瓣关闭不全、甲状腺功能亢进、严重贫血及单纯收缩期高血压等。颈动脉搏动为膨胀性,触诊时强劲有力。

听诊颈部血管时,患者多取坐位,用钟型听诊器听诊,并注意其部位、强度、性质、音调、传播方向、出现时间与患者呼吸、体位及姿势变动的关系等。颈部可听到的血管音包括:①生理性静脉血管音:是指正常人坐位或立位时,在右锁骨上窝听到的低调、柔和、连续性的静脉嗡鸣音,平卧位或用手指压迫颈静脉后即可消失;②异常血管性杂音:颈部大血管区听到高音调、吹风样、收缩中期血管性杂音,应考虑颈动脉粥样硬化狭窄或椎动脉狭窄;在锁骨上窝处听到杂音可能为锁骨下动脉狭窄,见于颈肋压迫。

### 五、甲状腺

甲状腺包括甲状腺峡部和甲状腺侧叶,位于甲状软骨下方和两侧(图 29-1),表面光滑,薄而柔软,不易触及。

1. 视诊 受检者取坐位,头稍后仰,嘱其做吞咽动作的同时,观察甲状腺的大小和对称性。正常人甲状腺多不易看到,女性青春发育期甲状腺可略增大。

2. 触诊 检查时应注意甲状腺大小、硬度、表面形态、压痛、对称性及有无震颤等。

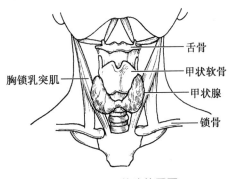

图 29-1 甲状腺位置图

舌骨
甲状软骨
甲状腺
锁骨
胸锁乳突肌

(1)从前面触诊甲状腺:受检者取坐位,检查者站在受检者前面。触诊甲状腺峡部,用拇指从胸骨上切迹向上触摸,可感到气管前软组织,判断有无增厚。触诊甲状腺侧叶,一手拇指施压于一侧甲状软骨,将气管推向对侧,另一手示、中指在对侧胸锁乳突肌后缘向前推挤甲状腺侧叶,拇指在胸锁乳突肌前缘触诊,可触及被推挤的甲状腺(图 29-2)。触诊时配合吞咽动作,如随吞咽运动而上、下移动则为甲状腺。用同样的方法检查另一侧甲状腺。

(2)从后面触诊甲状腺:受检者取坐位,检查者站在受检者身后。触诊甲状腺峡部,用示指从胸骨上切迹向上触摸,可感到气管前软组织,判断有无增厚。触诊甲状腺侧叶,一手示、中指施压于一侧甲状软骨,将气管推向对侧,另一手拇指在对侧胸锁乳突肌后缘向前推挤甲状腺,示、中指在胸锁乳突肌前缘触诊甲状腺,配合吞咽动作进行检查(图29-3)。用同样方法检查另一侧甲状腺。

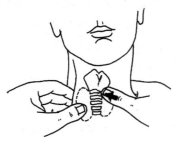

图 29-2　从前面触诊甲状腺

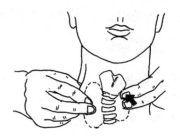

图 29-3　从后面触诊甲状腺

3. 听诊　当触到甲状腺肿大时,用听诊器钟型体件直接放在肿大的甲状腺上进行听诊。甲状腺功能亢进时,常可听到低调的、连续性的静脉嗡鸣音,是本病的特殊体征;在弥漫性甲状腺肿伴功能亢进症者还可听到吹风样收缩期血管杂音。

4. 甲状腺肿大的分度　甲状腺肿大分为三度:Ⅰ度不能看出肿大但能触及;Ⅱ度能看出肿大又能触及,但在胸锁乳突肌以内;Ⅲ度肿大超过胸锁乳突肌。

5. 甲状腺肿大的临床意义　生理性肿大见于女性青春期、妊娠或哺乳期,甲状腺轻度肿大,表面光滑,质地柔软,常不伴其他症状。病理性肿大常见的原因有:

(1)甲状腺功能亢进:甲状腺对称或非对称性肿大,质地柔软,可触及震颤,可听到连续性静脉嗡鸣音。

(2)单纯性甲状腺肿:甲状腺对称性肿大,多为弥漫性,也可为结节性,质地柔软,不伴甲状腺功能亢进体征。

(3)甲状腺肿瘤:甲状腺腺瘤时,甲状腺呈圆形或椭圆形肿大,单发或多发,表面光滑,质地坚韧;甲状腺癌时,甲状腺不对称性肿大,呈结节性,表面凹凸不平,质地坚硬,与周围组织粘连而固定。因甲状腺癌发展缓慢,体积小时注意与甲状腺腺瘤和颈前淋巴结肿大相鉴别。

(4)慢性淋巴性甲状腺炎(桥本甲状腺炎):甲状腺多为对称性、弥漫性肿大,也可呈结节性肿大,表面光滑,质地坚韧,边界清楚,与周围组织无粘连。本病易与甲状腺癌相混淆,鉴别方法如下:慢性淋巴性甲状腺炎时,肿大的腺体可将颈总动脉向后推移,在腺体后缘可触及颈总动脉搏动;而甲状腺癌则往往将颈总动脉包绕在癌组织内,腺体后缘不能触及颈总动脉搏动。

## 六、气管

正常人气管位于颈前正中部,在胸骨上窝前正中线上。

1. 检查方法　受检者取坐位或仰卧位,颈部处于自然直立状态。检查者将右手示指和环指分别置于两侧胸锁关节上,中指置于胸骨上窝气管正中进行触诊,观察中指距示指和环指之间的距离是否相等,或将中指置于气管与两侧胸锁乳突肌所构成的间隙,根据两侧间隙是否等宽来判断气管有无偏移(图29-4)。正常人两侧距离相等,如距离不等表示气管移位。

2. 气管移位的临床意义　根据气管移位的方向可以判断病变的性质。①气管向健侧移位:见于一侧大量胸腔积

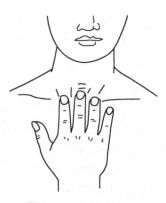

图 29-4　气管检查图

液、积气、纵隔肿瘤及单侧甲状腺肿大;②气管向患侧移位:见于一侧阻塞性肺不张、胸膜增厚粘连及肺硬化。主动脉弓动脉瘤时,由于心脏收缩时瘤体膨大将气管压向后下,因而随心脏搏动可触及气管的向下曳动,称为 Oliver 征。

（周艳丽）

### 复习思考题

1. 颈静脉怒张的概念是什么？有何临床意义？
2. 试述甲状腺的触诊方法及肿大的临床意义。
3. 试述气管位置的检查方法及移位的临床意义。

扫一扫
测一测

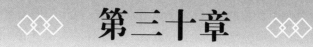

# 第三十章

# 胸部检查

## 学习目标

1. 掌握胸部体表标志及分区。掌握异常胸廓临床意义。

2. 了解乳房检查方法及临床意义。

3. 掌握肺和胸膜检查的内容及方法；掌握肺和胸膜检查的正常和异常表现及临床意义；熟悉呼吸系统疾病的异常体征。

4. 掌握心脏和血管检查的内容及方法；掌握心脏和血管检查的正常和异常表现及临床意义；熟悉常见循环系统疾病的异常体征。

胸部包括颈部以下到腹部以上的区域，主要由胸壁、乳房、心脏和肺脏、纵隔、膈肌构成。检查环境应温暖和光线充足，尽可能暴露全部胸廓，视患者病情需要采取坐位或卧位。全面系统地按视、触、叩、听顺序进行检查，一般先检查前胸部及两侧胸部，最后检查背部。这样既可克服只注意叩诊和听诊，而忽略视诊的倾向，也可避免重要体征的遗漏。虽然CT、内科胸腔镜、心电图、心脏超声等设备临床应用日益广泛，但胸部体格检查对心肺疾病的诊断仍具有重要的意义。

30章01节PPT

PPT 课件

## 第一节 胸部体表标志及分区

胸部含有心、肺等重要器官，为标记胸廓内各脏器的轮廓和位置，以及体格检查时异常征象的部位和范围，常需借助胸部体表标志及分区来表示和记载。

### 一、骨骼标志

胸部骨性标志主要有胸骨上切迹、胸骨柄、胸骨角、剑突、肩胛骨、脊柱棘突等(图30-1)，其中胸骨角临床最为重要。

1. 胸骨角(sternal angle) 胸骨体与胸骨柄连接处所形成的微向前突起的角称胸骨角，亦称 Louis 角。胸骨角两侧与左、右第2肋软骨相连接，通常以此作为标记来计数前胸壁上的肋骨和肋间隙，也是气管分叉、心房上缘、上下纵隔交界处、第4胸椎下缘或者第5胸椎上缘的标志。

2. 脊柱棘突(spinous process) 脊柱棘突是背部后正中线的标志。第7颈椎棘突最为突出，低头时更加明显，为背部颈、胸交界部的骨性标志。临床上以此作为标志来计数胸椎棘突或胸椎，亦可倒数向上计数颈椎。

3. 肩胛下角(scapula angle) 肩胛骨最下端称为肩胛下角。被检查者取直立位、两手自然下垂时,肩胛下角平第 7 肋骨或第 7 肋间隙,或相当于第 8 胸椎水平。临床上以此作为标志来计数背部肋间隙。

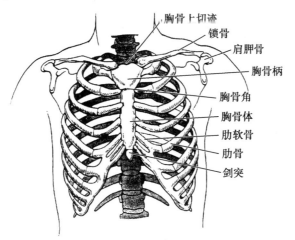

图 30-1　胸廓的骨性标志

4. 胸骨下角(infrasternal angle)　两侧肋弓在胸骨下端汇合处所形成的夹角称为胸骨下角,又称腹上角。正常为 70°~110°,体型瘦长者胸骨下角较小,矮胖者胸骨下角较大,深吸气时可稍增宽。

## 二、胸部体表标志线

1. 前正中线(anterior midline)　通过胸骨正中的垂直线。

2. 锁骨中线(midclavicular line)(左、右)　通过锁骨胸骨端与锁骨肩峰端的中点所引的垂直线。成年男性和儿童,此线一般通过乳头。

3. 腋前线(anterior axillary line)(左、右)　通过腋窝前皱襞沿前侧胸壁向下的垂直线。

4. 腋中线(midaxillary line)(左、右)　腋前线与腋后线等距离的平行线,即通过腋窝顶点的垂直线。

5. 腋后线(posterior axillary line)(左、右)　通过腋窝后皱襞沿后侧胸壁向下的垂直线。

6. (左、右)肩胛线(scapular line)　两上肢自然下垂时通过肩胛下角所作的平行于后正中线的垂直线。

7. 后正中线(posterior midline)　通过脊柱棘突所作的垂直线或沿脊柱正中下行的垂直线(图 30-2)。

## 三、胸部自然陷窝和解剖分区

1. 左、右腋窝(axillary fossa)　为上肢内侧与胸外侧壁相连的凹陷部。

2. 胸骨上窝(suprasternal fossa)　为胸骨柄上方的凹陷部。

3. 左、右锁骨上窝(supraclavicular fossa)　为锁骨上方的凹陷部,相当于两肺肺尖的上部。

4. 左、右锁骨下窝(infraclavicular fossa)　为锁骨下方的凹陷部,下界为第 3 肋骨下缘。相当于两肺肺尖的下部。

5. 左、右肩胛上区　为背部肩胛冈以上的区域,其外上界为斜方肌的上缘。

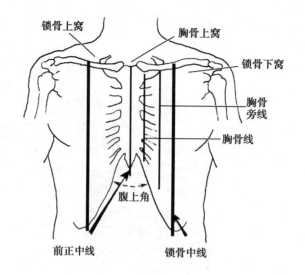

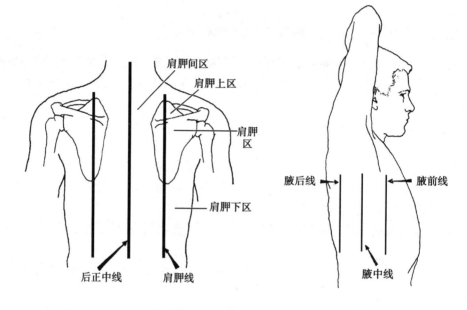

图 30-2 胸部体表标志线

6. 左、右肩胛区 上界为肩胛冈,下界为两肩胛下角连线,内侧为肩胛骨内缘,外侧为腋后线。

7. 左、右肩胛间区 为两肩胛骨内缘之间的区域,后正中线将此区分为左、右两部。

8. 左、右肩胛下区 两肩胛下角的连线与第 12 胸椎水平线之间的区域,后正中线将此区分为左、右两部。

通常前胸壁以肋间隙、背部以胸椎棘突或肋间隙作为胸部体表的横向标志;以人工划定的垂直线内、外多少厘米作为胸部的纵向定位标志。通过胸部的纵、横标志及分区便可说明胸腔内脏器的位置以及阳性体征的部位、大小及范围。例如,"心尖搏动在第 5 肋间隙左锁骨中线内 0.5cm 处","左肩胛下区闻及细湿啰音","右腋中线第 6~8 肋间隙可触及胸膜摩擦感"等。

(周艳丽)

# 第二节　胸廓、胸壁与乳房检查

## 一、胸廓

### (一) 正常胸廓

正常胸廓具有一定的弹性和活动性,形状近似圆锥形,上部窄而下部宽,两侧大致对称;成人前后径较横径(左右径)短,前后径与横径之比约为1:1.5,小儿和老年人前后径略小于或等于横径,可呈圆柱状(图30-3)。胸廓起着支持、保护胸腔及腹腔器官的作用,并参与呼吸运动。

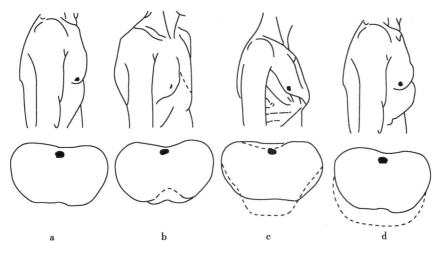

**图30-3　正常与异常胸廓**
a.正常胸廓　b.漏斗胸　c.鸡胸　d.桶状胸

### (二) 异常胸廓

1. 桶状胸(barrel chest)　胸廓的前后径增大与横径几乎相等而呈圆桶形;肋骨的倾斜度减小,几乎呈水平位;肋间隙增宽,有时饱满;锁骨上、下窝展平或突出,颈短肩高,胸骨下角增大呈钝角,胸椎后凸。桶状胸常见于慢性阻塞性肺疾病及支气管哮喘发作时,由两肺过度充气所致;亦可见于老年人及矮胖体型者。

2. 扁平胸(flat chest)　胸廓扁平,前后径变短,不到横径的一半;肋骨的倾斜度增加,胸骨下角呈锐角;颈部细长,锁骨突出,锁骨上、下窝凹陷。见于慢性消耗性疾病如肺结核、恶性肿瘤等,也可见于瘦长体型者。

3. 佝偻病胸(rachitic chest)　又称鸡胸(pigeon breast),多见于儿童。胸骨特别是胸骨下部显著前凸,两侧肋骨凹陷,胸廓前后径增大而横径缩小,胸廓上下径较短,形似鸡胸而得名。有时肋骨与肋软骨交接处增厚隆起呈圆珠状,在胸骨两侧排列成串珠状,称为佝偻病串珠(rachitic rosary)。前胸下部膈肌附着处因肋骨质软,长期受膈肌牵拉可向内凹陷,而下部肋缘则外翻,形成一水平状深沟,称肋膈沟(Harrison's groove)。胸骨下端剑突处内陷,有时连同依附的肋软骨一起内陷而形似漏斗,称为漏斗胸(funnel chest,pectus excavatum),但漏斗胸也可是先天性。

4. 胸廓一侧或局限性变形　一侧胸廓膨隆伴肋间隙增宽、呼吸运动受限,气管、心脏向健侧移位者,见于一侧大量胸腔积液、气胸、液气胸、胸内巨大肿物等。

局限性胸壁隆起见于皮下气肿、胸壁肿瘤炎症、心脏肥大、大量心包积液、主动脉瘤、胸内肿物等。

一侧或局限性胸廓凹陷多见于肺不张、肺萎缩、肺纤维化、广泛肺结核、胸膜增厚或粘连、肺叶切除术后等。而健侧因代偿性肺气肿而膨隆,使两侧胸廓不对称的表现更加明显。

肋骨软骨炎常见肋骨与肋软骨交接处菱形痛性较硬包块,疼痛可持续数周至数月。肋骨骨折时可见骨折部位有突起。

5. 脊柱畸形所引起的胸廓变形 脊柱后凸畸形(驼背)多发生在胸椎,常见于胸椎结核、强直性脊柱炎、老年人、骨质软化症。脊椎侧凸畸形见于胸椎疾患、长期姿势不正或发育畸形。

## 二、胸壁

1. 胸壁静脉 正常胸壁皮下静脉不显露。上腔静脉或下腔静脉阻塞,侧支循环建立时,胸壁静脉可充盈或曲张。在哺乳期,女性乳房附近的皮下静脉可较明显。

2. 皮下气肿 气体积聚于皮下组织称为皮下气肿。胸部皮下气肿是由肺、气管、胸膜破裂所致,也偶见于产气杆菌感染或气胸穿刺引流时。用手按压局部可有握雪感或捻发感,听诊可听到类似捻头发的声音,称为皮下气肿捻发音。严重时气体可向颈部及腹部蔓延。

3. 胸壁压痛 正常人胸壁无压痛。胸壁炎症、肿瘤浸润、肋软骨炎、肋间神经痛、带状疱疹、肋骨骨折等可有局部压痛。白血病患者骨髓异常增生时常有胸骨压痛或叩击痛。

4. 肋间隙 注意肋间隙有无回缩或膨隆。吸气时肋间隙回缩提示呼吸道阻塞,使吸气时气体不能自由地进入肺内。肋间隙膨隆见于大量胸腔积液、张力性气胸或严重的肺气肿患者。胸壁肿瘤、主动脉瘤或婴儿和儿童心脏明显肥大者,相应局部的肋间隙亦常有膨出。

## 三、乳房

乳房(breast)作为女性第二性征在青春期逐步发育增大呈半球形,乳头(nipple)呈圆柱形,乳晕(areola)颜色较深。正常儿童及男性乳房一般不发育,部分儿童由于食品添加剂等因素可出现乳房提前发育和异常发育。

乳房检查包括自查及医务人员检查。检查室应具有良好自然光线或采光。检查前需要充分暴露前胸及双侧乳房,并根据检查医师的要求采用坐位或卧位两种方式,必要时取前倾位,乳房丰满及下垂者取仰卧位检查为佳。乳房检查主要包括视诊和触诊,一般先做视诊,后做触诊。乳房检查需注意保护患者隐私,无关人员须回避。女性月经期后5~7天为乳房最佳检查时间。

(一)乳房的视诊

1. 准备及注意事项 患者取坐位或者仰卧位。注意乳腺视诊的次序和内容;必要时改变体位或结合触诊来确认。

2. 视诊内容

(1)乳房外形:观察双侧乳房的大小、位置和外形是否对称。正常女性乳房外形对称,丰满挺拔。单侧乳房增大见于先天畸形、炎症或肿瘤。单侧乳房缩小则为先天发育不良。单侧乳房浅表静脉扩张,常是晚期乳癌或乳腺肉瘤的征象。双侧性乳房浅表静脉扩张多为妊娠、哺乳或颈根部静脉受压引起的。

(2)乳头状态:观察是否对称,有无乳头内陷。乳头自幼回缩为先天发育异常,妊娠期及哺乳期乳头增大,活动度亦增大。若双侧乳头高低不一或乳头内陷,特别是短期内出现的乳头内陷则需高度警惕乳腺癌的可能;非哺乳期女性还应注意有无乳头糜烂脱屑,乳晕周围湿疹、糜烂,该征象是乳腺湿疹样癌的表现。

(3)乳房皮肤:乳房局部皮肤红、肿、热、痛,要考虑乳腺炎的可能。广泛的皮肤发红、充血水肿应警惕炎性乳癌的可能。皮肤凹陷的检查方法是让患者取坐位,双臂交叉于颈后或前俯上半身,或用手抬高整个乳房时凹陷更为明显,常提示乳腺癌的可能;有时尚可以发现在临床上不易扪及肿块的微小乳癌;此外也可见于乳腺脂肪坏死。乳腺癌可引起乳房皮肤呈现"橘皮样"改变,其病理意义是由于癌细胞侵入乳房浅表淋巴管引起癌性栓塞所致的淋巴水肿。

(二)乳房的触诊

1. 准备及注意事项　根据检查需要可采用坐位及卧位两种方式,取坐位时先两臂下垂,双上肢放松,再双臂高举超过头部或双手叉腰再次进行检查;仰卧位有时需要加垫一个枕头使肩部和胸部适当抬起,以免遗漏病灶。

乳房触诊时,手指和手掌平置于乳房上,轻施压力以回旋及来回滑动的方式,在乳房上轻柔扪按乳房。忌用手指抓捏乳房,以免误把正常腺体组织认为乳房肿块。乳房检查通常以乳头为中心作一水平线和垂直线,将乳房分为四个象限,以便于记录病变位置。触诊的顺序按乳房外上(包括尾部)、外下、内下、内上、中央(乳头、乳晕)各区依次由浅入深的滑动触诊。先查健侧,再检查患侧。乳房触诊后,注意必须触诊引流乳房区域的淋巴结。

2. 检查内容

(1)质地:正常乳房柔软,质地均匀,呈模糊颗粒感和柔韧感,青年女性乳房细软有弹性,质地均匀一致,随着年龄增长老年女性呈纤维结节感。妊娠期乳房增大有柔韧感,哺乳期为结节感。

(2)肿块:检查肿块时应注意肿块的部位、大小、边界、质地、活动度、表面是否光滑、与皮肤及胸肌有无粘连等,从而做出对病变性质的判断。检查肿块和深部组织的关系时,患者需两手叉腰,使胸肌处于收缩状态,如果肿块侵犯胸肌筋膜或胸肌时则在胸肌收缩时患侧乳房抬高,活动受限。中央区肿块触诊时,可用左手将乳房托起,用右手扪查;乳房下部肿块因乳房下垂影响触诊时可将乳房托起或让患者平卧举臂再检查。

(3)乳头:检查乳头时,依次挤压乳头、乳晕四周,注意有无溢液,并记录溢液来源方向。

(4)淋巴结:依次检查中央组、胸肌组、肩胛下组、锁骨下及锁骨上淋巴结有无肿大或压痛等异常改变,乳房炎症及恶性肿瘤扩展及转移时常累及此处淋巴结。

(三)乳房常见疾病

1. 女性乳腺疾病

(1)溢乳:可见于生理性、也可见于疾病或药物因素导致的垂体泌乳素瘤、泌乳素过度分泌。

(2)乳房红、肿、热、痛:多局限于一侧乳房的某一象限,提示急性乳腺炎,多见于哺乳期女性,触诊有包块硬结,并伴有寒战、发热等全身症状。

(3)乳腺肿块:可有良恶性区别,良性肿块边界清楚、质地柔软、活动度较大,乳头无内陷,皮肤颜色多正常,常见于乳腺囊性增生、乳腺纤维瘤。无痛性肿块,肿块形状不规则、表面凹凸不平、边界不清、质地坚硬,局部皮肤呈橘皮样,乳头回缩或异常泌乳,常提示乳腺癌。

2. 男性乳腺疾病　男性乳房发育见于使用雌激素、肝硬化、肾上腺皮质功能亢进、恶性肿瘤等。1%~2% 的乳腺癌见于男性,肿块形态同女性,但乳头触痛明显,易早期体检发现。

(周艳丽)

# 第三节 肺和胸膜检查

胸腔由胸廓和膈构成,上界为胸廓上口,下界借膈与腹腔分开。纵隔位于胸腔中部,将胸腔分为左、右两腔,分别容纳左、右肺。胸膜是覆盖于左右肺、胸壁内表面、纵隔侧面和膈上面的浆膜。覆盖在肺表面的胸膜,称为脏胸膜;覆盖在胸廓内面、膈上面与纵隔侧面的胸膜,称为壁胸膜。肺叶与肺叶之间由脏胸膜分开,称为叶间隙。右肺中叶与下叶、右肺上叶与下叶(后面)、左肺上叶与下叶之间的叶间隙,称为斜裂;右肺上叶与中叶(前面)之间的叶间隙,称为水平裂。

胸部体格检查时患者一般取坐位或仰卧位,脱去外衣,使腰部以上的胸部充分暴露,女性患者检查时注意保护隐私。室内应舒适温暖,环境安静,光线充足。肺和胸膜检查常规按视、触、叩、听顺序进行,先前胸、后侧胸、最后背部,注意左右、上下、前后对比,避免以听诊代替系统检查。

## 一、视诊

### (一)呼吸活动

1. 呼吸类型 正常情况下呼吸运动在呼吸中枢调节下由呼吸肌实现。以胸廓(肋间外肌)运动为主的呼吸称为胸式呼吸(thoracic breathing);以腹部(膈肌)运动为主的呼吸称为腹式呼吸(abdominal breathing)。正常男性和儿童的呼吸以膈运动为主,胸廓下部及上腹部的动度很大,而形成腹式呼吸;女性的呼吸以肋间肌的运动为主,故形成胸式呼吸。实际上该两种呼吸运动均不同程度同时存在。某些疾病可使呼吸运动发生改变。严重肺部疾病、胸廓骨骼肌肉等胸部疾患时,因肋间肌运动受限可使胸式呼吸减弱而腹式呼吸增强,腹膜炎、腹水、巨大卵巢囊肿、肝脾极度肿大、胃肠胀气等腹部疾病及妊娠晚期,因膈肌向下运动受限可使腹式呼吸减弱而胸式呼吸增强。

2. 呼吸运动异常

(1)反常呼吸(paradoxical breathing):若部分胸壁吸气时内陷、呼气时外凸,为反常呼吸,见于多发性肋骨、肋软骨骨折或胸骨骨折。

(2)呼吸费力:当异物、气管肿瘤等导致上呼吸道部分阻塞时,吸入气流受阻,出现胸骨上窝、锁骨上窝和肋间隙向内凹陷,临床称为"三凹征"(three depressions sign),亦称吸气性呼吸困难。慢性阻塞性肺疾病、支气管哮喘患者由于下呼吸道阻塞呼气受限,引起肋间隙膨胀呼气时间延长,称为呼气性呼吸困难。

(3)呼吸运动减弱或增强:一侧呼吸运动减弱或消失常见于大量胸腔积液、气胸、显著胸膜增厚及粘连、一侧肺不张、一侧膈神经麻痹。两侧呼吸运动减弱最常见于慢性阻塞性肺气肿,也见于双侧肺纤维化、气胸、胸腔积液、胸膜增厚及粘连、呼吸肌瘫痪。局部或一侧呼吸运动增强见于健侧代偿性增强。双侧呼吸运动增强见于库斯莫尔呼吸、剧烈运动。

### (二)呼吸频率与深度

1. 呼吸频率 正常成人呼吸节律规整,频率适度。静息状态下呼吸频率为12~20次/min,呼吸与脉搏之比为1:4。新生儿呼吸频率较快,可达44次/min,随年龄增长而逐渐减慢到成人水平。

成人呼吸频率>20次/min,称为呼吸过速(tachypnea),见于剧烈体力活动、发热(体温每增高1℃,呼吸增加4次/min)、疼痛、贫血、甲亢、呼吸功能障碍、心力衰竭等。成人呼吸频

率 <12 次 /min,称为呼吸过缓(bradypnea),见于深睡、颅内高压、黏液性水肿、麻醉剂或者镇静剂过量如吗啡及巴比妥类中毒等。呼吸停顿、心跳有时仍可存在,见于脑疝及其他能引起延髓麻痹的疾病,如感染性多发性神经炎等。

2. 呼吸深度 呼吸幅度加深是呼吸中枢受到强烈刺激所致。剧烈运动时,因机体需氧量增加,呼吸可加深、加快。突然发生情绪激动或紧张时呼吸深而快,可因通气、换气过度而出现呼吸性碱中毒,多有口周及四肢发麻、严重者可发生手足抽搐甚至呼吸暂停。严重代谢性酸中毒时,患者可以出现节律匀齐,呼吸深而大的呼吸,称为库斯莫尔(Kussmaul)呼吸,临床又称酸中毒大呼吸,有利于排出二氧化碳,从而可缓解代谢性酸中毒,常见于尿毒症、糖尿病酮症酸中毒等疾病。呼吸浅快可见于肺气肿、胸膜炎、胸腔积液、气胸、肥胖、大量腹水、严重鼓肠、呼吸肌麻痹等。

(三) 呼吸节律

正常人呼吸节律规整。病理情况下可出现呼吸节律改变,常见有潮式呼吸及间停呼吸(图 30-4),发生机制是呼吸中枢兴奋性降低,对二氧化碳的敏感性降低,只有二氧化碳潴留至一定程度时才能刺激呼吸中枢,使呼吸恢复和加强。当积聚的二氧化碳呼出后,呼吸中枢又失去有效的兴奋性,使呼吸又再次减弱而暂停。如此周而复始,形成潮式或者间停呼吸。这种呼吸节律的变化多发生于中枢神经系统疾病,如脑炎、脑膜炎、颅内压增高及某些中毒。有些老年人在深睡时也可出现潮式呼吸,可能是脑动脉硬化、脑供血不足的表现。睡眠呼吸暂停低通气综合征也可出现此改变。

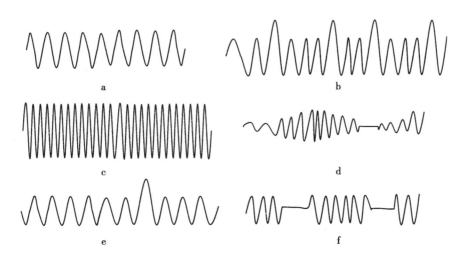

图 30-4 呼吸深度及节律变化
a. 正常呼吸  b. 抽泣样呼吸  c. 库斯莫尔呼吸  d. 潮式呼吸  e. 叹气样呼吸  f. 间停呼吸

1. 潮式呼吸(tidal respiration) 又称陈 - 施(Cheyne-Stokes)呼吸。潮式呼吸的特点是呼吸由浅慢逐渐变为深快,随后再由深快逐渐变为浅慢,直至呼吸停止片刻(5~30 秒),再开始上述周期性呼吸,形成如潮水涨落的节律。潮式呼吸的周期为 30~120 秒。除上述中枢系统疾病外,也见于心力衰竭(肺 - 脑循环时间延长)、缺氧及某些脑干损伤。

2. 间停呼吸(intermittent respiration) 又称比奥呼吸(Biot breathing)。表现为有规律的相同幅度的呼吸几次之后突然停止呼吸,间隔一个短时间后又开始呼吸,如此周而复始。间停呼吸的周期为 10~60 秒。多发生于中枢神经系统疾病,如脑损伤、颅内高压、脑炎、脑膜炎等疾病,多见于临终患者。

3. 不规则呼吸 呼吸频率与节律不规则,且呼吸表浅、不均,称为不规则呼吸(irregular

respiration)，见于中枢神经系统疾病及休克等严重疾病。如双吸气，也称抽泣样呼吸（sobbing respiration），表现为连续 2 次较短的吸气之后继以较长的呼气，类似哭泣后的抽泣，少数患者可出现下颌式呼吸，为中枢性呼吸衰竭的表现，主要见于颅内高压和脑疝前期。

4. 叹息样呼吸　某些患者自觉胸部发闷，正常呼吸一段时间间隔做一次深大呼吸，常伴叹息声，称为叹息样呼吸（sighing respiration），多为功能性改变，见于抑郁、神经衰弱或精神紧张者。

## 二、触诊

### （一）胸廓扩张度

胸廓扩张度（thoracic expansion）即呼吸时胸廓的活动程度。胸廓扩张度与胸壁软组织、肋骨、胸膜腔压力、肺组织弹性等因素有关。胸廓前下部活动度较大，此处检查较常用。一侧胸廓扩张度受限常见于肺不张、气胸、大量胸腔积液、胸膜增厚等；两侧胸廓扩张度受限常见于慢性阻塞性肺气肿，也见于双侧肺纤维化。

检查前胸时，被检查者取坐位或仰卧位。检查者的左、右拇指展开并在胸骨下端前正中线相遇，两手掌及其余四指分开紧贴两侧胸下部；嘱被检查者深呼气后屏住呼吸，然后让被检查者做深吸气运动，检查者的手即可感觉到被检查者胸廓呼吸运动的范围及两侧呼吸运动是否对称，亦可从拇指移开后距前正中线的距离来判断。

检查背部时，被检查者取坐位。检查者将两手掌面贴于肩胛下区第 10 肋骨水平对称部位，两手拇指在后正中线相遇，其余四指并拢放在腋下，嘱患者做深呼吸运动，观察比较双手活动度同样可以观察呼吸运动的范围及两侧呼吸运动是否对称。

### （二）触觉语颤

触觉语颤（tactile fremitus）是指受检者发音时声带振动所产生的声波沿气管、支气管及肺泡传导到胸壁时，引起胸壁相应振动，从而被检查者用手可触及，也称为语音震颤（vocal fremitus），简称语颤。语颤传导的 2 个主要条件是：①气管、支气管必须畅通；②胸膜的脏层及壁层必须接近。触觉语颤的强弱与发音强弱（发音强则较强）、音调高低（音调低则较强）、胸壁厚薄（越薄则越强）、支气管距胸壁的距离（越近越强）等因素密切相关。正常情况下，前胸上部的语颤较下部强，因上部距声带更近；后胸下部较上部强，因下部较上部薄，上部较下部厚；右上胸较左上胸强，因为右上肺较靠近气管，且右主支气管较粗、短而陡直。一般情况下，男性（音强调低）的语颤较女性强，成人（音强调低）较儿童强，瘦者因胸壁薄而强于胖者。通过触觉语颤变化可推断胸腔或肺部病变性质。

1. 检查方法　检查者将双手掌或手掌尺侧缘轻轻放在胸壁上，平贴于患者胸壁两侧对称部位，让患者用同等低音调拉长说"一"字音或重复"一、二、三"，自上而下、从内到外，再到背部，比较两侧对称部位的语颤是否相同，注意有无增强或减弱。

2. 临床意义　触觉语颤增强常见于①肺实变，声波传导增强，如大叶性肺炎实变期、肺梗死、肺结核等；②肺空洞：声波在较浅而大的空洞内产生共鸣而导致声波的振幅增大，且空洞周围肺组织多有炎性浸润而实变并与胸壁粘连时有利于声波传导，可导致语音震颤增强，见于肺结核、肺脓肿、肺肿瘤所致的空洞；③压迫性肺不张：肺不张时肺泡内含气量减少，导致肺组织密度增加，而传导声波能力

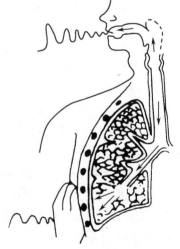

图 30-5　触觉语颤

增强。如胸腔积液上方受压而萎陷的肺组织。

触觉语颤减弱或消失主要见于①支气管阻塞：如阻塞性肺不张、气管内分泌物增多；②肺泡内含气量增多，如肺气肿及支气管哮喘发作时；③胸腔病变：如胸腔积液、气胸、胸膜增厚及粘连；④胸壁病变：胸壁高度水肿、胸壁皮下气肿。

（三）胸膜摩擦感

胸膜有急性炎症时两层胸膜因有纤维蛋白沉着而变得粗糙，呼吸时壁层和脏层胸膜相互摩擦而由检查者双手感触到的摩擦感，称为胸膜摩擦感（pleural friction fremitus）。检查方法为检查者用手掌轻贴胸部腋中线第5~7肋间隙处，令患者反复做深呼吸，此时若有皮革相互摩擦的感觉，即为胸膜摩擦感。胸膜摩擦感与胸膜摩擦音的临床意义相同，多见干性胸膜炎阶段，呼气相、吸气相通常都可触及，但吸气末呼气初更明显。当患者呼吸道内有黏稠渗出物或气管、支气管狭窄时，亦可产生一种震颤传至胸壁，这种一过性的摩擦感可于患者咳嗽后消失，临床注意鉴别。

## 三、叩诊

肺部叩诊采用间接叩诊法及直接叩诊法，间接叩诊法应用最普遍。被检查者通常取坐位或仰卧位，放松肌肉，均匀呼吸。

（一）胸部比较叩诊

遵循从上向下、从外到内的顺序，沿肋间隙逐一叩诊，注意叩诊音的变化，并注意两侧对称部位要进行对比，避开胸骨、肋骨、肩胛骨等骨性区域。叩诊力量要轻重适宜，如欲发现范围较小、位置较浅表的病变，可用轻叩法；反之，可用重叩法。先检查前胸部，自锁骨上窝开始，然后从第1肋间隙逐一向下叩诊；再检查侧胸部，让患者将上臂置于头顶，从腋窝开始向下叩至肋缘；随后检查背部，让患者头低垂，上身略向前倾，双手交叉抱肘，尽可能使肩胛骨移向外侧方。当患者不能取坐位时，可先仰卧位检查前胸，然后侧卧检查侧胸及背部。叩诊前胸、侧胸及背部肩胛下区时，板指应平贴在肋间隙，并与肋骨平行；叩诊肩胛间区时板指可与脊柱平行。

1. 胸部正常叩诊音　胸部叩诊音根据其强度、音调、时限和性质分为清音、过清音、鼓音、浊音和实音。胸壁厚薄、肺组织含气量、肺泡张力、邻近器官等均可影响叩诊音。正常肺部含有适量空气，肺泡壁又有一定弹性，叩诊呈清音。但可有生理性变异。胸壁较厚者如胸肌发达、肥胖、乳房部位，叩诊音稍浊。肺上叶体积较下叶小，含气量少，且胸上部的肌肉较厚，故胸上部的叩诊音较下部相对稍浊。右肺上叶较左肺上叶小，右肺尖位置又较低，惯用右手者前胸右上方肌肉较左侧更厚，故右肺上部叩诊音较左肺上部稍浊。背部的肌肉、骨骼（如肩胛骨）层次较多、较厚，故背部的叩诊音较前胸稍浊。老年患者肺泡含气量增多，叩诊可呈过清音。

在肺与肝或心交界的重叠区域，叩诊为浊音，又称肝脏或心脏的相对浊音区。未被肺遮盖的心脏或肝脏叩诊为实音，又称心脏或肝脏的绝对浊音区。前胸左下方为胃泡区，叩诊呈鼓音，又称Traube鼓音区，其上界为左肺下缘，右界为肝脏，左界为脾脏，下界为肋弓。该鼓音区的大小随胃内含气量的多少而变化。背部从肩胛上区到第9~11肋下缘，除脊柱部位外，叩诊都呈清音。

2. 胸部异常叩诊音　正常肺部清音区如出现清音以外的其他叩诊音如浊音、实音等时，称为异常叩诊音或者病理性叩诊音。叩诊音改变与病变性质、病灶范围、深度等有关。胸部异常叩诊音临床意义参见表30-1。

表 30-1 胸部异常叩诊音临床意义

| 叩诊音类型 | 临床意义 |
|---|---|
| 浊音或实音 | 肺组织含气量减少或消失:如肺炎、肺结核 |
| | 肺内不含气的病变:如肺肿瘤、肺包囊虫病 |
| | 胸膜腔病变:如胸腔积液、胸膜粘连或增厚 |
| | 胸壁疾病:如胸壁水肿、肿瘤等 |
| 过清音 | 肺气肿、支气管哮喘发作时 |
| 鼓音 | 气胸、空洞型肺结核、液化破溃的肺脓肿或肺囊肿 |
| 空瓮音 | 巨大空洞或张力性气胸 |
| 浊鼓音 | 肺不张、肺炎充血期、肺水肿 |

（二）肺部定界叩诊

1. **肺上界** 肺上界又称克勒尼希（Kronig）峡。自斜方肌前缘中央部开始叩诊为清音，逐渐叩向外侧，当由清音变为浊音时，即为肺上界的外侧点。然后再由上述中央部叩向内侧，至清音变为浊音时，即为肺上界的内侧点。该清音带的宽度即为肺尖的宽度，正常为4~6cm。因右肺尖位置较低，且右侧肩胛带的肌肉较发达，故右侧较左侧稍窄。肺上界变狭或叩诊浊音，见于肺结核所致的肺尖浸润、纤维性变及萎缩。肺上界变宽，叩诊稍呈过清音，常见于慢性阻塞性肺疾病。

2. **肺下界** 以沿胸部右锁骨中线，自上而下在各肋间隙进行肺部间接叩诊为例，叩诊先经过肺部清音区，叩诊呈清音，到达与肺组织交叠的肝上界时，清音变为浊音（常在第 5 肋间隙），一般在第 6 肋间隙肝区表面已无肺组织遮盖，叩诊呈由浊音变实音，即为肺下界。按上述方法，也可在双侧腋中线、肩胛线上分别叩出肺下界。平静呼吸时，右肺下界在右侧锁骨中线、腋中线、肩胛线分别为第 6、第 8、第 10 肋间隙。左肺下界除在左锁骨中线上变动较大（因有胃泡鼓音区）外，其余与右侧大致相同。矮胖体型或妊娠时肺下界可上移 1 肋；消瘦体型者肺下界可下移 1 肋。卧位时肺下界可比直立时升高 1 肋。

病理情况下，肺下界下移见于肺气肿、内脏下垂；肺下界上移见于阻塞性肺不张、肺萎缩、胸膜增厚或粘连，以及腹压增高所致的膈肌上抬，如腹水、腹腔肿瘤、鼓肠、肝脾大、膈肌麻痹。

（三）肺下界移动度

相当于呼吸时膈肌的移动范围。可在锁骨中线、腋中线及肩胛线上按下述方法测得肺下界。叩诊方法：先嘱患者平静呼吸，叩出肺下界，再嘱患者深吸气后屏住呼吸，沿肺下界继续向下叩诊，当浊音变为实音时即为肺下界最低点，用笔标记之；再嘱患者深呼气后屏住呼吸，叩出肺下界，用笔标记之，为肺下界在该线上的最高点。两个标记之间的距离即为肺下界移动度。

正常人两侧肺下界移动度为 6~8cm。移动范围的多寡与肋膈窦的大小有关，故不同部位肺下界移动范围亦稍有差异，一般腋中线及腋后线上的移动度最大。当胸腔大量积液、积气或广泛胸膜增厚、粘连时，肺下界移动度难以叩出。膈神经麻痹时肺下界移动度消失。肺下界移动度减小见于阻塞性肺气肿、肺不张、肺纤维化、胸膜粘连、肺炎等。

四、听诊

肺部听诊对支气管哮喘等疾病诊断具有无可替代的作用，是肺部检查的重点和难点。

被检查者取坐位或卧位,肺部听诊顺序一般由肺尖开始,自上而下,由前胸到侧胸和背部。听诊时要上下对比、左右对称部位对比、前胸部和背部对比,每个部位至少听诊一个呼吸周期。听诊需保持环境安静,患者充分暴露胸部,听诊器体件贴紧胸背部皮肤避免体件与衣物摩擦产生干扰音。嘱被检查者微张口做均匀呼吸,必要时可做较深的呼吸或咳嗽几声后立即听诊,以便比较呼吸音和附加音的变化。

(一) 呼吸音

1. 正常呼吸音

(1)支气管呼吸音(bronchial breath sounds):是吸入或呼出的气流在声门及气管、支气管内形成湍流和摩擦所产生的声音。支气管呼吸音颇似将舌抬高后张口呼气时所发出的"哈——"音。支气管呼吸音音响强、音调高,因为吸气为主动运动,声门较宽而使气体流速较快,故占时短;呼气为被动运动,声门较窄而使气体流速较慢,故占时长,因而吸气相短于呼气相,吸气音较呼气音弱而调低,吸气末与呼气初有短暂间隙(图 30-6)。正常人在喉部、胸骨上窝、背部第 6 颈椎至第 2 胸椎附近可听到支气管呼吸音,越靠近气管的区域音响越强,音调越低。如在肺部其他部位听到支气管呼吸音,则为病理现象,称为管性呼吸音。

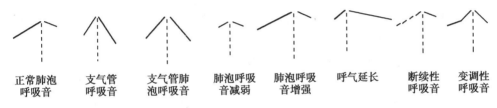

| 正常肺泡<br>呼吸音 | 支气管<br>呼吸音 | 支气管肺<br>泡呼吸音 | 肺泡呼吸<br>音减弱 | 肺泡呼吸<br>音增强 | 呼气延长 | 断续性<br>呼吸音 | 变调性<br>呼吸音 |

**图 30-6 正常与异常呼吸音**

升支为吸气相,降支为呼气相;吸气与呼气之间的空隙为短暂间隙。线条粗细示音响强弱;
长短示时间长短;斜线与垂线间的夹角示音调高低,角度小者音调高。

(2)肺泡呼吸音(vesicular breath sounds):肺泡呼吸音是空气在细支气管和肺泡进出所产生的声学现象,吸气时气流由气管经支气管进入肺泡,冲击肺泡壁,肺泡壁由弛缓变为紧张;呼气时肺泡壁则由紧张变为弛缓。一般认为,肺泡壁的弹性变化和气流的振动是肺泡呼吸音的产生机制。肺泡呼吸音的声音很像上齿咬下唇吸气时发出的"夫——"音,声音柔和而有吹风性质。肺泡呼吸音的吸气音较呼气音强,且音调更高、时限更长,因吸气为主动运动,吸入气流较大、速度较快,肺泡维持紧张的时间较长。相反,肺泡呼吸音的呼气音较弱,且音调较低、时限较短,因呼气为被动运动,呼出气流较小、速度较慢且逐渐减慢,在呼气末因气流太小、声音太弱而听不到,故听诊时呼气音在呼气终止前即消失。

肺泡呼吸音强弱与年龄、性别、胸壁厚薄、肺组织弹性等因素有关。呼吸运动越深、越快,呼吸音越强。年龄越小、胸壁越薄、肺组织弹性越好,则呼吸音越清晰。老年人肺泡弹性差,故呼吸音较弱且呼气时间较长。男性因呼吸运动的力量较强且胸壁皮下脂肪较少,故肺泡呼吸音较女性强。消瘦者较肥胖者强。乳房下部、肩胛下区、腋窝下部因胸壁肌肉较薄且肺组织较多,故肺泡呼吸音较强;相反,肺尖及肺下缘则较弱。

正常人除支气管呼吸音的部位和支气管肺泡呼吸音的部位外,其余肺部都可听到肺泡呼吸音。

(3)支气管肺泡呼吸音(bronchovesicular breath sounds):是兼具支气管呼吸音与肺泡呼吸音特征的混合性呼吸音。吸气音和呼气音的强弱、音调、时限大致相等。支气管肺泡呼吸音的吸气音与肺泡呼吸音的吸气音相似,但音调稍高且响亮,其呼气音与支气管呼吸音的呼气音相似,但音调稍低音强较弱。正常人在胸骨角附近即胸骨两侧第 1、2 肋间隙,肩胛间区第3、4胸椎水平及肺尖前后部右肺尖可以听到支气管肺泡呼吸音。

三种正常呼吸音的特征比较见表30-2。

表30-2 三种呼吸音特征的比较

| 特征 | 支气管呼吸音 | 支气管肺泡呼吸音 | 肺泡呼吸音 |
|---|---|---|---|
| 强度 | 响亮 | 中等 | 柔和 |
| 音调 | 高 | 中等 | 低 |
| 吸∶呼 | 1∶3 | 1∶1 | 3∶1 |
| 性质 | 管样 | 沙沙声,但管样 | 轻柔的沙沙声 |
| 正常听诊区域 | 胸骨柄 | 主支气管 | 大部分肺野 |

2. 异常呼吸音 异常呼吸音(abnormal breath sound)包括异常支气管呼吸音、异常支气管肺泡呼吸音和异常肺泡呼吸音。

(1)异常支气管呼吸音:指在正常肺泡呼吸音分布区域内听到支气管呼吸音,又称病理性支气管呼吸音、管样呼吸音。见于①肺组织实变:如大叶性肺炎实变期、肺结核等;②肺内大空洞:如肺脓肿、肺结核、肺癌形成空洞;③压迫性肺不张:如中量胸腔积液上方、肺肿块周围。

(2)异常支气管肺泡呼吸音:指在正常肺泡呼吸音分布的区域内听到支气管肺泡呼吸音,又称病理性支气管肺泡呼吸音。主要由于肺实变区域较小且与正常肺组织掺杂存在,或肺实变部位较深并被正常肺组织所遮盖而产生,如支气管肺炎、大叶性肺炎早期、胸腔积液上方肺组织等。

(3)异常肺泡呼吸音:①肺泡呼吸音减弱或消失:由进入肺泡内的空气量减少或声音传导障碍引起,可发生于双侧、单侧或局部。②肺泡呼吸音增强:与呼吸运动及通气功能增强,进入肺泡的空气流量增多有关,可发生于双侧或者单侧。③肺泡呼吸音性质改变(表30-3、图30-6)。

表30-3 异常肺泡呼吸音及其临床意义

| 异常呼吸音类型 | 临床意义 |
|---|---|
| 肺泡呼吸音增强 | 见于运动、发热、甲亢、贫血、代谢性酸中毒等。一侧或一部分肺的呼吸功能减弱或丧失,健侧或无病变部分可出现代偿性增强 |
| 肺泡呼吸音减弱或消失 | 胸壁增厚:如胸肌发达、胸壁水肿、肥胖等 |
| | 呼吸道阻塞:如气管肿瘤、COPD、哮喘 |
| | 肺泡弹性减退:如肺气肿、肺淤血 |
| | 胸膜腔疾患:如胸腔积液、气胸、胸膜增厚 |
| | 呼吸运动障碍/受限:如极度衰弱、呼吸肌瘫痪、肋骨骨折、肋间神经痛、大量腹水、腹腔巨大肿瘤等 |
| 粗糙性呼吸音 | 支气管炎或肺炎早期 |
| 呼气音延长 | 支气管哮喘、COPD、支气管肺癌 |
| 断续性呼吸音 | 常见于肺炎或者肺结核 |

(二)啰音

啰音(crackles,rales)是伴随呼吸音以外的附加音。依声音产生机制与性质的不同分为干啰音和湿啰音(图30-7)。

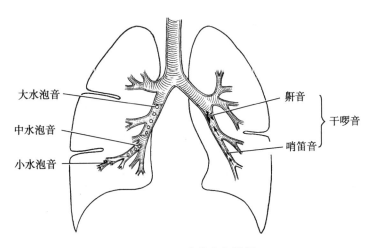

图 30-7　啰音的产生机制

1. 湿啰音（crackles，moist rales）　呼吸时气流通过气道内较稀薄的液体（渗出物、黏液、血液）形成水泡并立即破裂时所产生的声音，类似于开水沸腾时所产生的水泡破裂音，故也称水泡音（bubble sound），或认为由于小支气管壁因分泌物黏着而陷闭，当吸气时突然张开重新充气所产生的爆裂音，是一种不连续性呼吸附加音。

（1）特点：①部位较恒定，性质不易改变；②常有数个水泡音成串或断续发生；③吸气和呼气都可听到，以吸气终末时多而清楚；④中、小水泡音可同时存在；⑤咳嗽后湿啰音可减少或消失。

（2）分类

1）按呼吸道口径大小：可分为粗、中、细湿啰音和捻发音。①粗湿啰音：又称大水泡音。产生于气管、大支气管或空洞内，多出现在吸气早期。见于肺结核空洞、肺水肿、昏迷或濒死的患者，也可见于支气管扩张症。昏迷或濒死的患者因无力将气管内的分泌物咳出，呼吸时可出现粗湿啰音，有时不用听诊器都能听到，称为痰鸣音。②中湿啰音：又称中水泡音。产生于中等大小的支气管内，多出现于吸气的中期。见于支气管肺炎、支气管炎。③细湿啰音：又称小水泡音。发生在小支气管或肺泡内，多在吸气终末出现（图 30-8）。常见于细支气管炎、支气管肺炎、肺结核早期、肺淤血、肺水肿及肺梗死等。Velcro 啰音是一种比较特殊的细湿啰音，是肺间质纤维化患者吸气后期出现的细湿啰音，但其音调较一般细湿啰音稍高，似撕开尼龙扣带发出的声音。④捻发音（crepitus）：又称捻发性湿啰音或微小湿啰音，是一种极细而均匀的高音调音响，很像用手在耳边捻搓一束头发所产生的声音。一般认为捻发音是由未展开的或液体稍增多而互相黏合的肺泡及细支气管在吸气时被气流冲开所产生的细小爆裂音。老年人、深睡或长期卧床者因呼吸较浅、边缘部位肺泡充气不足而萎陷，深吸气时可在肺底听到捻发音，在数次深呼吸或咳嗽后则可消失，一般无特殊临床意义。持续存在的捻发音为病理性的，见于肺炎早期、肺结核早期、肺淤血、间质性肺泡炎。

2）按音响程度：分为响亮性和非响亮性湿啰音。响亮性湿啰音是由于周围有良好的传导介质，如实变，或因空洞共鸣的结果，见于肺炎、肺脓肿或空洞型肺结核。非响亮性湿啰音，声音较低，是由于病变周围有较多的正常肺组织，高音调声波被含气肺泡吸收，传导过程中能量衰减，逐渐减弱且距胸壁较远所致。

（3）临床意义：湿啰音是肺与支气管病变的表现。湿啰音在两肺散在性分布，常见于支气管炎、支气管肺炎、血行播散型肺结核、肺水肿；在两肺底分布，多见于心力衰竭所致的肺淤血和支气管肺炎等；在一侧或局限性分布，常见于肺炎、肺结核（多在肺上部）、支气管扩张症(多在肺下部)、肺脓肿、肺癌及肺出血等。固定性湿啰音对于支气管扩张症、Velcro 啰音对于特发性肺纤维化诊断具有较特异性诊断价值。

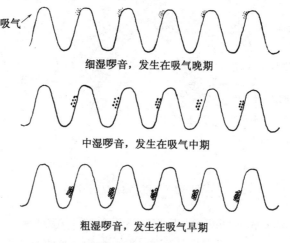

细湿啰音，发生在吸气晚期

中湿啰音，发生在吸气中期

粗湿啰音，发生在吸气早期

图 30-8 各种湿啰音的听诊特点

2. 干啰音(wheezes,rhonchi) 由于气道狭窄或者阻塞,气流通过时发生湍流,或气流通过有黏稠分泌物的管腔时冲击黏稠分泌物引起的振动所致,是一种连续性呼吸附加音。原因有支气管黏膜水肿、渗出或增厚,支气管平滑肌痉挛,管腔内肿瘤侵入或异物使支气管部分阻塞,支气管外肿瘤或肿大的淋巴结压迫引起管腔狭窄等。

(1)特点:干啰音为持续时间较长且带乐性的呼吸附加音,特征是①吸气和呼气都可听到,但常在呼气时更加清楚,因为呼气时管腔更加狭窄;②性质多变且部位不定,如咳嗽后可以减少、消失;③音调较高,每个音响持续时间较长;④几种不同性质的干啰音可同时存在;⑤发生于主支气管以上的干啰音,有时不用听诊器都可听到,称喘鸣(stridor)。

(2)分类

1)鼾音(sonorous rhonchus):又称低调干啰音,由气流通过有黏稠分泌物的较大支气管或气管时发生的振动和移动所产生,为一种粗糙的、音调较低的、类似熟睡时鼾声的干啰音。

2)哨笛音(sibilant rhonchi):又称高调干啰音,为气流通过狭窄或痉挛的小支气管时发生的一种高音调的干啰音。似发咝咝声,有的似吹口哨或吹笛声,称为哨笛音或飞箭音。

3)哮鸣音(wheezing rale):是一种高调的干啰音,呼气时伴有口哨样声响。常被描述为乐音样、咝咝音、飞箭音、鸟鸣音等,多发生在支气管、细支气管狭窄和痉挛时。常见于支气管哮喘、心源性哮喘、喘息型慢性支气管炎、支气管肺炎等。

(3)临床意义:干啰音是支气管存在病变的表现。如两肺都出现干啰音,见于急性或慢性支气管炎、支气管哮喘、支气管肺炎、心源性哮喘等。局限性干啰音是由局部支气管狭窄所致,常见于支气管局部黏膜结核、肿瘤、异物或黏稠分泌物附着。局部而持久的干啰音见于肺癌早期或支气管黏膜结核。

(三) 听觉语音

听觉语音的检查方法与触觉语颤的检查方法相同,当被检查者按平时说话的音调数"一、二、三"时,在胸壁上可用听诊器听到柔和而模糊的声音,即听觉语音(vocal resonance)。听觉语音的发生机制及临床意义与触觉语颤相同,但更敏感。被检查者声带振动产生的声波经过气管、支气管、肺组织、胸膜及胸壁而传出,用听诊器便可听到。正常时在气管、大支气管附近(如胸骨柄和肩胛间区)听觉语音较强且清楚,右胸上部较左胸上部强,其他部位则较弱且字音含糊,肺底最弱。

听觉语音减弱见于过度衰弱、支气管阻塞、肺气肿、胸腔积液、气胸、胸膜增厚或水肿。听觉语音增强见于肺实变、肺空洞及压迫性肺不张,常可见支气管语音、耳语音、胸语音、羊鸣音等。

1. 支气管语音(bronchophony) 听觉语音增强、响亮且字音清楚,叩诊浊音,称为支气管语音,见于肺组织实变。此时常伴触觉语颤增强、病理性支气管呼吸音等肺实变体征,但以支气管语音出现最早。支气管语音增强且字音清晰者为胸语音(whispered pectoriloquy),是大范围肺实变的征象。

2. 耳语音(whispered) 令被检查者用耳语声调发"一、二、三"音,将听诊器放在胸壁上听取,正常能听到肺泡呼吸音的部位只能听到极微弱的声音,但肺实变时可清楚听到增强的声音,此即耳语音,对肺实变诊断有重要价值。耳语音增强见于肺实变、肺空洞及压迫性肺不张。

### (四)胸膜摩擦音

胸膜腔由于纤维蛋白渗出导致胸膜表面粗糙,呼吸时脏、壁两层胸膜相互摩擦产生振动,触诊时有胸膜摩擦感,听诊时有胸膜摩擦音(pleural friction rub),以胸膜摩擦音更易被发现。胸膜摩擦音听诊颇似以手掩耳,用指腹摩擦掩耳的手背时听到的声音。胸膜摩擦音在吸气和呼气时皆可听到,一般以吸气末或呼气开始时较为明显。屏住呼吸时胸膜摩擦音消失,可借此与心包摩擦音区别。深呼吸或在听诊器体件上加压时胸膜摩擦音常更清楚。胸膜摩擦音可在短期内消失或重新出现,亦可持续存在数日或更久。可随体位变动而消失或复现。当胸腔积液较多时,因两层胸膜被分开,摩擦音可消失,在积液吸收过程中当两层胸膜又接触时,可再出现。当纵隔胸膜发炎时,于呼吸及心脏搏动时均可听到胸膜摩擦音。胸膜摩擦音可发生于胸膜的任何部位,但最常见于胸廓下侧腋中线处。

胸膜摩擦音见于①胸膜炎:结核性胸膜炎、化脓性胸膜炎,其他原因引起的胸膜炎,如尿毒症性胸膜炎;②原发性或继发性胸膜肿瘤;③肺部病变累及胸膜,如肺炎、肺梗死等;④胸膜高度干燥,如严重脱水。

(李竹英)

# 第四节 常见呼吸系统病变体征

PPT 课件

呼吸系统常见疾病的重要体征见表 30-4。

表 30-4 肺与胸膜常见疾病的体征

| 疾病 | 视诊 | | 触诊 | | 叩诊 | 听诊 | | |
|---|---|---|---|---|---|---|---|---|
| | 胸廓 | 呼吸动度 | 气管位置 | 语音震颤 | | 呼吸音 | 啰音 | 语音共振 |
| 大叶性肺炎 | 对称 | 患侧减弱 | 居中 | 患侧增强 | 浊音或实音 | 病理性支气管呼吸音 | 湿啰音 | 患侧增强 |
| 支气管哮喘 | 桶状 | 减弱 | 居中 | 减弱 | 过清音 | 呼气延长 | 哮鸣音 | 减弱 |
| 阻塞性肺气肿 | 桶状 | 减弱 | 居中 | 减弱 | 过清音 | 减弱、呼气延长 | 多无 | 减弱 |
| 压迫性肺不张 | 不定 | 患侧减弱 | 不定 | 患侧增强 | 浊音或浊鼓音 | 病理性支气管呼吸音 | 无 | 患侧增强 |

续表

| 疾病 | 视诊 | | 触诊 | | 叩诊 | 听诊 | | |
|------|------|------|------|------|------|------|------|------|
| | 胸廓 | 呼吸动度 | 气管位置 | 语音震颤 | | 呼吸音 | 啰音 | 语音共振 |
| 阻塞性肺不张 | 患侧凹陷 | 患侧减弱 | 拉向患侧 | 患侧消失 | 浊音或实音 | 消失 | 无 | 消失或减弱 |
| 肺水肿 | 对称 | 减弱 | 居中 | 正常或减弱 | 正常或浊音 | 减弱 | 湿啰音 | 正常或减弱 |
| 气胸 | 患侧饱满 | 患侧减弱或消失 | 推向健侧 | 患侧减弱或消失 | 鼓音 | 减弱或消失 | 无 | 减弱或消失 |
| 胸腔积液 | 患侧饱满 | 患侧减弱 | 推向健侧 | 患侧减弱或消失 | 实音或浊音 | 减弱或消失 | 无 | 减弱或消失 |

（李竹英）

30章05节PPT

PPT 课件

# 第五节 心脏检查

心脏检查是心血管疾病诊断的基本功,在对患者详细询问病史的基础上,进一步认真进行心脏检查,多能及早地做出准确的诊断。学习心脏检查,除认真掌握前人从实践中总结出的经验外,更重要的是在带教老师的指导下反复临床实践。另外,在进行心血管检查时,需注意全身性疾病对心血管系统的影响和心血管疾病的全身表现。

心脏检查时,需环境安静、光线充足,患者多取仰卧位,门诊条件下可取坐位。检查时,一方面注意采取视诊、触诊、叩诊、听诊依次进行,以全面了解心脏情况;另一方面在确定某一异常体征时,也可同时交替应用两种以上的检查方法加以判断。

## 一、心脏视诊

心脏视诊(cardiac inspection)包括心前区隆起、心尖搏动及心前区异常搏动。心脏视诊时应充分暴露胸部,检查者需半蹲,使双眼视线与被检查者的心前区呈切线方向。

（一）心前区隆起

心前区隆起(precordial prominence)是指胸骨下段与胸骨左缘第3~5肋骨及肋间隙局部隆起。心前区局部隆起主要见于以下两种情况:①儿童时期患器质性心脏病造成的心脏显著增大。由于儿童时期胸壁骨骼尚在发育中,胸部骨骼尚软,可因前胸壁受压而向外隆起。多由某些先天性心脏病(如法洛四联症、肺动脉瓣狭窄等)、风湿性心瓣膜病、伴大量渗液的心包炎及心肌炎后心肌病等器质性心脏病造成。②成人有大量心包积液时可见心前区饱满。

（二）心尖搏动

心脏收缩时,左心室前壁在收缩早期冲击心前区胸壁引起的相应部位肋间组织局部向外搏动,称为心尖搏动。观察心尖搏动时,应注意其位置、范围、强度、节律及频率。

1. 正常心尖搏动　一般位于第5肋间隙左锁骨中线内侧0.5~1.0cm处,搏动范围的直径2.0~2.5cm。一部分正常人可看不到心尖搏动,如肥胖或女性为乳房遮盖者。

2. 心尖搏动的位置改变

(1)生理因素:①体型:矮胖体型、小儿及妊娠,心脏常呈横位,心尖搏动可向上外方移位,甚至移到第4肋间隙;瘦长体型者,心脏呈垂直位,心尖搏动可向下、向内移至第6肋间隙。②呼吸：深吸气时膈肌下降,心尖搏动可下移至第6肋间；深呼气时膈肌上升,心尖搏动可向上移。③体位：卧位时膈肌位置较坐位时稍高,心脏偏于横位,心尖搏动可稍上移；左侧卧位时,心尖搏动可向左移2~3cm；右侧卧位时,可向右移1.0~2.5cm。相反,如侧卧位时心尖搏动无变动,提示可能为心包纵隔胸膜粘连,如粘连性心包胸膜炎。

（2）病理因素

1）心脏疾病：①左心室增大时,心尖搏动向左下移位,甚至可达腋中线；②右心室增大时,心脏呈顺钟向转位,左室被推向左,心尖搏动向左移位,甚至可向上；③全心增大时,心尖搏动向左下移位,并可伴有心界向两侧扩大；④先天性右位心时,心尖搏动位于胸部右侧与正常心尖搏动相对应部位。

2）胸部疾病：凡能使纵隔及气管移位的胸部疾病,均可使心脏及心尖搏动移位：①一侧肺不张、粘连性胸膜炎时,由于纵隔向患侧移位,心尖搏动亦移向患侧；②一侧胸腔积液、气胸时,心尖搏动移向健侧；③胸廓或脊柱畸形时亦可影响心尖搏动的位置。

3）腹部疾病：大量腹水、肠胀气、腹腔巨大肿瘤等,使腹压增加而导致膈肌位置上升,心尖搏动位置向上、向外移位。

3. 心尖搏动强度及范围的改变

（1）生理性：胸壁厚或肋间隙窄者,心尖搏动弱且范围小；胸壁薄、儿童、肋间隙宽者,心尖搏动强且范围大。剧烈运动、精神紧张或情绪激动时,心脏活动加强,心尖搏动亦增强。

（2）病理性

1）心脏疾病：①左心室肥大时,心尖搏动范围较大,并可在触诊时触及心尖强有力的外向运动,使指端抬起片刻,称为抬举性心尖搏动；左心室容量增加（如主动脉瓣反流、室间隔缺损）及胸壁薄或心搏量增加的正常人均可出现心尖搏动增强。②心肌病变（急性心肌梗死、扩张型心肌病、心肌炎等）时,心肌收缩乏力,心尖搏动减弱。伴有明显的心室腔扩大时,除心尖搏动减弱外常伴心尖搏动范围明显增大,称为心尖搏动弥散；大量心包积液时,心脏与前胸壁距离增加,心尖搏动减弱,且与心尖浊音界不一致,心尖搏动位于心浊音界内侧。

2）胸部和其他系统疾病：①左侧气胸或胸腔积液、肺气肿等情况下,心尖搏动减弱甚或消失；②甲状腺功能亢进、重症贫血及发热等疾病,由于心输出量增加,心尖搏动增强。

3）负性心尖搏动：正常情况下,心脏收缩时心尖搏动向外凸起。如心脏收缩时心尖搏动反而内陷者,称为负性心尖搏动（inward apex impulse）。见于缩窄性心包炎、粘连性心包炎心包与周围组织有广泛粘连时,可见于右心室显著肥大者。

（三）心前区其他搏动

1. 胸骨左缘第2肋间搏动　轻度收缩期搏动可见于正常青年人；明显收缩期搏动可见于肺动脉扩张或肺动脉高压。

2. 胸骨右缘第2肋间及胸骨上窝搏动　可见于主动脉弓动脉瘤或升主动脉瘤。

3. 胸骨左缘第3、4肋间搏动　见于右心室肥大或瘦弱者。

4. 剑突下搏动　①右心室明显肥大时,由于心脏的顺钟向转位,左心室向后移位,扩张的右心室占据了心尖部位,当存在严重的三尖瓣反流时,在收缩期时血液反流至位于胸骨下端附近扩张的右心房,导致了一种特征性的搏动——在收缩期心尖部向内运动（负性心尖搏动）而胸骨体下端左右两侧向外运动；②腹主动脉搏动（正常的腹主动脉或腹主动脉瘤）。

## 二、心脏触诊

心脏触诊（cardiac palpation）的内容有心尖搏动与心前区搏动、震颤和心包摩擦感。触诊时压力要适当,应避免用力按压使手掌触觉敏感度降低而难以触及震颤和心包摩擦感。

触诊心尖搏动时可先以全手掌感受心尖搏动,然后示指和中指并拢,用指腹确定心尖搏动的准确位置、范围、强度。触诊震颤及心包摩擦感,多用右手掌小鱼际。

### (一) 心尖搏动与心前区搏动

触诊可进一步证实视诊所见的心尖搏动及其他心前区搏动,并能确定其位置、范围、强度。尤其是视诊不能满意发现心尖搏动时,常需触诊来确定。一般情况下,25%~40% 的正常成年人能在仰卧位被触及心尖搏动,而约 70% 的心尖搏动可在坐位被触及。如果坐位时亦不能触及心尖搏动,则可使被检查者取左侧卧位(注意左侧卧位可使心尖搏动向左侧移位2~3cm)。胸壁肥厚、肋间隙窄者常难以被触及心尖搏动。心尖搏动的位置、范围、强度改变的临床意义参见心脏视诊。

对于心脏搏动的节律、频率也可以通过触诊了解。心尖搏动冲击手掌或指尖,标志着心室(脏)收缩期的开始,有助于确定第一心音,从而判断震颤及杂音出现的时期。如果相同的呼吸相中,能在 2 个肋间隙触及心尖搏动,表明心尖搏动范围增大。心尖搏动范围增大对诊断左心室增大的敏感性及特异性均较高。

对于视诊发现的剑突下搏动,可以通过触诊来鉴别是右心室搏动还是腹主动脉搏动。具体方法是:检查者将手指平放在剑突下,指尖指向剑突,向后上方加压,如搏动冲击指尖,且深吸气增强,则为右心室搏动,如搏动冲击指腹,深吸气时减弱,则为腹主动脉搏动或提示为主动脉瘤。消瘦者、腹壁薄或空腹时,剑突下搏动常为正常的腹主动脉传导所致。

部分起源于心脏前壁、心尖部或左心室的室壁瘤患者可触及双重心脏搏动:第一部分代表正常心尖外向运动,第二部分为在心室压力最高时收缩晚期室壁瘤的运动。

### (二) 震颤

震颤(thrill)是心脏搏动时手触及的一种微细的震动感,类似在猫的颈部或前胸部所触及的震动感,故又称为"猫喘",是器质性心血管疾病的特征性体征。震颤的强度与血流速度、狭窄病变的程度及两侧压力阶差有关。一般情况下,血流速度越快、狭窄越重、压力差越大,则震颤越强;但如狭窄口过小,以致血流通过极少时,反而无震颤。此外,震颤的强弱也与胸壁的厚薄有关,胸壁越薄(如儿童、消瘦者)则震颤越易触及。

震颤的发生机制与杂音相同,是血流经过口径狭窄的部位或循异常通道流动产生旋涡,使瓣膜、心室壁或血管壁产生振动,传至胸壁所致。一般来说,触诊对低频振动敏感,而听诊发现的频率较高或较弱的杂音常不伴有震颤。震颤多见于某些先天性心脏病及心脏瓣膜狭窄,而瓣膜关闭不全时则少见,仅在房室瓣重度关闭不全时可扪及收缩期震颤。

发现震颤后应首先确定部位及来源(瓣膜、大血管或间隔缺损),其次确定其处于心动周期中的时相(收缩期、舒张期或连续性),最后分析其临床意义。3 种震颤出现的部位和临床意义见表 30-5。

表 30-5 心脏常见震颤的临床意义

| 时期 | 部位 | 临床意义 |
| --- | --- | --- |
| 收缩期 | 胸骨右缘第 2 肋间 | 主动脉瓣狭窄 |
| | 胸骨左缘第 2 肋间 | 肺动脉瓣狭窄 |
| | 胸骨左缘第 3、4 肋间 | 室间隔缺损 |
| | 心尖部 | 重度二尖瓣关闭不全 |
| 舒张期 | 心尖部 | 二尖瓣狭窄 |
| 连续性 | 胸骨左缘第 2 肋间及其附近 | 动脉导管未闭 |

（三）心包摩擦感

正常心包腔内有少量液体,起润滑心包膜的作用。急性心包炎时,渗出的纤维蛋白沉着在心包脏层与壁层表面上,心脏搏动时两层粗糙的心包膜相互摩擦产生振动,传至胸壁而被感知,称为心包摩擦感(palpable pericardial rub)。心包摩擦感通常在胸骨左缘第4肋间最易触及,因该处的心脏表面无肺脏遮盖且接近胸壁。心脏收缩期更贴近胸壁,故心包摩擦感在收缩期明显;坐位稍前倾或深呼气末更易触及。心包摩擦感不因暂停呼吸(屏气)而消失,据此可同胸膜摩擦感相鉴别。如心包腔内有较多渗出液时,则心包摩擦感消失。

## 三、心脏叩诊

心脏叩诊(cardiac percussion)可以确定心界大小及其形状。心脏不被肺遮盖的部分叩诊呈实音(绝对浊音),其边界为心脏绝对浊音界,界内主要是右心室。心脏两侧被肺遮盖的部分叩诊呈浊音(相对浊音),其边界为相对浊音界,相当于心脏在前胸壁投影的左右界(图30-9),反映心脏的实际大小。但是,在早期右心室肥大时,相对浊音界可能改变不多,而绝对浊音界则增大;心包积液量较多时,绝对与相对浊音界较为接近。因此,注意分辨这两种心浊音界有一定的临床意义。

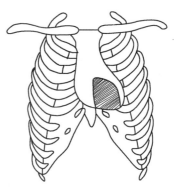

图30-9　心脏相对浊音界和绝对浊音界

检查时,检查者用间接叩诊法,用力要均匀,使用轻叩法叩诊,并根据被检查者的胖瘦程度适当调整力度,过强或过轻的力度均不能正确地叩出心脏的大小。如被检查者取仰卧位时,检查者立于患者右侧,左手板指与肋间隙平行(与心缘垂直)并紧贴胸壁(其余手指则离开胸壁);被检查者取坐位时,宜保持上半身直立姿势,检查者面对患者,板指与肋间隙垂直(与心缘平行)。

通常的顺序是先叩左界,后叩右界;由下而上,由外向内。叩诊心脏左界。从心尖搏动外2~3cm处沿肋间由外向内进行叩诊;如心尖搏动不明显,则自第6肋间隙左锁骨中线外的清音区开始。叩诊音由清音变为浊音时翻转板指,在板指中点相应的胸壁处用笔标记。然后由下而上,逐一按肋间隙叩诊,至第2肋间隙为止,分别标记。然后叩诊心脏右界。先沿右侧锁骨中线自上而下叩诊,当清音变为浊音时确定肝脏上界。自肝上界的上一肋间隙(一般为第4肋间隙)开始,由外向内轻叩,直到由清音转为浊音或达到胸骨右缘为止,如此逐一按肋间隙叩诊至第2肋间隙,分别标记。测量并记录左锁骨中线距前正中线间的垂直距离及左右相对浊音界各标记点距前正中线的垂直距离。

（一）正常心脏浊音界

正常成人的心脏浊音界左界在第2肋间隙几乎与胸骨左缘相合,其下方则逐渐左移并继续向左下形成向外凸起的弧形。其右界几乎与胸骨右缘相合,但在第4肋间隙可位于胸骨右缘稍外方。正常成人心脏左、右相对浊音界与前正中线的距离见表30-6。

心脏左界于第2肋间隙处相当于肺动脉段,第3肋间为左心耳,向下至第4、5肋间则为左心室。心脏右界第2肋间隙相当于上腔静脉和升主动脉,第3肋间隙以下相当于右心房,心脏下界除心尖部分为左心室外,均由右心室构成。心脏上界相当于第3肋骨前端下缘的水平。第2肋间隙水平以上的胸骨部分的浊音区,一般称为心底(上)部浊音区,相当于大血管在胸壁上的投影区,其左界的主动脉结由主动脉弓构成。显著向外隆凸的左心室段与半球形突出的主动脉结之间的肺动脉段及左心耳部相对较凹陷,称为心腰部(图30-10)。

表 30-6 正常心脏相对浊音界

| 右界（cm） | 肋间隙 | 左界（cm） |
| --- | --- | --- |
| 2~3 | II | 2~3 |
| 2~3 | III | 3.5~4.5 |
| 3~4 | IV | 5~6 |
| | V | 7~9 |

注：左锁骨中线至前正中线的距离为8~10cm。

### （二）心脏浊音界的改变及其临床意义

1. 心脏本身病变

（1）左心室增大：心脏浊音界向左下扩大，心腰部相对内陷，由正常的钝角变为近似直角，使心脏浊音区呈靴形，称为靴形心（boot shaped heart），又称为主动脉型心脏（图30-11）。常见于主动脉瓣关闭不全，高血压心脏病等。

（2）右心室增大：轻度右心室增大仅使心脏绝对浊音界扩大，相对浊音界增大不明显。显著右心室增大时，相对浊音界同时向左、右两侧扩大，但因心脏同时沿长轴顺钟向转位，故向左（而不是向左下）增大较为显著。常见于肺心病。

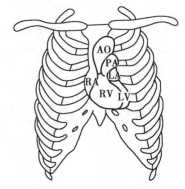

图 30-10 心脏浊音界各部的构成

AO：主动脉；PA：肺动脉；LA：左心房；
RA：右心房；RV：右心室；LV：左心室

（3）左、右心室增大：心界向两侧扩大，且左界向左下增大，呈普大型。见于全心功能不全，如扩张型心肌病、缺血性心肌病、弥漫性心肌炎等全心扩大时。

（4）左心房增大：左心房显著增大时，胸骨左缘第三肋间心浊音界向外扩大，使心腰部消失甚或膨出。二尖瓣狭窄时，左心房及肺动脉均扩大，使心腰部饱满或膨出，心脏浊音区外形呈梨形（图30-12），称为梨形心（pear shaped heart），亦称为二尖瓣型心脏。

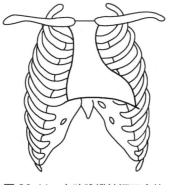

图 30-11 主动脉瓣关闭不全的
心脏浊音界（靴形心）

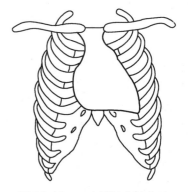

图 30-12 二尖瓣狭窄的心浊
音界（梨形心）

（5）心包积液：心包积液达一定量时，心浊音界向两侧扩大，其相对浊音区与绝对浊音区几乎相同，且随体位改变而改变。坐位时心脏浊音界呈三角烧瓶形（flask shape），卧位时心底部浊音界增宽，心尖部浊音区变小，此心包积液的特征性体征，是鉴别心包积液还是全心扩大的要点之一。

（6）升主动脉瘤或主动脉扩张：表现为第1、2肋间隙的浊音区增宽，常伴收缩期搏动。

2. 心外因素　心脏的邻近组织对心脏浊音界亦有明显影响。例如,心脏附近存在可产生浊音的病变如肺实变、肺肿瘤、纵隔淋巴结肿大胸腔积液等时,心脏浊音区与胸部病变浊音区连在一起,则真正的心脏浊音区亦无法叩出;并且大量胸腔积液、积气时,除患侧心脏浊音界叩不清外,心浊音界向健侧移位;胸膜增厚粘连和阻塞性肺不张则使心界移向患侧。胸壁较厚或肺气肿时,可使心脏浊音界变小或叩不清;腹腔大量积液或巨大肿瘤、妊娠后期等均可使膈肌上抬,心脏呈横位,致心界向左扩大。

此外,心脏的位置可因体位、体型、呼吸及脊柱或胸廓畸形等而变动,因而心脏浊音区亦可发生相应变化。

## 四、心脏听诊

心脏听诊(cardiac auscultation)在心脏检查中占有重要地位。通过听诊可获得心率、心律、心音、额外心音、杂音、心包摩擦音等多种信息,为解剖诊断和病理生理分析提供依据。听诊时,患者可取平卧位或坐位,必要时可使患者改变体位或屏住呼吸或在病情许可的情况下做适当运动,有助于听清和辨别心音或杂音。

心脏各瓣膜开放与关闭时所产生的声音沿血流方向传到胸壁最易听清的部位,称心脏瓣膜听诊区(cardiac auscultation area)。各瓣膜听诊区与瓣膜口在胸壁上投影的位置并不一致。通常有 5 个听诊区(图 30-13)。分别为:①二尖瓣区(mitral valve area):位于心尖搏动最强处,又称心尖区。②主动脉瓣区(aortic valve area):位于胸骨右缘第 2 肋间隙。③主动脉瓣第二听诊区(the second aortic valve area):位于胸骨左缘第 3、4 肋间隙。④肺动脉瓣区(pulmonary valve area):在胸骨左缘第 2 肋间隙。⑤三尖瓣区(tricuspid valve area):在胸骨体下端近剑突偏右或偏左处。需要指出的是,在心脏病的心脏结构和位置发生改变时,需根据心脏结构改变的特点和血流的方向,适当移动听诊部位和扩大听诊范围,对于某些心脏结构异常的心脏病尚可取特定的听诊区域。

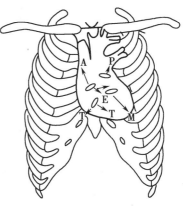

图 30-13　心脏瓣膜的体表投影和听诊区

M:二尖瓣区;A:主动脉瓣区;E:主动脉瓣第二听诊区;P:肺动脉瓣区;T:三尖瓣听诊区

对于初学者,设定一个听诊顺序,有助于防止遗漏和全面地了解心脏状况。通常的听诊顺序可以从心尖区开始,逆时针方向依次听诊:可按二尖瓣区→肺动脉瓣区→主动脉瓣区→主动脉瓣第二听诊区→三尖瓣区的顺序依次听诊;也可按其他顺序。但无论何种顺序均应不遗漏听诊区。必要时也应听腋下、颈部或背部。

(一) 心率

每分钟心搏次数称为心率(heart rate)。计数心率时,以第一心音(S$_1$)为准。正常成人心率为 60~100 次 /min,女性稍快,老年人偏慢,3 岁以下小儿常在 100 次 /min 以上。

成人心率超过 100bpm,或婴幼儿超过 150bpm,称为心动过速(tachycardia)。成人心率低于 60bpm,称为心动过缓(bradycardia)。临床意义可参见脉率检查。心率异常时常常伴有心律异常,需结合心律检查及心电图进一步确定心动过速或心动过缓的类型(详见第五篇第四十五章心电图诊断)。

(二) 心律

1. 正常心律　心脏搏动的节律,称为心律(cardiac rhythm)。正常人心律基本规则。心率稍慢者及儿童的心律稍有不齐。呼吸性亦可影响心律,表现为吸气时心率增快,呼气时心率减慢,深呼吸时更明显,屏住呼吸时心律变为整齐,称为窦性心律不齐(sinus arrhythmia)常见于健康青年及儿童,一般无临床意义。

2. 心律异常

(1)期前收缩(premature contraction):在原来整齐的心律中突然提前出现一个心脏搏动,继之有一较长的间歇,称为期前收缩或过早搏动(premature beat)。听诊时发现此提早出现的搏动的第一心音($S_1$)明显增强、第二心音($S_2$)大多减弱。有时因心室充盈度过小,心室收缩时不能使半月瓣开启,$S_2$可消失,听诊时只能听到$S_1$,此时脉搏亦不能触及。每分钟期前收缩小于6次者为偶发,等于或多于6次者为频发。在一段时间内,如每个正常心搏后都有一个过早搏动,称为二联律(bigeminal beats);如每两个正常心搏后有一个过早搏动称为三联律(trigeminal beats)。期前收缩按其来源可分为房性、交界性和室性3种,在心电图上容易辨认,但听诊时难以区别。

期前收缩可见于以下几种情况:①正常人情绪激动、过劳、酗酒、饮浓茶过多或大量吸烟等情况下;②各种器质性心脏病或直接刺激心脏(如心脏手术、心导管检查等);③奎尼丁及强心苷等药物的毒性作用;④电解质紊乱(尤其是低血钾);⑤自主神经功能失调。

(2)心房颤动(atrial fibrillation):心房颤动时心房肌失去正常有节律而有力的收缩,代之以极为迅速、微弱而不规则的颤动。大部分心房下传的激动在房室结内受到干扰而不能传至心室,少部分激动毫无规律地下传至心室,因而使心室收缩极不规则;每一心搏心室舒张期长短不一,使心室充盈量多少不等,从而心音强弱不等;有些弱的搏动心输出量显著下降,造成心脏搏动不能传至周围血管或搏动过弱而不能触。同时数心率和脉率时,脉率少于心率,这种脉搏脱漏现象称为脉搏短绌(pulse deficit)。归纳房颤的听诊特点为:①心律绝对不规则;②第一心音强弱不等;③脉搏短绌。房颤可以是发作性的,但慢性持续性房颤更为多见。心房颤动常见于二尖瓣狭窄、冠心病、甲状腺功能亢进等,偶可见于无器质性心脏病者,原因不明,称为孤立性房颤(lone atrial fibrillation)。

(三)心音(cardiac sound)

1. 心音的种类　健康人心脏可以听到两个性质不同的声音交替出现,依次命名为第一心音($S_1$)、第二心音($S_2$),某些健康儿童和青少年在第二心音后有时可以听到一个较弱的第三心音($S_3$)。第四心音($S_4$)一般听不到,如听到$S_4$,多数属病理情况。

(1)第一心音:$S_1$的主要是由心室收缩开始时二尖瓣、三尖瓣骤然关闭,瓣叶突然紧张引起的振动所致。其他如半月瓣的开放、心室肌收缩、血流冲击心室壁和大血管壁引起的振动,以及心房收缩的终末部分,也参与第一心音的形成。$S_1$出现在心室等容收缩期,约在心电图QRS波后0.02~0.04秒,$S_1$出现标志心室收缩期的开始。

(2)第二心音:$S_2$主要由主动脉瓣和肺动脉瓣突然关闭引起振动所产生。此外,房室瓣的开放、心室舒张开始时心肌舒张和乳头肌、腱索的振动,以及血流对大血管壁的冲击引起的振动,也参与了第二心音的构成。$S_2$出现在心室等容舒张期,约在心电图T波的终末或稍后,$S_2$出现标志着心室舒张期的开始。

心脏听诊最基本的技能是判定第一和第二心音,由此才能进一步确定杂音或额外心音所处的心动周期时相。根据以下几点来区别(表30-7)。

通常情况下,第一心音与第二心音的判断并无困难,但在复杂心律失常时,往往需借助于下列两点进行判别:①心尖或颈动脉的向外搏动与$S_1$同步或几乎同步,其中利用颈动脉搏动判别$S_1$更为方便;②当心尖部听诊难以区分$S_1$和$S_2$时,可先听心底部即肺动脉瓣区和主动脉瓣区,心底部的$S_1$与$S_2$易于区分,再将听诊器体件逐步移向心尖部,边移边默诵$S_1$、$S_2$节律,进而确定心尖部的$S_1$和$S_2$。

表 30-7 第一、第二心音的区别

| 区别点 | 第一心音 | 第二心音 |
|---|---|---|
| 声音特点 | 调低、音强、时限较长 | 调高、音弱、时限较短 |
| 最强部位 | 心尖部 | 心底部 |
| 与心尖搏动及颈动脉搏动的关系 | 与心尖搏动和颈动脉的向外搏动几乎同时出现 | 心尖搏动之后出现 |
| 与心动周期的关系 | $S_1$ 与 $S_2$ 之间的间隔(收缩期)较短 | $S_2$ 到下一心动周期 $S_1$ 的间隔(舒张期)较长 |

(3)第三心音:$S_3$ 产生可能同心室舒张早期快速充盈相血液自心房快速流入心室,使心室壁、房室瓣、腱索和乳头肌紧张有关。$S_3$ 在 $S_2$ 开始后 0.12~0.18 秒,$S_3$ 的听诊特点是:①通常在心尖部或其内上方较清楚;②频率低,用钟型体件听取较好;③强度弱、④占时短(约 0.04 秒);⑤左侧卧位、深呼气末、运动后心跳减慢时、抬高下肢及增加腹压等情况下,均可使 $S_3$ 更容易被听见。正常情况下只在儿童及青少年中可听到。40 岁以上的人,如听到 $S_3$,多属病理现象,常提示心功能不全。

(4)第四心音:$S_4$ 出现在心室舒张末期,约在 $S_1$ 前 0.1 秒(收缩期前)。$S_4$ 的产生与心房收缩使房室瓣及其相关结构(房室瓣装置,包括瓣膜、瓣环、腱索和乳头肌)突然紧张、振动有关,故也叫心房音。正常时一般听不到,病理状态下才可被听到。$S_4$ 的听诊特点是心尖部及其内侧较易被听到;低调沉浊;强度很弱。

2. 心音强度的改变

影响心音强度的主要原因有心室的充盈程度、瓣膜位置、瓣膜的完整性和弹性、心肌收缩力与收缩速率等。此外,胸壁厚度、胸壁与心脏间的距离(如肥胖、肺气肿、胸腔积液、心包积液等)同声音传导时的损耗相关,从而影响听诊时心音响度。

(1)两个心音同时强度改变

$S_1$、$S_2$ 同时增强:可见于运动、情激动、甲状腺功能亢进、发热、贫血等使心脏活动增强的因素。胸壁较薄者也可使心音听诊响亮清晰。

$S_1$、$S_2$ 同时减弱:可见于心肌严重受损(如心肌梗死、严重心肌炎等)和休克等循环衰竭。肥胖、胸壁水肿、肺气肿、左侧胸腔积液、心包积液等因影响心音传导也可使听诊时心音减弱。

(2)第一心音强度改变

$S_1$ 增强可见于:①左心室舒张期充盈减少:二尖瓣狭窄(瓣膜尚无显著增厚、僵硬或纤维化等改变)时,血流自左心房进入左心室存在障碍,舒张期左心室血液充盈较少,心室收缩前二尖瓣尚处于最大限度的开放状态,瓣叶的游离缘远离瓣口,心室收缩时二尖瓣要经过较长的距离才合拢,振动幅度增大,使第一心音增强。此时增强的 $S_1$ 高调而清脆,称为拍击性第一心音。另外,心动过速或 PR 间期缩短时也出现心脏舒张期短、心室充盈不足,瓣膜在舒张晚期亦处于低垂状态,也可使 $S_1$ 增强。②心肌收缩力增强:运动、发热、甲状腺功能亢进时除心率增快外,心脏收缩力亦加强,使 $S_1$ 增强。高血压患者心脏射血需要克服较大的阻力,心肌收缩力增强,故 $S_1$ 亦增强。

$S_1$ 减弱可见于:①左心室舒张期过度充盈:二尖瓣关闭不全、PR 间期延长(一度房室传导阻滞)、主动脉关闭不全等症时,左心室舒张期过度充盈,使二尖瓣漂浮,心室收缩前二尖瓣瓣叶的游离缘已靠近瓣口,关闭时的振动小,$S_1$ 减弱。主动脉瓣狭窄时心室内残留血量增多:二尖瓣位置过高,关闭时的振动小,亦见 $S_1$ 减弱。②瓣膜结构的病理性变化:二尖瓣狭窄当瓣叶存在显著增厚、僵硬或纤维化等改变时,瓣膜活动明显受限,则第一心音反而减弱。③心肌收缩力减弱:心肌炎、心肌病、心肌梗死、心力衰竭时心肌收缩力减弱,可以使 $S_1$ 减弱。

$S_1$ 强弱不等:①心房颤动时,心律完全不规则,每个心动周期中心室舒张期长短不一,心室内的充盈量变化不定,故第一心音的强度经常变化,当两次心搏相距近时舒张期短、心室充盈量小,瓣膜位置低,故 $S_1$ 增强,反之相距远时则减弱。②房室传导阻滞:完全性房室传导阻滞时,因为房室分离,心室内的充盈量亦不恒定,故第一心音的强度经常变化,若某次心室收缩紧接在心房收缩之后发生,心室收缩前房室瓣也处于较大的开放状态,因而产生极响亮的 $S_1$,称为"大炮音"(cannon sound);而在二度 I 型房室传导阻滞(Mobitz I 型)时,随着 PR 间期的逐渐延长, $S_1$ 逐渐减弱。③频发期前收缩时,提早搏动的 $S_1$ 较窦性搏动的 $S_1$ 明显增强。

(3)第二心音强度改变: $S_2$ 的强度取决于主动脉和肺动脉内压力(大血管与心室腔之间的压力阶差)及半月瓣的解剖改变。目前多数认为, $S_2$ 包括两个主要成分:主动脉瓣关闭在前,形成该音的主动脉瓣成分( $A_2$ );肺动脉瓣关闭在后,形成该音的肺动脉瓣成分( $P_2$ )。通常 $A_2$ 在主动脉瓣区听诊最清楚, $P_2$ 则在肺动脉瓣区听得最清楚。正常青少年 $P_2$ 较 $A_2$ 强( $P_2>A_2$ );中年人两者大致相等( $P_2=A_2$ );老年人则相反( $P_2<A_2$ )。

$S_2$ 增强:① $A_2$ 增强:见于体循环阻力增高、血流量增多时。主动脉内压力高,主动脉瓣关闭有力引起较大的振动,听诊可闻及 $A_2$ 亢进,明显亢进的 $A_2$ 可呈金属调,见于高血压、主动脉粥样硬化等疾病。亢进的 $A_2$ 可以向心尖区或肺动脉瓣区传导。② $P_2$ 增强:见于肺循环阻力增高的疾病,如原发性肺动脉高压症、二尖瓣狭窄、肺气肿、肺纤维化、慢性肺源性心脏病等;亦见于使肺血流量增加的左至右分流的先天性心脏病(如室间隔缺损、动脉导管未闭)。因肺动脉瓣关闭时受到血流冲击较大,右心室流出道血流骤然减速引起瓣叶振动较大而产生。亢进的 $P_2$ 也可向主动脉瓣区或胸骨左缘第 3 肋间隙传导,但不向心尖区传导。

$S_2$ 减弱:① $A_2$ 减弱:见于体循环阻力或压力降低及主动脉瓣受损,如低血压、主动脉瓣狭窄、主动脉瓣关闭不全;② $P_2$ 减弱:见于肺循环阻力或压力降低及肺动脉瓣受损,如肺动脉瓣狭窄或关闭不全。

3. 心音性质改变 心肌有严重病变时,心肌收缩力明显减弱,致使 $S_1$ 减弱而与 $S_2$ 相似,同时因心率加快舒张期明显缩短而与收缩期几乎相等,此时听诊 $S_1$、$S_2$ 酷似钟摆的"滴答"声,称为钟摆律(pendulum rhythm)。如钟摆律时心率超过 120 次 /min 时,酷似胎儿心音,称为胎心律(fetal rhythm),为心肌严重受损的重要体征,见于大面积急性心肌梗死和重症心肌炎等。

4. 心音分裂(splitting of heart sound) 正常情况下,构成 $S_1$ 的两个主要成分(二尖瓣、三尖瓣的关闭)是不同步的,三尖瓣的关闭略迟于二尖瓣 0.02~0.03 秒;构成 $S_2$ 的两个主要成分(主、肺动脉瓣关闭)也是不同步的,肺动脉瓣的关闭略迟于主动脉瓣 0.03 秒。构成 $S_1$、$S_2$ 的两个主要成分虽都不同步,但因非常接近,听诊时人耳不能分辨,而各呈单一心音。如左、右两侧心室电活动或机械活动不同步的时距较正常明显增大,组成 $S_1$、$S_2$ 的两个主要成分间的时距延长,则听诊时出现一个心音分裂成两个声音的现象,称为心音分裂。

(1)第一心音分裂:生理情况下,偶见于儿童及青少年。病理情况下,是由于心室电或机械活动延迟,使三尖瓣关闭明显迟于二尖瓣( $S_1$ 的两个成分相距 >0.03 秒)而造成。此分裂在二尖瓣、三尖瓣听诊区都可听到,但以胸骨左下缘较清楚。电活动延迟常见于完全性右束支传导阻滞。机械活动延迟见于肺动脉高压、肺动脉瓣狭窄、先天性三尖瓣下移畸形(埃布斯坦综合征,Ebstein syndrome)等,右心室充盈时间延长,右室开始收缩的时间明显晚于左室,导致三尖瓣关闭进一步延迟。

(2)第二心音分裂:$S_2$分裂临床上较常见,由主、肺动脉瓣关闭明显不同步(>0.035秒)所致。在肺动脉瓣区听诊较明显。可有以下几种情况(图30-14):①生理性分裂(physiologic splitting):多数人尤其是儿童和青少年可于深吸气末出现$S_2$分裂。这是因吸气末胸腔负压增加,右心的回心血量增多,右心室排血时间延长,肺动脉瓣关闭进一步迟于主动脉瓣关闭,从而导致$S_2$分裂。呼气时着两个成分的时距缩短,生理性$S_2$分裂消失。②通常分裂(general splitting):临床上最常见的$S_2$分裂,见于右室排血时间延长,肺动脉瓣关闭明显延迟(如完全性右束支传导阻滞、肺动脉瓣狭窄、二尖瓣狭窄等)或左心室射血时间缩短,主动脉关闭时间提前(如二尖瓣关闭不全、室间隔缺损等)时。③反常分裂(paradoxical splitting)或逆分裂(reserved splitting):是指$S_2$明显分裂发生于呼气时,吸气时反而消失。$S_2$逆分裂见于主动脉瓣

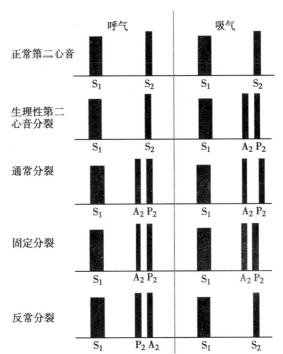

图30-14　第二心音分裂图解

$S_1$:第一心音;$S_2$:第二心音;$A_2$:第二心音主动脉瓣成分;$P_2$:第二心音肺动脉瓣成分

狭窄、左束支传导阻滞、重度高血压或左心功能不全时,由于左心室排血时间延长,主动脉瓣关闭音落后于肺动脉瓣关闭音,即$P_2$在前$A_2$在后;吸气时因$P_2$推迟,$P_2$与$A_2$时距缩短而使分裂不明显,呼气时肺动脉瓣关闭提早而分裂更明显。$S_2$逆分裂几乎都是病理性的,具有临床意义。④固定分裂(fixed splitting):$S_2$明显分裂且不受呼气、吸气时相的影响,称为$S_2$固定性分裂。如房间隔缺损时,吸气时上、下腔静脉回到右心房的血液增多,但同时由于右心房压力增高使通过房间隔缺损处的左向右分流减少;呼气时,体循环回流至右心房的血量减少,但通过房间隔缺损处进入右心房的血液增多,故右心室血量在呼气、吸气时都变化不大,右室排血量也恒定,从而使分裂固定,不受呼吸的影响。

(四)额外心音

在第一、第二心音之外听到的附加心音,均称为额外心音(extra cardiac sound)。多数情况下出现一个额外附加心音,与$S_1$、$S_2$构成三音律(triple rhythm);少数可出现两个附加心音,则构成四音律(quadruple rhythm)。额外心音与心脏杂音不同,额外心音所占时间较短,和正常心音相近;多数为病理性;收缩期的额外心音主要有收缩期喷射音(喀喇音);舒张期的额外心音主要有奔马律、开瓣音、心包叩击音和肿瘤扑落音。

1. 收缩期额外心音

(1)收缩早期喷射音(early systolic ejection sound):又称收缩早期喀喇音(click),按发生部位可分为主动脉收缩早期喀喇音和肺动脉收缩早期喀喇音。正常情况下,左、右心室内血液喷射到主动脉和肺动脉时均可产生声音,因该音很弱,所以听不到。但在主、肺动脉扩张或压力升高的情况下,心室收缩早期半月瓣有力地开启后射血,主、肺动脉突然紧张振动;或者存在半月瓣狭窄但活动良好的情况下,瓣膜在开启过程中突然受阻,产生振动,而产生喀喇音。

听诊特点：①紧跟在 $S_1$ 后(在 $S_1$ 后 0.05~0.07 秒处)出现；②高频爆裂样声音，短促、尖锐而清脆；③肺动脉收缩早期喷射音在胸骨左缘 2、3 肋间最响，不向心尖部传导，呼气时增强、吸气时减弱或消失；④主动脉收缩早期喷射音在胸骨右缘 2、3 肋间最响，可传导至心尖部，不受呼吸影响。

肺动脉收缩早期喷射音见于肺动脉高压、原发性肺动脉扩张及轻、中度肺动脉瓣口狭窄。主动脉收缩早期喷射音见于主动脉扩张、高血压、主动脉瓣狭窄、主动脉瓣关闭不全等。

(2) 收缩中、晚期喀喇音(mid and late systolic click)：喀喇音出现在第一心音后 0.08 秒以上称为收缩中、晚期喀喇音。多数由二尖瓣叶之一(多数为后叶)在收缩中、晚期脱入左房引起张帆性振动及比正常长的腱索突然紧张拉紧瓣膜产生振动所致，因而又称腱索拍击音(tendon snap)。

听诊特点：①出现较晚，在第一心音后 0.08 秒以上；②为高频、短促、清脆的爆裂样声音，如关门落锁的"Ka-Ta"样声音；③此音常随呼吸与体位的改变而变化，多在心尖部、胸骨下段附近和心前区听到。

收缩中、晚期，二尖瓣脱入左心房称为二尖瓣脱垂，此时二尖瓣关闭不全，血液反流入左心房，部分患者可出现收缩晚期杂音。收缩中、晚期喀喇音伴有收缩晚期杂音者，称为二尖瓣脱垂综合征(mitral valve prolapse syndrome)。

2. 舒张期额外心音

(1) 奔马律：系在 $S_2$ 后出现的响亮额外音，当心率快时与原有的 $S_1$、$S_2$ 组成类似马奔跑时的蹄声，故称为奔马律(gallop rhythm)。按额外心音出现的时间将奔马律分为以下 3 种：

1) 舒张早期奔马律(protodiastolic gallop)：是最常见的奔马律。它出现在舒张期的前 1/3 与中 1/3 之间，是由于舒张期心室负荷过重，心室肌张力和室壁顺应性均很差，在心室快速充盈期心房血液快速注入心室，引起的过度充盈的心室壁产生振动所致，故也称室性奔马律。据来源不同，又可分为左室舒张早期奔马律和右室舒张早期奔马律。因其本质是病理性 $S_3$，又称 $S_3$ 奔马律。其和生理性 $S_3$ 有着重要区别：①奔马律出现在严重器质性心脏病的患者，而生理性 $S_3$ 见于正常人，尤其是儿童和青少年；②奔马律时心率多超过 100 次 /min，生理性 $S_3$ 多发生在心率正常或稍慢时(运动后由快变慢时)；③奔马律的 3 个心音时间间隔大致相等、性质相似，而生理性 $S_3$ 则距 $S_2$ 相对较近、音调较低；④奔马律不受体位影响，生理性 $S_3$ 则常在坐位或立位消失。

舒张早期奔马律的听诊特点：①额外心音出现在舒张早期，第二心音之后；②音调较低、强度较弱；③左室舒张早期奔马律在心尖部或其内上方听到，呼气时最响，吸气时减弱；④右室舒张早期奔马律在胸骨左缘第 3、4 肋间或胸骨下端左侧听到，吸气时最响，呼气末减弱。

左室舒张早期奔马律的出现提示左室功能低下、心肌功能严重障碍，舒张期容量负荷过重。常见于：①严重心肌损害时心室壁张力明显减弱，如心肌梗死、心肌炎、冠心病及多种心脏病所致的左心衰竭；②进入心室的血流增多、血流速度增快，见于二尖瓣关闭不全、主动脉瓣关闭不全，或大量左至右分流和高心输出量状况(如心内心外的动静脉沟通、甲状腺功能亢进、贫血、妊娠等)。右室舒张早期奔马律较少见，常见于右室扩张及右心衰竭，如肺动脉高压、肺动脉瓣狭窄或肺源性心脏病。

2) 舒张晚期奔马律(late diastolic gallop)：出现在收缩期开始之前，故称为收缩期前奔马律或房性奔马律。该额外心音实为加强的 $S_4$。产生机制为：舒张末期心室壁顺应性降低和舒张末压增高时，心房为克服心室的充盈阻力而收缩加强所产生的异常心房音。故又称为房性奔马律。

舒张晚期奔马律的听诊特点：①额外心音出现在收缩期开始之前，距第二心音较远，距第一心音近（第一心音之前 0.1 秒左右）；②音调较低、强度弱；③由左心病变引起者，患者左侧卧位心尖部内侧最易听到，呼气末明显；④由右心病变引起的舒张晚期奔马律则在胸骨左下缘处最清楚。该奔马律易与第一心音分裂相混淆。第一心音分裂的两个成分声音性质大致相同，而收缩期前奔马律的额外心音性质较钝，并在心跳加速时较易听见。

舒张晚期奔马律的出现反映心室收缩期后负荷过重，室壁顺应性降低。由左心病变引起的舒张晚期奔马律，多见于高血压心脏病、肥厚型心肌病、主动脉瓣狭窄等阻力负荷过重引起心室肥厚的心脏病，以及心肌梗死、心肌炎等所致的室壁顺应性降低；由右心病变引起的舒张晚期奔马律则常见于肺动脉瓣狭窄、肺动脉高压、肺心病及高心输出量状态。

3）重叠型奔马律（summation gallop）：如舒张早期奔马律与舒张晚期奔马律同时存在而不重叠，则听诊为 4 个心音，称舒张期四音律（diastolic quadruple rhythm），其声音犹如火车奔驰时车轮撞击铁轨所产生的 "ke-le-da-la" 音，故亦称火车头奔马律（locomotive gallop）。心率较快（100~110 次 /min）时可以听到。当心率增快超过 120 次 /min 时，明显的心动过速使舒张期缩短，导致心室的快速充盈与心房收缩同时发生，结果舒张早期奔马律与舒张晚期奔马律相互重叠，称为重叠型奔马律。用药物或刺激迷走神经的方法使心率减慢，可使重叠的两音分开，又恢复成四音律。重叠型奔马律见于左或右心功能不全伴有心动过速时。

（2）开瓣音：亦称二尖瓣开放拍击音（opening snap）：见于二尖瓣狭窄而瓣膜弹性尚好时，左心房压力升高，心室舒张期血液自左心房迅速流入左心室时，弹性尚好的二尖瓣迅速开放后又突然受阻引起瓣叶张帆性振动所致的拍击样声音。此音的出现表示狭窄的二尖瓣尚具有一定弹性，可作为二尖瓣分离术适应证的参考条件之一。当瓣膜有严重钙化或纤维化，以及伴有二尖瓣关闭不全时，此音消失。

听诊特点：①出现在 $S_2$ 之后约 0.07 秒；②为音调高、历时短促而响亮、清脆，呈拍击样；③二尖瓣开放拍击音一般在心尖部和胸骨左缘第 3、4 肋间隙或两者之间较易听到，可传导至心底部，呼气时较响。

（3）心包叩击音（pericardial knock）：见于缩窄性心包炎，在 $S_2$ 后约 0.1 秒，中等频率，响度变化大，有时尖锐响亮，在整个心前区都可听到，但以心尖部和胸骨下端左缘处更清楚。这是因为缩窄的心包（不论有无钙化）限制了心室的舒张，心室在急速充盈阶段突然舒张受阻而被迫骤然停止所引起的心室壁振动，形成心包叩击音。

（4）肿瘤扑落音（tumor plop）：见于心房黏液瘤的患者。为在 $S_2$ 后 0.08~0.12 秒出现的类似开瓣音的声响。肿瘤扑落音由黏液瘤在舒张期碰撞心房壁，或在越过房室瓣向心室腔移动的终末阶段时瘤蒂柄突然紧张产生振动所致。

几种额外心音与第三心音的比较见表 30-8。

表 30-8　几种主要额外心音及第三心音比较

| | 第三心音 | 舒张早期奔马律 | 二尖瓣开放拍击音 | 心包叩击音 |
|---|---|---|---|---|
| 最响部位 | 心尖部或其内上方 | 心尖部或其内上方 | 心尖部和胸骨左缘第 3、4 肋间或两者之间 | 心尖部和胸骨下端左缘处 |
| 最响体位 | 左侧卧位 | 平卧或左侧卧位 | 平卧位或坐位 | 体位无影响 |
| 出现时间 | 第二心音后 0.12~0.18 秒 | 第二心音后约 0.15 秒 | 第二心音后约 0.07 秒 | 第二心音后约 0.1 秒 |
| 声音性质 | 低调、音弱，占时约 0.05 秒 | 低调、音较响、心率快 | 高调、清脆、拍击样 | 中调、有时尖锐响亮 |

续表

| | 第三心音 | 舒张早期奔马律 | 二尖瓣开放拍击音 | 心包叩击音 |
|---|---|---|---|---|
| 呼吸的影响 | 呼气末最响 | 呼气末最响 | 呼气时增强 | 呼气末,压迫肝脏后更响 |
| 产生机制 | 心室快速充盈期,心房内血液迅速进入心室,引起心室壁的振动 | 心室快速充盈期,心房内血液迅速进入扩大的张力很差的心室,引起心室壁的振动 | 病变的二尖瓣突然开放受阻或突然短暂的关闭而产生的振动 | 心室快速充盈期,心室舒张被迫骤然停止所引起的心室壁振动 |
| 临床意义 | 儿童及 30 岁以下的青年人 | 严重心肌损害、心力衰竭、大量左至右分流及高心输出量情况 | 器质性二尖瓣狭窄且瓣叶活动度尚好 | 缩窄性心包炎,也可见于心包积液 |

几种主要的三音律的比较见图 30-15。

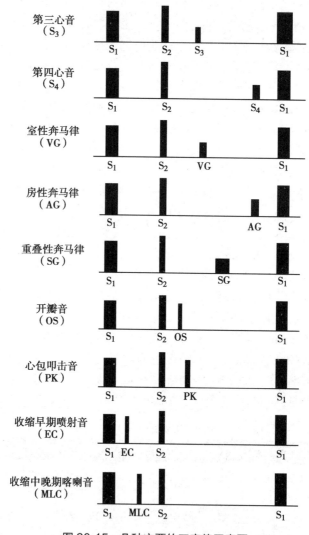

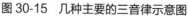

图 30-15 几种主要的三音律示意图

$S_1$:第一心音;$S_2$:第二心音;$S_3$:第三心音;$S_4$:第四心音;$V_4$:室性奔马律;AG:房性奔马律;SG:重叠性奔马律;OS:开瓣音;PK:心包叩击音;EC:收缩早期喷射音;MLC:收缩中晚期喀喇音

拓展阅读
医源性额
外心音

**(五) 心脏杂音**

心脏杂音(cardiac murmur)是在心音和额外心音以外出现的一种具有不同频率、不同强度、持续时间较长的来杂声音。心脏杂音可与心音分开或相连续,甚至完全掩盖心音。心脏杂音对心脏瓣膜病及某些先天性心脏病的诊断有重要意义。

1. 产生机制　正常血流呈层流(laminar flow)状态,中央部分流速最快,越远离中央部分越慢,边缘部分最慢。层流状态下的血流不发出声音。当心脏血管结构异常、血流动力学改变或血黏度变化,使层流变为湍流或旋涡冲击心壁或血管壁等,使之发生振动时即可产生杂音,具体机制如图30-16。

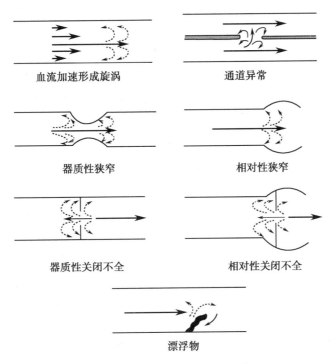

图 30-16　心脏杂音产生机制示意图

(1)血流加速:血液在一定管径、一定黏度系数下,从层流变为湍流的速度是固定的。当血流加速达到或超过层流变为湍流的速度时,则产生湍流场,使心壁和血管壁产生振动,出现杂音。这种情况见于正常人运动后,发热、贫血、甲状腺功能亢进等,如使血流速度增加到72cm/s 以上时,即使没有瓣膜或血管病变也可产生杂音或使原来的杂音增强。

(2)瓣膜口、大血管通道狭窄:血流通过狭窄部位产生湍流场而致杂音。器质性狭窄如二尖瓣狭窄、主动脉瓣狭窄、肺动脉瓣狭窄等。相对性狭窄是心室腔或大血管扩大所致的瓣膜口相对性狭窄,而瓣膜本身并无病变。

(3)瓣膜关闭不全:血流通过关闭不全的瓣膜而反流,产生湍流场导致杂音。器质性关闭不全如风湿性二尖瓣关闭不全、主动脉瓣关闭不全等。相对性关闭不全时,瓣膜本身并无病变,可见于心室扩大使乳头肌及腱索向两侧推移,如扩张型心肌病;乳头肌缺血使乳头肌、腱索张力不足,在心室最大排血期发生二尖瓣脱垂,如冠心病;大血管扩张使瓣膜肌环扩大,如主动脉硬化、高血压等。

(4)异常通道:心脏或大血管间存在异常通道,产生分流形成湍流场而出现杂音。常见于室间隔缺损、动脉导管未闭及动静脉瘘等。

(5)心腔内漂浮物:心室内假腱索、乳头肌腱索断裂的残端或心内膜炎时的赘生物在心腔内摆动、漂游,扰乱血液层流,产生湍流场而出现杂音。

(6)大血管腔瘤样扩张:血流自正常的血管腔流入扩大的部分时也产生湍流场而出现杂音,如动脉瘤。

2. 心脏杂音的特性 听到杂音时,应根据最响部位、出现时期、性质、强度、传导方向,以及杂音与体位、呼吸、运动的关系等来描述及分析判断杂音的临床意义。

(1)最响部位:一般来说,杂音在某瓣膜听诊区最响,则该杂音由该瓣膜的病变产生。例如,杂音在心尖部最响,提示病变在二尖瓣;除瓣膜病以外,心脏其他病变或心脏附近的大血管病变所产生的杂音亦有其特定的听诊部位,室间隔缺损的收缩期杂音在胸骨左缘第3、4肋间可被听到;先天性主动脉缩窄的收缩期杂音在背部肩胛区听诊最清楚。

(2)出现的时期:根据杂音出现的时期不同,可分为:①收缩期杂音(systolic murmur,SM),出现在 $S_1$ 与 $S_2$ 之间。②舒张期杂音(diastolic murmur,DM),出现在 $S_2$ 与下一心动周期的 $S_1$ 之间。根据杂音在收缩期或舒张期出现的早、晚可进一步分为早期、中期、晚期或全期杂音。例如,肺动脉瓣狭窄的收缩期杂音常为收缩中期杂音;二尖瓣关闭不全的收缩期杂音可占整个收缩期,并可遮盖 $S_1$ 甚至 $S_2$,称全收缩期杂音(holosystolic murmur)。二尖瓣狭窄的杂音常出现在舒张中晚期;主动脉瓣关闭不全的舒张期杂音则出现在舒张早期,也可为早中期或全期。③连续性杂音(continuous murmur),连续出现在收缩期及舒张期的杂音,并不为 $S_2$ 所打断。连续性杂音是由于不论在收缩期还是舒张期,血液均从一个高压腔通过一个异常通道向低压腔分流或回流产生。动脉导管未闭和动静脉瘘时可出现连续性杂音。④双期杂音(biphase murmur),指收缩期和舒张期均出现杂音,但不连续,如二尖瓣狭窄伴关闭不全。一般认为舒张期杂音及连续性杂音均为病理性,收缩期杂音则有很多是功能性的。

(3)杂音的性质:杂音的性质与频率密切相关。不同性质的病变产生振动的频率不同,表现为杂音的音色音调亦不同。听诊器的膜型体件可滤过部分低频声音而适于听取高频声音,而钟型体件适于听取低频声音。为了听到低频的杂音,钟型听诊器应该紧贴体表,在一定的压力下产生一个空气密闭腔以排除外界杂音干扰。如果压力过大则皮肤被绷太紧,相当于起到膜的作用,使低频声音难以听到。除选择听诊器体件外,听诊时还可选择性地改变听诊器体件的压力,以辨别低频高频的声音。如果杂音在很小的压力下能听到,而加大压力声音消失,说明这种杂音是低频的。临床上可根据杂音发生的部位和性质,推断病变的部位和性质。如心尖区粗糙的吹风样收缩期杂音,常提示二尖瓣关闭不全;心尖区舒张中晚期隆隆样杂音是二尖瓣狭窄的特征性杂音;主动脉瓣第二听诊区叹气样舒张期杂音,见于主动脉瓣关闭不全;胸骨左缘第2肋间及其附近机器声样连续性杂音,见于动脉导管未闭;乐音样杂音听诊时其音色如海鸥鸣或鸽鸣样,多由瓣膜穿孔、乳突肌或腱索断裂所致,常见于感染性心内膜炎及梅毒性主动脉瓣关闭不全。

杂音的性质又可分为粗糙、柔和。一般来说,器质性杂音常是粗糙的,而功能性杂音则较为柔和。

如果在同一时期内,有两个性质不同的杂音存在,则肯定有两个不同的病变同时存在。在病程中心脏杂音的性质可随病变的变化而变化。如在短时期内杂音性质发生变化多提示为感染性心内膜炎,其杂音的性质改变是由于赘生物生长或脱落、瓣膜穿孔、腱索断裂等造成的。在二尖瓣狭窄的病程中,随着二尖瓣狭窄逐渐加重,临床上可能听不到典型的舒张期隆隆样杂音,如果没有加以详细询问病史和全面体检可能会漏诊。

(4)强度和形态:杂音的强度(响度)与下列因素有关:①狭窄程度:一般而言,狭窄越重杂音越强。但当极度狭窄以致通过的血流极少时,杂音反而减弱或消失。②血流速度:血流速度越快,杂音越强。③狭窄口两侧压力差:压力差越大,杂音越强。如室间隔缺损面积大,左右心室之间压力阶差反而小,则杂音弱甚至无。④心肌收缩力:心肌收缩力可影响血流速度及狭窄口两侧压力差。如风湿性二尖瓣狭窄伴心衰加重时,心肌收缩力减弱、狭窄口两侧压力差减小、血流速度减慢,杂音减弱甚至消失,当心功能改善使两侧压力差增大、血液加快,杂音又增强。⑤心外因素:如胸壁厚薄(肥胖、水肿等)、肺气肿、心包积液等。

收缩期杂音的强度一般采用 Levine 6 级分级法。

1 级:杂音很弱,所占时间很短,初次听诊时往往不易发觉,须仔细听诊才能听到。

2 级:较易听到的弱杂音,初听时即被发觉。

3 级:中等响亮的杂音,不太注意听时也可听到。

4 级:较响亮的杂音,常伴有震颤。

5 级:很响亮的杂音,震耳,但听诊器如离开胸壁则听不到,均伴有震颤。

6 级:极响亮,听诊器稍离胸壁时亦可听到,有强烈的震颤。

杂音强度的记录方法是将所听到的杂音的级别作为分子,6 级为分母,如"2/6 级收缩期杂音""4/6 级收缩期杂音"等。一般而言,3/6 级和以上的收缩期杂音多为器质性的。但应注意,杂音的强度不一定与病变的严重程度成正比。病变较重时,杂音可能较弱;相反,病变较轻时也可能听到较强的杂音。因此,应该结合杂音的部位、性质、粗糙程度、传导远近等,来辨别其为功能性抑或器质性。因为舒张期杂音绝大多数为器质性,所以一般不分级,但也有学者主张按照 Levine 6 级分级法描述舒张期杂音,也有学者主张舒张期杂音只需分为轻、中、重三级。

杂音的形态指在心动周期中杂音强度的变化规律。从心音图记录中,可以清楚地看到杂音的形态,通过听诊亦可加以辨别。①递增型杂音:杂音由弱渐强,如二尖瓣狭窄的舒张中晚期杂音。②递减型杂音:杂音由较强逐渐减弱,如主动脉瓣关闭不全的舒张期杂音。③递增-递减型杂音(菱形杂音):杂音由弱渐强,再由强渐弱,如主动脉瓣狭窄的收缩期杂音;动脉导管未闭时的连续性杂音在 $S_1$ 后开始,先弱然后逐渐增强,到 $S_2$ 处达最高峰,以后逐渐减弱直到下一个 $S_1$ 之前,此型实际为占据收缩期和舒张期的大菱形杂音。④一贯型杂音,强度大体保持一致,如二尖瓣关闭不全的收缩期杂音。

(5)传导方向:由于杂音来源不同,听诊最强部位和传导方向均有所不同。杂音的传导方向则有助于判断杂音来源及病理性质。

杂音常沿着产生该杂音的血流方向传导,亦可借周围组织向外扩散,但后者传导范围小,所以杂音的传导方向主要由血流方向决定。主动脉瓣狭窄的收缩期杂音以主动脉瓣区最响,并随血流方向向上传至右侧胸骨上窝及颈部;二尖瓣关闭不全时收缩期血流从左心室向左心房反流,杂音在心尖部最响,并向左腋下及左肩胛下角处传导;主动脉瓣关闭不全的舒张期杂音在主动脉瓣第二听诊区最响,并沿胸骨左缘向胸骨下端或心尖部传导;肺动脉瓣关闭不全的舒张期杂音在肺动脉瓣区最响,向下传导的距离较短,仅可传导至胸骨左缘第 3 肋间,但如右心室显著扩大时亦可传导至心尖部。

部分杂音传导较局限。二尖瓣狭窄时血流由左心房流向左心室时受阻,产生的舒张期杂音常局限于心尖部;由于进入肺循环的血流速度较慢,所以肺动脉瓣狭窄的收缩期杂音传导范围局限,不能传导到颈部,常局限于胸骨左缘第 2 肋间;室间隔缺损的收缩期杂音常局限于胸骨左缘第 3、4 肋间;三尖瓣发出的杂音常局限于胸骨体下端近剑突稍偏右或稍偏左处。当右心室明显扩大而显著顺钟向转位时,三尖瓣关闭不全的杂音可在心尖区听到,但不会向左腋下或左肩胛下角处传导。

杂音传导越远,强度越弱,但性质不变。如果在两个瓣膜区听到不同性质和/或不同时期杂音时,应判断为两个瓣膜同时有病变。如果在心前区两个部位都听到同性质和同时期的杂音时,应判断杂音是来自一个还是两个瓣膜听诊区。其方法是将听诊器由一个瓣膜区向另一个瓣膜区逐渐移动,若杂音逐渐减弱则可能为杂音最响处的相应瓣膜有病变(寸移法);如果杂音逐渐减弱,但当移近另一瓣膜区时杂音又增强,则可能为两个瓣膜均有病变。

(6)与体位、呼吸、运动的关系:左侧卧位可使二尖瓣狭窄的舒张中晚期隆隆样杂音更明显;上半身前倾坐位,特别是深呼气末屏住呼吸可使主动脉瓣关闭不全的舒张期叹气样杂音更易于听到;仰卧位则使肺动脉瓣、二尖瓣、三尖瓣关闭不全杂音更明显。

深吸气时胸腔内压下降,静脉回心血量增多,右心输出量相对增加而左心输出量相对减少,因此,深吸气时杂音增强提示杂音来源于右心(三尖瓣、肺动脉瓣)。吸气时减弱的杂音则提示杂音不是来源于右心系统。比如,左室流出道狭窄的收缩期杂音在深吸气时减弱。另外,深吸气时心脏沿长轴有顺钟向转位,使三尖瓣更接近胸壁,也是右心杂音增强的另一原因。同理,深呼气时胸腔内压上升使肺循环阻力增加,肺循环容量减少,血液更多地回流入左心,且深呼气时心脏沿长轴有逆钟向转位,使二尖瓣更接近胸壁,导致左心(二尖瓣、主动脉瓣)的杂音增强。

运动后心率加快,增加循环血流量及流速,在一定范围内可使器质性杂音增强。例如,运动可使二尖瓣狭窄的舒张中晚期杂音增强。

3. 杂音的临床意义  杂音对判断心血管疾病有重要的意义,但不能单凭有无杂音来判定有无心脏病。在分析杂音的临床意义时,必须要注意区分器质性杂音、相对性杂音和功能性杂音。由于病变部位的器质性损害产生的杂音称为器质性杂音。功能性杂音是指产生杂音的部位没有器质性病变,包括生理性杂音。健康人在某些条件下(如运动、发热、妊娠等)出现的杂音,如肺动脉喷射性杂音、振动性杂音、锁骨上部动脉杂音和连续、柔和的颈静脉"营营"声等,称为功能性杂音。相对性杂音是指瓣膜本身无器质性的病变,而是由于心室腔、瓣环的扩大引起的相对性关闭不全,或者由于主、肺动脉根部扩大引起瓣膜口相对性狭窄产生的杂音。相对性杂音具有一定的临床意义。功能性杂音与器质性杂音的鉴别要点见表30-9。

表30-9  器质性与功能性收缩期杂音的鉴别

|  | 器质性 | 功能性 |
| --- | --- | --- |
| 年龄 | 不定 | 儿童青少年多见 |
| 部位 | 任何瓣膜听诊区 | 肺动脉瓣区和/或心尖部 |
| 持续时间 | 长,常占全收缩期,可遮盖 $S_1$ | 短,不遮盖 $S_1$ |
| 性质 | 多种性质,粗糙 | 吹风样,柔和 |
| 传导 | 较广而远 | 比较局限,传导不远 |
| 强度 | 常在3/6级或以上 | 一般在2/6级或以下 |
| 震颤 | 3/6级以上者常伴有 | 无 |
| 心脏大小 | 可有心房和/或心室增大 | 正常 |

4. 收缩期杂音

(1)二尖瓣区:心尖部收缩期杂音可由器质性或相对性二尖瓣关闭不全引起,亦可能是生理的。①器质性:见于风湿性心瓣膜病、二尖瓣脱垂、冠心病乳头肌功能不全等。杂音为吹风样、较粗糙、响亮、高调,多在3/6级以上,往往占全收缩期,可掩盖 $S_1$,向左腋下传导,吸气时减弱、呼气时增强,左侧卧位时更清楚。②相对性:见于左心室扩张引起的二尖瓣相对关闭不全,如高血压心脏病、风湿热、扩张型心肌病及贫血性心脏病等。杂音为3/6级以下柔和的吹风样收缩期杂音。③其他一些使血流增加的情况,如运动、发热、贫血、妊娠、甲状腺功能亢进等。一般为2/6级或以下柔和的吹风样收缩期杂音,较局限、不传导,休息或病因去除后杂音消失。

(2)主动脉瓣区:为器质性或相对性主动脉瓣狭窄所致。①器质性:多见于各种病因的主动脉瓣狭窄。杂音为喷射性、响亮而粗糙,呈递增 - 递减型,沿大血管向颈部传导,常伴有收缩期震颤,可有收缩早期喷射音,伴 $A_2$ 减弱。②相对性:见于主动脉粥样硬化、高血压心脏病等引起的主动脉扩张。杂音柔和或粗糙,常有 $A_2$ 增强。

(3)肺动脉瓣区:在此区出现的收缩期杂音可由器质性或相对性肺动脉瓣狭窄引起,亦可为功能性杂音,且以功能性杂音多见。①器质性:见于肺动脉瓣狭窄,多为先天性。杂音呈喷射性、粗糙,强度在3/6级以上,呈递增 - 递减型,常伴收缩期震颤,可有收缩早期喷射音,且 $P_2$ 减弱。②相对性:见于二尖瓣狭窄、房间隔缺损等病,由于肺淤血或肺动脉高压导致肺动脉扩张引起的相对性肺动脉瓣狭窄。杂音时限较短,较柔和,伴 $P_2$ 增强亢进。③功能性:非常多见,尤其在儿童与青年中。呈柔和、吹风样,强度在2/6级以下,时限较短。在部分发热、贫血、甲状腺功能亢进患者中亦可听到这一杂音,为一柔和而较弱的收缩期杂音,卧位吸气时明显,坐位时减弱或消失。

(4)三尖瓣区:①相对性:见于右心室扩大导致的相对性三尖瓣关闭不全,如二尖瓣狭窄伴右心衰。为吹风样全收缩期杂音,多呈递减型,吸气时增强,右室明显扩大时杂音可传至左锁骨中线,但一般不向左腋下传导,可与二尖瓣关闭不全的杂音相鉴别。②器质性:极少见。听诊特点同相对性杂音,但不传至腋下,可伴颈静脉搏动及肝脏收缩期搏动。

(5)其他部位收缩期杂音:①室间隔缺损时,可在胸骨左缘第3、4肋间听到响亮而粗糙的收缩期杂音,常伴有收缩期震颤,可在心前区广泛传导,但不传向左腋下;②肥厚型梗阻性心肌病时,在胸骨左缘第3、4肋间常可闻及粗糙的收缩期杂音,该杂音也不向腋下传导。

5. 舒张期杂音

(1)二尖瓣区:①器质性:主要见于风湿性二尖瓣狭窄,偶可为先天性。为心尖部隆隆样舒张中晚期杂音,呈递增型,音调较低而局限,左侧卧位呼气末时较清楚,常伴有 $S_1$ 亢进、二尖瓣开放拍击音及舒张期震颤,$P_2$ 亢进及分裂;②相对性:主要为主动脉瓣关闭不全所致二尖瓣开放不良(左室舒张期容量负荷过高,及主动脉瓣反流入左心室的血流将二尖瓣前叶冲起,使二尖瓣基本处于半关闭状态)时出现的相对性狭窄的舒张期杂音,称为奥 - 弗杂音(Austin-Flint murmur)。此外,也见于其他原因所致的左心室扩大、二尖瓣口流量增加等情况。相对性二尖瓣狭窄的舒张期杂音多为柔和的舒张中期杂音,不伴有 $S_1$ 亢进、$P_2$ 亢进、开瓣音和舒张期震颤。少数瓣膜退变纤维化、钙化的患者,因瓣叶僵硬,偶可致二尖瓣开放不良,产生心尖区舒张期杂音。

(2)主动脉瓣区:①器质性:常见于风湿性主动脉瓣关闭不全,以及主动脉粥样硬化、梅毒、二叶式主动脉瓣、马方综合征(Marfan syndrome)及特发性主动脉瓣脱垂(idiopathic aortic valve prolapse)等所致的主动脉瓣关闭不全。为叹气样、递减型,可传至胸骨下端左侧或心尖部,前倾坐位、主动脉瓣第二听诊区、深呼气末屏住呼吸时最易听到,伴有 $A_2$ 减弱及周围血管征。②相对性:常见于高血压、升主动脉或左心室扩张。杂音柔和、时限较短,以主动脉瓣区最清楚,伴 $A_2$ 亢进。

(3)肺动脉瓣区:器质性极少,多由相对性肺动脉瓣关闭不全所引起,常见于二尖瓣狭窄、肺心病等,伴明显肺动脉高压。杂音频率高、叹气样、柔和、递减型、卧位吸气末增强,紧接 $S_2$ 肺动脉瓣成分后出现,常伴 $P_2$ 亢进,称为格 - 斯杂音(Graham-Steell murmur)。最易在胸骨左缘2、3肋间隙听到,可传至胸骨左缘第4肋间隙。

(4)三尖瓣区：见于三尖瓣狭窄，极少见。局限于胸骨左缘第4、5肋间隙，低调隆隆样。

6. 连续性杂音　常见于先天性心脏病动脉导管未闭，因主动脉内的血压无论是收缩期还是舒张期都高于肺动脉，因此，血液不断从主动脉经过未闭的动脉导管进入肺动脉产生湍流场、形成杂音。此音是一种连续的、粗糙的类似机器转动的声音。在胸骨左缘第2肋间隙及其附近听到，向左锁骨下与左颈部传导。杂音在 $S_1$ 后开始，呈递增型，至收缩晚期达高峰，与 $S_2$ 连续。杂音在舒张早、中期递减，从而形成一个连续于收缩、舒张期的大菱形杂音，菱峰在 $S_2$ 处，往往掩盖 $S_2$，常伴有连续性震颤。连续性杂音亦可见于动-静脉瘘、主-肺动脉间隔缺损等。此外，冠状动-静脉瘘、主动脉窦瘤破裂也可产生连续性杂音。

连续性杂音应与双期杂音相区别。双期杂音的收缩期与舒张期之间有一间歇，且杂音性质多不相同；而连续性杂音其间并无间歇，杂音性质一致。

### (六) 心包摩擦音

指脏层与壁层心包由于生物性或理化因素致纤维蛋白沉积而粗糙，以致在心脏搏动时产生摩擦而出现的声音。心包摩擦音音质粗糙，高调，似用指腹摩擦耳郭声，近在耳边，但有时较柔和，与心搏一致；通常在胸骨左缘第3、4肋间隙处较易听到；将听诊器体件向胸部加压时，可使摩擦音增强，坐位稍前倾、深呼气后屏住呼吸时易于听到。见于结核性、化脓性等感染性心包炎和急性非特异性心包炎，也可见于风湿性病变、急性心肌梗死、尿毒症、心包原发或继发性肿瘤和系统性红斑狼疮等非感染性心包炎。心包积液渗出较多时，由于两层心包被积液隔开，心包摩擦音即可消失。

心包摩擦音呈来回性，收缩期及舒张期均可听到，以收缩期较明显，且与呼吸无关。心包摩擦音与胸膜摩擦音的区别主要为屏住呼吸时胸膜摩擦音消失，但心包摩擦音则不消失，仍随心脏搏动而出现。

（刘维琴）

PPT 课件

# 第六节　血管检查

血管检查是心血管检查的重要组成部分。本节重点从视诊、触诊、听诊阐述周围血管检查。

## 一、视诊

1. 肝颈静脉反流征（hepatojugular reflux sign）　令患者卧床，头垫一枕，观察平静呼吸时的颈静脉充盈度，如有颈静脉怒张者，应将床头抬高30°～45°，使颈静脉怒张水平位于颈根部。检查者右手掌面轻贴于肝区，逐渐加压，持续10秒钟，同时观察颈静脉怒张程度。如果患者肝脏明显肿大，直接按压肿大的肝脏会引起患者的不适，做肝颈静脉反流征时可按压患者腹部脐周部位。如见患者颈静脉充盈度增加，称为肝颈静脉反流征阳性，亦称为腹颈静脉反流征阳性，提示肝脏淤血，是右心功能不全的重要早期征象之一。其发生机制是患者淤血的肝脏因腹压增高而间接受压时，回流至下腔静脉和右心房的血量增加，但因右心房淤血或右心室舒张受限，不能完全接受回流的血量，因而颈静脉血量增多，充盈更加明显。肝颈静脉反流征阳性亦可见于渗出性或缩窄性心包炎。

2. 毛细血管搏动征（capillary pulsation sign）　用手指轻压患者指甲床末端，或以干净玻片轻压患者口唇黏膜，如见到红白交替的、与患者心搏一致的节律性微血管搏动现象，称为毛细血管搏动征阳性。见于脉压增大的疾病，如主动脉瓣关闭不全、重症贫血、甲状腺功能亢进等。

## 二、触诊

血管触诊包括动脉和静脉,这里仅叙述动脉的触诊。触诊脉搏时,必须选择较浅表的动脉,一般均检查桡动脉,必要时可检查颞动脉、耳前动脉、肱动脉、股动脉、足背动脉等。通常用示指、中指及环指的指腹(互相靠拢)平放于桡动脉近手腕处,进行细致触诊。

首先应注意对比两侧脉搏的大小及出现的时间是否相同。生理情况下,两侧差异很小。某些病理情况下可有明显差异。如上肢无脉型多发性大动脉炎时,两侧桡动脉强弱大小不等;主动脉弓动脉瘤时,左侧脉搏的出现可能较右侧为晚。

检查脉搏时,还需注意脉搏的速率、节律、紧张度、动脉壁的情况(见第三篇第二十七章一般检查)以及脉搏的形状。脉搏波形最好用无创性脉波描记仪进行描记,但手指触诊时可根据动脉内压力上升及下降的情况大略估计。临床常见而有意义的异常脉搏如下:

1. 水冲脉(water-hammer pulse) 脉搏骤起骤降,急促而有力,有如潮水冲涌,故名水冲脉。检查时,检查者用手指掌侧紧握患者桡动脉处,将患者的上肢高举过头,感觉桡动脉的搏动,判断有无水冲脉。脉波图上可见脉波上升支骤起达到高于正常的高度,其顶峰持续时间极短,降支骤然下陷。这是由于左心室排血时,周围动脉的充盈阻力极低,患者血压表现为收缩压增高或偏高,舒张压降低而脉压增大。常见于主动脉瓣关闭不全、发热、甲状腺功能亢进、严重贫血、动脉导管未闭等。

2. 交替脉(pulsus alternans) 为一种节律正常而强弱交替的脉搏。测量血压时常可遇到轻搏与重搏间有 5~30mmHg 的压力差。产生交替脉的机制尚无令人满意的解释,可能是由于患者心室肌收缩不协调,当部分心肌纤维发生收缩、而部分心肌仍处于相对不应期而未收缩则产生弱脉。全部心室肌收缩则产生强脉。它的出现表示心肌受损,为左室衰竭的重要体征。见于高血压心脏病、急性心肌梗死或主动脉瓣关闭不全等。

3. 重搏脉(dicrotic pulse) 正常脉波的降支上可见一切迹(代表主动脉瓣关闭)其后有一重搏波,此波一般不能触及。在某些病理情况下,此波增高而可以触及,触诊时感觉一次心搏似有 2 个脉波。当双峰的第二次搏动发生在舒张早期,称为重搏脉,出现在心搏出量低时,如重度心力衰竭。当双峰的第二次搏动发生在收缩晚期,称为双峰脉,见于严重的主动脉关闭不全伴狭窄者,偶见于肥厚型梗阻性心肌病。

4. 奇脉(pulsus paradoxus) 指吸气时脉搏明显减弱或消失的现象,又称为吸停脉。常见于心包积液和缩窄性心包炎时,是心脏压塞的重要体征之一。不太明显的奇脉只有在听诊血压时方能发现,即在呼气时听到的动脉音在吸气时减弱或消失,或收缩压在吸气期较呼气期降低 10mmHg 以上。奇脉的产生与左心室搏出量的变化有关。正常人吸气时胸腔负压加大,肺循环血容量增加,同时,体循环血液向右心的回流亦相应增加,右心输出量增加,故从肺循环回到左心的血量并无明显改变,周围脉搏的大小无明显变化。心脏压塞时,吸气使胸腔负压增加,肺血容量增加,血液贮留在肺血管内;而心脏压塞使心脏舒张受限,致体循环的血液向右心室回流不能相应地增加,右心室排血量不足以补偿肺血容量的增加,使肺静脉流回到左心的血量减少,左心室搏出量减少,出现吸气时脉搏减弱或消失。

5. 无脉(pulseless) 即脉搏减弱或消失,见于①严重休克,伴血压测不到;②多发性大动脉炎,多发性大动脉炎使某一部位动脉闭塞而致闭塞下段脉搏消失;③肢体动脉栓塞:多发生于下肢动脉,可见一侧胫后或足背动脉的脉搏减弱或消失。

## 三、听诊

1. 正常动脉音 在颈动脉及锁骨下动脉处可听到相当于 $S_1$ 与 $S_2$ 的两个声音,称为正常动脉音。此音在其他动脉处听不到。

2. 枪击音、杜氏双重杂音 主动脉瓣关闭不全时,将听诊器体件放在肱动脉或股动脉处,可听到"嗒——、嗒——"音,称为枪击音(pistol shot sound),这是由于脉压增大使脉波冲击动脉壁所致。如再稍加压力,则可听到收缩期与舒张期双重杂音,称为杜氏双重杂音(Duroziez sign),这是脉压增大时血流往返于听诊器胸件所造成的人工动脉狭窄处所引起的。有时在甲状腺功能亢进、高热、贫血的患者,亦可听到枪击音及杜氏双重杂音。

3. 其他血管杂音 ①在甲状腺功能亢进患者肿大的甲状腺上,可听到病理性动脉杂音,此音常为连续性,但收缩期较强;②主动脉瘤时,在相应部位可听到收缩期杂音;③动 - 静脉瘘时,在病变部位可听到连续性杂音;④主动脉狭窄时,收缩期杂音可传至右侧颈动脉处;⑤多发性大动脉炎上肢无脉症型,可在两侧锁骨上及颈后三角区听到收缩期杂音;⑥肾动脉狭窄时,可在腰背部及腹部听到收缩期杂音;⑦主动脉缩窄时,可在背部脊柱左侧听到收缩期杂音。

### 四、周围血管征

周围血管征包括头部随脉搏呈节律性点头运动、颈动脉搏动明显、毛细血管搏动征、水冲脉、枪击音及杜氏双重杂音。它们都是由脉压增大所致,常见于主动脉瓣关闭不全,亦可见于发热、贫血及甲状腺功能亢进等。

————— ● (刘维琴)

PPT 课件

## 第七节 常见循环系统病变体征

常见循环系统病变体征见表 30-10。

表 30-10 常见循环系统病变体征

| 病变 | 视诊 | 触诊 | 叩诊 | 听诊 |
|---|---|---|---|---|
| 二尖瓣狭窄 | 二尖瓣面容,心尖搏动略向左移,中心性发绀 | 心尖搏动向左移,心尖部可触及舒张期震颤 | 心浊音界早期稍向左,以后向右扩大,心腰部膨出,呈梨形 | 心尖部 $S_1$ 亢进,心尖部较局限的递增型隆隆样舒张中晚期杂音,可伴开瓣音,$P_2$ 亢进、分裂,肺动脉瓣区格 - 斯杂音,三尖瓣区收缩期杂音 |
| 二尖瓣关闭不全 | 心尖搏动向左下移位 | 心尖搏动向左下移位,常呈抬举性 | 心浊音界向左下扩大,后期亦可向右扩大 | 心尖部 $S_1$ 减弱,心尖部有 3/6 级或以上较粗糙的吹风样全收缩期杂音,范围广泛,常向左腋下及左肩胛下角传导,并可掩盖 $S_1$,$P_2$ 亢进、分裂,心尖部可有 $S_3$ |
| 主动脉瓣狭窄 | 心尖搏动向左下移位 | 心尖搏动向左下移位,呈抬举性,主动脉瓣区收缩期震颤 | 心浊音界向左下扩大 | $A_2$ 减弱或消失,可听到高调、粗糙的递增 - 递减型收缩期杂音,向颈部传导,可有收缩早期喷射音,甚至 $S_2$ 逆分裂 |
| 主动脉瓣关闭不全 | 颜面较苍白,颈动脉搏动明显,心尖搏动向左下移位且范围较广,可见点头运动及毛细血管搏动 | 心尖搏动向左下移位并呈抬举性,有水冲脉 | 心浊音界向左下扩大,心腰明显,呈靴形 | 心尖部 $S_1$ 减弱,$A_2$ 减弱或消失,主动脉瓣第二听诊区叹气样递减型舒张期杂音,可向心尖部传导,心尖部可有柔和的吹风样收缩期杂音,也可有奥 - 弗杂音。可有动脉枪击音及杜氏双重杂音 |

续表

| 病变 | 视诊 | 触诊 | 叩诊 | 听诊 |
|------|------|------|------|------|
| 心包积液 | 前倾坐位,呼吸困难,颈静脉怒张,心尖搏动减弱或消失 | 心尖搏动减弱或消失,脉搏快而小,有奇脉,肝颈静脉反流征阳性 | 心浊音界向两侧扩大,并可随体位改变而变化,相对浊音界与绝对浊音界几乎一致 | 心音遥远,心率快,有时可听到心包摩擦音 |
| 左心衰竭 | 不同程度的呼吸急促,发绀,高枕卧位或端坐位,心尖搏动向左下移位 | 心尖搏动向左下移位,严重者有交替脉 | 心浊音界可向左下扩大 | 增快,心尖部 $S_1$ 减弱,可闻及舒张期奔马律,$P_2$ 亢进并有分裂。双侧肺底部可听到对称性湿啰音,心衰程度越重,湿啰音范围越大,可间有少量哮鸣音;急性肺水肿时,全肺可满布湿啰音 |
| 右心衰竭 | 周围性发绀,颈静脉怒张,下垂性凹陷性水肿,淤血性肝硬化者可有巩膜、皮肤黄染 | 肝大并有压痛,肝颈静脉反流征阳性,下肢及尾骶部凹陷性水肿,严重者可全身性水肿 | 心浊音界向左、也可向右扩大,可有胸腔积液体征(右侧为多)及腹水体征 | 心率快,胸骨左缘第3、4、5肋间隙或剑突下闻及右室舒张期奔马律及相对性三尖瓣关闭不全吹风样收缩期杂音 |

(刘维琴)

## 复习思考题

1. 简述触觉语颤增强及减弱的临床意义。

2. 干啰音与湿啰音在发生机制、听诊特点及临床意义上有什么不同?

3. 试比较大叶性肺炎和胸腔积液体征的异同。

4. 试比较肺气肿、阻塞性肺不张、胸腔积液体征的异同。

5. 简述抬举性心尖搏动触诊特点和临床意义。

6. 临床常见的引起心浊音界改变的疾病有哪些? 其引起的心浊音界改变有什么特点?

7. 简述生理性第三心音与舒张早期奔马律的鉴别要点。

8. 简述器质性与功能性收缩期杂音的鉴别要点。

9. 在患者的心底部听到粗糙的收缩期杂音,如何鉴别其属主动脉瓣狭窄还是肺动脉瓣狭窄?

10. 常见的周围血管征有哪些? 有什么临床意义?

扫一扫
测一测

# 第三十一章

# 腹 部 检 查

腹部检查应用视诊、触诊、叩诊、听诊等方法,尤其以触诊最为重要。为减少触诊、叩诊对胃肠蠕动的影响,引起肠鸣音发生变化,应按视、听、叩、触诊的顺序进行,但在记录病历时为使格式统一,仍按视、触、叩、听诊顺序。检查时应先由正常部位开始,逐渐移向病变部位。腹腔脏器正常解剖位置常有变异,且相互重叠,关系复杂较难辨别。因此,正确的诊断除依赖完整病史和体征外,有时需辅以必要的实验室检查、X 线、超声波、CT、内镜、磁共振成像等检查。

## 一、腹部体表标志与分区

腹部的范围:内部上方以膈为顶,下至骨盆为底。外部前面上起肋弓和剑突下缘,下至耻骨联合及腹股沟;后面以肋骨、脊柱、骨盆壁及骶骨为支架;左右两侧上方为第 10 肋或第 11 肋下缘;下为髂嵴。

### (一)体表标志

为便于准确地描述腹部症状和体征的位置,常用以下体表标志:①肋弓下缘(costal margin):由 8~10 肋软骨和第 11、12 浮肋构成肋弓,其下缘为腹部体表上界;②剑突(xiphoid process):为胸骨下端的软骨,是腹部体表的上界;③腹上角(upper abdominal angle):为两侧肋弓至剑突根部的交角;④脐(umbilicus):为腹部中心,平于第 3~4 腰椎之间;⑤腹中线(midabdominal line):相当于腹白线,为前正中线(胸骨中线)延伸至耻骨联合;⑥腹直肌外缘(lateral border of rectus muscles):相当于锁骨中线的延续;⑦腹股沟韧带(inguinal ligament):两侧腹股沟韧带与耻骨联合上缘共同构成腹部体表的下界;⑧髂前上棘(anterior superior iliac spine):为髂嵴前方凸出点;⑨耻骨联合(pubic symphysis):两耻骨间的纤维软骨连接,与耻骨共同构成腹部体表下界;⑩肋脊角(costovertebral angle):背部两侧第 12 肋骨与脊柱的交角(图 31-1)。

### (二)腹部分区

1. 四区法　以脐为中心,画一水平线与垂直线,将腹部分为左上腹部、左下腹部、右上腹部、右下腹部四区。各区命名见图 31-2。四区法简单,但病变定位不如下述九区法细致、准确。

2. 九区法　用两条水平线和两条垂直线将腹部分成为九个区。上水平线为两侧肋弓下缘最低点的连线,下水平线为两侧髂前上棘连线;两条垂直线为通过左右髂前上棘至腹中线连线的中点所做的垂直线。自上而下将腹部分成九区。各区命名（图31-3）及各区脏器的分布（图31-4）如下：

（1）左上腹部（左季肋部，left hypochondriac region）：胃、脾、结肠脾曲、胰尾、左肾上腺、左肾上部。

（2）左侧腹部（左腰部，left lumbar region）：降结肠、空肠和回肠、左肾下部。

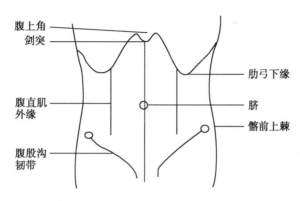

图31-1 腹部前面体表标志

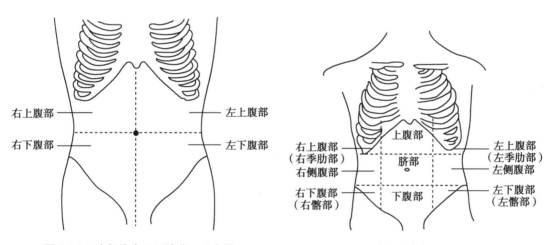

图31-2 腹部体表四区法分区示意图

图31-3 腹部体表九区法分区示意图

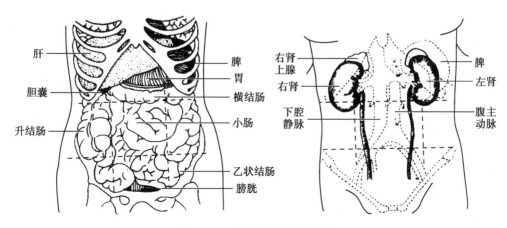

图31-4 腹部脏器位置分布图

（3）左下腹部（左髂部，left iliac region）：乙状结肠、女性左侧卵巢及输卵管、男性左侧精索及淋巴结。

（4）上腹部（epigastric region）：肝左叶、胃幽门端、十二指肠、胰头和胰体、大网膜、横结肠、腹主动脉。

（5）中腹部（脐部，umbilical region）：大网膜、下垂的胃或横结肠、十二指肠、空肠和回肠、输尿管、腹主动脉、肠系膜及淋巴结。

（6）下腹部（耻骨上部，hypogastric region）：回肠、输尿管、乙状结肠、胀大的膀胱、增大的子宫。

（7）右上腹部（右季肋部，right hypochondriac region）：肝右叶、胆囊、部分十二指肠、结肠肝曲、右肾上腺、右肾。

（8）右侧腹部（右腰部，right lumber region）：升结肠、空肠、部分十二指肠、右肾下部。

（9）右下腹部（右髂部，right iliac region）：盲肠、阑尾、回肠下端、淋巴结、女性右侧卵巢及输卵管、男性右侧精索。

## 二、视诊

腹部视诊时，室内要温暖，嘱患者排空膀胱，取低枕仰卧位，暴露全腹，一般医师站在患者右侧，自上而下按一定顺序观察全腹。有时为发现腹部外形异常，可不同角度视诊。光线应充足适宜，因灯光下不易辨别皮肤黄染、发绀等变化，故以自然光线为佳。观察腹部体表肠型、蠕动波、脏器轮廓、搏动及包块时，以侧面光线为宜，可将视线降低至腹平面，从侧面呈切线方向观察。

腹部视诊的主要内容包括：腹部外形、呼吸运动、腹壁静脉、皮疹、腹纹、疝、脐、胃肠型及蠕动波、腹部搏动等。

### （一）腹部外形

正常成人仰卧时，腹部外形对称，前腹壁大致与自胸骨下端至耻骨联合的连线相平，称为腹部平坦。前腹壁稍内凹或低于此线者，称为腹部低平，常见于消瘦者。前腹壁稍高于此线者，称为腹部饱满，见于小儿及肥胖者。

1. 腹部膨隆　仰卧时前腹壁明显高于胸骨下端至耻骨连线，外形呈凸起状，称为腹部膨隆（abdominal bulge）。生理情况下见于较胖者、妊娠等；病理情况分为全腹膨隆和局部膨隆。

（1）全腹膨隆：①腹腔积液（ascites）：当腹腔内大量积液，平卧位时液体因重力作用下沉于腹腔两侧，使腹部外形呈扁而宽状，称为蛙腹（frog belly）。坐位时下腹部明显膨出。常见于肝硬化门脉高压症、心力衰竭、缩窄性心包炎、肾病综合征、结核性腹膜炎、腹膜转移癌、胰源性腹腔积液等。结核性腹膜炎或肿瘤浸润时，致腹肌紧张，全腹膨隆，脐部较突出，腹形常呈尖凸状，称为尖腹（apical belly）。②腹内积气：积气多在胃肠道内，大量积气可致全腹膨隆，腹部呈球形，两侧腰部膨出不明显，变换体位时其形状无明显改变，可见各种原因所致的肠梗阻或肠麻痹。积气在肠道外腹腔内者，称为气腹（pneumoperitoneum），见于胃肠穿孔或治疗性人工气腹。③腹腔巨大肿块：见于巨大卵巢囊肿、畸胎瘤，以前者最常见。

当全腹膨隆时，为观察其程度和变化，需定期在同等条件下测量腹围并比较。方法：嘱患者排尿后平卧，用软尺在脐水平绕腹一周，测得的周长即为腹围（abdominal perimeter），以厘米（cm）为单位计算。

（2）局部膨隆：腹部局限性膨隆常因腹内炎性包块、胃肠胀气、脏器肿大、肿瘤、腹壁上的肿物和疝等所致。视诊时应注意膨隆的部位、外形、有无搏动、是否随呼吸运动或体位改变而移位。①上腹部膨隆见于肝左叶肿大、胃扩张、胃癌、胰腺囊肿或肿瘤等；②左上腹膨隆见于脾肿大、结肠脾曲肿瘤或巨结肠等；③右上腹膨隆见于肝脏肿大(淤血、脓肿、肿瘤等)、胆囊肿大及结肠肝曲肿瘤等；④腰部膨隆见于多囊肾、大量肾盂积水或积脓、巨大肾上腺肿瘤等；⑤脐部膨隆见于脐疝、腹部炎性包块(如结核性腹膜炎所致的肠粘连)等；⑥左下腹部膨隆见于降结肠及乙状结肠肿瘤、干结粪块(灌肠后消失)；⑦下腹部膨隆多见于子宫增大(妊娠、子宫肌瘤)、卵巢囊肿、尿潴留等，尿潴留时排尿或导尿后，膨隆消失；⑧右下腹部膨隆见于阑尾周围脓肿、回盲部结核或肿瘤、Crohn 病等。

局部膨隆呈圆形者，常见于炎性包块(有压痛且边缘不规则)、囊肿或肿瘤；呈长形者，多见于肠梗阻、肠扭转、肠套叠和巨结肠症等所致的肠管病变；膨隆伴搏动可为动脉瘤，也可能由压在腹主动脉上的脏器或肿块传导其搏动；膨隆随呼吸移动，多为膈下脏器或其肿块；膨隆随体位改变而移位明显者，可能为带蒂的肿物(卵巢囊肿等)、游走的脾或肾等脏器、肠系膜或大网膜上的肿块。腹壁或腹膜后肿物(神经纤维瘤、纤维肉瘤等)，一般不随体位改变而移位。腹压增加时出现局部膨隆，而卧位或腹压降低后消失者，见于腹股沟、脐、腹白线或手术瘢痕等部位的可复性疝。

为鉴别局部肿块是位于腹壁上还是腹腔内，可嘱患者双手置于枕部，做仰卧位曲颈坐起的动作，使腹壁肌肉紧张，如肿块被紧张的腹肌托起而更为明显，提示肿块在腹壁上，如肿块被紧张的腹肌所遮盖，而变得不明显或消失，提示肿块在腹腔内。

2. 腹部凹陷　仰卧时前腹壁明显低于胸骨下端至耻骨联合的连线，称为腹部凹陷(abdominal concavity)，分全腹凹陷和局部凹陷两种。

(1)全腹凹陷：常见于严重脱水、明显消瘦及恶病质等。严重者前腹壁几乎贴近脊柱，肋弓、髂嵴和耻骨联合显露，全腹外形呈舟状，称为舟状腹(scaphoid abdomen)，见于恶性肿瘤、结核、糖尿病、神经性厌食及甲状腺功能亢进等慢性消耗性疾病的晚期。早期急性弥漫性腹膜炎因腹肌痉挛性收缩，膈疝时腹内脏器进入胸腔，均可使全腹凹陷。吸气时全腹凹陷，见于上呼吸道梗阻和膈肌麻痹。

(2)局部凹陷：较少见，可由腹壁瘢痕收缩所致，立位或加大腹压时，凹陷可明显。白线疝(腹直肌分裂)、切口疝在卧位时可见凹陷，而立位或加大腹压时膨出。脐内陷可见于粘连性结核性腹膜炎时。

(二)呼吸运动

见第三篇第三十章第三节肺和胸膜检查。

(三)腹壁

1. 腹壁静脉　正常人腹壁静脉一般不显露，较瘦者或皮肤较薄而松弛的老年人，有时隐约可见腹壁静脉显露，呈较直的条纹，不迂曲，属于正常。当门静脉循环障碍或上、下腔静脉回流受阻导致侧支循环形成时，则腹壁静脉呈现扩张、迂曲状态，称为腹壁静脉曲张(abdominal wall varicosis)。检查腹壁曲张静脉的血流方向，有利于鉴别静脉曲张的来源。

鉴别血流方向的方法：选择一段没有分支的腹壁静脉，医师将右手示指和中指并拢压在该段静脉上，然后用一手指紧压并向外滑动，挤出该段静脉中的血液，至一定距离(7.5~10cm)时放松该手指，另一手指仍紧压不动，观察挤空的静脉是否快速充盈，如迅速充盈，则血流方向是从放松手指端流向紧压的手指端。再用同法放松另一手指，观察血流方向(图 31-5)。

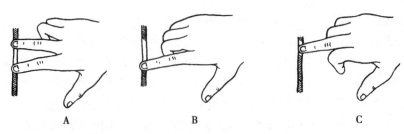

图 31-5　鉴别腹壁静脉血流方向示意图

A. 医师用中指、示指并拢紧压曲张的静脉,中指向上移动挤出血液;B. 放松中指,
静脉不充盈,说明血流方向是自下而上,反之如静脉充盈,说明血流方向是自上而下;
C. 如重复 A 检查法,放松示指,静脉充盈快,说明血流方向是自下而上

　　正常时脐水平线以上的腹壁静脉血流自下而上经胸壁静脉和腋静脉而进入上腔静脉,脐水平线以下的腹壁静脉血流自上而下经大隐静脉而进入下腔静脉。门静脉高压(portal hypertension)形成侧支循环时,腹壁曲张的浅静脉以脐为中心向四周伸展,血流方向基本正常,血液经脐静脉(胚胎时的脐静脉在胎儿出生后闭塞而形成的肝圆韧带,此时因门静脉高压再通)进入腹壁曲张的浅静脉流向四方,形如水母头(caput medusae),常在此处听到静脉血管杂音(图 31-6A)。上腔静脉阻塞时,上腹壁或胸壁曲张的浅静脉,血流方向转向下方进入下腔静脉(图 31-6B)。下腔静脉阻塞时,曲张的浅静脉多分布在腹壁的两侧,有时在臀部及股外侧,脐以下的腹壁浅静脉血流方向转向上方进入上腔静脉(图 31-6C)。

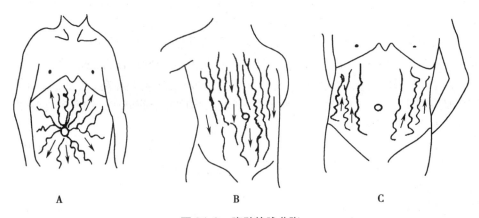

图 31-6　腹壁静脉曲张

A. 门静脉受阻时,曲张静脉的血流方向正常;B. 上腔静脉受阻时,
曲张静脉的血流向下;C. 下腔静脉受阻时,曲张静脉的血流向上

　　2. 皮肤改变

　　(1)皮疹:充血性或出血性皮疹常出现于发疹性高热疾病或某些传染病(如麻疹、猩红热、伤寒、斑疹伤寒)及药物过敏等。一侧腹部或腰部的疱疹且沿脊神经走行分布,常提示带状疱疹。紫癜或荨麻疹可能是过敏性疾病全身表现的一部分。

　　(2)腹纹(abdominal marking):白纹因长期腹壁真皮层的结缔组织张力增高而断裂,呈银白色,多分布于下腹部和髂部,见于经产妇(又称妊娠纹,妊娠期呈淡蓝色或粉红色)、肥胖者和曾患腹水者。紫纹(purplish striae)因糖皮质激素引起蛋白质分解增强和被迅速沉积的皮下脂肪膨胀,导致真皮层结缔组织胀裂,紫纹处的真皮萎缩变薄,其上覆盖一层薄薄的表皮,此时皮下毛细血管网丰富,红细胞较多,故条纹呈紫色。常分布于下腹部和臀部,亦可见于肩背部或股外侧,是皮质醇增多症的常见征象。

3. 疝　任何脏器或组织离开了原来的部位,经人体正常或不正常的薄弱点或缺损、空隙进入另一部位即为疝(hernia)。腹部疝可分为腹外疝和腹内疝两大类,以前者多见,是腹腔内容物经腹壁或骨盆薄弱部分或孔隙向体表凸出而形成。如脐疝(umbilical hernia)多见于大量腹水者、经产妇或婴幼儿,因腹内压显著增加并脐组织薄弱时致脐部膨出;股疝(femoral hernia)位于腹股沟韧带中部,女性多见;腹股沟疝则位于腹股沟韧带偏内侧。男性腹股沟斜疝(indirect inguinal hernia)可下降至阴囊;手术瘢痕愈合不良者可有切口疝;先天性双侧腹直肌闭合不良可有白线疝。因疝在直立位或用力咳嗽时明显,仰卧时可缩小或消失,也可用手法还纳,所以必要时可嘱患者变换体位或咳嗽时再行检查。疝嵌顿可引起急性腹痛。腹内疝是由脏器或组织进入腹腔内的间隙囊内而形成,如网膜孔疝,较少见。

4. 脐　正常时脐与腹壁相平或稍凹陷。脐部凸出或凹陷已在前述。当脐内分泌物呈浆液性或脓性,有臭味,多为炎症所致;分泌物呈水样,有尿臊味,是脐尿管未闭征象;脐部溃烂,可能为化脓性或结核性感染所致;脐部溃疡如呈坚硬、固定而凸出,多为癌肿所致;脐部皮肤变蓝色,见于急性重症胰腺炎或宫外孕破裂所致腹壁或腹腔内出血。

5. 胃肠型和蠕动波　正常人腹部一般看不到蠕动波及胃型和肠型,有时在腹壁菲薄或松弛的老年人、经产妇或极度消瘦者可见到。胃肠蠕动呈现出波浪式运动,称蠕动波(peristalsis)。当胃肠道发生梗阻时,梗阻近端的胃或肠段饱满而隆起,可显出各自的轮廓,称胃型或肠型(gastral or intestinal pattern),可伴有该部位的蠕动加强,看到蠕动波。①幽门梗阻时,因胃的蠕动增强(腹壁肥厚者除外),可见到较大的胃蠕动波自左肋缘下向右缓慢推进,到达右腹直肌旁(幽门区)消失,此为正蠕动波;也可见到自右向左运行的逆蠕动波。②脐部出现肠蠕动波见于小肠梗阻,严重梗阻时,可见胀大的肠袢呈管状隆起,横行排列呈多层梯形的肠型和较大肠蠕动波,运行方向不一,此起彼伏,全腹膨胀,听诊时可闻高调肠鸣音或呈金属音调。③结肠远端梗阻时,宽大的肠型多出现于腹壁周边,同时盲肠多胀大呈球形,随每次蠕动波的到来而更加隆起。如发生肠麻痹,则蠕动波消失。观察蠕动波时,需选择适当角度,从侧面观察更易察见,也可用手轻拍腹壁诱发后察看。

6. 上腹部搏动　上腹部搏动(epigastric pulsation)大多由腹主动脉搏动传导而来,可见于正常人较瘦者。腹主动脉或其分支的动脉瘤及肝血管瘤时,上腹部搏动明显。右心室增大者吸气时上腹部明显搏动。严重三尖瓣关闭不全时,在上腹部可见淤血肿大的肝脏搏动。

### 三、触诊

触诊时患者一般在排尿后,取头垫低枕仰卧位,双手平放于躯干两侧,双腿屈曲并稍分开,以使腹肌松弛,嘱其张口缓慢做腹式呼吸,使膈下脏器随呼吸上下移动以便检查。肝脏、脾脏触诊时,还可分别采取左、右侧卧位;肾脏触诊时可取坐位或立位;触诊腹部肿瘤时可取肘膝位。医师应面对患者,位于其右侧,前臂尽量与其腹部表面在同一水平。触诊时指甲剪短,手要温暖,动作轻柔,由浅入深,原则是先从健康部位开始,逐渐移向病变区。一般自左下腹部开始逆时针方向至右下腹,再至脐,依次对腹部各区仔细进行触诊,边触诊边观察患者的反应与表情,对精神紧张或有痛苦者,可边触诊边与其交谈,转移其注意力以减少腹肌紧张。

#### (一)腹壁紧张度

正常人腹壁触之柔软,较易压陷,但有一定张力,称腹壁柔软。如某些人因怕痒等引起腹肌自主性痉挛,可在诱导或转移注意力后消失,属于正常。某些病理情况可使全腹或局部腹壁紧张度(abdominal wall tensity)增加或减弱。

1. 腹壁紧张度增加

（1）全腹壁紧张度增加

1）急性胃肠穿孔或实质脏器破裂所致急性弥漫性腹膜炎：因炎症刺激腹膜引起腹肌反射性痉挛，腹壁常有明显紧张，甚至强直硬如木板，称为板状腹（rigidity）。

2）结核性腹膜炎：因炎症发展缓慢，对腹膜刺激不强，且有腹膜增厚和肠管、肠系膜粘连，故全腹触之柔韧而具抵抗力，不易压陷，如揉面之感，称为柔韧感（dough kneading sensation）或揉面感，此征还见于腹膜转移癌。

3）肠胀气或气腹、腹腔内大量腹水：因腹腔内容物增加，触诊腹壁张力较大，但无腹肌痉挛和压痛。

（2）局部腹壁紧张度增加：见于该处脏器的炎症累及腹膜，如急性胰腺炎出现上腹或左上腹壁紧张，急性胆囊炎可出现右上腹壁紧张，急性阑尾炎常出现右下腹壁紧张，急性胃穿孔时，胃内容物顺肠系膜右侧流至右下腹，可引起该处腹壁紧张和压痛。年老体弱、腹肌发育不良、大量腹腔积液或过度肥胖的患者即使腹膜有炎症，腹壁紧张也可不明显，盆腔炎症也不引起明显腹壁紧张。

2. 腹壁紧张度减低　多因腹肌张力降低或消失所致。触诊腹壁松软无力，失去弹性，为腹壁紧张度降低。全腹紧张度减低见于经产妇、体弱的老年人、脱水患者、慢性消耗性疾病及大量腹水放出后的患者。全腹紧张度消失见于重症肌无力和脊髓损伤所致腹肌瘫痪。局部腹壁紧张度减低较少见，可由局部的腹肌瘫痪或缺陷（如腹壁疝等）所致。

（二）压痛及反跳痛

正常腹部无压痛及反跳痛，重按时仅有压迫感。触诊时，由浅入深进行按压，如发生疼痛，称为压痛（tenderness）。在检查到压痛后，用并拢的 2~3 个手指（示、中、无名指）压于原处稍停片刻，使压痛感趋于稳定，然后将手突然抬起，此时如患者感觉腹痛骤然加剧，并伴有痛苦表情或呻吟，称为反跳痛（rebound tenderness），提示炎症已累及到腹膜壁层，当突然抬手时腹膜被牵拉而引起疼痛。腹壁紧张，同时伴有压痛和反跳痛，称为腹膜刺激征（peritoneal irritation sign），亦称腹膜炎三联征，是急性腹膜炎的重要体征。

压痛多由腹壁或腹腔内病变所致。如腹部触痛在抓捏腹壁或仰卧起坐时明显，多为较表浅的腹壁病变，否则多为腹腔内病变。腹腔内的病变常因脏器的炎症、淤血、结石、破裂、扭转、肿瘤以及腹膜的刺激（炎症、出血等）等病变所致。压痛的部位常提示存在相关脏器的病变。如阑尾炎早期局部可无压痛，以后才有右下腹压痛。胰体和胰尾的炎症和肿瘤，可有左腰部压痛。盆腔疾病如膀胱、子宫及附件的疾病可在下腹部出现压痛。

压痛局限某一部位时，称为压痛点（tenderness point）。某些疾病常有位置较固定的压痛点，如：①胆囊点，位于右侧腹直肌外缘与肋弓交界处，胆囊病变时此处有明显压痛；②阑尾点，又称麦氏点（McBurney point），位于脐与右髂前上棘连线中、外 1/3 交界处，阑尾病变时此处有压痛。当医师用右手压迫患者左下腹降结肠区，相当于麦氏点对称部位，再用左手按压其上端使结肠内气体传送至右下腹盲肠和阑尾部位，如引起右下腹疼痛，则为罗夫辛征（Rovsing sign）阳性，提示右下腹部有炎症。当遇下腹痛腹部触诊无明显压痛时，嘱患者左侧卧位，两腿伸直，并使右下肢被动向后过伸，如发生下腹痛，称为腰大肌征（iliopsoas sign）阳性，提示炎症阑尾位于盲肠后位；③季肋点（前肾点）：在第 10 肋骨前端，右侧位置稍低，相当于肾盂位置，压痛亦提示肾脏病变。④上、中输尿管点：上输尿管点位于脐水平线上腹直肌外缘，中输尿管点位于两侧髂前上棘水平腹直肌外缘（相当于输尿管第二狭窄处，即入骨盆腔处），输尿管结石、化脓性或结核性炎症时，在上输尿管点或中输尿管点出现压痛。⑤肋脊点：在背部脊柱与第 12 肋所成的夹角顶点，又称肋脊角（costovertebral angle）；⑥肋腰点：在第12肋与腰肌外缘的夹角顶点,又称肋腰点,肋脊点和肋腰点是肾脏一些炎症性疾病如肾盂肾炎、肾结核或肾脓肿等常出现压痛的部位。如炎症深隐于肾实质内,可无压痛而仅有叩击痛。腹部常见疾病压痛点的位置见图31-7。此外,胸部病变如下叶肺炎、胸膜炎、心肌梗死等也常在上腹部或季肋部出现压痛。

（三）液波震颤

检查时患者仰卧,医师用一手掌面贴于患者一侧腹壁,另一手四指并拢屈曲,用指端冲击对侧腹壁,如腹腔内有大量游离液体(3 000ml 以上)时,贴于腹壁的手掌可感到被液体波动冲击的感觉,称为液波震颤(fluid thrill)或波动感(fluctuation)。为防止腹壁本身的震动造成的错觉,可让另一人将手掌尺侧缘轻压于患者脐部腹中线上,即可阻止腹壁震动的传导(图31-8)。

（四）腹腔内脏器触诊

1. 肝脏触诊 检查时嘱患者仰卧位,双膝关节屈曲,使腹壁松弛,并做较深腹式呼吸使肝脏上下移动。腹壁软薄者或肝下缘较表浅易触时,常用单手触诊。医师位于患者右侧,将右手掌平放于患者右侧腹壁上,腕关节自然伸直,四指并拢,掌指关节伸直,以示指前端的桡侧或示指与中指指端对着肋缘,自髂前上棘连线水平,右侧腹直肌外侧开始自下而

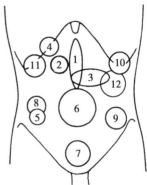

图31-7 腹部常见疾病的压痛点
①胃炎或溃疡;②十二指肠溃疡;③胰腺炎或肿瘤;④胆囊炎或肿瘤;⑤阑尾炎;⑥小肠疾病;⑦膀胱或子宫病变;⑧回盲部炎症、结核;⑨乙状结肠炎症或肿瘤;⑩脾或结肠脾曲病变;⑪肝或结肠肝曲病变;⑫胰腺炎的腰部压痛点

上,逐渐向右季肋缘移动。并嘱患者做慢而深的腹式呼吸运动,触诊的手应与呼吸运动紧密配合。随患者深吸气,右手在继续施压中随腹壁隆起缓慢抬高,上抬的速度要慢于腹壁的隆起,并向右季肋缘方向触探肝缘。呼气时,腹壁松弛并下陷,触诊指端向腹深部按压,如肝脏肿大,则可触及肝下缘从手指端滑过。若未触及,则反复进行,直至触及肝脏或肋缘。

为提高触诊效果,可用双手触诊法。医师右手位置同单手触诊法,用左手掌托住患者右后腰,左大拇指张开置于右肋缘,在吸气的同时,左手向上推,使肝下缘紧贴前腹壁下移,并限制右下胸扩张,以增加膈肌下移的幅度,如此,随吸气下移的肝下缘就更易碰到迎触的右手指(图31-9)。用上述方法,还应在腹中线上由脐平面到剑突区域(肝左叶)进行触诊。如遇腹水患者,深触诊不能触及肝脏时,也可用沉浮触诊法。在腹部某处触及肝下缘后,应自该处起向两侧延伸触诊,以了解整个肝脏和全部肝下缘的情况。

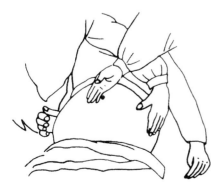

图31-8 液波震颤检查法

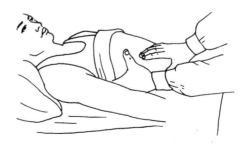

图31-9 肝脏触诊法(双手触诊)

正常肝脏质地柔软、边缘较薄、表面光滑、无压痛和叩击痛。大部分正常成人的肝脏一般触不到，但腹壁松弛的瘦者于深吸气时可触及肝下缘，多在肋弓下 1cm 以内。剑突下如能触及肝左叶下缘，多在 3cm 以内。2 岁以下小儿的肝脏相对较大，易触及。由于肝脏病变性质不同，物理性状也各异，故触诊时需逐项仔细检查，以了解肝脏下缘的位置、表面、质地、边缘及搏动等，综合判断其临床意义。

（1）大小：记录肝脏大小，一般在平静呼吸时，测量右锁骨中线上肋下缘至肝下缘垂直距离（以 cm 为单位），并注明以叩诊法叩出的肝上界位置。同时应测量前正中线剑突下至肝下缘垂直距离。肝脏下移时，可触及肝下缘，但肝上界也相应下移，且肝上下径正常，见于内脏下垂、肺气肿、右侧大量胸腔积液等导致的膈肌下降。肝大（hepatomegaly）时，肝上界正常或升高。病理性肝大可分为弥漫性和局限性。弥漫性肝大见于肝炎、脂肪肝、肝淤血、早期肝硬化、巴德 - 吉亚利综合征（Budd-Chiari syndrome）、白血病、血吸虫病、华支睾吸虫病等；局限性肝大见于肝脓肿、肝囊肿（包括肝包虫病）、肝肿瘤等，并常能触及或看到局部膨隆。肝脏缩小见于急性和亚急性重型肝炎、晚期肝硬化。

（2）质地：肝脏质地一般分为三级：质软、质韧（中等硬度）和质硬。正常肝脏质地柔软，如触口唇；急性肝炎及脂肪肝时质地稍韧；慢性肝炎及肝淤血质韧，如触鼻尖；肝硬化质硬，肝癌质地最硬，如触前额；肝脓肿或囊肿有积液时呈囊性感，大而浅者可能触到波动感。

（3）表面形态及边缘：触及肝脏时应注意其表面是否光滑，有无结节，边缘是否整齐及厚薄。正常肝脏表面光滑，边缘整齐且厚薄一致。肝炎、脂肪肝、肝淤血表面光滑，边缘圆钝；肝硬化表面不光滑，呈结节状，边缘不整齐且较锐利；肝癌、多囊肝和肝包虫病表面不光滑，呈不均匀的粗大结节状，边缘厚薄也不规则；巨块型肝癌、肝脓肿及肝包虫病表面呈大块状隆起。

（4）压痛：正常肝脏无压痛。当肝包膜有炎性反应或因肝大被牵张，则肝有压痛。急性肝炎、肝淤血时，常有弥漫性压痛；慢性肝炎压痛较轻。较表浅的肝脓肿有局限性剧烈的压痛，并可有叩击痛。肝硬化晚期、脂肪肝无压痛。肝癌时压痛明显。

（5）肝颈静脉反流征：当右心衰竭引起肝淤血肿大时，用手压迫肝脏可使颈静脉怒张更明显，称肝颈静脉反流征（hepatojugular reflux sign）阳性。检查方法是嘱患者仰卧，头垫低枕，张口平静呼吸，避免 Valsalva 憋气动作，如有颈静脉怒张者，应将床头抬高 30°~45°，使颈静脉怒张水平位于颈根部，检查者右手掌紧贴于患者右上腹肝区，逐渐加压持续 10 秒钟，同时观察颈静脉怒张程度。正常人颈静脉不扩张，或施压之初可有轻度扩张，但迅即下降到正常水平，右心衰竭患者颈静脉持续而明显怒张，但停止压迫肝脏后下降（至少 4cmH_2O），称肝颈静脉反流征阳性，为右心功能不全、肺动脉高压、心包积液的重要体征。其发生机制是因压迫淤血的肝脏使回心血量增加，已充血的右心房不能接受回心血液而使颈静脉压力上升所致。

（6）搏动：正常肝脏触不到搏动。由炎症、肿瘤等引起的肝大，未压迫到腹主动脉，或右心室未增大到向下推压肝脏时，也触不到肝脏搏动。如果触到肝脏搏动，应鉴别是肝脏本身的扩张性搏动还是传导性搏动。医师将右手放于肝前面，左手放于肝后面（或右外表面），嘱患者暂停呼吸，即可感到双手被肝脏推向两侧的感觉，则为肝脏本身的扩张性搏动，见于三尖瓣关闭不全。因右心室收缩期搏动随血液反流到右心房、下腔静脉而传导至肝脏，使其呈扩张性搏动。如仅右手被推向上，左手无感觉，则为传导性搏动，或称单向性搏动，见于肿大的肝脏压在腹主动脉上（向前搏动），或右心室增大（向下搏动）。

（7）肝区摩擦感：嘱患者做腹式呼吸运动，医师将右手掌面轻贴于肝区，正常时掌下无摩擦感。肝周围炎时因其表面与邻近腹膜有炎性渗出物而变得粗糙，两者相互摩擦产生的震动可用手触知，为肝区摩擦感。如用听诊器听到，即为肝区摩擦音。

(8)肝震颤：检查时手指掌面稍用力按压肝囊肿表面片刻，如感到一种微细的震动感，称为肝震颤（liver thrill），也可用左手中间3指按压在肝囊肿表面，中指重压，示指和环指轻压，再用右手中指叩击左手中指第二指骨的远端，每叩一次，叩指应在被叩指上停留片刻，用左手的示指和环指感触震动感觉，肝震颤见于肝包虫病。其发生机制为包囊中的多数子囊浮动，撞击囊壁而形成震颤。

2. 胆囊触诊　触诊法与肝脏触诊相同。正常胆囊不能触及。胆囊肿大（gallbladder enlargement）时，在右肋缘下腹直肌外缘处可触及一梨形或卵圆形、张力较高、表面光滑、随呼吸而上下移动的肿块，其质地和压痛视病变性质而定。如急性胆囊炎因胆囊渗出物潴留所致胆囊肿大，呈囊性感，有明显压痛；壶腹周围癌等因胆总管阻塞，胆汁大量潴留所致胆囊肿大，呈囊性感而无压痛；胆囊结石或胆囊癌因胆囊内有大量结石或癌肿所致胆囊肿大，有实性感。

胆囊触痛检查法：医师将左手掌平放于患者右肋下部，先以左手拇指指腹用适度压力勾压右肋下部胆囊点处，然后嘱患者缓慢深吸气，在吸气过程中发炎的胆囊下移时碰到用力按压的拇指而引起疼痛，患者因疼痛而突然屏气，为墨菲征（Murphy sign）阳性，又称胆囊触痛征，见于急性胆囊炎。此检查法对于未明显肿大到肋缘以下的胆囊炎，不能触及胆囊时更有意义。在胰头癌压迫胆总管导致阻塞，出现黄疸进行性加深，胆囊显著肿大，但无压痛，称为库瓦西耶征（Courvoisier sign）阳性，又称无痛性胆囊增大征阳性。当胆总管结石导致阻塞时，因胆囊常有慢性炎症，囊壁因纤维化而皱缩，且与周围组织粘连而失去移动性，虽然黄疸明显，但胆囊常不肿大。

3. 脾脏触诊　正常情况下脾脏不能触及。内脏下垂、左侧大量胸腔积液或积气时，膈肌下降，使脾下移而可触及。除此之外，能触及脾脏则提示脾肿大（splenomegaly）至正常2倍以上。脾脏明显肿大而位置较表浅时，用单手浅部触诊即可触及。如肿大的脾脏位置较深，则用双手触诊法进行检查。患者仰卧，双腿稍屈曲，医师左手绕过患者腹部前方，手掌置于患者左胸下部第9~11肋处，将脾从后向前托起，以限制胸廓运动，右手掌平放于脐部，与左肋弓成垂直方向，以稍弯曲的手指末端轻压向腹部深处，随患者腹式呼吸运动，由下向上逐渐移近左肋弓，直到触及脾缘或左肋缘。

脾脏轻度肿大而仰卧位不易触及时，可嘱患者改换右侧卧位，患者右下肢伸直，左下肢屈髋、屈膝，用双手触诊较易触及。触及脾脏后应注意其大小、质地、表面形态、有无压痛及摩擦感等。

脾大的测量方法：当轻度脾大时只测量甲乙线（又称第1线），即在左锁骨中线与肋缘交点至脾下缘的垂直距离，以厘米表示（下同）。脾脏明显肿大时，应加测甲丙线（第2线）和丁戊线（第3线）。甲丙线为左锁骨中线与左肋缘交点至最远脾尖之间的距离。丁戊线为脾右缘到前正中线的距离，如脾大向右未超过前正中线，测量脾右缘至前正中线的最短距离，以"-"表示；超过前正中线则测量脾右缘至前正中线的最大距离，以"+"表示（图31-10）。

临床上常将脾肿大分为三度：深吸气时脾脏在肋下不超过2cm者为轻度肿大；超过2cm至脐水平线以上，为中度肿大；超过脐水平线或前正中线为高度肿大，又称巨脾，应加测第2线、第3线。中度以上脾肿大时其右缘常可触及脾切迹，这一特征可与左肋下其他包块相区别。

(1)轻度脾肿大：常见于急性或慢性肝炎、粟粒性肺结核、伤寒、急性疟疾、感染性心内膜炎、败血症等，一般质地柔软。

(2)中度脾肿大：见于肝硬化、慢性溶血性黄疸、慢性淋巴细胞性白血病、系统性红斑狼疮、淋巴瘤和疟疾后遗症等，一般质地较硬。

（3）高度脾肿大：表面光滑者见于慢性粒细胞性白血病、慢性疟疾、黑热病和骨髓纤维化等，表面不平而有结节者见于淋巴瘤和恶性组织细胞病等。脾囊肿时，表面有囊性肿物。脾脓肿、脾梗死和脾周围炎时，由于脾包膜常有纤维素性渗出物，并累及腹膜壁层，故可触到摩擦感且压痛明显，也可听诊闻及摩擦音。

4. **肾脏触诊**　肾脏触诊常用双手触诊法。患者可取仰卧位或立位。仰卧位触诊右肾时，嘱患者双腿屈曲并做较深的腹式呼吸。医师位于患者右侧，将左手掌放在其右后腰部向上托（触诊左肾时，左手绕过患者前方托住左后腰部），右手掌平放于被检侧季肋部，以微弯的手指指端放在肋弓下方，随患者呼气，右手逐渐深压向后腹壁，与在后腰部向上托起的左手试图接近，双手夹触肾脏。如未触及肾脏，应让患者深吸气，此时随吸气下移的肾脏可能滑入双手之间被触知。如能触及肾脏大部分，则可将其在两手间夹住，同时患者常有类似恶心或酸痛的不适感。有时只能触及光滑、圆钝的肾下极，常从触诊的手中滑出（图31-11）。

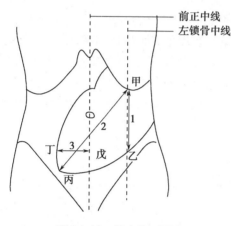

图31-10　脾大的测量法

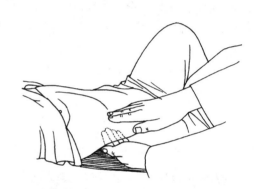

图31-11　肾脏双手触诊示意图

若患者腹壁较厚或配合不当，以致右手难以压向后腹壁时，可采用反击触诊法。即在患者吸气时，用左手手指向右手的方向有节律地冲击后腰部，如肾脏下移至两手之间时，右手则有被顶举之感（也可相反地用右手指向左手方向做冲击动作）。检查左肾时，也可位于患者左侧进行，左右手的位置和检查右肾时相反。如仰卧位未触及肾，还可嘱患者取坐位或立位，腹肌放松，医师位于患者侧面，双手前后配合触诊肾脏。在肾下垂或游走肾时，立位较易触到。

触及肾脏时应注意其大小、形状、质地、表面状态、敏感性和移动度等。正常肾脏表面光滑而圆钝、质地结实而富有弹性，有浮沉感。正常人肾脏一般不能触及，身材瘦长者有时可触及右肾下极。肾脏代偿性增大、肾下垂及游走肾常被触及。如在深吸气时能触及1/2以上的肾脏，即为肾下垂。肾脏明显下垂并能在腹腔各个方向移动时，称为游走肾。有时左肾下垂易误认为脾大，右肾下垂易误认为肝大，应注意鉴别。肾脏肿大见于肾盂积水或积脓、肾肿瘤及多囊肾等。肾盂积水或积脓时，其质地柔软，富有弹性，有波动感；肾肿瘤则质地坚硬，表面凹凸不平；多囊肾时，肾脏不规则形增大，有囊性感。

5. **膀胱触诊**　正常膀胱空虚时隐于骨盆内，不易触到。当膀胱充盈胀大时，超出耻骨上缘，可在下腹部触及圆形具有压痛的弹性肿物。触诊膀胱一般用单手滑行触诊法。在患者仰卧屈膝情况下，医师位于其左侧，以右手自脐开始向耻骨方向触摸，触及包块后应详查其性质，以便鉴别其为膀胱、子宫或其他肿物。因膀胱胀大多由积尿所致，呈扁圆形或圆形，触之有囊性感,不能被推移,按压并有尿意,排尿或导尿后缩小或消失。以此可与妊娠子宫、卵巢囊肿、直肠肿物等常见耻骨上区包块相鉴别。

膀胱胀大常见于尿道梗阻(如前列腺肥大或癌)、脊髓病(如截瘫)所致的尿潴留,也见于昏迷、腰椎或骶椎麻醉后、手术后局部疼痛的患者。如长期尿潴留导致膀胱慢性炎症,导尿后膀胱常不能完全回缩。

6. 胰腺触诊 胰腺位于腹膜后,横于上腹部相当于第1、2腰椎处,位置较深而柔软,故不能触及。胰头约位于腹中线偏右,胰体、胰尾在腹中线左侧。胰腺病变的体征可出现于上腹部,在上腹中部或左上腹有横行带状压痛和腹壁紧张,并涉及左腰部,提示急性胰腺炎;如同时有左腰部或脐周皮下淤血而出现蓝紫色(Grey-Turner 征或 Cullen 征),则提示急性出血坏死型胰腺炎(重症急性胰腺炎)。上腹部触及质硬而无移动性肿物时,如为横行索条状,应考虑为慢性胰腺炎;如呈坚硬块状,表面似有结节不光滑,则可能为胰腺癌。在上腹部肝下缘或左季肋部触及囊性肿物,如果位置固定,表面光滑,无压痛,多为假性胰腺囊肿。胰头癌时,可出现梗阻性黄疸及无压痛性胆囊肿大,即库瓦西耶征阳性。因胃在胰腺前面,故此区肿物应与胃部肿瘤相鉴别。

(五) 腹部包块

1. 正常腹部可触到的脏器或组织 正常时除可触及瘦弱者和多产妇的右肾下缘及儿童的肝下缘外,尚可触及以下脏器,应与病理性包块区别。

(1)腹直肌肌腹与腱划:在腹肌发达者,于腹壁中上部可触及隆起略呈圆形、较硬的腹直肌肌腹与其间横行凹沟的腱划,在前正中线两侧对称,位置较表浅,于仰卧起坐腹肌紧张时更明显,可与腹壁肿物及肝脏区别。

(2)腹主动脉:腹壁薄软者,在脐或偏左的深部,可触及搏动的腹主动脉,按压时可有微痛。

(3)腰椎椎体与骶骨岬:腹壁薄软及瘦弱者,在脐附近前正中线位置常可触及第3~5腰椎椎体或骶骨岬,呈骨质硬度,自腹后壁向前突出,在其左前方可触及腹主动脉的搏动。易将其误认为后腹壁肿瘤。

(4)横结肠:正常较瘦者上腹部可触及一可移动中间稍向下弯曲的横条状物,光滑柔软,腊肠样粗细。当内脏显著下垂时,横结肠呈 U 字形向下弯曲,可达脐部或以下。

(5)乙状结肠:正常乙状结肠用滑行触诊法常可触及,位于左下腹近腹股沟韧带处,呈光滑索条状,可向左右推动,而无压痛。当有干结粪块贮留于内时,可触及较粗索条状或类圆形包块,有轻度压痛,易误认为肿瘤。为鉴别可在肿块部位皮肤上做标志,隔日复查,如于排便或洗肠后包块移位或消失,即可明确。

(6)盲肠:部分较瘦者在右下腹麦氏点内侧稍上部位可触到盲肠。正常时触之如圆柱状,其下部为梨状扩大的盲端,表面光滑,稍能推动,无压痛。

2. 异常包块 在腹部如触到上述脏器以外的包块(abdominal masses),应视为异常,多有病理意义。包括肿大的脏器、炎性组织、肿大的淋巴结、囊肿以及良性或恶性肿瘤等。当触及腹部包块时必须注意以下几点:

(1)部位:腹部某部位包块,一般多源于该区脏器的病变。

(2)大小:应准确测量包块的纵径、横径和前后径,前后径难以测出时可粗略估计,然后以厘米表示,如 3cm×5cm×2cm。明确大小以便进行动态观察。如肿块大小变异不定,甚至消失,则可能是痉挛、充气的肠袢所致。

(3)形态:应注意包块的形状,轮廓是否清楚,表面是否光滑,边缘是否规则,有无切迹等。如脾脏明显肿大时可有切迹。在右上腹触及边缘光滑的卵圆形包块,应考虑胆囊肿大。

（4）质地：实质性包块，质地可能柔韧、中等硬或坚硬，见于炎症、结核和肿瘤。如为囊性，质地柔软，见于脓肿或囊肿等。

（5）压痛：炎性包块压痛明显，如阑尾周围脓肿、肠结核或 Crohn 病。而肿瘤的压痛轻重不等，可轻微或不明显。

（6）搏动：触及腹正中线附近膨胀性搏动的包块时，应考虑腹主动脉或其分支的动脉瘤，有时尚可触及震颤。而腹主动脉附近的包块，也可因传导而触及搏动，应予鉴别。

（7）移动度：肝、胆囊、胃、脾、肾或其包块，可随呼吸而上下移动。肝和胆囊的移动度最大，不易用手固定。如肿块能用手推动者，可能源于胃、肠或肠系膜。游走肾、游走脾及带蒂的包块，移动范围广且距离大。局部脓肿或炎性包块及腹腔后的肿瘤，一般不能移动。

（8）与邻近器官的关系：触及包块还应确定与邻近皮肤、腹壁和脏器的关系。如能将包块与皮肤单独捏起，表示该包块与腹内脏器组织无关。如该处皮肤不能捏起或反而出现牵缩性凹陷，表示该包块与腹壁之间有粘连。腹壁包块在患者从仰卧起坐时，触及仍清楚；如为腹腔内包块，则多不能触及。腹膜内位的包块，常可推动，较易触及；而腹膜后（外位）的包块，除明显肿大可触及外，一般因部位较深，不易触及，也不能推动。如肿块与邻近组织粘连，不易推动，压痛明显，以炎症的可能性最大。如包块边界清楚，质地不坚硬，表面光滑，压痛不明显，移动度较大，可能为良性肿瘤；如包块边界模糊，质地坚硬，表面不平，移动度差，则多为恶性肿瘤。

## 四、叩诊

腹部叩诊的目的是了解某些脏器的大小和叩痛，胃与膀胱的扩大程度，胃肠道充气情况，腹腔内有无积液、积气和包块等。还可验证和补充视诊与触诊所得的结果。

### （一）腹部叩诊音

叩诊可从左下腹开始逆时针方向至右下腹，再至脐部，以总体了解腹部叩诊音。正常腹部除肝、脾所在部位，增大的膀胱或子宫部位，以及两侧腹部近腰肌处叩诊呈浊音或实音外，其余部位均为鼓音。肝、脾或其他实质性脏器极度肿大，腹腔内大量积液或肿瘤时，鼓音区缩小，病变部位可出现浊音或实音。鼓音明显，范围增大，可见于胃肠高度胀气、胃肠穿孔所致气腹和人工气腹。

### （二）肝脏及胆囊叩诊

叩诊定肝上、下界时，一般沿右锁骨中线、右腋中线和右肩胛线，由肺区往下叩向腹部，当清音转为浊音时，即为肝上界，此处相当于被肺遮盖的肝顶部，故又称肝相对浊音界；再往下轻叩，由浊音转为实音时，此处肝脏不被肺遮盖，直接贴近胸壁，称肝绝对浊音界；继续往下叩，由实音转为鼓音处，即为肝下界。定肝下界时，也可由腹部鼓音区沿右锁骨中线或正中线向上叩，当鼓音转为浊音处即是。由于肝下界与胃和结肠等重叠，很难叩准，故常用触诊或叩诊法确定。一般叩得的肝下界比触得的肝下界高 1~2cm，但肝缘若明显增厚，则叩诊和触诊结果较为接近。体型对肝脏位置有一定影响，匀称型者正常肝上界在右锁骨中线上第 5 肋间，下界位于右季肋下缘，两者之间的距离为肝上下径，为 9~11cm；在右腋中线上肝上界在第 7 肋间，下界相当于第 10 肋骨水平；在右肩胛线上，肝上界为第 10 肋间，下界不易叩出。瘦长型者肝上下界均可低一个肋间，矮胖型者则可高一个肋间。

病理情况下，①肝浊音界向上移位见于右肺不张、右肺纤维化、气腹及鼓肠等；②肝浊音界向下移位见于肺气肿、右侧张力性气胸等；③肝浊音界扩大见于肝炎、肝脓肿、肝淤血、肝癌和多囊肝等；④膈下脓肿时，因肝下移和膈升高，肝浊音界也扩大，但肝脏本身未增大；⑤肝浊音界缩小见于急性重型肝炎、晚期肝硬化和胃肠胀气等；⑥肝浊音界消失代之以鼓音者,多因肝表面有气体覆盖所致,是急性胃肠穿孔的一个重要征象,亦可见于人工气腹、腹部大手术后数日内、间位结肠(结肠位于肝与膈之间)、全内脏转位等。

肝区叩击痛对肝炎、肝脓肿有一定的诊断意义。胆囊位于深部,且被肝脏覆盖,叩诊不能检查胆囊的大小,只能检查胆囊区有无叩击痛,胆囊区叩击痛是胆囊炎的重要体征。

### (三) 胃泡鼓音区

胃泡鼓音区(traube space)位于左前胸下部肋缘以上,呈半圆形,为胃底含气而形成,叩诊呈鼓音。其上界为膈及肺下缘,下界为肋弓,左界为脾脏,右界为肝左缘。正常时此区的大小与胃内含气量的多少有关,还受邻近器官和组织病变的影响。有调查正常成人 Traube 区长径中位数为 9.5cm(5.0~13.0cm),宽径为 6.0cm(2.7~10.0cm)。此区明显扩大见于幽门梗阻等;明显缩小见于左侧胸腔积液、心包积液、脾大及肝左叶肿大等;此区鼓音消失而转为实音常由胃内充满食物或液体所致,见于进食过多导致急性胃扩张或溺水者。

### (四) 脾脏叩诊

脾浊音区宜采用轻叩法,在左腋中线自上而下进行叩诊,正常脾浊音区在该线上第9~11肋间,宽 4~7cm,前方不超过腋前线。脾浊音区缩小或消失见于左侧气胸、胃扩张及肠胀气等;脾浊音区扩大见于各种原因所致脾肿大。

### (五) 肾脏叩诊

主要检查肾脏有无叩击痛。正常时肾区无叩击痛。检查时,患者取坐位或侧卧位,医师以左手掌平放于患者肾区(肋脊角处),右手握拳用轻到中等力量叩击左手背。在肾小球肾炎、肾盂肾炎、肾结石、肾周围炎及肾结核时,肾区常有不同程度的叩击痛。

### (六) 膀胱叩诊

在耻骨联合上方进行叩诊。膀胱空虚时,因小肠位于耻骨上方遮盖膀胱,故叩诊呈鼓音,叩不出膀胱的轮廓。膀胱充盈时,耻骨上方叩出圆形浊音区。妊娠的子宫、卵巢囊肿或子宫肌瘤等,该区叩诊也呈浊音应予鉴别。腹水时,耻骨上方叩诊可呈浊音区,但此区的弧形上缘凹向脐部,而膀胱胀大的浊音区弧形上缘凸向脐部。排尿或导尿后复查,如浊音区转为鼓音,即为尿潴留而致的膀胱胀大。

### (七) 移动性浊音

当腹腔内有较多游离液体(1 000ml 以上)时,如患者仰卧位,液体因重力作用多积聚于腹腔低处,含气的肠管漂浮其上,故叩诊腹中部呈鼓音,腹部两侧呈浊音;在患者侧卧位时,液体随之流动,叩诊上侧腹部转为鼓音,下侧腹部呈浊音。这种因体位不同而出现浊音区变动的现象称移动性浊音(shifting dullness),是发现腹腔内有无积液的重要检查方法。如果腹腔积液量少,用上述方法不能查出时,可嘱患者取肘膝位,使脐部处于最低位,由侧腹部向脐部叩诊,如由鼓音转为浊音,则提示有 120ml 以上腹腔积液的可能,即水坑征(puddle sign)。也可让患者排空膀胱后取立位,自耻骨联合上缘向脐部叩诊,如下腹部积有液体耻骨上方则呈浊音,浊音的上界呈一水平线,此水平线以上为浮动的肠管,故叩诊为鼓音。

肠梗阻时肠管内有大量液体潴留,可因患者的体位变动,出现移动性浊音,但常伴有肠梗阻的征象。

巨大卵巢囊肿患者,腹部可出现大范围浊音易误诊为腹水,其鉴别如下:①患者仰卧时,卵巢囊肿所致的浊音常位于腹中部,而鼓音在腹部两侧(因肠管被挤压至两侧所致),且浊音不呈移动性,与腹水相反(图 31-12);②尺压试验(ruler pressing test):即患者仰卧时,医师将一硬尺横置于腹壁上,两手将硬尺下压,如硬尺发生节奏性跳动,则为卵巢囊肿(系由腹主动脉的搏动经囊肿传至硬尺所致)。如硬尺无此种跳动,则为腹水。

笔记栏

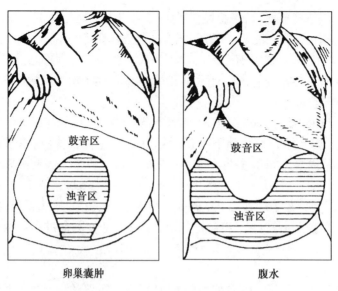

图 31-12　卵巢囊肿与腹水叩诊鉴别图

## 五、听诊

### (一) 肠鸣音

肠蠕动时,肠管内气体和液体随之而流动,产生一种断断续续的咕噜声(或气过水声)称为肠鸣音(bowel sound)或肠蠕动音。正常时肠鸣音大约每分钟 4~5 次,在脐部听得最清楚。

当肠蠕动增强,但音调不特别高亢,肠鸣音超过每分钟 10 次,称肠鸣音活跃,见于服泻药后、急性肠炎或胃肠道大出血等。

如肠鸣音次数多,且呈响亮、高亢的金属音,称肠鸣音亢进,见于机械性肠梗阻,系由肠腔梗阻积气增多而扩大,肠壁被胀大变薄且极度紧张,与亢进的肠鸣音产生共鸣所致。

肠鸣音明显少于正常,或 3~5 分钟可听到一次,称肠鸣音减弱或稀少,见于老年性便秘、电解质紊乱(低血钾)、腹膜炎及胃肠动力低下等。如持续听诊 3~5 分钟未闻及肠鸣音,用手指轻叩或搔弹腹部仍未听到肠鸣音,称肠鸣音消失或静腹,见于急性腹膜炎或各种原因所致的麻痹性肠梗阻。

### (二) 振水音

患者仰卧,医师用一耳凑近患者上腹部或将听诊器体件放于此处,然后用稍弯曲的手指以冲击触诊法连续迅速冲击患者上腹部,如听到胃内液体与气体相撞击的声音,称为振水音(succussion splash)。也可用双手左右摇晃患者上腹部以闻及振水音。正常人餐后或饮入多量液体时,上腹部可出现振水音。但若在空腹或餐后 6~8 小时以上仍有此音,则提示胃内有液体潴留,见于胃扩张、幽门梗阻及胃液分泌过多等。

### (三) 血管杂音

正常腹部无血管杂音。腹部血管杂音对诊断某些疾病有一定价值。血管杂音有动脉性和静脉性杂音。

动脉性杂音常位于中腹部或腹部两侧。①中腹部收缩期血管杂音提示腹主动脉瘤或腹主动脉狭窄,前者于该处触及搏动性包块,后者则搏动减弱,严重者触不到足背动脉搏动,下肢血压低于上肢;②在上腹部的两侧出现收缩期血管杂音,常提示肾动脉狭窄,见于年轻的高血压患者;③左叶肝癌压迫肝动脉或腹主动脉时,亦可在包块部位闻及吹风样血管杂音;

④下腹部两侧出现收缩期血管杂音，应考虑髂动脉狭窄。

静脉性杂音为连续的嗡鸣音，无收缩期与舒张期性质。此音多出现于脐周或上腹部，尤其是在腹壁静脉显著曲张时，常提示肝硬化所致门静脉高压侧支循环的形成，称克吕韦耶-鲍姆加滕综合征（Cruveilhier-Baumgarten syndrome），压迫脾脏此嗡鸣音可增强。

### （四）摩擦音

在肝周围炎、胆囊炎、脾梗死或脾周围炎等累及局部腹膜的情况下，于深呼吸时，可在各相应部位听到摩擦音（friction sound），严重时可触及摩擦感。腹膜纤维渗出性炎症时，亦可在腹壁听到摩擦音。

## 六、腹部常见疾病的体征

腹部常见疾病的体征见表31-1。

表 31-1　腹部常见疾病的体征

| 病变 | 视诊 | 触诊 | 叩诊 | 听诊 |
|---|---|---|---|---|
| 肝硬化 | 可见肝病面容、蜘蛛痣及肝掌，晚期患者黄疸，皮肤瘀点、瘀斑，男性常有乳房发育，腹部膨隆，呈蛙腹状，腹壁静脉曲张，脐疝 | 肝脏由轻度肿大而变小，质地变硬，表面不光滑，压痛不明显。脾脏轻至中度肿大。晚期腹壁紧张度增加，液波震颤阳性，下肢水肿 | 肝浊音区早期轻度扩大，晚期缩小，移动性浊音阳性 | 肠鸣音正常，脐周腹壁静脉曲张处可听到静脉连续性"营营"声，脾周围炎时，可出现左上腹隐痛和脾区摩擦感和摩擦音 |
| 幽门梗阻 | 可有消瘦和脱水，严重者可出现恶病质样体质，上腹部可见局部膨隆、胃蠕动波、胃型及逆蠕动波 | 上腹部紧张度增加 | 上腹部浊音或实音 | 可出现振水音 |
| 急性腹膜炎 | 急性危重病容，双下肢屈曲，强迫仰卧位，腹式呼吸减弱或消失，腹腔渗出液增多及肠管发生麻痹时，可见腹部膨隆 | 腹膜刺激征 | 鼓肠或有气腹时，肝浊音区缩小或消失，腹腔内有较多渗液时，可叩出移动性浊音 | 肠鸣音减弱或消失 |
| 急性阑尾炎 | 急性病容，腹式呼吸减弱 | 右下腹部麦氏点有显著而固定的压痛及反跳痛，可出现结肠充气试验阳性 | 右下腹部可有叩击痛 | 肠鸣音无明显变化 |
| 急性胆囊炎 | 急性病容，右上腹部稍膨隆，腹式呼吸减弱 | 右肋下胆囊区有腹壁紧张、压痛及反跳痛。墨菲征阳性 | 右肋下胆囊区有叩击痛 | 肠鸣音无明显变化 |
| 急性胰腺炎 | 急性病容，出血坏死型可出现明显腹胀，有时可见侧腹部皮肤或脐周皮肤呈青紫色 | 轻型者上腹部或左上腹部有中度压痛，重型者全腹有典型的腹膜刺激征 | 可出现移动性浊音 | 肠鸣音减弱或消失 |
| 肠梗阻 | 急性病容，腹部膨隆，腹部呼吸运动减弱，机械性肠梗阻时，可见肠型及蠕动波 | 腹壁紧张，有压痛，绞窄性肠梗阻有压痛性包块及反跳痛 | 腹部鼓音明显，当腹腔有渗液时，出现移动性浊音 | 机械性肠梗阻时，肠鸣音亢进呈金属音调；麻痹性肠梗阻时肠鸣音减弱或消失 |

●（高燕鲁）

复习思考题

1. 触及肝脏应注意描述哪些内容?
2. 试述墨菲征的检查方法及临床意义。
3. 试述移动性浊音的检查方法及阳性的临床意义。
4. 何谓肠鸣音? 试述常见的肠鸣音异常及其临床意义。
5. 试述急性腹膜炎、急性阑尾炎的主要体征。

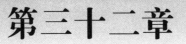

# 第三十二章

# 肛门、直肠及外生殖器检查

> **学习目标**
>
> 掌握肛门与直肠视诊的内容,肛门、直肠触诊的方法及其临床意义。

肛门、直肠和外生殖器检查是全身系统体格检查不可缺少的一部分,对临床诊断与治疗具有重要意义。应对被检查者说明检查的目的、重要性和方法。男医师检查女性患者,须有女医护人员陪同。

## 一、肛门与直肠检查

根据检查目的不同,可让患者采取适当的体位。①左侧卧位:患者左腿伸直,右腿向腹部屈曲,臀部靠近检查床的右侧边缘。医师位于患者背部进行检查。此位适用于女性及衰弱患者(图 32-1A)。②膝胸位(或肘膝位):患者两肘关节屈曲,置于检查床上,使胸部尽量靠近床面,两膝关节呈直角屈曲跪于检查床上(图 32-2B)。此位最常用于检查直肠前部、前列腺和精囊的疾病。③仰卧位或截石位:患者仰卧,臀部垫高,两腿屈曲、抬高并外展。此位适于检查膀胱直肠窝和重症体弱患者,也可同时做直肠双合诊,即右手示指在直肠内,左手在下腹部,双手配合检查盆腔疾病。④蹲位:患者下蹲呈排大便的姿势,屏气向下用力。适用于检查直肠脱出、内痔及直肠息肉等。

肛门和直肠检查结果及其病变部位按时钟方向进行记录,并说明检查时的体位。如仰卧位时,肛门前正中点为 12 点钟位,后正中点为 6 点钟位,而膝胸位的时钟位则与此相反。

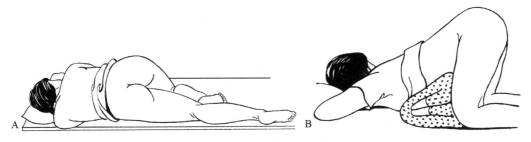

**图 32-1　肛门直肠检查体位**
A.左侧卧位　B.肘膝位

### (一)视诊

正常肛门周围皮肤颜色较深,皱襞自肛门向外周呈放射状。患者做排便动作时,皱襞变浅;肛门括约肌收缩时,皱襞加深。注意观察下列改变。

1. 肛门闭锁(anal atresia)与狭窄　常见于新生儿先天性畸形,狭窄也可由感染、外伤、手术瘢痕收缩而致。

2. 肛门外伤与感染 肛门有创口或瘢痕,多见于外伤与手术;肛门周围有红肿及压痛,见于肛门周围炎症或脓肿。

3. 肛裂(anal fissure) 肛门黏膜有狭长裂伤,可伴有梭形或多发性小溃疡,疼痛剧烈。常因惧痛而抑制便意,致大便干燥,并有少量出血。

4. 痔(hemorrhoid) 肛门和直肠下部静脉丛淤血扩张形成的包块称为痔。肛门外口(齿状线以下)有紫红色柔软包块,表面为皮肤覆盖,是由皮下静脉扩张而致,称外痔(external hemorrhoid);肛门内口(齿状线以上)静脉曲张,有紫红色包块,表面被直肠下端黏膜所覆盖者称内痔(internal hemorrhoid),常随排便而突出肛门口外,多有大便带血。兼有内痔和外痔表现者称为混合痔(mixed hemorrhoid)。

5. 肛门瘘 简称肛瘘(anal fistula),有内口和外口,内口在直肠或肛管内,或伴有硬结,瘘管经过肛门软组织开口于肛门周围皮肤,检查时可见肛门周围皮肤有瘘管开口,有时有脓性分泌物流出。肛瘘多由肛管或直肠周围脓肿或结核所致,不易愈合。

6. 直肠脱垂(proctoptosis) 又称脱肛。检查时嘱被检查者取蹲位,屏气用力做排便动作,若在肛门外看到膨出部分呈椭圆形块状物,表面有环形皱襞,即为直肠壁全层脱垂(直肠完全脱垂);若看到紫红色球状突出物,即为直肠黏膜脱垂(直肠部分脱垂)。

(二)触诊

对肛门或直肠的触诊称为肛门指诊或直肠指诊(digital rectal examination)。此检查法不仅对肛门直肠的疾病有重要诊断价值,而且对诊断盆腔疾病如阑尾炎、髂窝脓肿、前列腺与精囊病变、子宫及输卵管病变及膀胱结石或肿瘤等,也是不可缺少的一项诊断方法。

触诊时,医师右手戴手套或指套,涂适量润滑剂,触诊的示指先在肛门口轻轻按摩,待患者肛门括约肌适应放松后,再将探查的示指指腹徐徐插入肛门(图32-2),触摸肛门口及直肠的内壁。有指征时再做双合诊。

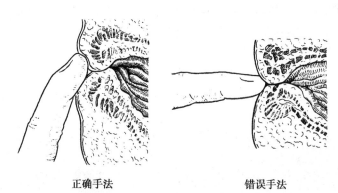

正确手法        错误手法

图 32-2 直肠触诊

肛诊时,①有剧烈触痛见于肛裂与感染;②触痛并有波动感见于肛门、直肠周围脓肿;③触及柔软光滑而有弹性包块见于直肠息肉;④触及质地坚硬、表面凹凸不平的包块应考虑直肠癌;⑤指诊后指套带有黏液、脓液或血液,说明存在炎症并有组织破坏。必要时,取出物应做涂片镜检或细菌培养。如直肠病变病因不明,应做内镜检查以助鉴别。

## 二、男性外生殖器检查

被检查者暴露下腹部,双下肢取外展位,先检查外生殖器(阴茎和阴囊),然后用直肠指诊法检查内生殖器(前列腺及精囊)。

1. 阴茎 阴茎前端膨大部分称为阴茎头。阴茎的皮肤在冠状沟前向内翻转覆盖在阴茎头上,称为包皮。阴茎的海绵体充血后使其变粗、变硬称为勃起(erection)。

(1)包皮:成人阴茎松弛时,包皮不应掩盖尿道口,上翻后可被退到冠状沟,露出阴茎头。包皮长过阴茎头但上翻后能露出阴茎头,称为包皮过长(prepuce redundant),易引起炎症或包皮嵌顿,甚至成为致癌因素。若包皮上翻后不能露出阴茎头或尿道口者,称为包茎(phimosis),可由先天性包皮狭窄或炎症后粘连而致。

(2)阴茎头与冠状沟:正常阴茎头与冠状沟表面红润光滑,质地柔软。若看到结节或触及硬结、伴暗红色溃疡、易出血者,应疑为阴茎癌。晚期阴茎癌呈菜花状、表面覆盖有腐臭味的灰白色坏死组织。冠状沟处发现单个椭圆形硬质溃疡,称为下疳(chancre),愈合后留有瘢痕,见于梅毒。尖锐湿疣的好发部位也在冠状沟,呈淡红色小丘疹,逐渐增大、增多融合成蕈样、乳突样突起。

(3)尿道口:检查时以中指和环指夹持阴茎,用拇指和示指将尿道口分开。正常尿道外口呈竖鱼口形,分开后尿道口黏膜红润、清洁、无分泌物。如淋球菌或其他病原体感染引起尿道炎时尿道口红肿,附有分泌物或有溃疡,并沿尿道有触痛。尿道口狭窄见于先天性畸形或炎症引起粘连。尿道口位于阴茎腹面见于尿道下裂,嘱患者排尿,裂口处常有尿液溢出。

(4)阴茎大小:正常成人阴茎长 7~10cm。成人阴茎过小(婴儿型)见于垂体功能或性腺功能不全;儿童期阴茎过大呈成人型,见于性早熟,如促性腺激素过早分泌;假性性早熟见于睾丸间质细胞瘤。

2. 阴囊 为多层组织构成。皮色深暗,多皱褶,富有汗腺及皮脂腺,外有少量阴毛。检查时患者应取立位或仰卧位,两腿稍分开。医师将两手拇指置于阴囊前面,其余四指放在阴囊后面,双手同时触诊,以资对比。

(1)阴囊皮肤及外形:阴囊是腹膜的延续部分,由隔膜分为左右两囊,各含精索、睾丸和附睾。①阴囊皮肤增厚呈苔藓样,并有小片鳞屑,或皮肤呈暗红色、糜烂,有大量浆液渗出,有时形成软痂,并有顽固性奇痒,见于阴囊湿疹;②一侧阴囊明显下垂或增大,不伴皮肤颜色改变者,见于精索静脉曲张、腹股沟斜疝、鞘膜积液和睾丸肿瘤等;③阴囊皮肤肿胀发亮,达到透明程度,称阴囊水肿,见于全身水肿,也可由局部炎症、过敏反应、静脉回流受阻等而致;④阴囊水肿、皮肤粗厚呈象皮状,称为阴囊象皮肿(chyloderma),见于丝虫病引起的淋巴管炎或淋巴管阻塞。

(2)精索:位于附睾上方,由输精管、提睾肌、血管、神经、淋巴管等组成。正常呈柔软的索条状,上下粗细一致,直径 1~2mm,无挤压痛。①急性炎症时,精索有挤压痛及局部皮肤红肿;②沿精索若触及类似蚯蚓缠绕一起的索条,可捏瘪,为精索静脉曲张;③输精管有硬结,呈串珠状改变,见于输精管结核;④附睾附近的精索触及硬结,多由丝虫病引起;⑤如沿精索触及表面光滑的长圆形或椭圆形囊性肿物,可能为鞘膜积液(睾丸鞘膜积液、精索鞘膜积液)、腹股沟斜疝或睾丸肿瘤,鉴别可用透光试验(transillumination):用不透明的纸片卷成圆筒,一端放在肿大的阴囊部位,在其对侧用手电紧贴皮肤照射,从纸筒的另一端观察,如阴囊被照亮,呈红色、均质的半透明状,则为阳性,见于鞘膜积液;阴性(不透光)者为腹股沟斜疝或睾丸肿瘤。

(3)睾丸:呈椭圆形,微扁,表面光滑柔韧,两侧大小一致。①急性睾丸肿痛且明显压痛可为外伤,或炎症如流行性腮腺炎、淋病等;②慢性睾丸肿痛多由结核导致;③一侧睾丸肿大、坚硬,有结节,应考虑睾丸肿瘤或白血病细胞浸润;④睾丸萎缩可为流行性腮腺炎、外伤后遗症及精索静脉曲张而致;⑤睾丸过小多由先天性或内分泌异常引起,如肥胖性生殖无能症。

笔记栏

如阴囊内未触及睾丸,可能为隐睾、睾丸未发育或因提睾肌收缩而致睾丸上移,后者经按摩或热敷后可降入阴囊,睾丸未发育见于先天性睾丸发育不全症,由性染色体数目异常所致,可为单侧或双侧;如睾丸未降入阴囊内而在腹腔、腹股沟管内或阴茎根部、会阴等处,称为隐睾症(cryptorchidism),触诊时应仔细寻找,单侧隐睾多见,若为双侧者可影响生殖器官及第二性征的发育。

(4)附睾:位于睾丸后外侧,上端膨大,下端细小如囊锥状。精子产生后排移到附睾中成熟。①急性附睾炎时肿痛明显;②慢性附睾炎时,可触及附睾肿大,有结节,稍有压痛;③附睾结核时,可触及附睾肿胀,呈结节状硬块,常伴有输精管增粗,呈串珠状,晚期结核灶与阴囊皮肤粘连,破溃后形成瘘管,经久不愈。

3. 前列腺 为一包绕尿道根部的实质性附属性腺。位于膀胱下方,耻骨联合后约 2cm 处,大小如栗,左右各一,紧密相连,腺体的排泄管开口于尿道内。

检查时患者取肘膝位或左侧卧位,医师示指戴指套,涂适量润滑剂,徐徐插入肛门,向腹侧触诊。正常成人前列腺距肛门 4cm,正中有纵行浅沟称中间沟,将前列腺分为左、右两叶,每叶约拇指腹大小,表面光滑,质韧,有弹性,可触及中间沟。如需取前列腺液送检,可做前列腺按摩,用指诊的示指在前列腺上做向前、向内的方向左右按摩数次,再沿中间沟顺尿道方向滑行挤压,即可有前列腺液由尿道口流出。①前列腺中间沟消失、表面平滑者,见于前列腺增生(prostate hyperplasia);②肿大并有明显压痛者,见于急性前列腺炎;③肿大,表面不平,呈结节状,质地坚硬者,多为前列腺癌。

4. 精囊 为长椭圆形囊状成对的附属性腺,位于前列腺后上方。正常精囊光滑柔软,直肠指诊时不易触知。精囊病变常继发于前列腺病。①如精囊可触及索条状肿胀并有压痛,见于前列腺炎等所致的精囊炎;②精囊表面呈结节状、质较硬,见于前列腺结核引起的精囊结核。

### 三、女性外生殖器检查

见妇产科学。

●(高燕鲁)

### 复习思考题

1. 肛门与直肠的视诊内容包括哪些? 其临床意义是什么?
2. 试述直肠指诊的检查方法。
3. 男性外生殖器检查的内容包括哪些?

扫一扫
测一测

# 第三十三章

# 脊柱与四肢检查

> **学习目标**
>
> 掌握脊柱与四肢的检查方法、脊柱各种病理性变形及肢体各种形态异常的特点及其临床意义。

## 第一节 脊 柱 检 查

脊柱是躯体活动的枢纽,是维持躯体各种姿势及支持体重的重要支柱。脊柱的病变主要表现为疼痛、形态或姿势异常以及活动受限等。脊柱检查主要是了解其弯曲度、有无畸形、活动范围、有无压痛及叩击痛,以判断脊柱有无病变。脊柱检查的方法主要是视诊、触诊和叩诊。

### 一、脊柱弯曲度

1. 检查法 检查时被检者应取直立位或坐位,先从侧面观察脊柱生理弯曲是否存在,有无过度的前凸与后凸,再从后面观察脊柱有无侧弯,然后进一步用示、中指或拇指沿脊柱棘突以适当的压力从上向下划压,划压后的皮肤出现一条红色充血线,以此线为标准,观察脊柱有无侧弯,轻度侧弯时单用视诊不易发现,须借助触诊才能确定。

2. 生理弯曲度 正常人直立时,从侧面观察脊柱有“S”状的4个生理弯曲,即颈段稍向前凸,胸段稍向后凸,腰段明显向前凸,骶段明显向后凸。从后面观察脊柱无侧弯。

3. 病理性变形

(1)脊柱后凸(kyphosis):脊柱过度后弯称为脊柱后凸,也称为驼背(gibbus),多发生于脊柱胸段。脊柱后凸时前胸凹陷,头颈部前倾。常见病因如下:

1)佝偻病:多见于小儿,主要特征是坐位时胸段明显均匀性向后弯曲,仰卧位时弯曲可消失。

2)脊柱结核:多见于青少年,由椎体破坏、压缩引起。其特点为棘突明显向后凸,形成特征性的成角畸形,病变常累及下胸段及腰段。常伴有肺结核或其他脏器结核。

3)强直性脊柱炎:多见于成年人。其特点为脊柱胸段成弧形后凸,常有脊柱强直性固定,仰卧位时也不能伸直。

4)脊柱退行性变:多见于老年人,由脊柱退行性变致胸椎椎体被压缩引起。主要表现为胸椎明显后凸,常出现在胸段上半部。

5)其他:小儿发育期姿势不良、外伤引起的脊柱压缩性骨折、脊椎骨软骨炎等均可引起脊柱后凸。

（2）脊柱前凸（lordosis）：脊柱过度向前弯曲称为脊柱前凸，多发生于腰椎。其特点为被检者腹部明显向前突，臀部明显向后突。多见于妊娠晚期、大量腹腔积液、腹腔巨大肿瘤、第5腰椎向前滑脱、髋关节结核及先天性髋关节后脱位等。

（3）脊柱侧凸（scoliosis）：脊柱离开后正中线向左或向右偏曲称为脊柱侧凸。侧凸可发生在胸段、腰段或胸、腰段联合发生，由此分为胸段侧凸、腰段侧凸及胸、腰段联合侧凸。又根据侧凸的性状分为姿势性和器质性侧凸两种。

1）姿势性侧凸（posture scoliosis）：指侧凸无脊柱结构的异常。其特点为早期脊柱的弯曲度多不固定，如平卧或向前弯腰时可使侧凸消失。多见于儿童发育期坐或立姿势不良、下肢长短不齐和肌力不平衡（如椎间盘突出症、脊髓灰质炎等）。

2）器质性侧凸（organic scoliosis）：侧凸同时伴脊柱结构器质性改变。其特点为改变体位不能使侧凸得到纠正。颈段脊柱侧凸多见于先天性斜颈、颈椎病或一侧颈肌麻痹等。胸段脊柱侧凸多见于特发性脊柱侧凸症、佝偻病、脊椎损伤、肺纤维化、胸膜肥厚等。腰段脊柱侧凸多见于椎间盘突出、腰部外伤和一侧腰肌瘫痪等。

## 二、脊柱活动度

1. **检查法** 检查颈段活动时，医师用手固定被检者的双肩，以头部正直为中立位，让被检者最大限度地做前屈、后伸、侧弯、旋转等动作，以观察颈段的活动范围及有无变形。检查腰段活动度时，被检者取立位，髋、膝关节伸直，医师用两手固定其骨盆，让被检者最大限度地做前屈、后伸、侧弯、旋转等动作，以观察腰段的活动范围及有无变形。有必要时也可检查胸段活动。注意：若脊柱已有外伤性骨折或关节脱位时，应避免脊柱活动，以防损伤脊髓。

2. **正常活动度** 颈段与腰段活动范围最大，胸段的活动度较小，骶椎各节已融合成骨块状，几乎无活动。正常人直立位，在两肩及骨盆固定的条件下，颈段、腰段的活动范围参考值见表33-1。颈椎活动度一般为：前屈下颏可以放在胸骨上；后仰两眼可直视屋顶；侧弯两耳可以接触耸起的双肩。但脊柱活动范围受年龄、运动训练、脊柱结构差异等因素影响，存在较大个体差异。

表 33-1 脊柱颈、腰段活动范围参考值

| | 前屈 | 后伸 | 左右侧弯 | 旋转度（一侧） |
| --- | --- | --- | --- | --- |
| 颈段 | 35°~45° | 35°~45° | 45° | 60°~80° |
| 腰段 | 75°~90° | 30° | 20°~35° | 30° |

3. **活动受限** 脊柱活动受限常见原因有以下几方面：

（1）软组织损伤：多见于颈肌、腰肌肌纤维组织炎，颈肌、腰肌韧带劳损等。

（2）骨质增生：多发生在活动范围较大的颈段、腰段，如颈椎、腰椎的增生性关节炎。

（3）骨质破坏：多见于脊柱结核或肿瘤。

（4）脊椎外伤：如脊椎骨折或脱位，故检查时应注意问病史，观察局部有无肿胀或变形，避免做脊柱活动。

（5）椎间盘突出：多发生于腰椎，可使腰段各方向的运动均受限。

## 三、脊柱压痛与叩击痛

1. **脊柱压痛**

（1）检查法：检查脊柱压痛时，被检者取端坐位，身体稍向前倾，医师用右手拇指从枕骨

粗隆开始自上而下逐个按压脊椎棘突及椎旁肌肉,了解被检者是否有压痛。

(2)临床意义:正常人脊柱及椎旁肌肉均无压痛,若某一部位有压痛,提示压痛部位的脊柱或肌肉可能有病变或损伤。

2. 脊柱叩击痛

(1)检查法:脊柱叩击痛有直接叩诊法和间接叩诊法两种检查法。

1)直接叩诊法:被检者取坐位,医师用中指或用叩诊锤直接叩击各个脊柱棘突,了解被检者是否有叩击痛。多用于检查胸、腰段。颈椎位置较深,一般不用此法检查。

2)间接叩诊法:被检者取坐位,医师将左手掌置于被检者头顶部,右手半握拳,以小鱼际肌部位叩击左手背,了解被检者的脊柱是否有疼痛。

(2)临床意义:正常人脊柱无叩击痛,若某一部位有叩击痛,提示该处有病变,如脊柱结核、脊椎骨折、脊椎肿瘤、椎间盘突出等。

# 第二节　四肢与关节检查

四肢及其关节的检查主要运用视诊和触诊的方法,两者相互配合,以观察四肢及其关节的形态、位置、软组织的状态、活动情况等,其中以关节检查为主。

## 一、肢体形态异常

1. 匙状甲(koilonychia)　又称反甲,指甲中央凹陷,边缘翘起,似匙状,指甲变薄,表面粗糙有条纹(图33-1)。常因组织缺铁和某些氨基酸代谢障碍所致。多见于缺铁性贫血和高原疾病,偶见于风湿热及甲癣。

2. 杵状指(趾)(acropachy)　杵状指是指手指末端指节明显增宽、增厚(图33-2),指甲从根部到末端呈拱形隆起呈杵状,使指端背面的皮肤与指甲所构成的基底角等于或大于180°(图33-3)。杵状趾的表现与杵状指类似。杵状指(趾)的发生机制一般认为与肢体末端慢性缺氧、代谢障碍及中毒性损害等因素有关,缺氧时肢体末端毛细血管增生、扩张,血液丰富而导致软组织增生膨大。杵状指(趾)常见于:①呼吸系统疾病:如支气管扩张、支气管肺癌、慢性肺脓肿、脓胸等;②某些心血管疾病:如发绀型先天性心脏病、亚急性感染性心内膜炎等;③营养障碍性疾病:如肝硬化。

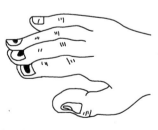

图33-1　匙状甲

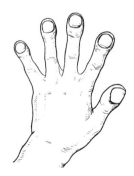

图33-2　杵状指

3. 指关节变形

(1)梭形关节(fusiform articulus):梭形关节是最常见的指关节变形,其形态特点为双侧对称性近端指间关节增生、肿胀呈梭形畸形,早期局部红肿、疼痛,晚期明显强直、活动受限。

常伴掌指关节肿胀、疼痛,手腕及手指向尺侧偏斜(图33-4)。见于类风湿关节炎。

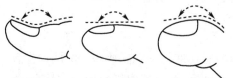

正常人拇指     早期杵状指     晚期杵状指
基底角约160°    基底角呈180°   基底角大于180°

**图 33-3 正常人拇指基底角及其早、晚期杵状指变化**

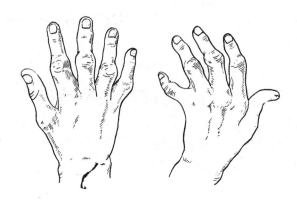

**图 33-4 梭形关节**

(2)爪形手(claw land):爪形手的形态特点是指手关节呈鸟爪样变形。见于进行性肌萎缩、脊髓空洞症、麻风等,第4、5指爪形手见于尺神经损伤。

(3)其他:如指关节骨性增生膨大,多见于老年性骨关节炎;猿掌见于正中神经损伤等。

4. 腕关节变形

(1)滑膜炎:多表现为腕关节背面和掌面结节状隆起,触之柔软,可有压痛,多影响关节活动。常见于类风湿关节炎。

(2)腱鞘囊肿:多发生在腕关节背面或桡侧,呈圆形无痛性隆起,触之坚韧,推之可沿肌腱的平行方向稍微移动。见于肌腱过度活动。

(3)其他:如腱鞘纤维脂肪瘤、腕关节及其附近的软组织炎症、外伤与骨折等。

5. 膝内翻(genu varum)、膝外翻(genu valgum) 正常人双脚并拢直立时双膝和双踝均能靠拢。如直立位当两踝并拢时两膝关节却远远分离,称为膝内翻或 O 形腿(图33-5)。当两膝关节靠拢时两踝部分离,称为膝外翻或 X 形腿(图33-6)。膝内翻或膝外翻见于佝偻病及大骨节病。

6. 膝关节变形

(1)关节炎:表现为两侧膝关节形态不对称,患侧膝关节红、肿、热、痛、活动障碍,如风湿性关节炎活动期。

(2)关节积液:表现为关节明显肿胀,当膝关节屈成90°时,髌骨两侧的凹陷消失,可有浮髌现象(floating patella phenomenon)。浮髌现象的检查方法为:被检者平卧,患肢伸直放松,医师左手拇指和其余四指分别固定于肿胀膝关节上方两侧,右手拇指和其余四指分别固定于肿胀膝关节下方两侧,然后用右手示指将髌骨连续向下方按压数次,压下时有髌骨与关节面的碰触感,松手时有髌骨随手浮起感称为浮髌试验阳性(图33-7)。见于各种原因引起的膝关节腔中等量以上的积液。如压下时髌骨与关节面的碰触感如同触及绒垫的柔软感,多见于结核性关节炎引起的膝关节积液。

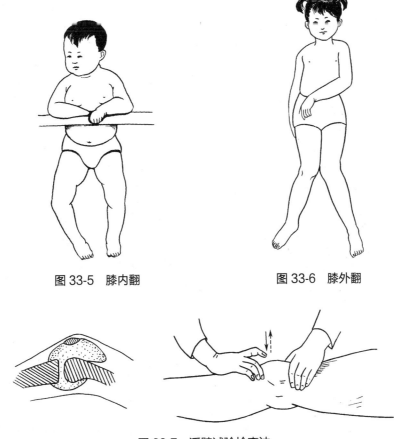

图 33-5 膝内翻　　　　　　图 33-6 膝外翻

图 33-7 浮髌试验检查法

7. 足内翻（strephenopodia）、足外翻（strephexopodia）　正常人当膝关节固定时,足掌可向内、外翻35°。当足掌部活动受限,呈固定性内翻、内收位称足内翻(图33-8)。若足掌呈固定性外翻、外展位称足外翻。足内翻或足外翻多见于先天畸形、脊髓灰质炎后遗症等。

8. 肢端肥大症　其特点为肢体末端异常粗大。见于青春期发育成熟后,腺垂体功能亢进,生长激素分泌过多引起的肢端肥大症。

9. 骨折与关节脱位　骨折是指骨结构的完整性和连续性中断。骨折可使肢体缩短变形,局部肿胀、压痛,有时可触到骨擦感或听到骨擦音。关节脱位是指组成关节骨骼的脱离或错位。关节脱位可有关节畸形,并有疼痛、肿胀、瘀斑、关节功能障碍等。

10. 肌萎缩　是指肢体肌肉体积缩小、松弛无力。见于脊髓灰质炎、周围神经损害、肌炎和长期肢体废用等。

11. 下肢静脉曲张　多见于小腿,其特点为静脉如蚯蚓状怒张、弯曲,久立加重,卧位抬高下肢减轻,重者小腿有肿胀感,局部皮肤颜色暗紫或有色素沉着,甚至形成溃疡,经久不愈,是下肢浅静脉血液回流受阻或静脉瓣功能不全所致。多见于长期从事站立性工作者或栓塞性静脉炎。

12. 水肿　单侧肢体水肿多因静脉血或淋巴液回流受阻所致。多见于血栓性静脉炎、肿瘤压迫、偏瘫、神经营养不良、丝虫病等。如淋巴管长期阻塞,可使淋巴管扩张、破裂、淋巴液外溢致纤维组织大量增生,皮肤增厚,按压无凹陷,称为象皮肿(elephantiasis)(图33-9)。全身性水肿详见第二篇第十二章水肿。

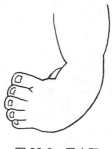

图 33-8 足内翻

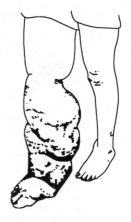

图 33-9 象皮肿

13. **痛风性关节炎** 痛风急性关节炎期表现为受累关节红、肿、热、痛和功能障碍,最多见于单侧踇趾及第一跖趾关节,其余依次为踝、膝、腕、指、肘关节。慢性关节炎期常在远端关节如跖趾、指间和掌指关节有痛风石,常多关节受累,表现为关节肿胀、僵硬、畸形及周围组织纤维化和变形,严重时患处皮肤发亮、菲薄,破溃后有白色豆腐渣样物排出,甚至形成瘘管经久不愈。

## 二、肢体运动功能

肢体的运动功能是在神经的协调下由肌肉、肌腱带动关节活动来完成的,其中任何一个环节受损害都会引起运动功能障碍。神经系统疾病引起的运动功能障碍详见第三篇第三十四章神经系统检查,本节介绍关节活动。

1. **检查法** 一种是让被检者做各关节各方向的主动运动,即被检者用自己的力量活动。另一种是被动运动,即医师用外力使被检者的关节活动。观察其活动范围及有无疼痛等。

2. **关节活动障碍** 见于相应部位骨折、脱位、炎症、肿瘤、关节的退行性变及肌腱、软组织损伤等。

(高燕鲁)

**复习思考题**

1. 简述脊柱病理性变形及其临床意义。
2. 试述脊柱压痛及叩击痛的检查法及其临床意义。
3. 试述浮髌现象的检查法及其临床意义。
4. 四肢与关节常见的形态异常有哪些?有何临床意义?

# 第三十四章

# 神经系统检查

## 学习目标

1. 掌握视神经、动眼神经、三叉神经、面神经的检查法和临床意义；掌握随意运动、被动运动、不自主运动、共济运动的检查法和临床意义；掌握感觉功能检查的内容、感觉障碍及其常见类型；掌握浅反射、深反射、病理反射、脑膜刺激征和拉塞格征的检查法和临床意义。

2. 熟悉嗅神经、滑车神经、展神经、前庭蜗神经、舌咽神经、迷走神经、副神经和舌下神经的检查法和临床意义；熟悉肌容积、姿势和步态的检查法和临床意义；熟悉感觉功能的检查法。

3. 了解自主神经功能检查。

神经系统检查首先应明确被检者的意识状态、认知功能，然后检查脑神经、运动功能、感觉功能、神经反射和自主神经功能。神经系统检查时常需准备的检查工具有叩诊锤、棉签、大头针、音叉、试管、手电筒、检眼镜及嗅觉、味觉测试用具等。

## 第一节　脑神经检查

脑神经共 12 对，其中嗅神经、视神经、前庭蜗神经为感觉性神经；动眼神经、滑车神经、展神经、副神经和舌下神经为运动性神经；三叉神经、面神经、舌咽神经和迷走神经为运动和感觉神经兼有的混合性神经。此外，动眼神经、面神经、舌咽神经和迷走神经还含有副交感神经纤维。脑神经检查对颅脑疾病定位诊断有重要意义。检查时宜按顺序进行，以免遗漏，并注意双侧对比。

### 一、嗅神经

嗅神经（olfactory nerve）系第 1 对脑神经，是特殊内脏感觉神经，传导嗅觉。嗅觉感受器在鼻黏膜，嗅觉中枢位于大脑的颞叶钩回、海马回前部及杏仁核。

1. 检查法　先确定被检者鼻孔是否通畅、有无鼻黏膜病变，询问被检者有无嗅幻觉，嘱被检者闭目，用手指压住一侧鼻孔，拿带有香味的物质如香皂、牙膏或香烟等置于另一侧鼻孔下，让被检者辨别气味。再用同样的方法检查另一侧鼻孔，了解双侧嗅觉是否正常。注意不能使用挥发性、刺激性气味的物品，如醋酸、乙醇、甲醛、氨水等。

2. 临床意义　①一侧嗅觉减退或丧失，多见于嗅沟处病变如脑膜瘤等压迫嗅球或嗅束。两侧嗅觉减退或丧失多见于头面部外伤累及嗅神经或鼻腔局部病变如鼻炎、鼻部肿物等。嗅觉减退还可见于帕金森病和阿尔茨海默病。②幻嗅多见于颞叶肿瘤或癫痫的先兆期,还可见于精神分裂症、乙醇戒断、阿尔茨海默病等。③嗅觉过敏多见于癔症。

## 二、视神经

视神经(optic nerve)系第 2 对脑神经,为特殊躯体感觉神经,传导视觉。视觉感受器在视网膜,视觉中枢位于大脑枕叶。视神经检查包括视力、视野和眼底检查。

1. 视力 视力检查法详见第三篇第二十八章头部检查。

2. 视野 视野(visual fields)是指双眼注视前方不动时所能看到的空间范围,分为周边视野和中心视野。周边视野反映黄斑中心凹以外的视网膜及视觉通路的功能。

(1)检查法:周边视野有手动法和视野计法两种检查法,一般可先用手动法粗略测定,检查者应为视野正常者。被检者与检查者距离约 1m 相对而坐,测试左眼时,被检者用手遮住右眼,左眼注视检查者右眼,检查者用手遮住左眼,示指置于两人中间等距离处,分别从上、下、左、右等不同方位自外周逐渐向眼的中央部移动,嘱被检者发现手指时立即示意,与检查者的正常视野比较。同法检查右眼。若被检者与检查者在不同方位均能同时看到手指时视野大致正常;若在某方向上,当检查者看到手指后再移动一定距离被检者才能看到为视野缺损。如疑有视野缺损时,需进一步用视野计精确测定。

(2)临床意义:视觉通路的任何部位受损均可引起视野缺损。常见的视野缺损见图 34-1。

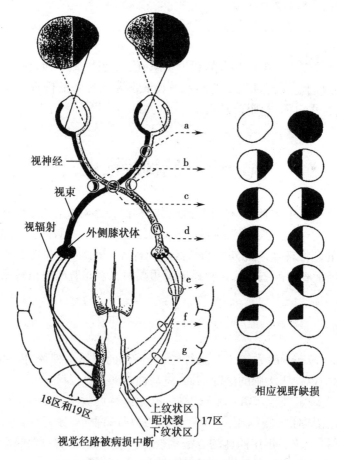

图 34-1 常见视野缺损示意图

a. 视神经损害;b. 视交叉外侧损害;c. 视交叉正中部损害;d. 视束损害;

e. 视辐射全部损害;f. 视辐射下部损害;g. 视辐射上部损害

3. 眼底

(1)检查法:眼底检查需借助检眼镜,一般不需要散瞳,检查者和被检者均不戴眼镜。检查时被检者背光而坐,眼球正视前方。检查右眼时,检查者站在被检者右侧,右手持检眼镜,右眼观察眼底,从离被检者50cm处开始寻找瞳孔并逐渐窥入,检眼镜要紧贴被检者面部。以同样的方法检查另一只眼。主要观察视网膜、视网膜血管、黄斑、各象限有无异常改变。

(2)正常眼底:正常眼底可见视盘呈圆形或椭圆形,色淡红,边界清楚。动脉色鲜红,静脉色暗红,动、静脉管径之比为2:3(图34-2)。视网膜全部为鲜橘红色,黄斑位于视盘颞侧偏下方,呈暗红色,中央有一小反光点。

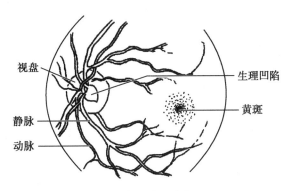

图 34-2 左眼底示意图

(3)临床意义:常见疾病的眼底表现见表34-1。

表 34-1 常见疾病的眼底表现

| 常见疾病 | 眼底改变 |
| --- | --- |
| 颅内压升高 | 视盘隆起、水肿,边缘模糊不清,静脉淤血和迂曲,并可见火焰状出血 |
| 高血压动脉硬化 | 早期为视网膜动脉痉挛。硬化期为视网膜动脉变细,反光增强,有动静脉交叉压迫现象,动脉呈铜丝状或银丝状。晚期视盘周围有火焰状出血,棉絮状渗出物,严重时有视盘水肿 |
| 糖尿病 | Ⅰ期:微血管瘤、出血;Ⅱ期:微血管瘤,出血并有硬性渗出;Ⅲ期:出现棉絮状软性渗出;Ⅳ期:新生血管形成,玻璃体积血;Ⅴ期:机化物增生;Ⅵ期:继发性视网膜脱离,失明 |
| 白血病 | 视盘边界不清,视网膜血管色淡,血管曲张、弯曲,视网膜上有带白色中心的出血斑及渗出物 |
| 视神经萎缩 | 原发性视神经萎缩表现为视盘普遍苍白,边界清晰。继发性视神经萎缩表现为视盘普遍苍白,边界不清楚 |

## 三、动眼神经、滑车神经、展神经

动眼神经(oculomotor nerve)、滑车神经(trochlear nerve)、展神经(abducent nerve)分别为第3、4、6对脑神经,为运动性神经,共同支配眼球的运动,可同时检查。其中,动眼神经核位于中脑,支配上直肌、下直肌、内直肌、下斜肌、上睑提肌、瞳孔括约肌和睫状肌。检查内容包括眼裂和眼球外观、眼球运动、瞳孔及其反射等。

1. 检查法 眼裂和眼球外观、眼球运动、瞳孔及其反射的检查详见第三篇第二十八章头部检查。

2. 临床意义 ①动眼神经麻痹时出现眼睑下垂,眼球向内、向上及向下活动受限,眼球转向外下方,出现外斜视和复视,并有瞳孔扩大,对光反射、调节和聚合反射消失。常见于颅

笔记栏

底肿瘤、结核性脑膜炎、脑出血、脑疝等。②滑车神经单独麻痹很少见,滑车神经受损时眼球向下及向外运动减弱,向下看时出现复视,但被检者多无斜视。③展神经受损时眼球不能外展,出现内斜视和复视。

### 四、三叉神经

三叉神经(trigeminal nerve)系第 5 对脑神经,是传导感觉为主的混合性神经,神经核位于脑桥,主要支配面部感觉和咀嚼运动。第一支眼神经分布于颅顶前部头皮、前额、上眼睑和鼻背部的皮肤以及鼻腔上部、额窦、眼球、角膜与结膜等处的黏膜。第二支上颌神经主要分布于睑裂与口裂之间的皮肤、上颌牙齿和齿龈、上唇、硬腭和软腭、扁桃体窝前部、鼻腔、上颌窦及鼻咽部黏膜等。第三支下颌神经为混合神经,其中感觉纤维分布于耳颞区和口裂以下的皮肤、下颌牙及牙龈、舌前 2/3 及口腔底的黏膜、外耳道和骨膜,运动纤维支配咀嚼肌和鼓膜张肌等(图 34-3)。角膜反射是由三叉神经的眼神经和面神经共同完成的,也需进行检查。

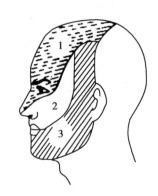

图 34-3 三叉神经感觉神经分布
1. 眼支分布区;2. 上颌支分布区;
3. 下颌支分布区

1. 检查法 分别在三个分支体表分布区检查触觉、痛觉和温度觉,具体方法详见本章第三节感觉功能检查。运动功能检查时,先观察被检者的咀嚼肌和颞肌有无萎缩,然后按压被检者咀嚼肌和颞肌,嘱其做咀嚼动作,对比两侧肌力强弱,最后嘱被检者张口或露齿,以上下门齿中缝为准,观察张口时下颌有无偏斜。角膜反射的检查方法详见本章第四节神经反射检查。

2. 临床意义

(1)一侧三叉神经周围性损伤时(三叉神经半月节、三叉神经根或三个分支病变)出现同侧三叉神经分布区域内感觉减退或消失,咀嚼肌瘫痪,角膜反射减弱或消失,张口时下颌偏向患侧。多见于颅中窝脑膜瘤、鼻咽癌颅底转移、三叉神经节带状疱疹病毒感染等。三叉神经刺激性病变可出现三叉神经痛,表现为三叉神经分布区域内短暂的反复发作性剧痛。

(2)三叉神经脊束核损害时出现同侧面部洋葱皮样分离性感觉障碍,即口鼻周围或面部周边痛温觉障碍而触觉和深感觉存在。常见于延髓空洞症、延髓背外侧综合征、脑干肿瘤等。

(3)一侧三叉神经运动核受损时可出现同侧咀嚼肌瘫痪、萎缩,张口时下颌偏向病灶同侧。常见于脑桥肿瘤。

### 五、面神经

面神经(facial nerve)系第 7 对脑神经,是以运动神经为主的混合性神经,主要支配面部表情肌和舌前 2/3 味觉纤维。面神经核位于脑桥,分为上、下两部分,其上部分受双侧大脑皮质运动区的支配,发出运动纤维支配同侧上面部表情肌,核的下部分仅受对侧大脑皮质的支配,发出运动纤维支配同侧下面部表情肌(图 34-4)。

1. 检查法 ①面肌运动:先观察两侧额纹有无消失,眼裂有无增宽,鼻唇沟有无变浅,口角是否下垂或歪向一侧,然后嘱被检者做蹙额、皱眉、闭眼、露齿、鼓腮、吹口哨等动作,观察两侧运动是否对称。②感觉:检查味觉时,嘱被检者伸舌,用棉签蘸不同味觉的物质(如糖水、盐水、醋等)涂于一侧前 2/3 舌面测试味觉,被检者不能说话、缩舌和吞咽,用手指指出事先写在纸上的甜、咸、酸或苦四个字之一。试完一种味道漱口后再试另一种味道,先试可疑侧再试另一侧,两侧对比。注意测试前应禁食和禁盐数小时,测试时需屏气以避免嗅觉干扰。此外,还需检查外耳道和耳后皮肤的感觉,有无疱疹和有无听觉过敏。

2. 临床意义  面神经损伤可致面神经麻痹,分为中枢性和周围性两种类型。

(1)中枢性:为面神经核上组织(中央前回下部皮质或皮质脑干束)受损引起,出现病灶对侧下面部表情肌瘫痪,表现为鼻唇沟变浅,口角轻度下垂(或称口角歪向病灶侧),而上部面肌不受累,蹙额、皱眉和闭眼动作均无障碍(图34-4)。多见于脑血管疾病、脑肿瘤等。

(2)周围性:为面神经核或面神经受损引起,出现病灶同侧全部面肌瘫痪,表现为额纹变浅或消失,不能皱眉,眼裂变大,眼睑闭合无力,用力闭眼时眼球向外上方转动,显露白色巩膜,称贝尔征(Bell sign),鼻唇沟变浅,口角下垂(或称口角歪向病灶对侧),鼓腮漏气,不能吹口哨,角膜反射消失(图34-4)。此外,还可出现舌前2/3味觉障碍。多见于面神经炎、耳部或脑膜感染、神经纤维瘤等。面神经刺激性病变可表现为面肌痉挛。

中枢性面神经麻痹和周围性面神经麻痹的鉴别方法见表34-2。

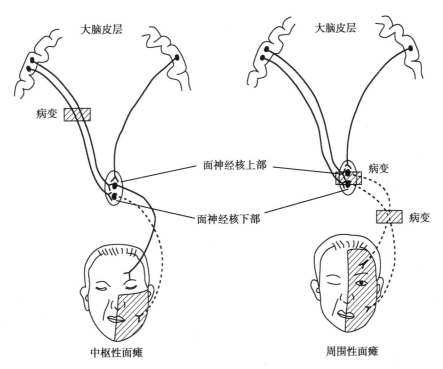

图 34-4  中枢性和周围性面神经麻痹时的面部表现(患者闭眼时)

表 34-2  中枢性和周围性面神经麻痹的鉴别

| 特征 | 中枢性面神经麻痹 | 周围性面神经麻痹 |
| --- | --- | --- |
| 病变部位 | 面神经核上组织 | 面神经核或面神经 |
| 临床表现 | 病灶对侧下面部肌肉瘫痪,表现为鼻唇沟变浅,口角轻度下垂 | 病灶同侧全部面肌瘫痪,表现为额纹变浅或消失,不能皱眉,眼睑闭合无力,鼻唇沟变浅,口角下垂,鼓腮漏气,不能吹口哨,角膜反射消失 |
| 临床意义 | 多见于脑血管疾病、脑肿瘤等 | 多见于面神经炎、耳部或脑膜感染、神经纤维瘤等引起的周围性面神经麻痹 |

## 六、前庭蜗神经

前庭蜗神经（vestibulocochlear nerve）又称位听神经，系第 8 对脑神经，为感觉性神经，由蜗神经和前庭神经组成，前者传导听觉，后者传导平衡觉。

1. 检查法

（1）听力（auditory acuity）：可先采用粗测法，检测方法为在安静的室内，嘱被检者闭目坐于椅子上，手指堵塞一侧耳道，检查者持手表或以拇指与示指相互摩擦，自 1m 以外逐渐移近被检者耳部，直到被检者听到声音为止，测量距离，与检查者（正常人）的听力进行对照，同样方法检查另一耳。正常人一般在 1m 处即可听到机械表声或捻指声。精测法需要使用规定频率的音叉或电测听设备进行测试，如为了区别传导性耳聋与感音性耳聋需用 128Hz 的振动音叉做 Rinne 试验和 Weber 试验等。

（2）前庭神经：先询问被检者有无眩晕、平衡障碍等症状，然后检查有无自发性眼球震颤，可进行冷热水试验和转椅试验，分别通过变温和加速刺激引起两侧前庭神经核接受冲动不平衡而诱发眼震，观察眼震有无减弱或消失来判断前庭功能。

2. 临床意义

（1）蜗神经破坏性病变出现耳聋，刺激性病变出现耳鸣。耳聋有两个基本类型，传导性耳聋和感音性耳聋。传导性耳聋多见于外耳道与中耳的病变，如外耳道异物或耵聍、鼓膜穿孔和中耳炎等。感音性耳聋多见于内耳、蜗神经、蜗神经核、核上听觉通路病变，如迷路炎、药物（如链霉素、卡那霉素）中毒、脑肿瘤及炎症等。

（2）前庭功能受损时可出现眩晕、呕吐、眼球震颤和平衡障碍等，见于梅尼埃病、中耳炎、迷路炎、椎基底动脉系统血管病、脑干肿瘤等。

## 七、舌咽神经和迷走神经

舌咽神经（glossopharyngeal nerve）、迷走神经（vagus nerve）系第 9、第 10 对脑神经，为混合性神经，两者在解剖和功能上关系密切，常同时受损，故一并检查。

1. 检查法　注意患者有无声音嘶哑、带鼻音或完全失音，有无呛咳、吞咽困难。嘱被检者头后仰，口张大并发"啊"音，观察两侧软腭上抬是否一致，悬雍垂是否居中。用压舌板轻触咽后壁，正常人出现咽部肌肉收缩和舌后缩，并有恶心反应，为咽反射正常。

2. 临床意义

（1）一侧或双侧舌咽、迷走神经下运动神经元损害引起唇、腭、舌和声带麻痹或肌肉本身的无力称为延髓麻痹（bulbar paralysis）或真性延髓麻痹。双侧受损时出现声音嘶哑、吞咽困难、咽部感觉丧失，咽反射消失，常伴舌肌萎缩。若一侧受损时症状较轻，表现为病侧软腭不能上举，悬雍垂偏向健侧，病侧咽反射消失，而吞咽困难不明显。多见于吉兰-巴雷综合征、脑炎等。

（2）当双侧皮质脑干束受损时，与延髓麻痹表现不同的是咽反射存在甚至亢进，舌肌萎缩不明显，常伴有下颌反射活跃和强哭强笑等，称假性延髓麻痹（pseudobulbar paralysis），常见于两侧大脑半球的脑血管疾病。

## 八、副神经

副神经（accessory nerve）系第 11 对脑神经，为运动性神经，支配胸锁乳突肌和斜方肌。

1. 检查法　观察被检者两侧胸锁乳突肌和斜方肌有无萎缩，有无斜颈和垂肩。然后嘱被检者做耸肩和转头运动，检查者给予一定阻力，比较两侧肌力。

2. 临床意义　一侧副神经或其核受损时,该侧胸锁乳突肌和斜方肌萎缩,出现垂肩、斜颈、耸肩无力、头不能转向对侧或转头无力。见于副神经损伤、颈椎骨折等。

### 九、舌下神经

舌下神经(hypoglossal nerve)系第 12 对脑神经,为运动性神经,支配舌肌运动,其核只接受对侧皮质脑干束的支配。

1. 检查法　观察舌在口腔内位置及形态,嘱被检者伸舌,观察有无舌肌偏斜、舌肌萎缩及肌束颤动。嘱被检者做舌的侧方运动,以舌尖隔着面颊顶住检查者手指,比较两侧舌肌肌力。

2. 临床意义　①一侧舌下神经受损时,伸舌时舌尖偏向病侧(图 34-5),病侧舌肌萎缩。两侧病变则伸舌受限或不能,伴有舌肌萎缩。舌下神经核性损害除上述表现外,还可见舌肌束颤,常见于肌萎缩侧索硬化、延髓空洞症等。②一侧核上受损时,病灶对侧舌肌瘫痪,伸舌时舌尖偏向病灶对侧(图 34-5),无舌肌萎缩及舌肌束颤。常见于脑血管疾病、脑肿瘤等。

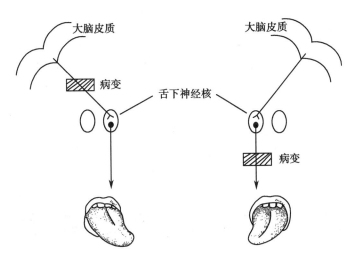

图 34-5　不同部位受损的舌肌瘫痪表现

## 第二节　运动功能检查

运动功能(motor function)检查主要检查随意运动、被动运动、不自主运动和共济运动。此外,还需观察肌容积、姿势和步态。

### 一、肌容积

肌容积(muscle bulk)是指肌肉的体积。

1. 检查法　观察和比较双侧对称部位的肌肉体积,有无肌萎缩、假性肥大,如有观察其分布范围。可用肉眼观察,或用软尺测量两侧肢体相同部位的周径,相差大于 1cm 者为异常。肌肉假性肥大表现为外观肥大、触之坚硬,但肌力弱。

2. 临床意义　肌萎缩见于下运动神经元损害、肌肉疾病等;肌肉假性肥大见于进行性肌营养不良,尤以腓肠肌、三角肌假性肥大明显。

笔记栏

## 二、随意运动

随意运动（voluntary movement）是受意识支配的动作，是大脑皮质通过锥体束支配骨骼肌来完成，用肌力来衡量。肌力（muscle strength）是指肢体随意运动时肌肉的最大收缩力量。

1. 检查法　以关节为中心检查肌群的伸、屈、内收、外展、旋前、旋后等功能。检查时让被检者依次做有关肌肉的收缩运动，检查者从相反方向测试被检者对阻力的克服力量，注意两侧对比。必要时可对单块肌肉进行检查。肌力分为 0~5 级（表 34-3）。

表 34-3　肌力的 6 级分法

| 肌力级别 | 临床表现 |
| --- | --- |
| 0 级 | 完全瘫痪，无肌肉收缩 |
| 1 级 | 可见肌肉收缩，但无肢体活动 |
| 2 级 | 肢体能在床面上做水平移动，但不能抬起 |
| 3 级 | 肢体能抬离床面，但不能抵抗阻力 |
| 4 级 | 肢体能做抵抗阻力的动作，但较正常差 |
| 5 级 | 正常肌力 |

2. 临床意义　随意运动功能障碍称为瘫痪（paralysis）。瘫痪的分类见表 34-4。

（1）根据瘫痪部位不同常见的表现形式分为以下几种：①单瘫：单一肢体瘫痪，多见于脊髓灰质炎；②偏瘫：一侧上下肢同时瘫痪，常伴有同侧脑神经损害，多见于颅内病变或脑血管疾病；③交叉瘫：一侧肢体偏瘫伴对侧脑神经损害，见于脑干病变；④截瘫：双下肢瘫痪，由脊髓横贯性损伤所致，常见于脊髓外伤、炎症等。⑤四肢瘫：双侧上、下肢同时瘫痪，见于颈髓横贯性损伤、脑血管疾病、周围神经病、肌肉疾病等。

表 34-4　瘫痪的分类

| 分类依据 | 分类 |
| --- | --- |
| 按瘫痪的病因 | 神经源性<br>神经肌肉接头性<br>肌源性 |
| 按瘫痪的程度 | 完全性瘫痪（肌力为 0 级）<br>不完全性瘫痪（肌力为 1~4 级） |
| 按瘫痪的肌张力状态 | 痉挛性瘫痪（肌张力增高）<br>弛缓性瘫痪（肌张力降低） |
| 按瘫痪的分布 | 单瘫、偏瘫、截瘫、交叉瘫、四肢瘫 |
| 按病变所在运动传导通路的部位 | 中枢性瘫痪（上运动神经元性瘫痪）<br>周围性瘫痪（下运动神经元性瘫痪） |

（2）根据病变所在运动传导通路的部位不同，可分为中枢性瘫痪和周围性瘫痪。①中枢性瘫痪（central paralysis）：又称上运动神经元性瘫痪。病变在上运动神经元及其神经纤维（包括中央前回、皮质脑干束和皮质脊髓束）。正常时，高位中枢的下行纤维对下运动神经元有控制作用，上运动神经元受损时，解除了对下运动神经元的控制，使下运动神经元的兴奋性增高，因而出现瘫痪肢体肌张力增高、深反射亢进、病理反射阳性。中枢性瘫痪常见类型及临床特点见表 34-5。②周围性瘫痪（peripheral paralysis）：又称下运动神经元性瘫痪。病

灶在下运动神经元及其神经纤维(包括脊髓前角细胞及其周围神经、脑神经核及其神经纤维)。因神经反射遭到破坏,故瘫痪肢体肌张力降低、深反射减弱或缺失、病理反射阴性、肌萎缩较明显。中枢性瘫痪与周围性瘫痪的鉴别见表34-6。

表 34-5　中枢性瘫痪常见类型及其临床特点

| 类型 | 病变部位 | 临床特点 |
| --- | --- | --- |
| 皮质型 | 中央前回 | 病灶对侧单瘫或面瘫 |
| 内囊型 | 内囊 | 病灶对侧"三偏征"(偏瘫、偏身感觉障碍、偏盲) |
| 脑干型 | 脑干 | 交叉瘫,即病灶平面同侧脑神经周围性瘫痪,病灶对侧肢体中枢性瘫痪 |
| 脊髓型 | 脊髓半切损害 | 布朗 - 塞卡尔综合征(Brown-Sequard syndrome) |
|  | 脊髓横贯性损害 | 病损平面以下两侧肢体中枢性瘫痪 |
|  | 颈膨大水平以上 | 四肢中枢性瘫痪伴完全性感觉障碍及括约肌功能障碍 |
|  | 颈膨大 | 双上肢周围性瘫痪,双下肢中枢性瘫痪 |
|  | 胸髓 | 双下肢中枢性瘫痪 |
|  | 腰膨大 | 双下肢周围性瘫痪 |

表 34-6　中枢性瘫痪与周围性瘫痪的鉴别

| | 中枢性瘫痪 | 周围性瘫痪 |
| --- | --- | --- |
| 瘫痪分布 | 范围较广,整个肢体为主,偏瘫、单瘫、截瘫等 | 范围较局限,以肌群为主 |
| 深反射 | 亢进 | 减弱或消失 |
| 肌张力 | 增高,呈痉挛性瘫痪 | 降低,呈弛缓性瘫痪 |
| 病理反射 | 阳性 | 阴性 |
| 肌萎缩 | 无或有轻度失用性萎缩 | 较明显 |
| 肌束颤动 | 无 | 可有 |
| 皮肤营养障碍 | 多数无障碍 | 常有 |
| 肌电图 | 神经传导速度正常,无失神经电位 | 神经传导速度异常,有失神经电位 |

### 三、被动运动

被动运动(passive movement)是检查肌张力强弱的方法。肌张力(muscular tension)是指肌肉松弛状态下的肌肉紧张度和被动运动时的阻力。

1. 检查法　嘱被检者肌肉放松,触摸肌肉的硬度初步判断肌张力的强度,再以不同的速度和幅度对各个关节做被动运动,检查者感知阻力大小进行判断,注意两侧对比。如肌肉松软,伸屈肢体时阻力低,关节运动范围扩大为肌张力降低。如肌肉坚实,伸屈肢体时阻力增加为肌张力增高。若在被动伸屈肢体时起始阻力大,终末突然阻力减弱,称折刀样肌张力增高;若被动伸屈肢体时始终阻力增加称铅管样肌张力增高;在铅管样肌张力增高的基础上又有震颤时,称齿轮样肌张力增高。

2. 临床意义

(1)肌张力降低或缺失:见于周围神经、脊髓灰质前角和小脑病变。

(2)肌张力增高:折刀样肌张力增高见于锥体束损害,铅管样、齿轮样肌张力增高见于锥体外系损害,如帕金森病。

#### 四、不随意运动

不随意运动(involuntary movement)又称不自主运动,是指被检者意识清楚,随意肌不自主收缩所产生的一些无目的的异常动作,多数为锥体外系的损害。常见以下几种:

1. 震颤(tremor) 是两组拮抗肌交替收缩引起的不自主动作。常见几种类型:

(1)静止性震颤(static tremor):是指在安静和肌肉松弛情况下出现的震颤,其特点为静止时震颤明显,运动时减轻,睡眠时消失。手指有节律地抖动,如搓丸样又称搓丸样震颤(pill rolling tremor),常伴肌张力增高,见于帕金森病。

(2)动作性震颤(action tremor):①运动性震颤:又称意向性震颤(intention tremor),指肢体有目的地接近目标时,在运动过程中出现震颤,越接近目标震颤越明显。多见于小脑病变。②姿势性震颤(postural tremor):随意运动时不出现,当运动完成,肢体和躯干主动保持在某种姿势时才出现,肢体放松时震颤消失。姿势性震颤以上肢为主,头部及下肢也可出现。见于特发性震颤、慢性酒精中毒、肝性脑病、肝豆状核变性等。

(3)扑翼样震颤(asterixis):将被检者两臂前伸,手腕背伸,手指张开,观察1~2分钟,若被检者突然、短暂、无节律地弯曲手和手指(与鸟扑翼相似),为扑翼样震颤。常见于肝性脑病。

2. 舞蹈样运动(choreic movement) 多由尾状核和壳核的病变引起,是肢体及头面部的一种快速、不规则、无目的、粗大、不对称、不能随意控制的动作,如耸肩、转颈、伸臂、抬臂、挤眉弄眼等。上肢比下肢重,远端比近端重,随意运动或情绪激动时加重,安静时减轻,睡眠时消失。常见于小舞蹈症、亨廷顿舞蹈症、风湿热等。

3. 手足搐搦(carpopedal spasm,tetany) 发作时手足肌肉呈紧张性痉挛,上肢表现为屈腕、掌指关节屈曲,指间关节伸直,拇指对掌。在下肢表现为跖、趾关节跖屈,似芭蕾舞样足。常见于低钙血症和碱中毒。

4. 手足徐动(athetosis) 为手指或足趾的一种缓慢持续地伸展扭曲的奇形怪状的强制运动,可重复出现,较规则。表现为腕过屈时手指常过伸、前臂旋前,缓慢交替为手指屈曲,拇指常屈至其他手指之下,腕略屈和旋后。足表现为跖屈、趾背伸。口唇、下颌及舌如被波及则发音不清,出现鬼脸。常见于脑炎、播散性脑脊髓炎、肝豆状核变性等。

#### 五、共济运动

共济运动(coordination movement)是指机体完成任一动作时所依赖的某组肌群协调一致的运动,这种协调主要靠小脑的功能,前庭神经、视神经、深感觉及锥体外系均参与作用。

1. 检查法

(1)指鼻试验(finger-to-nose test):让被检者手臂外展伸直,再以示指尖指触自己的鼻尖,先慢后快,先睁眼后闭眼,反复进行,观察动作是否稳准。

(2)对指试验(finger-to-finger test):让被检者两上肢向外展开,伸出两个示指,再使两示指在前方相碰,先睁眼后闭眼,反复进行,观察动作是否稳准。

(3)轮替动作(diadochokinesia):让被检者伸直手掌,快速做旋前旋后动作,先睁眼后闭眼,反复进行,观察其协调动作。

(4)跟-膝-胫试验(heel-knee-shin test):被检者仰卧,上抬一侧下肢,使其足跟放置对侧膝盖下端,再让被检者沿胫骨前缘向下移动,观察其动作是否稳准。

(5)闭目难立试验(龙贝格试验,Romberg test):被检者两足并拢站立,两臂向前平举,然后闭眼,若闭眼时出现摇摆不稳甚至跌倒,称为Romberg征阳性。

2. 临床意义 正常人动作协调、稳准,如动作笨拙和不协调时称为共济失调(ataxia)。

按病损部位分为小脑性、前庭性和感觉性共济失调 3 种。

(1)小脑性共济失调(cerebellar ataxia):是随意动作的速度、节律、幅度和力量的不协调,与视觉无关,睁眼闭眼均不稳,伴有肌张力降低、眼球震颤、言语障碍等。多见于小脑肿瘤、小脑炎等。

(2)感觉性共济失调(sensory ataxia):与视觉有关,睁眼时共济失调不明显,闭眼时明显,伴有深感觉障碍。深感觉传导径路中脊神经后根、脊髓后索、丘脑至大脑皮质顶叶任何部位的损害都可出现感觉性共济失调。

(3)前庭性共济失调(vestibular ataxia):以平衡障碍为主,伴有眩晕、恶心、呕吐、眼球震颤。多见于内耳疾病、桥脑小脑角病变等。

### 六、姿势和步态(stance and gait)

1. 检查法 检查者从前、后和侧面分别观察被检者的姿势、步态、起步情况、步幅和速度等。嘱被检者快速从坐位站起,以较慢然后较快的速度正常行走,转身。嘱被检者足跟或足尖行走,双足一前一后走直线,先睁眼后闭眼,观察走直线时能否保持平衡。

2. 临床意义 站立时阔基底和行走时双足距离增宽提示平衡障碍,常见于小脑和感觉性共济失调、弥漫性脑血管病变等。常见异常步态包括痉挛性偏瘫步态、痉挛性截瘫步态、慌张步态、摇摆步态、跨阈步态、感觉性共济失调步态、小脑步态等。痉挛性偏瘫步态常见于脑血管疾病或脑外伤恢复期及后遗症期;痉挛性截瘫步态常见于脑瘫、慢性脊髓病变等;慌张步态是帕金森病的典型表现;摇摆步态见于进行性肌营养不良、进行性脊肌萎缩症等;跨阈步态常见于腓总神经损伤、脊髓灰质炎、进行性腓骨肌萎缩等;感觉性共济失调步态多见于脊髓痨、脊髓小脑变性疾病、慢性酒精中毒等;小脑步态多见于遗传性小脑性共济失调、小脑炎症和脑血管疾病等。

## 第三节 感觉功能检查

感觉系统检查主观性强,宜环境安静,被检者意识清楚,情绪稳定。让被检者先了解检查的目的和方法,以取得充分配合,并嘱被检者闭目,以免主观臆断,也要避免暗示性问话,以获取准确的临床资料。检查感觉时宜从感觉缺失区向正常部位逐步移行进行,如感觉过敏也可由正常区移向障碍区。注意左右两侧、远近端对比,必要时重复检查。

### 一、浅感觉

浅感觉(superficial sensation)包括痛觉、触觉、温度觉。

1. 检查方法

(1)痛觉(pain sense):用大头针的尖端和钝端交替轻刺皮肤,两侧对比,询问被检者有无疼痛。

(2)触觉(touch sense):用棉花捻成细条轻触被检者皮肤,让其回答有无感觉或者让被检者随着检查者的触碰数说出"1、2、3……"

(3)温度觉(temperature sense):用盛有 0~10℃冷水和盛有 40~50℃热水的玻璃试管交替接触被检者皮肤,让其辨别冷热。

如痛、触觉无异常,一般可不必再检查温度觉。如有感觉障碍,应记录部位、范围和是否两侧对称。

2. 临床意义　痛觉、温度觉障碍见于脊髓丘脑侧束损害,触觉障碍见于脊髓丘脑前束和后索损害。

## 二、深感觉

深感觉(deep sensation)包括运动觉、位置觉和振动觉。

1. 检查法

(1)运动觉(motor sense):检查者用拇指和示指轻轻夹住被检者手指或足趾末节两侧,上下移动5°左右,让被检者说出移动方向。如感觉不明显可加大活动幅度或测试较大关节。

(2)位置觉(position sense):将被检者肢体摆成某一姿势,让其说出该姿势,或用对侧肢体模仿。

(3)振动觉(vibratory sense):将振动的音叉柄端置于被检者骨隆起处,如桡尺骨茎突、鹰嘴、手指、内外踝、胫骨、髂前上棘等,让被检者回答有无振动的感觉和持续时间,两侧对比。

2. 临床意义　深感觉障碍常见于脊髓后索病损。

## 三、复合感觉

复合感觉(synesthesia sensation)也称皮质感觉(cortical sensation),包括定位觉、实体觉、两点辨别觉和图形觉。

1. 检查法

(1)定位觉(topesthesia):用手指或棉签轻触被检者皮肤,让其指出被触部位。

(2)实体觉(stereognosis):令其用单手触摸常用物品,如钥匙、钢笔、纽扣等,说出物品名称和形状,注意两手对比。

(3)两点辨别觉(two-point discrimination):用分开一定距离的叩诊锤的两尖端或钝双脚规接触被检者皮肤,两点需同时刺激,用力相等,如被检者感觉为两点,再缩小距离,直至被检者感觉为一点为止,测量感觉为两点的最小距离,两侧对比。身体各部对两点辨别觉的敏感度不同,正常情况下的辨别间距为舌尖1mm,手指2mm,脚趾3~8cm,手掌8~12mm,后背40~60cm。检查时应注意个体差异。

(4)图形觉(figure sense):用钝针在被检者皮肤上画出简单图形,如三角形、方形、圆形等,请被检者辨别,两侧对比。

2. 临床意义　定位觉、实体觉障碍见于大脑皮质病变;如触觉正常而两点辨别觉障碍常为额叶病变;图形觉障碍常为丘脑以上病变。

## 四、感觉障碍(sensory disturbance)的种类和定位

1. 感觉障碍种类

(1)疼痛(pain):指无外界刺激而产生的自发性疼痛。①局部痛(localized pain):局部病变的局限性疼痛,如三叉神经痛引起的局部疼痛。②牵涉痛(referred pain):指某一脏器有病变,被检者除感觉患病的局部疼痛外,尚可感觉到同一脊髓节段所支配的远离该脏器皮肤区的疼痛。如肝胆疾患时右上腹疼痛牵涉到右肩部疼痛;急性心肌梗死时心前区疼痛牵涉到左肩、左臂尺侧疼痛等。③放射痛(radiating pain):指神经根、神经干及中枢神经刺激性病变时疼痛可由局部扩散到所支配的区域,如椎间盘脱出时可有坐骨神经痛。④烧灼性神经痛(causalgia):疼痛呈烧灼样,多见于正中神经或坐骨神经损伤。

(2)感觉减退(hypesthesia)、感觉缺失(anesthesia):是感觉神经遭受破坏性损害,使冲动部分或全部不能传导所致,见于感觉神经不完全或完全损害。

（3）感觉异常（paraesthesia）：指无外界刺激的情况下，出现异常感觉如瘙痒感、麻木感、肿胀感、针刺感、蚁走感、沉重感、电击感、束带感、冷热感等。常见于周围神经或自主神经病变。

（4）感觉过敏（hyperesthesia）：指轻微的刺激引起强烈的感觉，如棉花触及皮肤就能引起疼痛，甚至难以忍受。常见于多发性神经病、带状疱疹等。

（5）感觉分离（sensory isolation）：指在同一区域内，一种或数种感觉缺失而其他感觉存在，如脊髓空洞症或脊髓内肿瘤时出现痛觉、温度觉缺失而触觉和深感觉存在。痛觉、温度觉与触觉、深感觉的传导径路不同是分离性感觉障碍的基础。

2. 感觉障碍的定位　感觉障碍的病变部位不同，其临床表现各异，以下为感觉障碍几种常见定位（图 34-6）。

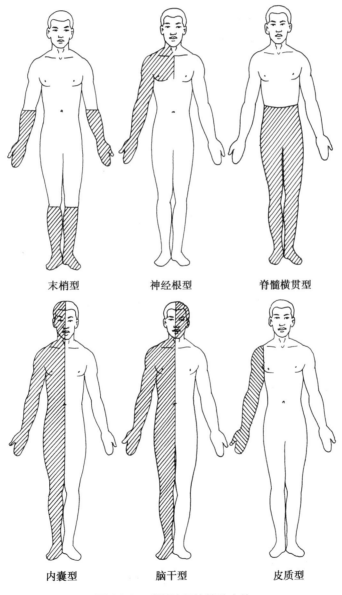

末梢型　　　神经根型　　　脊髓横贯型

内囊型　　　脑干型　　　皮质型

图 34-6　感觉障碍的特殊定位

（1）末梢型：是肢体末端对称性各种感觉障碍（包括痛觉、温觉、触觉和深感觉），呈手套状、袜子状分布,远端重于近端,常伴有相应区域内运动及自主神经功能障碍,也可有感觉异常、感觉过度和疼痛等。常见于多发性神经病。

(2)神经根型:感觉障碍范围与某种神经根的节段分布一致,呈节段型或带状,在躯干呈横轴走向,在四肢呈纵轴走向。疼痛较剧烈,常伴有放射痛或麻木感,是脊神经后根损伤所致,该神经根部可有压痛、皮肤变薄、充血及毛发稀少。见于椎间盘突出症、颈椎病、髓外肿瘤和神经根炎等。

(3)脊髓型:根据脊髓受损程度分为横贯型和半横贯型。①脊髓横贯型:脊髓完全被横断引起,其特点为病变平面以上完全正常,以下各种感觉均缺失或减弱(平面上可能有过敏带),并伴有截瘫或四肢瘫,排尿排便障碍。多见于急性脊髓炎、脊髓外伤等。②脊髓半横贯型:一半脊髓的功能和/或结构的损害,又称布朗-塞卡尔综合征(Brown-Sequard syndrome),其特点为病变同侧损伤平面以下深感觉丧失及痉挛性瘫痪;对侧痛、温觉丧失。见于脊髓髓外肿瘤和脊髓外伤等。

(4)内囊型:为偏身型感觉障碍,表现为对侧半身感觉缺失或减退。因所有感觉、运动传导通路都经过内囊,且内囊较窄,如有病变常一并受损,故常同时出现偏瘫及同向偏盲(病灶对侧偏身感觉障碍、偏瘫及同向偏盲常称为三偏综合征)。常见于脑血管疾病。

(5)脑干型:为交叉性感觉障碍,即病变同侧面部感觉和对侧躯干及肢体感觉障碍。见于炎症、肿瘤和血管病变。因延髓较脊髓宽,各种感觉传导束也较分散,如病变较局限时,可表现为不同类型的感觉障碍。如延髓外侧和脑桥下部一侧病变损害脊髓丘脑侧束及三叉神经脊束和脊束核时,表现为病变同侧面部和对侧躯干及肢体分离性感觉障碍(痛、温觉消失,触觉存在),如 Wallenberg 综合征等。

(6)皮质型:因大脑皮质感觉分布较广,发生损害时,感觉障碍往往限于身体的一部分,其特点为病灶对侧上肢或/和下肢感觉障碍,称为单肢感觉减退或缺失,同时出现复合感觉障碍。如为刺激性病灶,则出现局限性感觉性癫痫(发作性感觉异常)。

# 第四节 神经反射检查

神经反射(nerve reflex)是神经系统活动的基本形式,是对刺激的非自主的反应,通过反射弧来完成。反射弧包括感受器、传入神经、中枢、传出神经及效应器 5 部分。反射包括浅反射、深反射和病理反射。在反射弧通路上任何部分发生损害,都可使反射减弱或消失,高级中枢病变可使深反射出现亢进。正常人可引出的反射称为生理反射,而正常人不能引出,仅在某些神经系统疾病时出现的反射称为病理反射。检查反射时,被检者应保持安静和松弛状态,要注意反射的改变程度和两侧是否对称,反射不对称是神经损害的重要定位体征。

## 一、浅反射

浅反射(superficial reflex)是刺激皮肤、黏膜或角膜引起的肌肉快速收缩反应,属生理反射。

1. 角膜反射(corneal reflex) 角膜反射的反射弧,其感受器是角膜,传入神经为三叉神经眼支,中枢为脑桥的三叉神经感觉主核和面神经核,传出神经为面神经,效应器为眼轮匝肌,引起眼睑闭合。

(1)检查法:嘱被检者眼睛注视内上方,检查者用细棉絮轻触被检者角膜外缘,正常时该侧眼睑迅速闭合,称为直接角膜反射,对侧眼睑也同时闭合称为间接角膜反射(图 34-7)。

（2）临床意义：①如直接角膜反射存在，间接角膜反射消失为受刺激对侧面神经病变；②如直接角膜反射消失，间接角膜反射存在为受刺激侧面神经病变；③若直接、间接角膜反射均消失为受刺激侧三叉神经病变，深昏迷者角膜反射也消失。

2. 腹壁反射（abdominal reflex） 腹壁反射的反射弧，其感受器为腹壁皮肤，传入神经为脊髓感觉神经，中枢为大脑皮质，再由锥体束传出，经脊髓运动神经传至腹部肌肉引起收缩。上、中、下腹壁反射分别由胸髓 7~8 节、胸髓 9~10 节、胸髓 11~12 节支配。

（1）检查法：被检者仰卧，两下肢稍屈曲使腹壁放松，然后用钝针或竹签分别沿肋弓下缘（胸髓 7~8 节）、脐孔水平（胸髓 9~10 节）和腹股沟上（胸髓 11~12 节）平行方向，迅速从外向内轻划两侧腹壁皮肤（图 34-8）。正常反应为受刺激部位出现腹肌收缩。

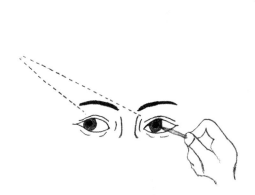
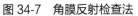
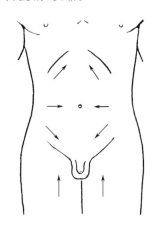

图 34-7 角膜反射检查法　　图 34-8 腹壁反射和提睾反射检查法

（2）临床意义：①上、中、下腹壁反射减弱或消失分别见于胸髓 7~8 节、胸髓 9~10 节、胸髓 11~12 节病损；②一侧上、中、下腹壁反射同时消失见于一侧锥体束病损；③双侧上、中、下腹壁反射均消失常见于昏迷和急性腹膜炎患者。应注意肥胖、老年人、经产妇由于腹壁过松也可出现腹壁反射减弱或消失。

3. 提睾反射（cremasteric reflex） 提睾反射的反射弧类似腹壁反射，其感受器是大腿内侧皮肤，由腰髓 1~2 节支配，经生殖股神经传导，效应器为提睾肌。

（1）检查法：男性被检者仰卧，双下肢伸直，用钝针或竹签从下到上分别轻划两侧大腿上部内侧皮肤（图 34-8）。反应为同侧提睾肌收缩，睾丸上提。

（2）临床意义：①双侧反射减弱或消失见于腰髓 1~2 节病损；②一侧反射减弱或消失见于锥体束损害。腹股沟疝、阴囊水肿等也可影响提睾反射。年老体衰患者也可引不出。

4. 跖反射（plantar reflex） 由骶髓 1~2 节支配，经胫神经传导。

（1）检查方法：被检者仰卧，下肢伸直，检查者用钝头竹签轻划足底外侧，自足跟向前至小趾跖关节处转向拇趾侧，正常反应为足趾跖屈（即巴宾斯基征阴性）。

（2）临床意义：反射消失为骶髓 1~2 节病变。

5. 肛门反射（anal reflex） 由骶髓 4~5 节支配，经肛尾神经传导。

（1）检查方法：用钝针或竹签轻划肛门周围皮肤，正常反应为肛门外括约肌收缩。

（2）临床意义：反射消失为骶髓 4~5 节或肛尾神经病变。

## 二、深反射

深反射（deep reflex）是刺激骨膜、肌腱，通过深部感受器引起的反射，又称腱反射。深反射的反射弧，其感受器为骨膜、肌腱的深部感受器，通过脊髓感觉神经传至脊髓，脊髓为反射中枢,再由脊神经的运动神经传到骨骼肌,引起肌肉收缩。根据反射的强度可分为亢进、活跃(或增强)、正常、减弱、消失。传导途径上任何部位受损都会出现反射减弱或消失。大脑皮质通过锥体束抑制脊髓,故当锥体束受损时出现深反射亢进。

1. 检查法 检查时被检者肢体应尽量放松,注意两侧对比。

(1)肱二头肌反射(biceps reflex):由颈髓 5~6 节支配。检查者以左手托扶被检者屈曲的肘部,将左手拇指置于肱二头肌肌腱上,右手用叩诊锤叩击左手拇指指甲,正常时肱二头肌收缩,前臂快速屈曲(图 34-9)。

(2)肱三头肌反射(triceps reflex):由颈髓 6~7 节支配。被检者半屈肘关节,上臂稍外展,检查者左手托扶被检者肘部,右手用叩诊锤直接叩击尺骨鹰嘴突上方的肱三头肌肌腱附着处,正常时肱三头肌收缩,出现前臂伸展(图 34-10)。

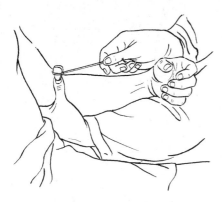

图 34-9 肱二头肌反射检查法

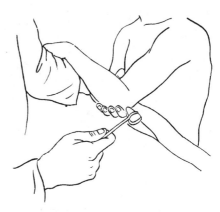

图 34-10 肱三头肌反射检查法

(3)桡骨膜反射(radioperiosteal reflex):由颈髓 5~6 节支配。被检者前臂半屈半旋前位,检查者左手托扶被检者腕部,使腕关节自然下垂,用叩诊锤轻叩桡骨茎突,正常时肱桡肌收缩,出现屈肘和前臂旋前(图 34-11)。

(4)膝反射(knee reflex):由腰髓 2~4 节支配。坐位检查时,被检者膝关节屈曲 90° 小腿完全松弛下垂与大腿成直角,仰卧位检查时,检查者左手从膝后托起被检者膝关节使之屈曲约 120°,用叩诊锤叩击髌骨下方股四头肌腱,正常时出现小腿伸展(图 34-12)。

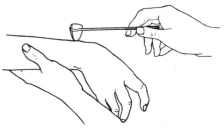

图 34-11 桡骨骨膜反射检查法

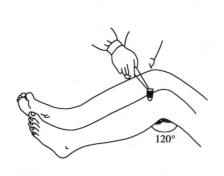

卧位检查法

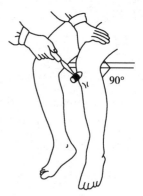

坐位检查法

图 34-12 膝反射检查法

(5) 踝反射 (ankle reflex): 又称跟腱反射 (achilles tendon reflex), 由骶髓 1~2 节支配。被检者仰卧, 下肢外旋外展, 髋、膝关节屈曲, 检查者左手将被检者足部背屈成直角, 右手用叩诊锤叩击跟腱, 正常为腓肠肌收缩, 出现足向足跖面屈曲 (图 34-13)。

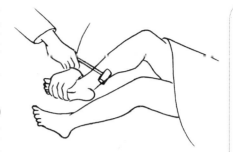

图 34-13 踝反射检查法

(6) 阵挛 (clonus): 常见的有髌阵挛 (patella clonus) 和踝阵挛 (ankle clonus)。①髌阵挛: 被检者仰卧, 下肢伸直, 检查者用拇指与示指捏住髌骨上缘, 用力向远端连续快速推动数次后保持一定的推力 (图 34-14), 阳性反应为股四头肌节律性收缩使髌骨上下运动;②踝阵挛: 被检者仰卧, 检查者用左手托住腘窝, 使髋、膝关节稍屈曲, 右手持被检者足掌前段, 迅速突然用力使足背屈并维持之, 阳性表现为跟腱发生节律性收缩导致足部交替性屈伸动作 (图 34-15)。

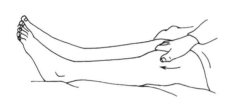

图 34-14 髌阵挛检查法

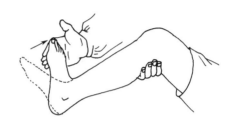

图 34-15 踝阵挛检查法

2. 临床意义 ①深反射减弱或消失多为器质性病变, 是相应脊髓节段或所属的脊神经的病变, 常见于末梢神经炎、神经根炎、脊髓灰质炎、脊髓休克状态等。②深反射亢进见于锥体束的病变, 如脑血管疾病、急性脊髓炎休克期后等。阵挛是深反射极度亢进的表现, 见于锥体束损害。

深、浅反射与脊髓节段的关系见表 34-7。

表 34-7 深浅反射与脊髓节段的关系

| 反射名称 | 脊髓节段 | 临床意义 |
| --- | --- | --- |
| 肱二头肌反射 | $C_{5\sim6}$ | 减弱或消失为 $C_{5\sim6}$ 节或所属脊神经病变, 亢进为锥体束病变 |
| 肱三头肌反射 | $C_{6\sim7}$ | 减弱或消失为 $C_{6\sim7}$ 节或所属脊神经病变, 亢进为锥体束病变 |
| 桡骨膜反射 | $C_{5\sim6}$ | 同肱二头肌反射 |
| 腹壁反射 | 上腹壁 $T_{7\sim8}$ | 减弱或消失为 $T_{7\sim8}$ 节或所属脊神经病变 |
| | 中腹壁 $T_{9\sim10}$ | 减弱或消失为 $T_{9\sim10}$ 节或所属脊神经病变 |
| | 下腹壁 $T_{11\sim12}$ | 减弱或消失为 $T_{11\sim12}$ 节或所属脊神经病变 |
| 提睾反射 | $L_{1\sim2}$ | 减弱或消失为 $L_{1\sim2}$ 节或所属脊神经或锥体束病变 |
| 膝反射 | $L_{2\sim4}$ | 减弱或消失为 $L_{2\sim4}$ 节或所属脊神经病变, 亢进为锥体束病变 |
| 踝反射 | $S_{1\sim2}$ | 减弱或消失为 $S_{1\sim2}$ 节或所属脊神经病变, 亢进为锥体束病变 |
| 阵挛 | | 是腱反射高度亢进的表现, 见于锥体束损害 |

当锥体束受损时浅反射因反射弧中断而出现减弱或消失, 深反射因失去上运动神经元的抑制而出现亢进的现象称为反射分离现象。

### 三、病理反射

1. 检查法

(1)巴宾斯基征(Babinski sign):被检者仰卧,下肢伸直,检查者以左手持被检者踝部,右手用钝头竹签在足底外侧从后向前快速轻划至小趾根部,再转向踇趾侧。如出现踇趾背伸,其余四趾呈扇形展开,称巴宾斯基征阳性(图 34-16)。

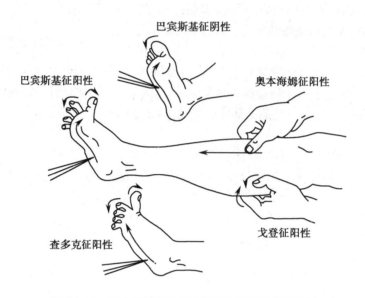

图 34-16 巴宾斯基征及几种巴宾斯基等位征检查法

(2)巴宾斯基等位征:常见的巴宾斯基等位征包括:

①奥本海姆征(Oppenheim sign):检查者用拇指和示指沿被检者胫骨前缘用力由上而下滑压,阳性表现同巴宾斯基征(图 34-16)。

②戈登征(Gordon sign):检查者用手以一定的力量捏压腓肠肌,阳性表现同巴宾斯基征(图 34-16)。

③查多克征(Chaddock sign):检查者用钝头竹签在被检者外踝下方由后向前轻划至跖趾关节处止,阳性表现同巴宾斯基征(图 34-16)。

(3)霍夫曼征(Hoffmann sign):通常认为是病理反射,也有认为是深反射亢进的表现,由颈髓 7 节~胸髓 1 节支配。检查者用左手托住被检者的腕部,用右手示指和中指夹持被检者中指,稍向上提,使腕部处于轻度过伸位,用拇指快速弹刮被检者中指指甲,如引起其余四指掌屈反应为阳性(图 34-17)。

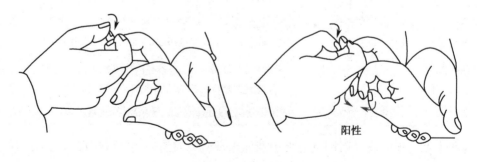

图 34-17 霍夫曼征检查法

2. 临床意义　病理征阳性,提示锥体束病变。1 岁半以内的婴儿由于神经系统发育未完善,也可出现这些反射,不属于病理性。

肌阵挛与病理反射检查

# 第五节　脑膜刺激征及拉塞格征

## 一、脑膜刺激征

脑膜刺激征(meningeal irritation sign)是脑膜病变或其附近病变波及脑膜时,刺激脊神经根,使相应肌群发生痉挛,当牵扯这些肌肉时出现防御反应的现象。

1. 检查法

(1)颈强直(cervical rigidity):被检者去枕仰卧,下肢伸直,在确定被检者颈椎体或颈髓没有外伤时,检查者右手置于被检者胸前,左手托其枕部,做被动屈颈动作,正常时下颌可贴近前胸。如下颏不能贴近前胸且检查者感到抵抗感增强,被检者感颈后疼痛时为阳性。部分老年人和肥胖者除外。

(2)凯尔尼格征(Kernig sign):被检者去枕仰卧,一腿伸直,检查者将另一下肢先屈髋、屈膝成直角,然后抬小腿伸直其膝部,正常人膝关节可伸达 135° 以上(图 34-18)。如小于 135° 时就出现抵抗,且伴有疼痛及屈肌痉挛时为阳性,以同样的方法再检查另一侧。

(3)布鲁津斯基征(Brudzinski sign):被检者去枕仰卧,双下肢自然伸直,检查者左手托被检者枕部,右手置于被检者胸前,使颈部前屈,如两膝关节和髋关节反射性屈曲为阳性(图 34-19)。或一侧下肢膝关节屈曲位,检查者使该侧下肢向腹部屈曲,对侧下肢也发生屈曲也为阳性。

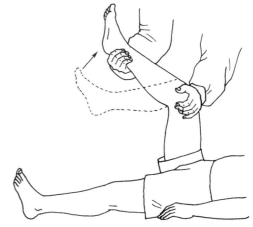

图 34-18　凯尔尼格征检查法

2. 临床意义　脑膜刺激征见于脑膜炎、蛛网膜下腔出血等。深昏迷时脑膜刺激征可消失。颈强直也可见于颈椎病、颈部肌肉病变,凯尔尼格征也可见于坐骨神经痛、腰骶神经根炎等。

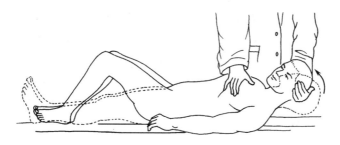

图 34-19　布鲁津斯基征检查法

## 二、拉塞格征

拉塞格征(Lasegue sign)是坐骨神经根受刺激的表现。

1. 检查法　被检者仰卧,两下肢伸直,检查者左手压在一侧膝关节上,使下肢保持伸直,右手将下肢抬起,正常可抬高 70° 以上。如不到 70° 即出现由上而下的放射性疼痛为阳性(图 34-20)。以同样的方法再检查另一侧。

2. 临床意义　拉塞格征见于坐骨神经痛、腰椎间盘突出、腰骶神经根炎等。

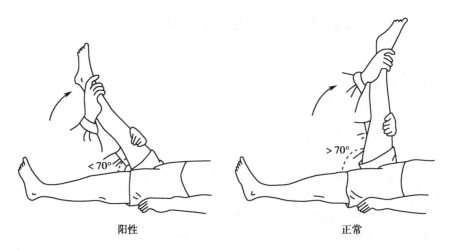

阳性　　　　　　　　　　　正常

图 34-20　拉塞格征检查法

# 第六节　自主神经功能检查

自主神经检查包括一般检查、内脏和括约肌功能、自主神经反射和相关实验室检查等,下面仅叙述临床常用的自主神经反射检查。

1. 眼心反射(oculocardiac reflex)　被检者仰卧片刻后闭眼,自测 1 分钟脉搏数,检查者用左手示指、中指分别置于眼球两侧逐渐加压,以被检者不痛为限。加压 20~30 秒后计数脉率,并与加压前比较,正常人可减少 10~12 次 /min。减少超过 12 次 /min 提示副交感神经功能增强;减少 18~24 次 /min,提示副交感神经功能明显亢进。此类被检者易发生晕厥,手术时易心搏骤停。如除脉搏减慢外还出现脉弱、眼前发黑、头晕、恶心甚至呕吐,称为迷走神经紧张症。反之,压迫眼球后脉率不但不减少而增加者,提示交感神经功能亢进。

2. 卧立位试验(recumbent-upright test)　先测被检者平卧位脉率,然后迅速站立,再计数脉率,或先测被检者立位时脉率,然后迅速卧位,再计数脉率。如从卧位到立位脉率增加10~12 次 /min 或以上,为交感神经兴奋性增强。反之,如从立位到卧位脉率减慢 10~12 次 /min或以上,为副交感神经兴奋性增强。

3. 皮肤划痕试验(dermatograph test)　用钝头竹签以适当力度在皮肤上划过,正常时数秒后皮肤先出现白色划痕(血管收缩),高出皮面,以后变红。如白色划痕超过 5 分钟,提示交感神经兴奋性增高。如红色划痕(血管扩张)迅速出现,持续时间长,而且逐渐增宽或皮肤隆起,提示副交感神经兴奋性增高或交感神经麻痹。

4. 竖毛反射(pilomotor reflex)　竖毛肌由交感神经支配,将冰块置于被检者颈后或腋窝,数秒钟后可见竖毛肌收缩,毛囊处隆起如"鸡皮"状。如竖毛反射障碍表示交感神经功能障碍,根据部位来判断其范围。

(吴 忱)

**复习思考题**

1. 脑神经检查包括哪些内容？
2. 中枢性与周围性面神经麻痹如何鉴别？
3. 肌力可分为几级？如何根据临床表现进行肌力级别的判定？
4. 共济运动检查的临床意义是什么？
5. 瘫痪常见的表现形式及其临床意义是什么？
6. 感觉障碍有哪些类型？
7. 浅反射、深反射、病理反射的临床意义是什么？
8. 脑膜刺激征包括哪些检查内容？临床意义是什么？

扫一扫
测一测

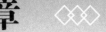
◇◇◇ **第三十五章** ◇◇◇

# 全身体格检查

> 📝 **学习目标**
>
> 1. 掌握全身体格检查的顺序、内容和方法。
> 2. 掌握重点体格检查的内容和注意事项。
> 3. 了解老年人和特殊情况的体格检查技巧。

全身体格检查(complete physical examination)是在分段学习各系统、各器官的检查之后,面对完整的临床个体,从头到足、全面系统、井然有序的体格检查方法。通过学习全身体格检查,应达到如下目的:①体格检查操作规范、全面系统而重点突出、不出现遗漏;②检查顺序合理而流畅,不增加患者体位变换的次数,减轻患者痛苦;③最大限度保证体检的效率、速度和可靠的检查结果。

## 一、全身体格检查的基本要求

1. 检查内容要全面系统 为了搜集尽可能完整的临床资料,以便用于疾病筛查,同时按照住院病历书写的要求,体格检查要求全面系统。但要根据已询问的病史内容重点的进行有关器官的深入、细致检查。这可以保证全身体格检查不是机械地重复,而是在全面系统的基础上重点突出,达到检查内容既能满足住院病历书写的要求,又能重点反映患病的器官系统。

2. 要遵循一定的检查原则 全身体格检查要按照合理、规范的逻辑顺序进行。既要最大限度地保证体格检查的效率和速度,也要大大减少患者的不适和不必要的体位更动,并方便检查者操作。为了检查的方便,可以打破器官系统按照部位优先的检查原则进行,如皮肤、淋巴结、神经系统,采取分段检查,统一记录等。

3. 要遵循一定的检查顺序 检查的顺序应是从头到足分段进行。

患者卧位时:一般情况和生命征→头颈部→前、侧胸部(心、肺)→(患者取坐位)后背部(包括肺、脊柱、肾区、骶部)→(卧位)腹部→上肢、下肢→肛门直肠→外生殖器→神经系统(最后站立位)共济运动、步态及腰椎运动。

患者坐位时:一般情况和生命征→头颈部→上肢→后背部(包括肺、脊柱、肾区、骶部)→(患者取卧位)前胸部、侧胸部(心、肺)→腹部→下肢→肛门直肠→外生殖器→神经系统(最后站立位)共济运动、步态及腰椎运动。

上述顺序很好地保证了分段而集中的体格检查顺利完成。而在整个检查过程中,患者的体位变换也只有两三次。

4. 根据需要灵活调整检查顺序 按照上述检查内容和顺序的同时,根据受检者情况和医师的习惯,可以适当对个别检查顺序予以调整。如急诊、重症患者,应简单体检后即着手抢救或治疗,遗留的内容待病情稳定后进行补充;不能坐起的患者,背部检查在侧卧位进行。如甲状腺触诊,在卧位检查后,在坐位检查后胸时可再行触诊甲状腺,补充卧位检查内容。如检查前胸时,对发现的肺部体征可立即让患者改变体位检查后胸部进行验证。腹部检查顺序调整为视、听、叩、触更为合理。四肢检查中,上肢检查习惯上是由手至肩,而下肢应由近及远进行。肛门直肠、外生殖器的检查应根据病情需要确定,如确需检查应注意保护患者隐私。

5. 要边检查边思考;边检查边核实　检查过程中,医生一定要结合解剖、生理、病理等基础知识和临床经验对客观检查结果加以分析判断,必要时可重复问诊、检查和核实,才能获得完整而正确的资料。

6. 要注重加强医患交流　检查过程中的医患交流,不仅可以使医患关系融洽,从而有利于对患者进行健康教育及精神鼓励,而且可以及时补充病史资料。如检查到哪里,询问到哪里,可以补充系统回顾的资料。检查结束时要向患者说明重要发现,应注意的事项或下一步的检查计划等。对有些体征不能正确解释时,及需要保密的事项,不可随便解释和告知,以免增加患者思想负担或给医疗工作造成干扰。

7. 要掌握检查的进度和时间　全身体格检查一般应在 40 分钟内完成。

## 二、全身体格检查的基本项目

1. 一般状况检查

(1)准备和清点器械。

(2)自我介绍(姓名、简单交谈以融洽医患关系)。

(3)观察患者的面容、表情、体位、意识等一般状态。

(4)当受检者在场时洗手。

2. 生命体征检查

(1)体温(腋温,10 分钟)。

(2)脉搏(计数 1 分钟,或 30 秒 ×2)。

(3)呼吸(计数 1 分钟,或 30 秒 ×2)。

(4)血压(测右上肢)。

3. 头部检查

(1)观察头颅外形、毛发分布,异常运动。

(2)检查头部有无压痛、包块、损伤等。

(3)视诊双眼及眉毛。

(4)分别检查左右眼的近视力(用近视力表)。

(5)检查上、下睑结膜、球结膜和巩膜,检查泪囊。

(6)检查面神经运动功能(皱额、闭目)。

(7)检查眼球运动(检查六个方位)。

(8)检查瞳孔直接对光反射与间接对光反射。

(9)检查调节与集合反射。

(10)观察及触诊双侧外耳及乳突,触诊颞颌关节及其运动。

(11)分别检查双耳听力(摩擦手指或用手表)。

(12)观察及触诊外鼻。

(13)检查上颌窦、额窦、筛窦,有无肿胀、压痛、叩痛等。

(14)观察鼻前庭、鼻中隔。

笔记栏

（15）观察口唇、牙齿、牙龈、舌质和舌苔。

（16）借助压舌板检查口腔黏膜、口咽部及扁桃体。

（17）检查舌下神经（伸舌）。

（18）检查面神经运动功能（露齿、鼓腮或吹口哨）。

（19）检查三叉神经运动支（触双侧咀嚼肌，或以手对抗张口动作）。

（20）检查三叉神经感觉支（上、中、下三支）。

4. 颈部检查

（1）暴露颈部，观察颈部外形和皮肤、颈静脉充盈和颈动脉搏动情况。

（2）触诊颈部淋巴结（耳前、耳后、枕后、颌下、颏下、颈后、颈前、锁骨上）。

（3）触诊甲状软骨、甲状腺峡部与侧叶（配合吞咽）。

（4）听诊颈部（甲状腺、血管）杂音。

（5）触诊气管位置。

（6）检查颈椎屈曲、侧弯、旋转活动。

（7）检查副神经（耸肩及对抗头部旋转）。

5. 前、侧胸部

（1）暴露胸部，观察胸部外形、对称性、皮肤和呼吸运动等。

（2）分别触诊双侧乳房（4 个象限、乳晕及乳头）。

（3）分别触诊双侧腋窝淋巴结（5 组）。

（4）触诊胸壁弹性、压痛，检查双侧呼吸动度。

（5）检查双侧触觉语颤。

（6）检查有无胸膜摩擦感。

（7）叩诊双侧肺尖、双侧前胸和侧胸。

（8）听诊双侧肺尖、双侧前胸和侧胸。

（9）检查双侧语音共振。

（10）切线方向观察心尖、心前区搏动。

（11）触诊心尖搏动（两步法）。

（12）触诊心前区。

（13）叩诊心脏相对浊音界。

（14）分别用膜型和钟型胸件依次听诊二尖瓣区、肺动脉瓣区、主动脉瓣区、主动脉瓣第二听诊区、三尖瓣区，听诊心率、心律、心音、杂音、心包摩擦音。

6. 背部

（1）请受检者坐起，充分暴露背部，观察脊柱、胸廓外形及呼吸运动。

（2）触诊脊柱有无畸形、压痛。

（3）叩诊法检查脊柱有无叩击痛。

（4）检查双侧肋脊点和肋腰点有无压痛。

（5）检查双侧肾区有无叩击痛。

（6）检查胸廓活动度及其对称性。

（7）检查双侧触觉语颤、有无胸膜摩擦感。

（8）请受检者双上肢交叉，对比叩诊双侧后胸部。

（9）叩诊双侧肺下界移动度（肩胛线）。

（10）听诊双侧后胸部、有无胸膜摩擦音。

（11）检查双侧语音共振。

(12)触诊脊柱有无畸形、压痛。

(13)直接叩诊法检查脊柱有无叩击痛。

(14)检查双侧肋脊点和肋腰点有无压痛。

(15)检查双侧肋脊角有无叩击痛。

7. 腹部检查

(1)正确暴露腹部,请受检者屈膝、放松腹肌,观察腹部外形、对称性、皮肤、脐及腹式呼吸等。

(2)听诊肠鸣音(至少1分钟)与血管杂音。

(3)叩诊全腹。

(4)叩诊肝上、下界及肝脏有无叩击痛。

(5)检查移动性浊音(经脐平面先左后右)。

(6)浅触诊全腹部(自左下腹开始、逆时针)。

(7)深触诊全腹部(自左下腹开始、逆时针)。

(8)训练患者作加深的腹式呼吸,在右锁骨中线上单手法触诊肝脏。

(9)在右锁骨中线上双手法触诊肝脏。

(10)在前正中线上双手法触诊肝脏。

(11)检查肝颈静脉反流征。

(12)检查胆囊点有无压痛。

(13)双手法触诊脾脏。

(14)如未能触及脾脏,嘱受检者右侧卧位,再触诊脾脏。

(15)双手法触诊双侧肾脏。

(16)检查腹部触觉(或痛觉)与腹壁反射。

8. 上肢

(1)正确暴露上肢,观察上肢皮肤、关节等。

(2)观察双手及指甲。

(3)触诊指间关节和掌指关节。

(4)检查指关节运动。

(5)检查上肢远端肌力。

(6)触诊腕关节和检查腕关节运动。

(7)触诊双肘鹰嘴和肱骨髁状突。

(8)触诊滑车上淋巴结。

(9)检查肘关节运动。

(10)检查屈肘、伸肘的肌力。

(11)视诊及触诊肩关节及其周围。

(12)检查肩关节运动及上肢近端肌力。

(13)检查上肢触觉(或痛觉)。

(14)检查肱二头肌反射。

(15)检查肱三头肌反射。

(16)检查桡骨骨膜反射。

(17)检查 Hoffmann 征。

9. 下肢

(1)正确暴露下肢,观察双下肢外形、皮肤、趾甲等。

(2)触诊腹股沟区有无肿块、疝等。

(3)触诊腹股沟淋巴结横组与纵组。

(4)触诊股动脉搏动,必要时听诊。

(5)检查髋关节屈曲、内旋、外旋运动。

(6)检查双下肢近端肌力(屈髋)。

(7)触诊膝关节和浮髌试验。

(8)检查膝关节屈曲运动。

(9)检查髌阵挛。

(10)触诊踝关节及跟腱。

(11)检查双下肢有无凹陷性水肿。

(12)触诊双足背动脉。

(13)检查踝关节背屈、跖屈、内翻、外翻运动。

(14)检查屈趾、伸趾运动。

(15)检查双足背屈、跖屈肌力。

(16)检查下肢触觉(或痛觉)、位置觉。

(17)检查膝腱反射。

(18)检查跟腱反射与踝阵挛。

(19)检查 Babinski 征、Oppenheim 征、Gordon 征。

(20)检查 Kernig 征、Brudzinski 征。

(21)检查 Lasegue 征。

10. 肛门直肠(必要时检查)

(1)嘱受检者左侧卧位,右腿屈曲,观察肛门、肛周、会阴区。

(2)戴上手套,示指涂以润滑剂行直肠指检,观察指套有无分泌物。

11. 外生殖器(必要时检查)

(1)解释检查的必要性,注意保护隐私。确认受检者膀胱排空,取仰卧位。

(2)男性:视诊尿道外口、阴囊,必要时做提睾反射;触诊双侧睾丸、附睾、精索。

(3)女性:视诊尿道口、阴道口、阴阜、大小阴唇;触诊尿道旁腺、巴氏腺。

12. 共济运动、步态与腰椎运动

(1)请受检者站立,检查闭目难立征。

(2)检查指鼻试验(睁眼、闭眼)与双手快速轮替运动。

(3)观察步态。

(4)检查腰椎伸屈、侧弯、旋转运动。

### 三、重点体格检查

在临床中,门诊、急诊和值班住院医师的诊疗时间是十分有限,在医师通过问诊已经获得相关疾病资料的情况下有目的地进行重点体格检查在临床上已广泛应用。重点体格检查与全身体格检查顺序基本一致,但是更高级、更精练,是全身体格检查的升华。强调有的放矢,根据患者的体位、病情和需要对重点部位和内容做适当的调整,尽量减少患者的不适,做到快速、有针对性地检查。疾病的表现往往很复杂,所以,重点体格检查不能是"头痛查头、脚痛查脚"的简单检查,这就要求医生根据病史,结合丰富的疾病知识和建立诊断假设的能力,做出综合的分析判断。这实际上也反映了医生临床诊断思维的能力。

笔记栏

**（一）重点体格检查的主要项目**

1. 常规的生命体征检查,包括体温、脉搏、呼吸、血压。

2. 遵循全身体格检查顺序,有选择性地进行有关部位检查。

3. 对某些重点器官深入的视、触、叩、听全面检查。

4. 检查中要针对临床假设认真查询证据,"阴性"结果不要随意放过,要充分考虑少见病的表现。

5. 体检中有新的发现时,应重新询问病史,形成新的临床诊断假说,再次根据假设重点深入体检。

**（二）重点体格检查的注意事项**

1. 要遵循全身体格检查的逻辑顺序　避免体位变动过多给就诊者带来不适。做到从头到足有条不紊,连贯进行。

2. 要注意体格检查的技艺性　视、触、叩、听等操作要规范、熟练,节奏、轻重要得当。

3. 必要时要注意运用特殊检查手法　检查重点部位或器官时,必要时可运用特殊检查手法,如心尖搏动检查时采用端坐前倾位、必要时的阴囊透光试验、直肠指诊等。

4. 要做到医患正确沟通　检查前要说明检查目的、要点,检查中要观察和询问患者有无不适,检查结束时要叮嘱注意事项等。

ER-35-1

肺心病的重点体格检查举例

## 四、老年人的体格检查

随着65岁老人比例的不断增加,我国已进入并将长期处于人口老龄化社会。除儿科医师外,临床各科都会面对越来越多的老年就诊者。体检时应注意检查的技巧,正确区分年龄因素引起的改变还是病态。

**（一）老年人因年龄因素可能出现的改变**

随着年龄增加可能出现的老年性改变有:①视力、听力下降;②记忆力力减退;③皮肤弹性降低;④瞳孔对光反射稍迟钝,眼球向上凝视能力下降;⑤收缩压略升高,但仍在正常范围;⑥脊柱后弓和椎体下塌致胸腔前后径增加。胸部听诊可能出现捻发音,叩诊可出现过清音;⑦肠蠕动功能下降,肠鸣音减少减弱;⑧性器官萎缩,前列腺增大;⑨肌肉轻度萎缩,骨关节改变致步态变慢,跨步变小;⑩某些深反射可能减弱等。

**（二）老年人体检技巧及注意事项**

1. 定期做体格检查可以及早发现和控制常见病、多发病。

2. 医务工作者态度要和蔼亲切,对老人讲清检查目的、配合方法和注意事项,消除其顾虑和紧张。

3. 检查方法、顺序应灵活机动,检查应更耐心细致。老年人视力、听力多有不同程度下降,通常对耳语音及高调语音分辨能力较差,应加以注意。

4. 并通过交谈了解神志、智力、记忆力状况。或从一般状态(appearance)、情感反应(affect)及语言、行为是否适度(appropriateness)三个"a",加以评价。

5. 血压检查最好进行双臂检查,包括坐位、卧位,以了解循环代偿功能。心脏听诊注意第一心音是否有增强或减弱等老年人的疾病信号。

## 五、特殊情况下的体格检查

体格检查有时会遇到一些特殊情况而不能完全按照常规体检进行,这些特殊情况包括患者具有生理或心理缺陷、病情受客观条件或体位限制等。针对不同的情况,需变通检查方式,采取灵活的方法进行体检。

### （一）病重或生理缺陷患者

医师要更加耐心和细致,检查手法更轻柔,检查顺序可适当调整,以不增加患者痛苦为原则。同一体位的检查内容集中进行,尽量减少患者翻身、起坐、抬起和变换体位。尤其要注意重点检查与主诉、现病史有关的器官系统,避免检查时间过长,必要时需要助手协助。

1. 卧床的患者　对完全不能坐起或站立的患者,检查者有时需要变更自己的位置来完成检查。检查肺部、肾脏、脊柱时,需有助手帮助患者翻身,以侧卧位完成背面和侧面的视诊、触诊、叩诊与听诊。如心脏检查需要患者下蹲或做法氏动作配合听诊时,因患者活动不便,可嘱其握拳、被动抬腿或用血压计袖袋压迫双臂等方法增加回心血量,对心音和杂音的变化加以确定。

2. 轮椅上的患者　对采用坐位或立位能进行检查的项目,可在轮椅上进行,如头颅、心、肺、上下肢的检查;而腹部、直肠、外生殖器、臀部等部位的检查,则应转移至床上进行。

### （二）医院外场地的急救

医师在居民家中、旅途上、公共场所等遇到意外紧急情况,需要对急危患者进行体格检查时,在缺乏必要的器械的情况下,首先要做好思想准备,然后灵活应对现场的情景,冷静、果断处置。要腾出光线充足、较为平坦的检查场地,最好有助手或患者家属帮助。

首先要检查生命征,同时一边抢救一边抓紧时机检查重要器官。重点检查脉搏、呼吸、神志状态、瞳孔大小、对光反射、四肢活动度、创伤部位、口唇皮肤色泽等;根据创伤、出血情况初步判断血压状况。场地急救检查不求全面系统,但一定要将与生命相关或创伤部位有关的体征及时发现、准确评估,为进一步检查、抢救提供正确的依据。场外急救检查处理后要及时送到医院进一步诊疗。检查结束后应注意将所有用过的物品按规定处理。

---

**♡ 思政元素**

#### 智力障碍、情绪障碍及精神病患者的体格检查

智力障碍患者常不能理解检查意图,或存在恐惧、不适应等情况,难以配合检查。对此,医师应更加和蔼、耐心,可让患者亲属在场,以减少患者的顾虑和紧张。检查顺序也应有所调整,将可能引起恐惧感、疼痛不适的项目安排在最后完成。检查手法要轻柔、速度要慢,如不能一次完成可分步完成。

情绪障碍患者常对检查充满敌意,不予合作,此时医师要与亲属配合,安抚情绪失控患者,可通过对话分散注意力,借机完成检查项目。对必须进行全身或重点体格检查的精神病患者,可给予镇静剂或适当约束后进行检查。

● （刘惠娜）

---

### 复习思考题

1. 全身体格检查的基本要求有哪些?
2. 全身体格检查应遵循的基本顺序(坐位、卧位)是什么?
3. 老年人体格检查应注意哪些情况?

扫一扫
测一测

# 第四篇

# 实验诊断

# 第三十六章

# 实验诊断概论

## 一、实验诊断的概念

实验诊断(laboratory diagnosis)是以实验室检查结果或数据为依据,结合其他临床资料,经过综合分析,应用于临床诊断、鉴别诊断、病情观察、疗效监测和预后判断的一种临床诊断方法。

### (一)实验诊断的内容

1. 临床血液学检查　血液和造血组织的原发性血液病以及非血液系统疾病所致的血液学变化的检查,包括红细胞、白细胞和血小板的数量、生成动力学、形态学和细胞化学等的检验;止血凝血功能、抗凝和纤溶功能的检验;溶血的检验;血型鉴定和交叉配血试验等。

2. 临床生物化学检查　对组成机体的生理成分、代谢功能、重要脏器的生化功能、毒物分析及药物浓度监测等的临床生物化学检验,包括糖、脂肪、蛋白质及其代谢产物和衍生物的检验;血液和体液中电解质和微量元素的检验;血气和酸碱平衡的检验;临床酶学检验;激素和内分泌功能的检验;药物和毒物浓度检查;等等。

3. 临床免疫学检查　机体免疫功能检验、感染性免疫、自身性免疫及肿瘤标志物等检验。

4. 临床病原学检查　感染性疾病的常见病原体检验、医院感染的常见病原体检验、性传播性疾病的病原体检验、细菌耐药性检验等。

5. 体液与排泄物检查　对尿液、脑脊液、精液、胆汁等各种体液以及粪便、痰等排泄物的常规检验。

6. 其他检查　包括染色体分析、基因诊断以及即时检验(point-of-care testing,POCT)指在病人旁边进行的医学检验等。

### (二)实验诊断的应用范围

实验诊断以往主要是为临床诊断所用,随着医学模式由单纯的疾病诊断逐渐向健康保健、疾病预防及遗传病筛查等方向发展,其职能和应用价值均得到了巨大发展。

1. 为临床医疗工作服务　为疾病的诊断治疗、病情分析、疗效观察、预后判断等提供科学依据。

2. 为开展预防工作提供依据　能早期发现传染性疾病的传染源以及引起人体损害的

各种致病因素,为制订预防措施,控制疾病传播提供重要资料。

3. 进行社会普查　可以了解社会群体的卫生状况和健康水平,及时发现潜在性疾病、遗传性疾病等,为制定卫生条例,提高防病治病的主动性,保护环境卫生,规划保健机构设置等提供依据。

4. 开展健康咨询　通过临床基础检验,为社会群体提供健康咨询,以保证健康,减少疾病,建立正确的生活规律,延长寿命。还可以为优生优育提供实验依据。

(三) 实验诊断的范畴

实验诊断指执行医师的医嘱,通过临床实验室分析,得到为预防、诊断治疗和预后评价所需信息的医学临床活动。包括实验室前、临床实验室和实验室后 3 个部分。

1. 实验室前　包括医师对患者的分析、检验项目的选择和组合、与上级医师的商讨、医嘱的制订、检验申请、患者的准备、原始标本的采集,运到实验室并在实验室内进行传输。

2. 临床实验室　接收合格的患者标本,对其进行生物学、微生物学、免疫学、化学、血液学、生理学、细胞学、病理学或其他方法的临床检验、分析,获得对疾病诊断治疗预后判断有重要意义的实验数据,并提供咨询服务,包括结果解释和进一步检查的意见和建议。

3. 实验室后　临床医师结合实验室检查结果及患者临床资料,分析患者的病情发展及制订有效的诊疗方案。

(四) 实验诊断的影响因素

正确的实验诊断离不开对实验室检验过程中质量体系的保证和对患者标本检查各环节中影响因素的分析。

1. 实验室前因素　实验室前质量管理已经成为国内外共同关注的热点。对检验结果与临床不吻合的案例进行溯源后发现,检验结果出错的原因 60% 以上来自实验室前因素,主要是标本的采集和处理。此外,还受到包括人种、民族、性别、年龄、月经周期和妊娠、精神状态、采血时间等生理因素,以及运动、体位、进食、吸烟、饮酒和咖啡等生活因素的影响。还有居住条件、居住地区和海拔高度等环境因素的影响,以及药物的体内作用对检验结果也有影响。

2. 实验室因素　标本的质量与处理、仪器与试剂、人员的技能与学识、操作技术与方法、质控物与校准品、安全性与成本等。

3. 实验室后因素　检查记录、结果书写和录入、计算机传输、实验室与临床的沟通等。

## 二、实验诊断的临床应用与评价

(一) 正确选择实验室检查项目

实验诊断是诊断学的一个重要组成部分,实验室对相关标本的检测结果,可以有不同的临床意义;有些疾病可以直接确诊,如白血病依靠骨髓检查,内分泌腺体疾病依靠内分泌功能检查即可明确诊断;有些检查具有辅助诊断价值,如肝病或肾病进行肝、肾功能检查,不能单凭这些检验就做出诊断,必须结合临床资料综合分析才能明确诊断;有些检验项目具有鉴别诊断意义,如发热患者外周血白细胞的变化,白细胞总数和中性粒细胞比值增高,考虑可能是细菌感染引起的,而淋巴细胞增高则提示可能为病毒感染所致。因此选择项目时一定要认真详尽询问患者病史,对患者进行体格检查,在此基础上得到初步诊断后,再从疾病诊断的实际需要出发去申请检验项目,做到有的放矢,避免滥用和杜绝浪费。选择检验项目需遵循以下原则:

1. 针对性　检查项目繁多,临床意义不同,可以是疾病的早期预警或疾病诊断的金标准,也可以是手术或药物的疗效评估。因此,选择针对患者不同疾病阶段的最佳检查项目是临床诊疗的基础。

2. 有效性 检验项目对疾病的评价兼具了有效性和局限性,通常用敏感度和特异性来评价某检验项目对疾病的诊疗价值。由于不存在敏感度和特异性都是 100% 的检验项目,因此选择检验项目时应考虑假阴性和假阳性的存在。一般情况下,人群筛查时应使用敏感度较高的检验项目以防止假阴性。同样,在临床诊断时为排除某些疾病,亦可选择某些敏感度较高的检验项目,当结果阴性(或正常)时可缩小诊断范围。为了确诊,则应选择特异性较高的检验项目,或阳性似然比及验后概率比较高的项目。

3. 经济性 合理选择检查项目,医疗机构间检查结果的互认可防止重复检验。

4. 及时性 在某些急症情况下,特定检验项目的选择可为疾病诊断和治疗提供重要信息。尤其在心脏缺血、感染诊断方面,优势显著。

### (二)常用诊断性实验的评价指标

循证医学(evidence-based medicine)要求临床医师对患者诊治,应具有充分的科学依据,任何决策都需建立在科学证据的基础上。随着新技术不断应用于临床检验,新的检验项目和新的测定方法不断增加。临床迫切要求对检验项目在临床中使用的价值做出评价,评价其临床应用价值的指标主要有诊断灵敏度、诊断特异性和诊断准确度。

1. 诊断灵敏度 指某检验项目对某种疾病具有鉴别、确认的能力。诊断灵敏度的数学式为所有患者中获得真阳性的百分数。

2. 诊断特异性 指某检验项目确认无某种疾病的能力,它的数学式为所有非患者中获得真阴性结果的百分数。

3. 诊断准确度 指某检验项目在实际使用中,所有检验结果中诊断准确结果的百分比。

4. 连续定量数据分析 应使用检验项目临床性能评价(ROC)分析方法制成评价曲线。曲线上寻找最佳判断界限及其诊断灵敏度和特异性。ROC 曲线中,患者和非患者人群的定量数据以分布图形表示。所有数据列表以不同的限值为判断限,计算出各组数据的真阳性率和假阳性率。常用于两种以上诊断性检验的诊断价值的比较。

### (三)检验结果解释需与临床结合

实验诊断在临床工作中虽然非常重要,但检查结果仅是静态的数据和现象,用来判断动态的复杂有机体有一定的局限性。由于患者处于动态的生理或病理状态,机体的反应性也因个体差异而不同,患相同疾病的患者可因健康问题、病期、病情轻重和个体差异等因素,出现不尽相同的检验结果。而有时不同的疾病同一检验项目却可出现相同的检验结果。因此评价检验结果时必须紧密结合临床进行具体分析,才能恰当地做出合理结论,指导临床诊治工作。

### (四)与非特异性检查项目的结合

在临床工作中,与疾病本身密切相关的检查项目以及一些非特异性项目的组合,增加了患者的信息,可以为临床提供有用的帮助,所以建议对一些检查项目进行组合应用。例如,在进行肝功能检查时联合肾功能检查,可以让临床工作者更全面了解患者的功能状态,为某些常见病的筛查、选择性用药以及药物副作用的评价等提供重要信息。

## 三、实验诊断的参考值与医学决定水平

### (一)参考值

检验的最终目的是衡量受检标本的结果是否异常,因此,各检验项目都应有判断标准。参考值(reference value)是通过观测或者测量某种特殊类型一定数量的参考个体而获得的

值或测量结果。参考范围(reference range)是所有参考样品组的各个参考值的集合。参考限(reference limit)是依据所有参考值的分布特性以及临床使用要求,选择合适的统计方法进行归纳分析后确定的限值,包括参考上限和参考下限。参考区间(reference interval)是介于参考上限和参考下限之间的值,包括参考上限和参考下限。

本书列出的检验项目的参考值实际上是该项目的参考区间。某项目检查时,各医疗单位因使用的方法和仪器不同,可有不尽一致的参考区间,故各实验室应对某些检验项目建立自己的参考区间,供临床参考。

#### (二)医学决定水平

医学决定水平是指不同于参考值的另一些限值,通过观察测定值是否高于或低于这些限值,可在疾病诊断中起排除或确认的作用,或对某些疾病进行分级或分类,或对预后做出评估,以提示医师在临床上应采取何种处理方式或决定采取某种治疗措施等。绝大多数项目高于或低于参考值均有临床意义,如内分泌激素检查,增高或减低分别反映功能亢进或减低;而某些检验项目则仅是高于或低于医学决定水平才有价值。临床上还可遇到检验结果略比参考值增高或降低称为临界值,对其意义的判断首先应排除技术或人为的误差,也可能是疾病早期或轻型的异常值,解释检验结果时必须结合其他临床资料综合考虑,以便能及时发现早期或潜伏期患者,必要时还需要进行动态观察,以利于做出正确判断。

#### (三)危急值

危急值是指某些检验结果出现异常,超出一定界限时,可能危及患者生命,医师必须紧急处理,称之为危急值。危急值的制订各医院不尽相同,需要临床科室和实验室根据病种差异来商讨制订,不同科室的危急值没有统一标准。出现危急值必须立即报告临床并详尽记录。如果临床医师能及时得到检验信息,迅速给予患者有效的干预措施或治疗,则可能挽救患者生命,否则就有可能出现严重后果,失去最佳抢救机会。由于检验样本的分析前影响因素较多,如果危急值与病情不符,需立即采样重新检查。

### 四、实验诊断的发展趋势

近年来,实验诊断已从手工操作发展到快速的高度自动化分析;从化学定性实验发展到高精密度的定量实验;从应用常量标本一次检查一个项目发展到应用微量或超微量标本一次检查多个项目;从采血标本检查发展到部分项目经皮检查的无创伤性检查方法;从单项目的分析发展到多项目生物信息网的分析等。发展趋势具有五个方面的变化,即自动化、标准化、分子化、个体化和床旁化。

1. 自动化　许多医院实验诊断所用的硬件和软件系统已属国际主流,各种组合式流水线集合了自动、智能、快速、便捷的优点,对检验项目的精确度和准确度有强大的保障。除生化检查和免疫检查的自动化程度越来越高外,传统的形态学和病原学诊断也引入了自动化设备。自动化设备对异常细胞、异常指标均具有很好的鉴别和筛查功能,也可对微量扩增的病原体进行快速及时的报告。高难新尖实验项目的研究和推广,使检验内容更加完善,实验诊断学水平不断提高。目前,实验诊断工作者正为早日把后基因时代的生物信息真正及时应用到诊断中来而不懈努力。高通量检查方法的建立、系统生物信息处理模式的引进、网络信息节点疾病诊断模式的建立是体外诊断的发展趋势。

2. 标准化　标准化是检验过程中必须的内容。由于临床实验室检查患者标本的影响因素众多,测定方法和检验试剂多样,检验体系的标准化成为保障测定结果真实可靠的中心环节。

3. 床旁化　医学模式的转变,健康理念的更新,新医疗改革的深入,使医疗行为向医院之外的区域扩展,社区和家庭成为新的医疗活动场所。床旁检查(point of care test,POCT)是指在患者旁边进行的医学检验,是未来实验诊断学的重要发展方向。该方法具有快速便捷、高效率、低成本、周期短、标本用量少等优点。

4. 分子化　分子生物学理论和技术的广泛应用给实验诊断带来跨时代的意义。基础研究的成果适应临床需求,从基因表达到转录调节,从蛋白翻译到沉默修饰,全方位立体化的检验模式为临床诊断提供了大量的证据和信息。生物芯片、串联质谱和基因二代测序等新兴技术可以从微量标本中检出海量的分子信息,使得疾病标志物的种类由传统的大分子高浓度物质向新型的小分子低浓度物质发生转变。

5. 个体化　被检个体的基因背景及病理状态的综合分析结果,应用于该个体的预防、诊断和治疗上,这种诊断称为个体化诊断。实验诊断在个体化诊断、精准医疗过程中发挥重要作用。

(何春玲)

扫一扫
测一测

### 复习思考题

1. 怎样合理申请检验项目?
2. 检验结果超出参考值是否异常?

PPT 课件

# 第三十七章

# 临床血液学检查

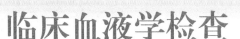

## 学习目标

1. 掌握血红蛋白测定和红细胞计数、红细胞形态变化、白细胞计数和白细胞分类计数、中性粒细胞核变化、网织红细胞计数、血小板计数、红细胞沉降率测定、出血时间测定、血小板聚集试验、凝血因子检测(活化部分凝血酶原时间、凝血酶原时间、血浆纤维蛋白原)、纤溶活性检测(D-二聚体、3P 试验)、口服抗凝药物治疗监测。

2. 熟悉类白血病反应、中性粒细胞形态异常、血细胞比容测定、红细胞平均值测定、红细胞体积分布宽度、溶血性贫血实验室检查、毛细血管抵抗力试验、血小板平均体积和血小板分布宽度、血小板相关免疫球蛋白测定、纤溶活性检测、血栓与止血检测项目的选择和应用。

3. 了解血细胞直方图、止血凝血和纤溶机制概述、血管性血友病因子抗原测定、6-酮-前列腺素 $F_{1\alpha}$ 测定、血浆凝血酶调节蛋白抗原测定、血小板黏附试验、凝血时间、抗凝物质检测、血型鉴定与交叉配血。

血液由血浆和血细胞两部分组成,通过血液循环遍布全身各组织器官,发挥着重要的生理功能。当血液发生病理变化时常影响组织器官功能,而组织器官的病变也可引起血液成分发生相应的病理变化,因此血液检查对于各系统疾病的诊断及鉴别诊断具有重要的意义。

## 第一节　血液一般检查

血液的一般检查包括血液细胞成分的常规检测(简称为血常规检测)、网织红细胞检测和红细胞沉降率检测。传统的血常规检测只包括红细胞计数、血红蛋白测定、白细胞计数及其分类计数、血小板计数。近年来由于血液分析仪器的广泛应用,血液常规检测的项目也相应增多,包括红细胞计数、血红蛋白测定、红细胞平均值测定和红细胞形态检测;白细胞计数及分类计数;血小板计数、血小板平均值测定和血小板形态检测。

### 一、红细胞计数和血红蛋白测定

红细胞起源于红系祖细胞,是由造血干细胞分化而来,在红细胞生成素的作用下分化为原始红细胞,然后经过有丝分裂发育为早、中、晚幼红细胞,晚幼红细胞经过脱核成为网织红细胞,再发育成为成熟的红细胞。红细胞生成的主要原料包括:维生素 $B_{12}$、叶酸、铁。红细胞生成后在外周血中存活 120 天左右。

笔记栏

**【参考值】**

1. 红细胞计数　成年男性(4.0~5.5)×10$^{12}$/L；成年女性(3.5~5.0)×10$^{12}$/L；新生儿(6.0~7.0)×10$^{12}$/L。

2. 血红蛋白测定　成年男性 120~160g/L；成年女性 110~150g/L；新生儿 170~200g/L。

**【临床意义】**红细胞与血红蛋白异常的临床意义基本相同，但贫血时红细胞与血红蛋白减少的程度可不一致，如缺铁性贫血时由于铁是血红蛋白的主要组成成分，故血红蛋白的减少较红细胞为甚，巨幼细胞贫血时由于 DNA 合成障碍影响细胞分裂，则血红蛋白减少的程度较红细胞数减少相对较轻，因此同时检查红细胞和血红蛋白对贫血类型的鉴别具有重要意义。

1. 红细胞及血红蛋白减少　单位容积外周血液中红细胞数及血红蛋白低于参考值下限，称为贫血。临床上可分为生理性减少和病理性减少两类。

(1)生理性减少：婴幼儿及 15 岁以下的儿童，由于生长发育迅速致造血原料相对不足；孕妇在妊娠中晚期，血浆容量明显增多血液被稀释；部分老年人骨髓造血容量逐渐减少，造血功能减退。上述情况均可使红细胞数及血红蛋白减少，统称为生理性贫血。

(2)病理性减少：①红细胞生成减少：见于造血原料不足(如缺铁性贫血、巨幼细胞贫血)；造血细胞异常(如再生障碍性贫血、白血病)；造血调节异常(慢性感染、恶性肿瘤、肾功能不全)。②红细胞破坏过多：见于各种溶血性贫血(如葡萄糖-6-磷酸脱氢酶缺乏症、自身免疫性溶血性贫血、阵发性睡眠性血红蛋白尿症等)。③红细胞丢失过多：见于各种急性和慢性失血性贫血。

2. 红细胞及血红蛋白增多　指单位容积血液中红细胞数及血红蛋白量高于参考值上限。一般多次检查成年男性红细胞计数 >6.0×10$^{12}$/L，血红蛋白 >170g/L；成年女性红细胞计数 >5.5×10$^{12}$/L，血红蛋白 >160g/L 时即认为增多。

(1)相对性增多：是因血浆容量减少，血液浓缩，如严重呕吐、腹泻、大量出汗、大面积烧伤、慢性肾上腺皮质功能减退、尿崩症、甲状腺功能亢进危象、糖尿病酮症酸中毒等。

(2)绝对性增多：按发病原因可分为继发性和原发性两类。

1)继发性红细胞增多：是血中红细胞生成素增多所致。红细胞生成素代偿性增加：因缺氧所引起。红细胞增多的程度与缺氧程度成正比。生理性红细胞生成素代偿性增加见于胎儿及新生儿、高原地区居民。病理性增加则见于严重的慢性心、肺疾患如慢性阻塞性肺疾病、肺源性心脏病、发绀型先天性心脏病，以及携氧能力低的异常血红蛋白病等。红细胞生成素非代偿性增加：红细胞生成素增加是与某些肿瘤或肾脏疾患有关，如肾癌、肝细胞癌、卵巢癌、肾胚胎瘤、肾上腺皮质腺瘤、子宫肌瘤以及肾盂积水、多囊肾等。

2)原发性红细胞增多：见于真性红细胞增多症，是一种获得性克隆性红细胞异常增多为主的慢性骨髓增殖性肿瘤。其特点为红细胞持续性显著增多，可高达(7~10)×10$^{12}$/L，血红蛋白达 180~240g/L，全身总血容量也增加，白细胞和血小板也不同程度增多，个别患者可演变为急性白血病等。

## 二、红细胞形态改变

正常红细胞呈双凹圆盘形，无核，大小较一致，直径 6~9μm，平均 7.5μm。染色后呈浅橘红色，中心着色较淡，周边较深。外周血中红细胞常见的异常形态有以下几种：

1. 大小异常　红细胞的大小异常的主要原因是造血原料不足，可分为小红细胞、大红细胞、巨红细胞和红细胞大小不均 4 类。

(1)小红细胞：红细胞直径小于 6μm。由于血红蛋白合成不足，胞浆体积变小所致，中

红细胞大小
及形态异常

央淡染区扩大,见于小细胞低色素性贫血,如缺铁性贫血。遗传性球形细胞的直径也小于6μm,但其厚度增加,血红蛋白充盈好,中央淡染区消失。

(2)大红细胞:直径大于10μm。见于急性失血性及溶血性贫血,也可见于巨幼细胞贫血。

(3)巨红细胞:直径大于15μm,常因叶酸或/和维生素 $B_{12}$ 缺乏,导致细胞在发育时不能正常分裂,脱核后胞体成为巨红细胞,见于巨幼细胞贫血。巨红细胞常呈椭圆形,内含血红蛋白量高,中央淡染区常消失,若直径大于20μm为超巨红细胞。

(4)红细胞大小不均:红细胞大小悬殊,直径可相差1倍以上。这种现象见于病态造血,骨髓中红细胞系增生明显旺盛。在增生性贫血如缺铁性贫血、巨幼细胞贫血、溶血性贫血、失血性贫血中也可见,尤其是巨幼细胞贫血较明显。

2. 形态异常

(1)球形红细胞:细胞圆球形,体积小,直径小于6μm,但厚度大于2.9μm,着色深,中央淡染区消失。一般高于20%才有诊断价值,主要见于遗传性球形细胞增多症,也可见于自身免疫性溶血性贫血。

(2)椭圆形红细胞:细胞呈卵圆形,横径与长径之比 <0.78。主要见于遗传性椭圆形红细胞增多症,一般高于25%才有诊断价值,巨幼细胞贫血时也可见到椭圆形红细胞。正常人血涂片中可有约1%的椭圆形红细胞。

(3)口形红细胞:红细胞中央淡染区呈扁平裂缝状如鱼口,主要见于遗传性口形细胞增多症,血涂片中可出现10%以上的口形红细胞。正常人血涂片中偶见口形红细胞。

(4)靶形红细胞:细胞的中央淡染区扩大,中心部位又有部分色素存留而深染,状似射击之靶标。血涂片中靶形红细胞占20%以上时见于珠蛋白生成障碍性贫血和异常血红蛋白病。缺铁性贫血、其他溶血性贫血以及黄疸时也可有少量的靶形红细胞。

(5)镰形红细胞:细胞形状如镰刀。常见于血红蛋白S病即镰状细胞贫血,主要因珠蛋白一条链上的谷氨酸被缬氨酸代替所致。

(6)泪滴形红细胞:细胞呈泪滴状,有时也呈逗点符号状。出现较多泪滴形红细胞可见于骨髓纤维化、珠蛋白生成障碍性贫血和溶血性贫血等。

(7)棘形细胞或刺突细胞:细胞膜外呈长短不一、间隔分布不匀称的刺形、刺状突起。常见于棘形细胞增多症,也可见于脂代谢异常、脂肪吸收不良、脾切除后等。

(8)裂细胞:又称红细胞形态不整、红细胞异形症,即红细胞呈不同形态的改变,有梨形、泪滴形、新月形、长圆形、哑铃型、逗点型、三角形、盔形,以及球形、靶形等。见于红细胞因机械或物理因素所致的破坏,为微血管病性溶血的表现如弥散性血管内凝血(DIC)、血栓性血小板减少性紫癜、心血管创伤性溶血性贫血、溶血尿毒症综合征及严重烧伤等。

(9)红细胞呈缗钱状排列:红细胞呈串状叠连似缗钱状,常见于多发性骨髓瘤及巨球蛋白血症。

3. 染色反应的异常 红细胞着色深浅取决于所含血红蛋白量的多少。正常红细胞在Wright染色的血涂片中呈淡橘红色圆盘状,中央有生理性淡染区,称为正常色素性红细胞。染色反应异常有以下几种:

(1)低色素性:红细胞染色较正常浅,中央苍白区扩大。见于血红蛋白含量明显减少,如缺铁性贫血、铁粒幼细胞性贫血和珠蛋白生成障碍性贫血等。

(2)高色素性:红细胞着色较正常深,中央淡染区消失。主要是由于血红蛋白含量增高。常见于巨幼细胞贫血,球形细胞也呈高色素性。

(3)嗜多色性:红细胞呈淡灰蓝或紫灰色,这种红细胞刚脱核,其体积较正常红细胞稍

笔记栏

大,称嗜多色性红细胞或多染色性红细胞。正常人外周血中约占 1%。其增多反映骨髓造血功能活跃,红细胞系增生旺盛。见于增生性贫血,尤以溶血性贫血时最多见。

4. 结构的异常 红细胞中出现正常细胞中所不含有的结构。

(1)嗜碱性点彩:在血涂片中,红细胞胞浆内见到散在的大小和数量不一嗜碱点彩,这种细胞称为点彩红细胞。颗粒为胞浆中的核糖体发生聚集变性所致。点彩红细胞属于未完全成熟红细胞,在正常人血片中极少出现。其增多表示骨髓红细胞系增生旺盛并伴有紊乱现象,见于巨幼细胞性贫血及骨髓纤维化等。在重金属中毒时如铅、汞、铋等,点彩细胞也会增加,常作为铅中毒诊断的重要指标之一。

(2)染色质小体:为紫红色圆形小体,直径 0.5~1μm,位于成熟红细胞或晚幼红细胞胞浆中,可 1 个或多个。此小体可能是幼红细胞在核分裂过程中出现的一种异常染色质,或是核染色质的残留部分。常见于溶血性贫血、巨幼细胞贫血、红白血病或其他增生性贫血。

(3)卡 - 波环:在红细胞中出现的一种紫红色呈圆形或 8 字形细线状环,目前认为可能是纺锤体的残余物或是胞质中脂蛋白变性所致。见于溶血性贫血、巨幼细胞性贫血、白血病、脾切除后或铅中毒等。

(4)有核红细胞:有核红细胞及幼稚红细胞,均存在于骨髓中,除 1 周内的新生儿外,正常人外周血不能见到,在外周血中出现有核红细胞均属病理现象。主要见于各种溶血性贫血、红白血病、骨髓纤维化、骨髓转移癌等。

## 三、白细胞计数及其分类计数

白细胞包括中性粒细胞、嗜酸性粒细胞、嗜碱性粒细胞、淋巴细胞和单核细胞 5 种。白细胞计数(white blood cell count,WBC)是测定血液中各种白细胞的总数,白细胞分类计数是求各种类型白细胞的比值(百分数)。

【参考值】白细胞总数正常值:成人(4~10)× 10⁹/L;新生儿(15~20)× 10⁹/L;6 个月 ~2 岁(11~12)× 10⁹/L。白细胞的分类计数的正常值见表 37-1。

表 37-1 白细胞分类计数情况

| 细胞类别 | 百分数(%) | 绝对值(× 10⁹) |
|---|---|---|
| 中性粒细胞(N) | | |
| 杆状核(Nst) | 1~5 | 0.04~0.5 |
| 分叶核(Nsg) | 50~70 | 2~7 |
| 嗜酸性粒细胞(E) | 0.5~5 | 0.05~0.5 |
| 嗜碱性粒细胞(B) | 0~1 | 0~0.1 |
| 淋巴细胞(L) | 20~40 | 0.8~4 |
| 单核细胞(M) | 3~8 | 0.12~0.8 |

【临床意义】

(一)中性粒细胞

中性粒细胞(neutrophil,N)是白细胞的主要类型,白细胞总数的增减主要受中性粒细胞的影响。中性粒细胞来源于骨髓的造血干细胞,在骨髓中分化发育后,进入血液或组织,发挥趋化、吞噬和杀菌作用。在瑞氏染色涂片中,胞质呈无色或极浅的淡红色,含许多弥散分布的细小的浅红或浅紫色的特有颗粒。细胞核呈杆状或 2~5 分叶状,叶与叶间有细丝相连,一般以 2~3 叶居多,病理情况下分叶可达 10 叶。

1. 中性粒细胞计数

(1)中性粒细胞增多：中性粒细胞增多常伴随白细胞总数的增多。在生理情况下,中性粒细胞下午较早晨为高,妊娠后期及分娩时、剧烈运动或劳动后、饱餐或淋浴后、高温或严寒等均可暂时性升高。中性粒细胞病理性增多见于：

1)急性感染：化脓性球菌(如金黄色葡萄球菌、溶血性链球菌、肺炎链球菌等)感染为最常见的原因,还可见于某些病毒感染及寄生虫感染。在某些极重度感染时,白细胞总数不但不高,反而减低。

2)严重的组织损伤及大量血细胞破坏：严重外伤、大手术后、大面积烧伤、急性心肌梗死及严重的血管内溶血后 12~36 小时,中性粒细胞会明显增多。

3)急性大出血：在急性大出血后 1~2 小时内中性粒细胞变化比红细胞变化快且明显,尤其是内出血时白细胞可高达 $20 \times 10^9/L$,因此白细胞的增高可作为内出血早期诊断的参考指标。

4)急性中毒：可见急性化学药物性中毒,如急性铅、汞中毒及安眠药中毒等；生物性中毒如昆虫毒、蛇毒、毒蕈中毒等；代谢紊乱所致的代谢性中毒如糖尿病酮症酸中毒、尿毒症等。

5)恶性肿瘤：见于各类恶性肿瘤,特别是消化道恶性肿瘤,如肝癌、胃癌等。

6)白血病、骨髓增殖性肿瘤：大多数白血病患者外周血中白细胞数量呈不同程度的增多,可达数万甚至数十万。真性红细胞增多症、原发性血小板增多症和骨髓纤维化等骨髓增殖性肿瘤均可有中性粒细胞增多。

(2)中性粒细胞减少：当中性粒细胞绝对值低于 $1.5 \times 10^9/L$ 称为粒细胞减少症,低于 $0.5 \times 10^9/L$ 称为粒细胞缺乏症。

1)感染：某些病毒感染性疾病最常见,如流感、麻疹、病毒性肝炎、水痘、风疹等。某些革兰氏阴性杆菌感染,如伤寒、副伤寒杆菌感染时,白细胞总数与中性粒细胞均减少。某些原虫感染,如疟疾、黑热病时白细胞亦可减少。

2)血液系统疾病：血液病引起中性粒细胞减少的同时也常引起红细胞及血小板减少,如再生障碍性贫血、巨幼细胞贫血、严重缺铁性贫血、阵发性睡眠性血红蛋白尿症、白细胞减少的白血病、骨髓纤维化、多发性骨髓瘤、骨髓转移癌、淋巴瘤及恶性组织细胞病等。

3)物理、化学因素损伤：物理损伤包括 X 线、γ 射线、放射性核素等放射因素。化学损伤如苯、铅、汞等,以及化学药物,如氯霉素、磺胺类药、抗肿瘤药、抗结核药、抗糖尿病药、抗甲状腺药物和解热镇痛药等。

4)脾功能亢进：如肝硬化、班替综合征、淋巴瘤及脾动脉瘤等引起的脾大及其功能亢进,常引起中性粒细胞及血小板减少。

5)自身免疫性疾病：如系统性红斑狼疮等,产生自身抗体导致中性粒细胞及白细胞减少。

2. 中性粒细胞的核象变化 中性粒细胞的核象是指粒细胞的分叶状况,能反映其成熟程度。正常情况下,多为 3 叶。

(1)核左移：周围血中不分叶核粒细胞包括杆状核粒细胞、晚幼粒、中幼粒或早幼粒细胞等的百分率增高超过 5% 时,称为核左移。常见于各种病原体所致的感染(特别是急性化脓性感染)、急性失血、急性中毒、急性溶血及恶性肿瘤晚期等。

(2)核右移：周围血中中性粒细胞核若出现 5 叶或更多分叶,其所占比例超过 3% 者,称为核右移。主要见于巨幼细胞贫血,也可见于应用抗代谢药物,如阿糖胞苷或 6- 巯基嘌呤等。在炎症恢复期可出现一过性核右移。如在疾病进展期突然出现核右移的变化,则表示预后不良。

3. 中性粒细胞形态异常

(1) 中性粒细胞的中毒性改变：①细胞大小不均：胞体增大，细胞大小悬殊。见于病程较长的化脓性炎症或慢性感染。②中毒颗粒：中性粒细胞胞浆中出现较粗大、大小不等、分布不匀的深紫色的颗粒，称为中毒性颗粒。在较严重的化脓性感染及大面积烧伤等情况下多见。③空泡形成：胞浆中出现空泡，大小不一，一个或数个，有时在胞核上也能见到，可能是细胞受损后，胞浆发生脂肪变性所致。常见于严重感染。④杜勒小体：呈云雾状天蓝色或蓝黑色的圆形或梨形，直径 1~2μm，是中性粒细胞胞质因毒性变化而保留的局部嗜碱性区域。可在单核细胞胞质中出现。⑤核变性：有核固缩、核溶解和核碎裂等现象，称为中毒性粒细胞。见于严重的急性感染，在化脓性感染时尤为明显；也可见于慢性感染、大面积烧伤、各种原因所致的急性中毒、恶性肿瘤等。以上各种改变可单独出现或同时存在于中性粒细胞中，反映细胞的损伤程度。

(2) 巨多分叶核中性粒细胞：细胞胞体较大，直径达 16~25μm，核分叶过多，常超过 5 叶，甚至在 10 叶以上，核染色质疏松。多见于巨幼细胞贫血或应用抗代谢药物治疗后。

(3) 棒状小体（auer bodies）：为白细胞胞质中出现红色细杆状棒状小体，一个或数个，长 1~6μm。急性淋巴细胞白血病无此种小体，急性髓系白血病则可见。

(4) 其他：与遗传有关的异常形态变化：① Pelger-Huet 畸形：也称家族中性粒细胞异常，表现为成熟中性粒细胞核先天性分叶异常，核畸形，如肾形、哑铃形、夹鼻眼镜形、花生形等，常为常染色体显性遗传性疾病，也可发生于某些感染、白血病和骨髓增生异常综合征等。② Chediak-Higashi 畸形：是常染色体隐性遗传性疾病，各阶段的中性粒细胞中含有数个至数十个直径为 2~5μm 的包涵体，呈淡紫红色或蓝紫色颗粒。患者易感染，常伴白化病。③ Alder-Reilly 畸形：其特点是在中性粒细胞内含有巨大深染嗜天青颗粒，患者常伴有脂肪软骨营养不良或遗传性黏多糖代谢障碍。④ May-Hegglin 畸形：患者粒细胞终身含有淡蓝色包涵体，形态与 Döhle 小体相似，但常较大而圆；除中性粒细胞外，其他粒细胞，甚至巨核细胞中也能见到。

(二) 嗜酸性粒细胞

嗜酸性粒细胞胞体呈圆形，胞质内充满粗大、整齐、均匀、紧密排列橙红色嗜酸性颗粒，胞核多为两叶，呈眼镜状，深紫色。其主要功能是：①限制嗜碱性粒细胞和肥大细胞在速发性过敏反应中的作用；②参与对蠕虫的免疫反应。

1. 嗜酸性粒细胞增多　①过敏性疾病：如支气管哮喘、药物过敏、荨麻疹、食物过敏、血管神经性水肿、血清病等。②寄生虫病：血吸虫病、蛔虫病、钩虫病等，外周血嗜酸性粒细胞可达 10% 以上。③皮肤病：如湿疹、剥脱性皮炎、天疱疮、银屑病外周血嗜酸性粒细胞轻、中度增高。④血液病：如慢性髓系白血病、慢性嗜酸性粒细胞白血病 - 非特指型、高嗜酸性粒细胞综合征、嗜酸性粒细胞肉芽肿等，外周血嗜酸性粒细胞可有不同程度增高，有的可伴幼稚嗜酸性粒细胞增多。⑤某些恶性肿瘤：某些上皮系肿瘤如肺癌等可引起嗜酸性粒细胞增高。⑥某些传染病：急性传染病时，嗜酸性粒细胞大多减少，但猩红热时可引起嗜酸性粒细胞增多。⑦其他：风湿疾病、脑腺垂体功能减低症、肾上腺皮质功能减低症、过敏性间质性肾炎等。

2. 嗜酸性粒细胞减少　常见于伤寒、副伤寒初期，大手术、烧伤等应激状态，或长期应用肾上腺皮质激素后，其临床意义不大。

(三) 嗜碱性粒细胞

嗜碱性粒细胞胞体呈圆形，直径为 10~12μm。胞质紫红色内有少量粗大但大小不均、排列不规则的黑蓝色嗜碱性颗粒，常覆盖于核面上。胞核一般为 2~3 叶，因被颗粒遮盖使分叶模糊不清。

1. 嗜碱性粒细胞增多　①过敏性疾病：药物、食物及吸入物超敏反应、红斑及类风湿关节炎等嗜碱性粒细胞增多。②血液病：慢性髓系白血病、急性嗜碱性粒细胞白血病及骨髓纤维化等嗜碱性粒细胞均可增多。③恶性肿瘤：特别是转移癌时嗜碱性粒细胞增多。④其他：如糖尿病，传染病如水痘、流感、天花、结核等均可见嗜碱性粒细胞增多。

2. 嗜碱性粒细胞减少　无临床意义。

(四) 淋巴细胞

淋巴细胞可按发育和成熟的不同途径分胸腺依赖淋巴细胞(T 淋巴细胞)、骨髓依赖淋巴细胞(B 淋巴细胞)和自然杀伤细胞(NK 细胞)；也可按细胞的大小分大淋巴细胞和小淋巴细胞。淋巴细胞的主要作用是参与机体的免疫功能。

1. 淋巴细胞计数

(1) 淋巴细胞增多：正常情况下，婴儿和儿童时期的淋巴细胞较高，4~6 岁时淋巴细胞比例逐渐减低。淋巴细胞增多的病理意义有：①感染性疾病：主要为病毒感染，如麻疹、风疹、水痘、流行性腮腺炎、传染性单核细胞增多症、传染性淋巴细胞增多症、病毒性肝炎、肾综合征出血热等，也可见于百日咳杆菌、结核分枝杆菌、布鲁氏菌、梅毒螺旋体、弓形虫等感染。②肿瘤性疾病：急性和慢性淋巴细胞白血病、淋巴瘤等。③急性传染病的恢复期。④移植排斥反应：见于移植物抗宿主反应或移植物抗宿主病。⑤再生障碍性贫血、粒细胞减少症和粒细胞缺乏症时中性粒细胞减少，故淋巴细胞比例相对增高，但淋巴细胞的绝对值并不增高。

(2) 淋巴细胞减少：主要见于应用肾上腺糖皮质激素、烷化剂、抗淋巴细胞球蛋白等治疗以及放射线损伤、免疫缺陷性疾病、丙种球蛋白缺乏症等。

2. 异型淋巴细胞　外周血中有时可见到形态变异的不典型淋巴细胞，称为异型淋巴细胞。异型淋巴细胞主要是由 T 淋巴细胞受刺激后转化而来，也有少数为 B 淋巴细胞。根据细胞形态学特点将其分为以下 3 型：

Ⅰ型(泡沫型)：胞体较淋巴细胞稍大，呈圆形或椭圆形，部分为不规则形。核偏位，呈圆形、肾形或不规则形，核染质呈粗网状或小块状、无核仁。胞质丰富，呈深蓝色，含有大小不等的空泡，使胞质呈泡沫状，无颗粒或有少数颗粒。此型最为多见。

Ⅱ型(不规则型)：胞体较Ⅰ型大，细胞外形常不规则，似单核细胞，故也称为单核细胞型。胞质丰富，呈淡蓝色或淡蓝灰色，可有少量嗜天青颗粒，一般无空泡。核形与Ⅰ型相似，但核染质较Ⅰ型细致，亦呈网状，核仁不明显。

Ⅲ型(幼稚型)：胞体大，直径 15~18μm。呈圆形或椭圆形。胞质量多，蓝色或深蓝色，一般无颗粒，有时有少许小空泡。核圆形或椭圆形，核染质呈纤细网状，可见 1~2 个核仁。

除上述 3 型外，有时也可见到少数呈浆细胞样或组织细胞样的异型淋巴细胞。

异型淋巴细胞在正常人外周血中偶可见到，但不超过 2%。异型淋巴增多可见于：①感染性疾病：引起淋巴细胞增多的病毒性疾病均可出现异型淋巴细胞，尤其是传染性单核细胞增多症、肾综合征出血热等疾病，可高达 10% 以上。疾病恢复后异型淋巴细胞仍可在外周血中持续数周、数月才逐渐消失。某些细菌性感染、螺旋体病、立克次体病或原虫感染等疾病也可见异型淋巴细胞增多。②其他：药物过敏；输血、血液透析或体外循环术后；免疫性疾病、粒细胞缺乏症、放射治疗等。

(五) 单核细胞

体积最大的白细胞，直径为 14~20μm，呈圆形或不规则形。来源于髓系干细胞，随血液循环进入组织后会变为吞噬细胞形成单核吞噬系统，共同发挥诱导免疫反应，吞噬杀灭病原体的作用。

1. 单核细胞增多 婴幼儿及儿童可出现生理性增多。病理性增多见于：①某些感染：如感染性心内膜炎、疟疾、黑热病、急性感染的恢复期、活动性肺结核等。②某些血液病：如单核细胞白血病、粒细胞缺乏症恢复期、多发性骨髓瘤、恶性组织细胞病、淋巴瘤、骨髓增生异常综合征等。

2. 单核细胞减少 无临床意义。

### 四、类白血病反应

类白血病反应（leukemoid reaction）是指机体对某些刺激因素所产生的类似白血病表现的血常规反应。表现为周围血中白细胞数大多明显增高，并可有数量不等的幼稚细胞出现。当病因去除后，类白血病反应也逐渐消失。引起类白血病反应的病因很多，以感染及恶性肿瘤最多见，其次还有急性中毒、外伤、休克、急性溶血或出血、大面积烧伤、过敏及电离辐射等。不同原因可引起不同细胞类型的类白血病反应。类白血病反应按周围血白细胞总数的多少可分为白细胞增多和白细胞不增多两型，以前者为多见；按增多的细胞类型则可分为以下几种类型：

1. 中性粒细胞型 此型最常见。可见于各种感染、恶性肿瘤骨髓转移、有机磷农药或一氧化碳中毒、急性溶血或出血、严重外伤或大面积烧伤等，其中以急性化脓菌感染为最常见。血象中白细胞增多，总数可达(50~100) × 10⁹/L，并伴有核左移现象，除杆状核增多外，还可出现晚幼粒或中幼粒细胞，甚至可有早幼粒细胞和原粒细胞出现，但一般不超过 10%。中性粒细胞常有中毒性改变及碱性磷酸酶（NAP）积分显著增高。血常规中红细胞、血红蛋白、血小板一般多无明显变化。骨髓象除显示粒细胞系增生明显，伴核左移及中毒性改变外，其他各系细胞多无明显异常。

2. 嗜酸性粒细胞型 常见于寄生虫病、过敏性疾病，其他如风湿性疾病、Hodgkin 病、晚期癌肿等。白细胞总数达 20 × 10⁹/L 以上，嗜酸性粒细胞显著增多，超过 20%，甚至达 90%，但多系成熟嗜酸性粒细胞。骨髓中嗜酸性粒细胞增多，也以成熟型为主。

3. 淋巴细胞型 常见于某些病毒性感染，如传染性单核细胞增多症、百日咳、水痘、风疹等，也可见于粟粒性结核、猩红热、先天性梅毒、胃癌等。白细胞数常为(20~30) × 10⁹/L，也有超过 50 × 10⁹/L 者。血片中多数为成熟淋巴细胞，并可见幼稚淋巴细胞和异型淋巴细胞。

4. 单核细胞型 见于粟粒性结核、亚急性感染性心内膜炎、细菌性痢疾、斑疹伤寒、风湿病等。白细胞增多，但一般不超过 50 × 10⁹/L，分类计数单核细胞常超过 30%。

在中性粒细胞型、淋巴细胞型、单核细胞型等类白血病反应病例中，有白细胞总数不超过 10 × 10⁹/L 者，但外周血中出现较多该种类型的幼稚细胞，即为白细胞不增多型类白血病反应，曾有报道见于结核病、败血症、恶性肿瘤等。

类白血病反应需与白血病鉴别，尤其是中性粒细胞型类白血病反应与慢性粒细胞白血病的鉴别。一般而言，类白血病反应多能查到原发疾病，血常规中除白细胞数量和形态改变外，红细胞和血红蛋白无明显变化，血小板正常或增多；骨髓象变化不大，除增生活跃及核左移外，原始细胞及早期幼稚细胞增高不明显，无细胞畸形及核浆发育失衡，红细胞及巨核细胞系无明显异常。类白血病反应在原发病好转或解除后也迅速恢复正常，预后一般良好（除原发疾病为恶性肿瘤者外）。

## 第二节 红细胞沉降率测定

红细胞沉降率(erythrocyte sedimentation rate,ESR)简称血沉,是指红细胞在一定条件下沉降的速率。将抗凝的血静置于垂直竖立的小玻璃管中,由于红细胞的比重较大,受重力作用而自然下沉,正常情况下因红细胞膜表面的唾液酸所具有的负电荷而互相排斥使细胞分散悬浮下沉缓慢。测定时常以红细胞在第一小时末下沉的距离表示红细胞沉降的速度。

【参考值】男性 0~15mm/h;女性 0~20mm/h。

【临床意义】

不论男女,其血沉值达 25mm/h 时为轻度增快;达 50mm/h 时为中度增快;大于 50mm/h 则为重度增快。

1. 生理性增快　12 岁以下的儿童血沉较快;女性月经期血沉略增快;妊娠 3 个月以上血沉逐渐增快,直到分娩后 3 周;60 岁以上的高龄者血沉也常增快。

2. 病理性增快

(1)各种炎症:急性细菌性炎症、风湿热的活动期及结核病。临床上常用血沉来了解结核病及风湿热有无活动性变化。

(2)组织损伤及坏死:手术创伤或心肌梗死等损伤时血沉会增快,一般 3 周左右会恢复。但心绞痛时血沉正常,临床上可以此作为鉴别依据。

(3)恶性肿瘤:增长迅速的恶性肿瘤血沉增快,可能与肿瘤细胞分泌糖蛋白(属球蛋白)、肿瘤组织坏死、继发感染或贫血等因素有关,而良性肿瘤血沉多正常。

(4)高球蛋白血症:各种原因导致的高球蛋白血症时,血沉均可增快,如亚急性感染性心内膜炎、肝硬化、慢性肾炎、多发性骨髓瘤、系统性红斑狼疮、巨球蛋白血症、一些 B 细胞淋巴瘤、黑热病等。

(5)贫血:轻度贫血时血沉多正常,若血红蛋白低于 90g/L 时,血沉可增快,可能因红细胞数量减少,下沉时受到的摩擦阻力减少所致。因此贫血越严重,血沉增快越明显。

(6)其他:动脉粥样硬化、糖尿病、肾病综合征等,血中胆固醇增高血沉也可增快。

## 第三节 血液的其他检查

### 一、网织红细胞计数

网织红细胞(reticulocyte)是晚幼红细胞脱核后的红细胞阶段,由于胞质内残存核糖体等嗜碱物质,煌焦油蓝或新亚甲蓝染色呈现蓝色的网织状细胞而得名。网织红细胞较成熟红细胞体积稍大。网织红细胞是反映骨髓红系造血功能以及判断贫血和疗效的重要指标。

【参考值】百分数 0.005~0.015(0.5%~1.5%);绝对数(24~84)×10^9/L。

【临床意义】

(1)反映骨髓造血功能状态:网织红细胞增多反映骨髓红细胞系增生旺盛,常见于溶血性贫血、急性失血;网织红细胞减少反映骨髓造血功能减低,常见于再生障碍性贫血、纯红细胞再生障碍性贫血等。

笔记栏

网织红细胞

(2)贫血疗效观察:缺铁性贫血、巨幼细胞贫血患者经补铁或维生素 B$_{12}$ 及叶酸后,网织红细胞会增多。

## 二、血细胞比容测定

血细胞比容(hematocrit,HCT)又称血细胞压积,是指血细胞在全血中所占容积的百分比,主要反映红细胞与血浆的比值。用抗凝血在一定条件下离心沉淀即可测得。

【参考值】

(1)微量法:男 $(0.467 \pm 0.039)$;女 $(0.421 \pm 0.054)$。

(2)温氏法:男 0.40~0.50(40%~50%);

女 0.37~0.48(37%~48%)。

【临床意义】血细胞比容测定可反映红细胞的增多或减少,但受血浆容量改变的影响,同时也受红细胞体积大小的影响。

(1)血细胞比容增高:常见于真性红细胞增多症、血液浓缩,临床上还可用血细胞比容来计算脱水者的补液量。

(2)血细胞比容减低:见于各种贫血,由于贫血类型不同,红细胞体积的大小也不同,血细胞比容的减少与红细胞数减少并不一定成正比。因此必须将红细胞数、血红蛋白量和血细胞比容三者结合起来,计算红细胞各项平均值才更有参考意义。

## 三、红细胞平均值测定

测定血细胞比容,结合红细胞计数和血红蛋白测定,能求出平均每个红细胞的体积及所含血红蛋白的多少等红细胞平均值。红细胞平均值测定对各种贫血的鉴别诊断有很大参考意义。

红细胞平均值测定包括:平均红细胞容积(mean corpuscular volume,MCV)即每个红细胞的平均体积,以飞升(fl)为单位;平均红细胞血红蛋白量(mean corpuscular hemoglobin,MCH)即每个红细胞内所含血红蛋白的平均量,以皮克(pg)为单位;平均红细胞血红蛋白浓度(mean corpuscular hemoglobin concentration,MCHC)即每升红细胞平均所含血红蛋白的克数。这 3 种数值的测定要求是在同一抗凝血标本中同时计数出,以便更准确地分析患者的红细胞形态特征。

【参考值】

(1)平均红细胞容积:80~100fl。

(2)平均红细胞血红蛋白量:27~34pg。

(3)平均红细胞血红蛋白浓度:320~360g/L。

【临床意义】贫血的形态学分类见表 37-2。

表 37-2　贫血的形态学分类

| 贫血类型 | MCV(fl) | MCH(pg) | MCHC(g/L) | 临床意义 |
|---|---|---|---|---|
| 正常细胞性贫血 | 80~100 | 27~34 | 320~360 | 见于再生障碍性贫血、急性失血性贫血、骨髓病性贫血如白血病等 |
| 大细胞性贫血 | >100 | >34 | 320~360 | 见于巨幼细胞贫血 |
| 单纯小细胞性贫血 | <80 | <27 | 320~360 | 见于慢性感染、肝病、尿毒症、恶性肿瘤等所致的贫血 |
| 小细胞低色素性贫血 | <80 | <27 | <320 | 见于缺血性贫血、珠蛋白生成障碍性贫血、铁粒幼细胞贫血 |

#### 四、红细胞体积分布宽度测定

红细胞体积分布宽度(red blood cell volume distribution width,RDW)是反映外周血红细胞体积异质性的参数,是红细胞大小不等的客观指标,多数血细胞分析仪用所测红细胞体积大小的变异系数,即 RDW-CV 来表示。一般通过 RDW 和 MCV 这两个参数可进行贫血的形态学分类,对贫血的诊断有重要意义。

【参考值】RDW-CV:11.5%~14.5%。

【临床意义】

(1)用于贫血的形态学分类:不同病因引起的贫血,红细胞的形态学特点不同,Bassman 提出了按 RDW 和 MCV 两项参数对贫血的新的形态学分类法(表37-3),对贫血的鉴别诊断有一定的参考价值。

表 37-3　根据 MCV、RDW 的贫血形态学分类

| 贫血类型 | MCV | RDM | 病因 |
| --- | --- | --- | --- |
| 大细胞均一性贫血 | 增大 | 正常 | 部分再生障碍性贫血 |
| 大细胞非均一性贫血 | 增大 | 增高 | 巨幼细胞贫血、骨髓增生异常综合征 |
| 正常细胞均一性贫血 | 正常 | 正常 | 急性失血性贫血 |
| 正常细胞非均一性贫血 | 正常 | 增高 | 再生障碍性贫血、阵发性睡眠性血红蛋白尿症、红细胞酶异常等 |
| 小细胞均一性贫血 | 减小 | 正常 | 珠蛋白生成障碍性贫血、球形细胞增多症等 |
| 小细胞非均一性贫血 | 减小 | 增高 | 缺铁性贫血 |

(2)用于缺铁性贫血的诊断和鉴别诊断:缺铁性贫血和轻型 β- 珠蛋白生成障碍性贫血均表现为小细胞低色素性贫血,缺铁性贫血患者 RDW 增高,而珠蛋白生成障碍性贫血患者 88% 为正常。缺铁性贫血患者在缺铁潜伏期时 RDW 即有增高,治疗后贫血已得到纠正,RDW 仍未降至正常水平,可能反映体内贮存铁尚未完全补足,故 RDW 对缺铁性贫血治疗中的动态监测可能有一定的价值。

#### 五、血细胞直方图

血细胞直方图是利用电阻抗法血细胞分析仪,将血细胞电阻大小用电压产生的脉冲信号来体现,脉冲信号经处理后送入计数系统,而得到细胞计数结果,同时还提供细胞体积分布图形。这些显示细胞群分布情况的图形,称为细胞分布直方图。直方图的横坐标表示细胞体积,纵坐标表示细胞的相对数量。体积数据以飞升(fl)为单位。细胞分布直方图包括 3 种:白细胞直方图、红细胞直方图和血小板直方图(图 37-1)。

1. 白细胞体积分布直方图　反映白细胞体积大小的频率分布图。正常人 WBC 直方图可见两个明显分离的峰,左峰为小细胞群,右峰为大细胞群,两峰之间为中间细胞群。小细胞群的细胞主要为淋巴细胞,包括成熟淋巴细胞、异型淋巴细胞。小细胞群峰又高又陡,若其峰越高,说明淋巴细胞比率越大。大细胞群较高较宽,若其峰越高,说明中性粒细胞比率越大。中间细胞群一般为有一定宽度的平坦区,若其峰值增高,说明嗜酸性粒细胞、嗜碱性粒细胞、单核细胞增多或出现病理性细胞。但由于同一群中包括多种细胞存在,其中任何一种细胞增多,都有可能使直方图产生相似的变化,所以白细胞直方图只是粗略判断细胞比例的变化或有无明显的异常细胞出现,常需进一步的细胞分类计数及形态观察。

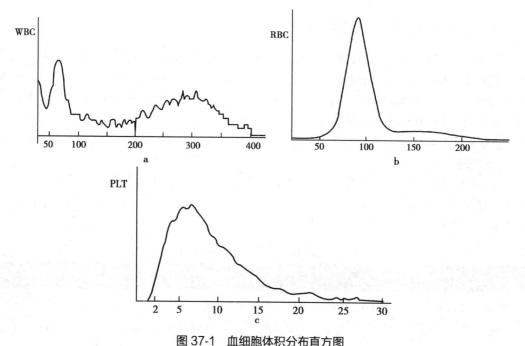

**图 37-1　血细胞体积分布直方图**

a. 白细胞直方图；b. 红细胞直方图；c. 血小板直方图

2. 红细胞体积分布直方图　在典型的红细胞体积分布直方图上，有两个细胞群体。一种为红细胞主群：从 50fl 偏上开始，有一个近似两侧对称，基底较为狭窄的正态分布曲线，又称"主峰"；另一种为小细胞群：位于主峰右侧，分布在 130~185fl 区域，又称"足趾部"，是一些二聚体、三聚体、多聚体细胞的反映，常忽略不计。

分析直方图时，要注意主峰的位置、峰的基底宽度，峰顶的形状及有无双峰现象等，这些变化与红细胞的其他参数结合分析，对某些贫血的诊断和鉴别诊断有重要价值。几种贫血的细胞直方图图形变化如下：

(1) 缺铁性贫血：典型的缺铁性贫血呈小细胞贫血，MCV 降低，主峰曲线的波峰左移；红细胞大小的非均一性，RDW 增高，则波峰基底增宽，显示为小细胞非均一性贫血特征。

(2) 轻型 β- 珠蛋白生成障碍性贫血：其图形表现为波峰左移，基底变窄，呈小细胞均一性贫血。因此，这一特征可作为与缺铁性贫血鉴别的指标。

(3) 铁粒幼细胞性贫血：红细胞呈典型的"双形"性改变，即小细胞低色素性红细胞与正常红细胞同时存在，故出现波峰左移、峰底增宽呈双峰。缺铁性贫血治疗有效时，也可出现峰底更宽的类似的双峰图形。

(4) 巨幼细胞贫血：红细胞呈大细胞非均一性，直方图波峰右移，峰底增宽。经治疗有效时，正常红细胞逐渐增加，与病理性大细胞同时存在，也可出现双峰现象，故有助于判断疗效。

(5) 混合性营养性贫血：营养性巨幼细胞贫血可同时合并缺铁性贫血，前者 MCV 增高，后者降低，故直方图图形取决于哪一类细胞占优势。如两者的严重程度相似，则反映 MCV 的波峰位置可显示正常，而 RDW 明显增高，则峰底增宽。

3. 血小板直方图　是反映血小板体积大小分布频率的分布图，可反映血小板数、血小板平均容积、血小板分布宽度和血小板比容等参数。正常血小板直方图体积分布范围为 2~20fl，常呈左偏态分布。当血小板直方图左移时，提示血小板体积偏小；当血小板直方图右移时，提示血小板体积偏大。

## 六、溶血性贫血的实验室检查

溶血性贫血是指各种原因导致红细胞的破坏增多或加速,而骨髓造血功能代偿不足时发生的一类贫血。如果骨髓能够增加红细胞生成,足以代偿红细胞的生存期缩短,则不会发生贫血,这种状态称为代偿性溶血性疾病。若红细胞在血管内破坏为血管内溶血,若红细胞在血管外破坏则为血管外溶血。临床上按病因和发病机制可分为两大类,一类为红细胞内在缺陷所致的溶血性贫血,多为遗传性的疾病,如遗传性球形红细胞增多症等;另一类为后天获得性疾病如阵发性睡眠性血红蛋白尿症。红细胞外因素所致的溶血性贫血,均为后天获得性疾病。

### (一) 红细胞破坏增加的检验

正常人体内的红细胞寿命平均为 120 天,主要是因衰老而消失。另有极少数红细胞可被其他因素导致红细胞的变形性下降或细胞表面性质改变而过早破坏。当红细胞破坏异常时,可通过以下的检测来判断。

1. 红细胞寿命测定　正常人红细胞寿命为 100~130 天,平均 125 天左右。本实验是用 $^{51}Cr$ 标记红细胞检测红细胞半衰期。其半衰期为 25~32 天,溶血性贫血患者红细胞寿命常小于 15 天,如镰状红细胞性贫血缩短至 5~15 天,阵发性睡眠性血红蛋白尿症缩短至 10 天左右。这是确定溶血性贫血的可靠方法。

2. 血浆游离血红蛋白测定　是测定血浆中血红蛋白的量。正常情况下,红细胞生存 120 天左右就衰老,在脾脏被破坏分解为血红蛋白。当红细胞破坏增加或增快时,如发生溶血,血红蛋白释放入血的量增加,血浆内游离血红蛋白增多,测定血浆游离血红蛋白,则可反映溶血性贫血患者血中红细胞破坏的情况。

【参考值】<50mg/L(1~5mg/dl)。

【临床意义】增加:是血管内溶血的指征。自身免疫性溶血性贫血、镰形细胞贫血及海洋性贫血血浆游离血红蛋白可轻度或中度增加。如果血浆中游离血红蛋白达到一定水平时(900~1 000mg/L)则伴有血红蛋白尿症,见于蚕豆黄、阵发性冷性血红蛋白尿、不稳定血红蛋白病、冷凝集素综合征等。还可见于严重输血反应,尤其是血型不合者,使血浆游离血红蛋白大幅增加。

3. 血清结合珠蛋白测定　血清结合珠蛋白是一种分子量为 85 000 的酸性糖蛋白,广泛存在于人体中,作为一种多功能的蛋白,它参与了炎症反应及抗氧化作用等多种生理效应,其主要功能是与游离血红蛋白结合成稳定的复合物,然后被单核吞噬细胞系统处理掉。

【参考值】0.7~1.5g/L(70~150mg/dl)。

【临床意义】作为诊断溶血的一种可靠的实验室指标。①增高:见于感染、创伤、肝外阻塞性黄疸、恶性肿瘤等。②降低:见于各种溶血性贫血;还见于肝病、传染性单核细胞增多症、先天性无结合珠蛋白血症等。

4. 含铁血黄素尿试验(Rous 试验)　含铁血黄素是血红蛋白经肾小管重吸收后在其上皮细胞内转化来的。当尿中有铁排出时,铁离子在酸化的亚铁氰化钾溶液中生成蓝色的亚铁氰化铁,即普鲁士蓝反应。如尿液中脱落的肾小管上皮细胞有含铁血黄素,显微镜下观察尿沉渣中可有深蓝色物质出现,即为阳性。

【正常值】阴性。

【临床意义】慢性血管内溶血可呈现阳性,并持续数周。常见于阵发性睡眠性血红蛋白尿症。在溶血初期可阴性。

（二）溶血性疾病的病因诊断

1. 红细胞渗透脆性试验 红细胞在低渗氯化钠溶液中细胞会逐渐膨胀，由双凹圆盘形变成球形，甚至破裂而溶血，该试验是测定红细胞对不同浓度低渗氯化钠溶血的抵抗力。凡能影响红细胞表面积和体积的因素都能影响红细胞的渗透脆性，如珠蛋白缺乏、遗传性球形细胞增多症、缺铁性贫血等。

【参考值】

开始溶血：0.42%~0.46%（4.2~4.6g/L）NaCl 溶液；

完全溶血：0.28%~0.34%（2.8~3.4g/L）NaCl 溶液。

【临床意义】

红细胞对低渗氯化钠溶血的抵抗力减弱易于溶血为渗透脆性增高；反之，抵抗力增强者为渗透脆性减低。

（1）红细胞渗透脆性增高：开始溶血 >0.50%、完全溶血 >0.38% NaCl 溶液时为红细胞渗透脆性增高。主要见于遗传性球形红细胞增多症，也可见于某些自身免疫性溶血性贫血、遗传性椭圆形红细胞增多症。

（2）红细胞渗透脆性减低：常见于海洋性贫血，也可见于缺铁性贫血、某些肝硬化及阻塞性黄疸等。

2. 酸化溶血试验 酸化溶血试验又称 Ham 试验。阵发性睡眠性血红蛋白尿症者的红细胞对补体敏感性增高，在酸化的血清中（pH 值 6.6~6.8），经 37℃孵育，易溶血。此法较敏感，假阴性较少。

【参考值】阴性。

【临床意义】阳性主要见于阵发性睡眠性血红蛋白尿症，为其诊断的重要依据。某些自身免疫性溶血性贫血发作严重时也可阳性。

3. 抗人球蛋白试验 抗人球蛋白抗体是完全抗体，可与多个不完全抗体相结合，导致红细胞凝集现象，称为直接抗人球蛋白试验阳性，其目的是检测红细胞表面的不完全抗体。若之前先用正常的 RhD 阳性的 O 型红细胞吸附血清中的不完全抗体，后再用直接试验方法做后若红细胞凝集，称为间接抗人球蛋白试验阳性，是检测血清中有无游离的不完全抗体。

【参考值】直接、间接抗人球蛋白均呈阴性反应。

【临床意义】是诊断自身免疫性溶血性贫血的重要依据，温抗体型自身免疫性溶血性贫血、新生儿溶血病为直接试验阳性。间接试验阳性主要见于 Rh 或 ABO 妊娠免疫性新生儿溶血病。该试验阳性也见于系统性红斑狼疮、类风湿关节炎、淋巴瘤、甲基多巴及青霉素等药物性溶血反应。

4. 血红蛋白电泳 血红蛋白的等电点不同，当缓冲液 pH 值大于等电点则血红蛋白带负电荷，当缓冲液 pH 值小于等电点则血红蛋白带正电荷。血红蛋白电泳就是利用其带电的特性，检测有无异常血红蛋白区带。

【参考值】

HbA：96%~98%；

$HbA_2$：1.2%~3.5%；

HbF：1%~2%。

【临床意义】

对诊断血红蛋白病有重要意义。$HbA_2$ 增高是诊断 β- 轻型地中海贫血的重要依据。个别恶性贫血、叶酸缺乏所致巨幼细胞贫血、某些不稳定血红蛋白病也会增高。$HbA_2$ 减低，可见于缺铁性贫血及铁粒幼细胞贫血。

5. 高铁血红蛋白还原试验 该试验是在有足量的 NADPH 存在下,反应液中的高铁血红蛋白能被高铁血红蛋白还原酶还原成亚铁型血红蛋白。当葡萄糖 6- 磷酸脱氢酶(G6PD)含量正常时,由磷酸戊糖代谢途径生成的 NADPH 的数量足以完成上述还原反应。反之,则还原速度减慢,甚至不能还原。

【参考值】高铁血红蛋白还原率 >75%;高铁血红蛋白 0.3~1.3g/L。

【临床意义】通过测定高铁血红蛋白的还原速度间接反映葡萄糖 -6- 磷酸脱氢酶(G6PD)的活性。其减低见于蚕豆病和伯氨喹型药物溶血性贫血,患者由于 G6PD 缺陷,高铁血红蛋白还原率明显下降。

# 第四节 出血、血栓与止血检测

正常人体血液在血管内流动,既不会溢出血管外引起出血,也不会在血管内凝固形成血栓,主要是由于机体具有完整而复杂的止血机制,包括完整的血管壁、有效的血小板功能,以及凝血系统和纤溶系统之间保持动态平衡。出血、血栓性疾病的发病机制十分复杂,可概括为血管壁的结构或功能异常,血小板量的减少、增多或质的异常,凝血因子含量减低、增高或分子结构异常,抗凝机制或纤溶机制减弱。

## 一、止血、凝血和纤溶机制概述

1. 血管的作用

(1)血管的止血作用:①血管收缩:血管受损后,通过神经反射和收缩血管的活性物质如血小板释放血栓烷 $A_2$(TXA_2)、5- 羟色胺(5-HT),内皮细胞产生的内皮素及血管紧张素,使血管收缩,有利于止血。②激活血小板:血管内皮细胞下胶原纤维暴露及内皮细胞合成、释放血管性血友病因子(vWF),使血小板发生黏附、聚集和释放反应,形成血小板血栓,堵塞伤口。③激活凝血系统:内皮细胞下胶原纤维暴露,启动内源性凝血系统;释放组织因子,启动外源性凝血系统。

(2)血管的抗血栓作用:血管内皮细胞合成前列环素($PGI_2$)、血栓调节蛋白(TM)、抗凝血酶(AT)、组织型纤溶酶原激活物等活性物质,保证血液在血管内顺畅流动。

2. 血小板的作用

(1)黏附功能:血管受损时血小板膜糖蛋白(GP)Ib-IX 经 vWF 介导迅速黏附于暴露的胶原组织,对初期止血起重要作用。

(2)聚集功能:血小板与血小板之间的黏附称为聚集。血小板膜糖蛋白 IIb/IIIa 复合物(GP IIb/IIIa)通过纤维蛋白原相互连接聚集,形成血小板栓子,达到临时堵塞小血管的目的。

(3)分泌(释放)功能:聚集后的血小板活化,分泌或释放一系列活性物质,如血栓烷 $A_2$(TXA_2)、5- 羟色胺(5-HT),促进血管收缩,加速血小板聚集。

(4)促凝血活性:血小板的膜磷脂提供凝血反应表面,增加凝血因子 Xa、Va、IXa、VIIIa 的局部浓度,极大地加速凝血酶原的激活和凝血酶的形成。血小板第 3 因子($PF_3$)和 $PF_4$ 也有重要的凝血作用。

(5)血块收缩功能:血小板收缩蛋白(肌动蛋白和肌球蛋白)可使纤维蛋白网收缩,析出血清,使血栓更为坚固,从而起到持续止血的作用。

(6)维护血管内皮的完整性:血小板参与血管内皮细胞的再生、修复,增加血管壁的抵抗力,减低其通透性和脆性。

### （三）凝血因子的作用

凝血过程分为3期：第一期为凝血活酶形成期；第二期为凝血酶形成期；第三期为纤维蛋白形成期。在凝血第一期中，因启动因子和参与因子不同，分为内源性凝血途径和外源性凝血途径；第二、第三期则为共同途径。

1. 外源性凝血途径　由组织因子启动的凝血过程称为外源性凝血途径。参与的有因子Ⅲ、因子Ⅶ或活化的因子Ⅶ(Ⅶa)、$Ca^{2+}$。现认为，血液凝固时首先启动外源性凝血途径。临床上常以凝血酶原时间测定来反映外源性凝血途径的状况。

2. 内源性凝血途径　血管损伤时，内皮下胶原暴露，带正电荷的因子Ⅻ与带负电荷的胶原接触后即被激活(Ⅻa)。参与内源性凝血的因子还有激肽释放酶原、激肽酶、高分子量激肽原(HMWK)、因子Ⅷ、因子Ⅸ、因子Ⅺ、$Ca^{2+}$、$PF_3$等。内源性凝血途径第一期的各种凝血因子，特别是因子Ⅷ、Ⅸ、Ⅺ含量严重减低(如各型血友病)，导致凝血时间延长。

3. 凝血共同途径　内、外源两条凝血途径一旦各自激活因子Ⅹ后就沿着一条共同的途径进入其后的第二、第三期。凝血酶原激活物激活凝血酶原为凝血酶。凝血酶再激活纤维蛋白原为纤维蛋白，凝血即告完成。

### （四）抗凝血系统的作用

1. 体液抗凝作用　抗凝血酶是血浆中最重要的抗凝因子，占体内总抗凝血作用的50%~67%，可灭活凝血酶和因子Ⅸa、Ⅹa、Ⅺa、Ⅻa等；肝素、肝素辅因子Ⅱ、蛋白C、蛋白S、组织因子途径抑制物、$\alpha_1$抗胰蛋白酶和$\alpha_2$巨球蛋白等也具抗凝作用。

2. 细胞抗凝作用　单核吞噬细胞系统和肝细胞通过吞噬、清除、摄取或灭活凝血酶原激活物、红细胞溶解产物、免疫复合物、内毒素及纤维蛋白(原)降解产物等促凝物质和被激活的凝血蛋白发挥抗凝作用。

### （五）纤溶系统的作用

血液凝固后，组织型、尿激酶型纤溶酶原激活物从血管内皮细胞、肾小球等被释放入血，激活纤溶酶原为纤溶酶。纤溶酶作用于纤维蛋白(原)，使之降解成纤维蛋白(原)降解产物[F(g)DP]，如X、Y、D、E等肽链碎片。纤溶酶还可水解凝血因子Ⅷ、Ⅸ、Ⅹ、Ⅺ、Ⅻ、ⅩⅢ等。碎片X(X′)、Y(Y′)、D、E(E′)具有较强的抗血小板聚集和抗凝血作用，可致血液呈低凝状态。

血液中还有相应的纤溶抑制物，如纤溶酶原激活抑制物-1、灭活纤溶酶原激活物、$\alpha_2$抗纤溶酶、灭活纤溶酶等，以保证纤溶系统平衡。

## 二、血管壁检测

### （一）毛细血管抵抗力试验

又称毛细血管脆性试验或束臂试验，是检测毛细血管的弹性及脆性的试验。

【原理】血管结构和功能、血小板质和量有缺陷、维生素等物质缺乏，可导致毛细血管壁的完整性受损，其脆性和通透性增加，易致血管破裂而出血。

【方法】上臂局部加压，压力为被检查者的收缩压和舒张压之间的压力，使静脉血流受阻，给毛细血管以负荷，维持8分钟后检查被加压肢体前臂屈侧直径为5cm的范围内的新出血点数目。

【参考值】成年男性新出血点<5个为阴性；成年女性和儿童新出血点<10个为阴性。

【临床意义】

(1)毛细血管壁异常：见于遗传性毛细血管扩张症；感染性紫癜如流行性脑脊髓膜炎、流行性出血热等；中毒性紫癜如砷中毒、蜂毒中毒等；过敏性紫癜、坏血病等。

(2)血小板量与质异常：见于原发免疫性血小板减少症、原发性血小板增多症、血小板无

242

力症等。

（3）血管性血友病：是由于血浆内的凝血因子（von Willebrand factor,vWF）缺乏或其分子结构异常引起的,是一种常染色体遗传性出血性疾病,男女都可患病。

试验结果受多种因素干扰,且在某些正常儿童和成年人中也可阳性,临床价值有限。

### （二）出血时间测定

【原理】将皮肤毛细血管刺破后,出血自然停止所用的时间（初期止血时间）为出血时间,需要血管、血小板及凝血因子等发挥功能来完成。

【参考值】测定器法:2.3~9.5 分钟。

【临床意义】

（1）出血时间延长:见于血小板减少,如原发或继发性血小板减少症;血小板功能不良,如血小板无力症、巨大血小板综合征;毛细血管壁异常,如维生素 C 缺乏症、遗传性出血性毛细血管扩张症;某些凝血因子缺乏,如血管性血友病、低或无纤维蛋白原血症;弥散性血管内凝血等;药物影响,如服用阿司匹林等。

（2）出血时间缩短:见于某些严重的高凝状态和血栓形成。

本试验敏感度和特异性均差,又受诸多因素干扰,故临床价值有限。

### （三）血管性血友病因子抗原测定

【原理】在含血管性血友病因子（vWF）抗体的琼脂凝胶板中加入一定量受检血浆（含vWF 抗原）,在电场作用下,泳动一定时间,出现抗原—抗体反应形成的火箭样沉淀峰,其高度与受检血浆中的血管性血友病因子的浓度成正相关,计算血浆中血管性血友病因子抗原（vWF:Ag）的含量。也可用酶联免疫吸附试验法（ELISA）测定。

【参考值】

（1）免疫火箭电泳法:94.1%+32.5%。

（2）ELISA:70%~150%。

【临床意义】vWF:Ag 是血管内皮细胞的促凝指标之一。它由血管内皮细胞合成和分泌,参与血小板的黏附和聚集反应,起促凝血作用。

（1）减低:见于血管性血友病（vWD）,是诊断 vWD 及其分型的指标之一。

（2）增高:见于血栓性疾病,如急性冠脉综合征（ACS）、心肌梗死、心绞痛、脑血管病变、糖尿病、妊娠高血压综合征、肾小球疾病、大手术后、恶性肿瘤、免疫性疾病、感染性疾病等。

### （四）6- 酮 - 前列腺素 $F_{1\alpha}$ 测定

【原理】将抗原包被酶标反应板加入受检血浆或 6- 酮 - 前列腺素 $F_{1\alpha}$ 标准品和一定量的抗 6- 酮 - 前列腺素 $F_{1\alpha}$ 抗血清作用一定时间后,再加入酶标记第二抗体,最后加底物显色。根据吸光度（A 值）从标准曲线上推算出受检血浆中 6- 酮 - 前列腺素 $F_{1\alpha}$ 的含量。

【参考值】ELISA 法:$(22.9 \pm 6.3)$ mg/L。

【临床意义】6- 酮 - 前列腺素 $F_{1\alpha}$ 是血管内皮细胞的抗凝指标之一。它由血管内皮细胞合成和分泌,由抗血小板聚集和扩张血管的作用,起抗凝血作用。6- 酮 - 前列腺素 $F_{1\alpha}$ 减低见于血栓性疾病,如急性心肌梗死、心绞痛、脑血管病变、糖尿病、动脉粥样硬化、肿瘤转移、肾小球病变、周围血管血栓形成及血栓性血小板减少性紫癜（TTP）等。

### （五）血浆凝血酶调节蛋白抗原测定

【原理】以血浆凝血酶调节蛋白（TM）单抗（或抗血清）包被聚乙烯放免小杯,受检血浆中的 TM 结合于包被的放免小杯上,加入 $^{125}$I- 抗人 TM 单抗,根据结合的 $^{125}$I 放射性强度计算出受检血浆中的 TM 含量。

【参考值】放射免疫法（RIA）: 血浆 TM:Ag 为 20~35μg/L。

【临床意义】TM:Ag 水平增高反映血管内皮细胞的抗凝作用增强,见于血栓性疾病如糖尿病、心肌梗死、脑血栓、深静脉血栓形成、肺栓塞、弥散性血管内凝血(DIC)、血栓性血小板减少性紫癜(TTP)、系统性红斑狼疮(SLE)等。

### 三、血小板检测

#### (一)血小板计数

【参考值】$(100\sim300)\times10^9/L$。

【临床意义】血小板数量低于 $100\times10^9/L$,称为血小板减少;血小板数量大于 $400\times10^9/L$,称为血小板增多。

(1)减少:①血小板的生成障碍:如再生障碍性贫血、放射性损伤、急性白血病、巨幼细胞贫血、骨髓纤维化晚期等;②血小板破坏或消耗增多:如原发免疫性血小板减少症、系统性红斑狼疮、恶性淋巴瘤、上呼吸道感染、风疹、新生儿血小板减少症、输血后血小板减少症、弥散性血管内凝血、血栓性血小板减少性紫癜、先天性血小板减少症;③血小板分布异常:如脾大、血液稀释等。

(2)增多:分为原发性和继发性。原发性增多见于骨髓增殖性肿瘤,如真性红细胞增多症和原发性血小板增多症、骨髓纤维化早期及慢性粒细胞白血病等;反应性增多见于急性感染、急性溶血、急性失血、某些癌症患者。

#### (二)血小板平均体积和血小板分布宽度测定

血小板平均体积代表单个血小板的平均容积,血小板分布宽度反映血小板容积大小的离散度,常用所测单个血小板容积大小的变易系数(CV%)表示。

【参考值】血小板平均容积为 7~11fl;血小板分布宽度为 15%~17%。

【临床意义】

(1)血小板平均容积增加:见于血小板破坏增加而骨髓代偿功能良好者,造血功能抑制解除后,血小板平均容积增加是造血功能恢复的首要表现。

(2)血小板平均容积减低:见于骨髓造血功能不良,白血病。血小板平均容积随血小板数持续下降,是骨髓造血功能衰竭的指标之一。

(3)血小板分布宽度增高:血小板分布宽度增高表明血小板大小悬殊,见于急性髓系白血病、巨幼细胞贫血、慢性髓系白血病、脾切除、巨大血小板综合征、血栓性疾病等。

(4)血小板分布宽度减小:血小板分布宽度减少表明血小板的均一性高。

#### (三)血小板相关免疫球蛋白测定

血小板相关免疫球蛋白(platelet associated Ig,PAIg)的测定包括 PAIgM、PAIgG 及 PAIgA 的测定。

【参考值】

PAIgM:$0\sim78.8ng/10^7$ 血小板;

PAIgG:$0\sim7.0ng/10^7$ 血小板;

PAIgA:$0\sim2.0ng/10^7$ 血小板。

【临床意义】血小板相关免疫球蛋白增高常见于原发免疫性血小板减少症,输血后紫癜、新生儿免疫性血细胞减少症、药物免疫性血小板减少性紫癜、系统性红斑狼疮、淋巴瘤、慢性活动性肝炎等。

#### (四)血小板黏附试验

常用玻珠柱法和玻璃滤镜器法等进行血小板黏附试验(PAdT)。

【原理】受检血液通过含一定量玻璃珠柱前、后血小板的差,该差数为黏附于玻璃珠和塑料管的血小板数,由此可计算出占血小板总数的百分比,即为血小板黏附率(%)。此过程含血小板聚集因素,故称为血小板滞留试验。

【参考值】玻珠柱法:62.5%±8.6%。

【临床意义】PAdT是检测血小板体外黏附功能的方法,不能反映体内血小板的黏附功能,故其临床应用价值有限,逐被停用。血小板黏附是血小板膜糖蛋白通过vWF与血管内皮下胶原黏附作用。

(1)PAdT增高:见于血栓前状态和血栓性疾病,如心肌梗死、心绞痛、脑血管病变、糖尿病、深静脉血栓形成、肺栓塞、妊娠高血压综合征、口服避孕药、肾小球肾炎、动脉粥样硬化等。

(2)PAdT减低:见于血管性血友病(vWD)、巨血小板综合征(BBS)、血小板无力症、尿毒症、肝硬化、骨髓增生异常综合征(MDS)、急性白血病、服用抗血小板药、低(无)纤维蛋白原血症等。

(五)血小板聚集试验

【原理】血小板聚集试验(PAgT)是在富血小板血浆(PRP)中加入诱聚剂(ADP、肾上腺素、凝血酶、胶原、花生四烯酸、瑞斯托霉素等),血小板由于发生聚集反应,血浆的浊度减低,透光度增加。将此光浊度变化记录于图纸上,形成血小板聚集曲线。根据血小板聚集曲线中的透光度变化可了解血小板聚集功能。

【临床意义】PAgT是反映血小板聚集的有用指标,反映血小板膜糖蛋白通过纤维蛋白原与另一血小板膜糖蛋白结合的聚集能力。

(1)PAgT增高:反映血小板聚集功能增强。见于血栓前状态和血栓性疾病,如心肌梗死、心绞痛、糖尿病、脑血管病变、妊娠高血压综合征、静脉血栓形成、肺栓塞、口服避孕药、晚期妊娠、高脂血症、抗原-抗体复合物反应、人工心脏和瓣膜移植术等。

(2)PAgT减低:反映血小板聚集功能减低。见于血管性血友病、血小板无力症、尿毒症、肝硬化、骨髓增殖性肿瘤、原发免疫性血小板减少症、急性白血病、服用抗血小板药、低(无)纤维蛋白原血症等。

## 四、凝血因子检测

(一)凝血时间

【原理】试管法:静脉血放入试管(玻璃试管、塑料试管)中,观察血液接触试管壁开始至血液凝固所需的时间,称为凝血时间(CT),本试验是反映由因子Ⅻ被负电荷表面(玻璃)激活到纤维蛋白形成,即反映内源凝血系统的凝血过程。

【参考值】

试管法:4~12分钟;

硅管法:15~32分钟;

塑料管法:10~19分钟。

【临床意义】

(1)CT延长:见于①因子Ⅷ、Ⅸ、Ⅺ明显减少,即依次分别为血友病A、B和因子Ⅺ缺乏症。②凝血酶原、因子Ⅴ、Ⅹ等重度减少,如严重的肝损伤等。③纤维蛋白原严重减少,如纤维蛋白(原)减少症、DIC等。④应用肝素、口服抗凝药时。⑤纤溶亢进使纤维蛋白原降解增加时。⑥循环抗凝物质增加,如肝素和类物质增多等。⑦DIC,尤其在失代偿期或显性DIC时CT延长。

(2)CT缩短:见于高凝状态,但敏感度差。

### (二) 活化部分凝血活酶时间测定

活化部分凝血活酶时间(activated partial thromboplastin time, APTT),是在受检血浆中加入 APTT 试剂(接触因子活化剂和部分磷脂)和 $Ca^{2+}$,观察凝固时间,因用磷脂代替凝血活酶,只是凝血活酶的一部分,故称为部分凝血活酶试验,反映了内源性凝血系统各凝血因子总的凝血状况。凝血时间(clotting time, CT)已逐渐被 APTT 取代。

**【参考值】** 正常值为 32~43 秒;较正常对照延长 10 秒以上则为异常。

**【临床意义】**

(1)APTT 延长:见于血浆内源性凝血因子(Ⅷ、Ⅸ、Ⅺ)的严重减少,凝血酶原严重减少,纤维蛋白原严重减少,DIC 后期继发纤溶亢进。

(2)APTT 缩短:见于血液高凝状态,如 DIC 早期、脑血栓形成、心肌梗死等。

### (三) 血浆凝血酶原时间测定

凝血酶原时间(prothrombin time, PT)也是凝血系统的一个较为敏感的筛选试验,在受检的血浆中加入适量的 $Ca^{2+}$ 和足量的组织因子或组织凝血活酶,观察血浆凝固所需的时间,主要反映外源性凝血系统。

**【参考值】** 正常值为 11~13 秒;超过正常对照 3 秒以上为异常。

**【临床意义】** 凝血酶原时间是反映肝脏合成功能、储备功能、病变严重程度及预后的一个非常重要的指标,也是监测口服抗凝剂的首选试验。

(1)PT 延长:见于先天性凝血因子Ⅰ(纤维蛋白原)、Ⅱ(凝血酶原)、因子Ⅴ、因子Ⅶ、因子Ⅹ缺乏;获得性凝血因子缺乏,如继发性或原发性纤维蛋白溶解功能亢进、严重肝病、维生素 K 缺乏、使用抗凝药等。

(2)PT 缩短:血液高凝状态,见于 DIC 早期、心肌梗死、口服避孕药、血栓栓塞性疾病、多发性骨髓瘤等。

(3)监测口服抗凝剂:PT 是监测口服抗凝剂的首选试验。抗凝治疗的剂量范围以 INR(国际正常化比值)维持在 2.0~3.0 为宜。

### (四) 血浆纤维蛋白原(fibrinogen, Fg)测定

**【原理】** 受检血浆中加入一定量的凝血酶,使血浆中的纤维蛋白原变成纤维蛋白,然后通过比浊法计算出纤维蛋白原的含量。

**【参考值】** 2~4g/L。

**【临床意义】**

(1)血浆纤维蛋白原增高:见于急性心肌梗死、系统性红斑狼疮、急性感染、急性肾炎、糖尿病、多发性骨髓瘤、休克、大手术后、大面积烧伤、妊娠高血压综合征、恶性肿瘤、血栓前状态等。

(2)血浆纤维蛋白原减低:见于 DIC、重症肝炎、肝硬化和低(无)纤维蛋白原血症等。

## 五、抗凝物质检测

正常人 1L 的血浆中可激活的凝血酶大概可有 300 个单位,在止血时却只产生 10 个单位左右的凝血酶,说明人体的抗凝血酶作用很强。

### (一) 血浆抗凝血酶活性测定

**【参考值】** 血浆抗凝血酶活性:108.5% ± 5.3%。

**【临床意义】**

(1)增高:会导致出血等病变。见于先天性凝血因子缺乏,如血友病;获得性凝血因子缺乏,如急性肝炎、肾移植、使用抗凝药物等。

(2)减低:会发生血栓。见于先天性和获得性抗凝血酶缺乏和功能异常,后者见于 DIC、慢性肝病、血栓前状态、血栓性疾病等。

（二）血浆肝素定量测定

【参考值】0IU/ml。

【临床意义】主要用于监测肝素的合理用量,一般以血浆肝素浓度为 0.2~0.5IU/ml 为宜,这样在临床中应用肝素时既能有效治疗疾病,又能较少出现出血的症状。

（三）血浆凝血酶时间及其甲苯胺蓝纠正试验

【原理】凝血酶时间(TT)是在受检血浆中加入"标准化"凝血酶溶液,测定开始出现纤维蛋白丝所需的时间。

【参考值】手工法:16~18 秒;延长超过正常对照值 3 秒以上为延长。

【临床意义】TT 延长:见于低(无)纤维蛋白原血症和异常纤维蛋白血症;血中纤维蛋白(原)降解产物(FDPs)增高;血中有肝素或类肝素物质存在(如肝素治疗中、SLE 和肝脏疾病等)。TT 缩短无临床意义。

（四）APTT 交叉试验

【原理】本试验是用于鉴别凝血因子缺乏或有抗凝物质存在。延长的 APTT,若能被 1/2 量的正常新鲜血浆所纠正,表示受检血浆中可能缺乏凝血因子;若不能纠正则表示血浆中可能存在抗凝物质。

（五）狼疮抗凝物质测定

【原理】狼疮抗凝物质可以使依赖磷脂的凝血时间(如 APTT)延长。在待检血浆中加入正常血浆(磷脂),用对狼疮抗凝物质敏感的 APTT 试剂检测,若原先延长的 APTT 明显缩短或恢复正常,提示被检血浆中存在狼疮抗凝物质。

【参考值】阴性。

【临床意义】阳性见于有狼疮抗凝物质存在的患者,如 SLE、自发性流产、某些血栓性疾病以及抗磷脂抗体综合征等。

（六）抗心磷脂抗体测定

【原理】抗心磷脂抗体测定(ACA)是抗磷脂抗体(APA)中的一种主要抗体,它的靶抗原主要是血浆中的磷脂结合蛋白,如 $\beta_2$-糖蛋白 I($\beta_2$-GPI)和凝血酶原等。从而导致 APA 与内皮细胞、血小板膜磷脂结合,引起血管壁受损和血小板活化等,促进血栓形成。

【参考值】阴性。

【临床意义】阳性见于原发性抗磷脂抗体综合征(APS),如动脉血栓、静脉血栓、自发性流产、免疫性溶血等。继发性 APS,如 SLE(阳性率 70%~80%)、类风湿关节炎(阳性率 33%~49%)、脑血管意外、免疫性血小板减少。

（七）血浆蛋白 C 活性测定

【原理】从蛇毒液中提取的 protac 为蛋白 C(PC)特异性的激活剂,被激活后的 PC(即活化蛋白 C,APC)作用于特异的发色底物 Chromozym PCA,释放出对硝基苯胺(PNA)而显色,显色深浅与活化蛋白 C 呈正相关关系。

【参考值】100.24% ± 13.18%。

【临床意义】PC 是一种依赖维生素 K 的天然抗凝因子。在凝血酶(T)与凝血酶调节蛋白(TM)复合物(T-TM)的作用下,PC 转变为活化蛋白 C(APC),后者灭活因子Ⅷa、Ⅴa 和促进纤溶活性,起到抗凝血作用。其减低见于遗传性或先天性 PC 缺陷症;获得性见于 DIC、肝病、手术后、口服抗凝剂、急性呼吸窘迫综合征等。

### （八）血浆游离蛋白 S 抗原和总蛋白 S 抗原测定

【原理】总蛋白 S（TPS）抗原包括游离蛋白 S（FPS）抗原和与补体 C4 结合的 PS（C4bp-PS）。火箭电泳法是在琼脂板上同时测定 TPS 和 FPS，即在待测血浆中加入一定量的聚乙二醇 6000，则 C4bp-PS 会沉淀下来，上清部分即为 FPS。

【参考值】免疫火箭电泳法：FPS 为 100.9%±29.1%；TPS 为 96.6%±9.8%。

【临床意义】FPS 减低见于先天性和获得性 PS 缺陷症，后者见于肝病、口服抗凝剂和 DIC 等。

## 六、纤溶活性检测

纤溶分两种，一种为原发性，是指纤维蛋白原被降解，而纤维蛋白未被降解；另一种为继发性，是指纤维蛋白被降解，而纤维蛋白原未被降解。其活性的检测项目很多，临床上较常用的有血浆纤维蛋白（原）降解产物测定、D-二聚体测定、鱼精蛋白副凝试验。

（一）血浆纤维蛋白（原）降解产物测定

血浆纤维蛋白原降解后，形成很多碎片，包括片段 A、B、C、D、E、X、Y 等。

【参考值】<5mg/L。

【临床意义】血清纤维蛋白（原）降解产物（FDPs）增高　见于原发性纤溶和继发性纤溶亢进，后者常见于 DIC、恶性肿瘤、急性早幼粒细胞白血病、肺栓塞、深静脉血栓形成、肾脏疾病、肝脏疾病、器官移植的排斥反应、溶栓治疗等。

（二）血浆 D-二聚体测定

D-二聚体是纤维蛋白被纤溶酶水解后再分解而产生的，是继发性纤溶的标志。

【参考值】<200μg/L。

【临床意义】

（1）D-二聚体正常：可排除深静脉血栓（DVT）和肺血栓栓塞症（PTE）。

（2）D-二聚体增高：见于各种栓塞、DIC、恶性肿瘤等。临床上利用其测定值的变化判断溶栓治疗的效果。

（三）血浆鱼精蛋白副凝试验

大分子 FDPs 可与纤维蛋白单体形成可溶性复合物，加入鱼精蛋白后可使复合物中的纤维蛋白单体游离，后者自行聚合成肉眼可见的纤维状物，此为血浆鱼精蛋白副凝试验（3P 试验）阳性反应。所以其阳性见于 DIC 的早、中期。有时恶性肿瘤、上消化道出血、外科大手术后、败血症、肾小球疾病、人工流产、分娩等会出现假阳性。阴性见于正常人、原发性纤溶症、DIC 的晚期。

（四）血浆纤溶酶原活性（PLG:A）测定

【原理】受检血浆中加链激酶（SK）和发色底物（S-2251），受检血浆中的血浆纤溶酶原（plasminogen，PLG）在 SK 的作用下，转变成纤溶酶（PL），后者作用于发色底物，释出对硝基苯胺（PNA）而显色。显色的深浅与纤溶酶的水平呈正相关，通过计算求得血浆中 PLG:A 的活性。

【参考值】发色底物法：75%~140%。

【临床意义】

（1）PLG:A 增高表示纤溶活性减低，见于血栓前状态和血栓性疾病。

（2）PLG:A 减低表示纤溶活性增高，见于原发性纤溶、继发性纤溶和先天性 PLG 缺乏症。

### 七、检测项目的选择和应用

血栓与止血的检测主要用于出血与血栓性疾病的临床诊断、鉴别诊断、疗效观察和预后判断等,也用于抗栓和溶栓药物治疗的监测。血栓与止血检查的方法很多,可先选择简单易行的筛选试验,再逐步做确诊试验。

#### (一) 一期止血缺陷的选择

一期止血缺陷是指血管壁和血小板缺陷所致出血性疾病。选用血小板计数(PLT)和出血时间(BT)作为筛检试验,根据筛检试验的结果,大致有以下 4 种情况:

1. PLT 和 BT 都正常　除正常人外多数是由血管壁异常所致的血管性紫癜,见于过敏性紫癜、单纯性紫癜和其他血管性紫癜等。

2. PLT 减少,BT 延长　多数是由血小板数量减少所致,见于原发性和继发性血小板减少症。

3. PLT 增多,BT 延长　多数是由血小板数量增多所致,见于原发性和继发性血小板增多症。

4. PLT 正常,BT 延长　多数是由血小板功能异常或某些凝血因子严重缺乏所致的出血性疾病,如血小板无力症、低(无)纤维蛋白原血症、血管性血友病等。

#### (二) 二期止血缺陷的选择

二期止血缺陷是指凝血因子缺陷或病理性抗凝物质存在所致的出血病。选用 APTT 和 PT 作为筛检试验,大致有以下 4 种情况:

1. APTT 和 PT 都正常　除正常人外,仅见于先天性和获得性因子 XIII 缺陷症。

2. APTT 延长,PT 正常　多数是由内源性凝血途径缺陷所引起的出血性疾病病,如血友病、凝血因子 XI 缺乏症、DIC、肝硬化等。

3. APTT 正常,PT 延长　多数是由外源性凝血途径缺陷所引起的出血性疾病,如遗传性和获得性因子 VII 缺陷症等。

4. APTT 和 PT 都延长　多数是由共同凝血途径缺陷所引起的出血性疾病,如遗传性和获得性因子 X、V、凝血酶原(因子 II)和纤维蛋白原(因子 I)缺陷症。

#### (三) 纤溶亢进筛检试验的选择与应用

纤溶亢进是指纤维蛋白(原)和某些凝血因子被纤溶酶降解所引起的出血。可选用 FDPs 和 D- 二聚体作为筛检试验,大致有以下 4 种情况:

1. FDPs 和 D- 二聚体均正常　表示纤溶活性正常,临床的出血症状可能与纤溶症无关。

2. FDPs 阳性,D- 二聚体阴性　多为原发性纤溶,或属于 FDP 的假阳性,见于肝病、手术出血、重型 DIC、纤溶早期、剧烈运动后、类风湿关节炎、抗 Rh(D)抗体存在等。

3. FDPs 阴性,D- 二聚体阳性　多为继发性纤溶,或属于 FDP 的假阴性,见于 DIC、静脉血栓、动脉血栓和溶栓治疗等。

4. FDPs 和 D- 二聚体都阳性　见于继发性纤溶,如 DIC 和溶栓治疗后。这种情况临床最为多见。

#### (四) 弥散性血管内凝血(DIC)项目的选择

弥散性血管内凝血(disseminated intravascular coagulation,DIC)是由多种致病因素激活凝血系统,导致全身血管内微血栓的形成,和多脏器功能衰竭,消耗了大量的血小板和凝血因子,并继发性纤溶亢进,造成血栓 - 出血的综合征。DIC 的实验诊断标准如下:

1. 同时有以下三项以上异常　①血小板 $<100 \times 10^9/L$ 或进行性下降;②血浆纤维蛋白

原含量 <1.5g/L 或进行性下降，或 >4g/L；③ 3P 试验阳性或血浆 FDPs>20mg/L，或 D- 二聚体升高或阳性；④ PT 缩短或延长 3 秒以上，APTT 缩短或延长 10 秒以上，或呈动态变化。

2. 疑难病例应具有下列一项以上异常　①纤溶酶原含量及活性降低；②抗凝血酶含量或活性降低；③血浆因子Ⅷ的 C 活性 <50%；④血浆纤溶酶 - 纤溶酶抑制物复合物浓度升高；⑤血尿纤维蛋白肽 A 水平增高。

（五）血栓前状态

血栓前状态是指血液有形成分和无形成分的生物化学和流变学发生某些病理变化，有可能形成血栓或血栓栓塞性疾病。

1. 基础疾病　心脑血管疾病，静脉血栓形成，妊娠期高血压疾病、肾病综合征、系统性红斑狼疮、糖尿病、严重创伤、大手术、恶性肿瘤、器官移植等。

2. 筛选试验　血小板增多、血小板聚集功能增强，活化部分凝血活酶时间和血浆凝血酶原时间缩短，纤维蛋白原含量增多，全血和血浆黏度增高等。

3. 特异性指标　对诊断血栓前状态更有诊断价值，常选用血浆血小板 β 球蛋白、血小板第Ⅲ因子、组织因子、抗凝血酶活性、蛋白 C、蛋白 S、血浆纤溶酶原活性、纤溶酶原激活抑制物 -1 活性测定等。

（六）普通肝素和低分子量肝素治疗的监测

应用普通肝素（uFH）的出血发生率为 7%~10%，血小板减少发生率 0~5%。较大剂量的低分子量肝素（LMWH）也存在着出血的可能性。

1. uFH　首先 APTT 作为监测试验，使 APTT 测定值维持在正常对照的 1.5~2.5 倍（国人以 1.5~2.0 倍为宜）；也可选用 uFH 血浆浓度测定，使其维持在 0.2~0.4IU/ml。但在体外循环和血液透析中应用 uFH 抗凝时，需选用活化的凝血时间（ACT），参考值为 60~120 秒，使其维持在 250~360 秒为宜。

2. LMWH　一般常规剂量勿需作实验室监测。但较大剂量的 LMWH，可选用因子 Xa 抑制试验（抗因子 Xa 活性测定）。预防性用药使其维持在 0.2~0.4AFXa IU/ml；治疗用药使其维持在 0.5~0.7AFXa IU/ml（AFXa IU/ml= 抗活化因子 Xa 国际单位 /ml）。

3. 血小板计数　无论应用 uFH 或 LMWH，均需观察血小板计数，使其维持在参考值内，若低于 50×10⁹/L 需暂停用药，并检查血小板减少的原因。

4. 血浆 AT 活性（AT：A）测定　使其维持在正常范围 80%~120% 为宜。因为 AT：A 低于 70% 肝素效果减低，低于 50% 肝素效果明显减低，低于 30% 肝素失效。

（七）口服抗凝药治疗的监测

口服抗凝剂的出血率为 7.1%~20.5%。WHO 推荐应用国际正常化比值（INR），作为首选口服抗凝剂的监测试验，中国人的 INR 一般维持 2.0~2.5，一般不超过 3.0，<1.5 表示抗凝无效。

（八）溶血栓治疗的监测

溶栓治疗的主要并发症是出血，轻度出血的发生率为 5%~30%，重度出血为 1%~2%，可选用纤维蛋白原（Fg）、凝血酶时间（TT）和纤维蛋白（原）降解产物（FDPs）作为出血监测的实验室指标。目前多数作者认为维持 Fg 在 1.2~1.5g/L，TT 测定值维持在正常对照值 1.5~2.5 倍，FDPs 在 300~400mg/L 最为适宜。

（九）抗血小板药治疗的监测

临床上常用阿司匹林、氯吡格雷或阿昔单抗等药物作为血小板功能的抑制剂。可选用：①出血时间（BT）使其结果维持在治疗前的 1~2 倍为宜。②血小板聚集试验（PAgT），阿司匹林须选用花生四烯酸或胶原为诱导剂，氯吡格雷须选用 ADP 为诱导剂，使 PAgT 的最大振幅降至患者基础对照值的 40%~50% 为宜。

（十）降纤药治疗的监测

临床上常用的降纤药有尿激酶、巴曲酶和蝮蛇抗栓酶等。可选用①纤维蛋白原（Fg）测定：使其维持在 1.0~1.5g/L 为宜；②血小板计数：使其结果维持在 $(50~60) \times 10^9/L$ 为宜。

# 第五节　血型鉴定与交叉配血试验

通常意义上的血型是指红细胞膜上的特异性抗原的类型，是一种遗传性状，但从广义上来说还包括白细胞、血小板及某些血浆蛋白等的抗原成分的差异，并由它们共同构成血型系统。红细胞的血型是发现最早的人类血型，包括 ABO 血型系统、Rh 血型系统等。

## 一、ABO 血型系统

ABO 血型系统是红细胞血型系统中最重要的一个系统，在临床中最为常用，也最为人们所熟知。所谓的 ABO 血型系统就是根据红细胞膜上的抗原 A、B 来判断的。

（一）ABO 血型系统的抗原和抗体

红细胞膜上的抗体有两种，即 A 抗原和 B 抗原。ABO 血型的分型就是根据红细胞表面是否具有这两种抗原分为 A 型、B 型、AB 型和 O 型 4 型。红细胞上具有 A 抗原，血清中有抗 B 抗体为 A 型；红细胞上有 B 抗原，血清中有抗 A 抗体为 B 型；红细胞上有 A 和 B 抗原，血清中不含抗 A 和抗 B 抗体者为 AB 型；红细胞上不具有 A 和 B 抗原，而血清中有抗 A 和抗 B 抗体者为 O 型。

A 或 B 抗原在第 5~6 周胚胎的红细胞上便能检出，出生时抗原的敏感性仍较低，估计仅为成人的 20%~50%，以后逐渐增强，至 20 岁左右时才达高峰。抗原性终生不变，到老年敏感性有所下降。

ABO 血型系统抗体有免疫抗体和天然抗体之分。抗体有抗 A 和抗 B 两种，人在出生前尚未产生抗体，出生后 3~6 个月才开始出现，至青春期达高峰。产生抗体的功能可延续终生，但其效价随着年龄增长而逐渐降低。所谓天然抗体可能是由一种无觉察的抗原刺激而产生。人红细胞膜上的 A、B 抗原决定簇，在自然界非血型抗原所特有，如有些细菌表面就具有类似的 A 或 B 抗原物质，它们可不断给人以类 A、类 B 抗原的刺激而产生相应的抗体。血型抗体也是免疫球蛋白（IgG、IgM、IgA），免疫性抗体主要是 IgG，天然抗体主要是 IgM。

A 和 B 血型物质除存在于红细胞和其他组织细胞表面外，还广泛存在于体液和分泌液中，以唾液中含量最丰富，其次如血浆、胃液、精液、羊水中含量也丰富，汗液、泪液、胆汁及乳汁中也有少量存在，但脑脊液中则无。故通过检查各种组织和体液中的血型物质也可帮助确定血型。

ABO 血型的亚型：ABO 血型系统中重要的亚型是 A 抗原亚型。

1. A 亚型　A 型中主要的亚型有 $A_1$ 和 $A_2$。$A_1$ 亚型的红细胞上具有 $A_1$ 和 A 抗原，其血清中含有抗 B 抗体。$A_2$ 亚型的红细胞上只有 A 抗原，其血清中除含有抗 B 抗体外，尚可有少量的抗 $A_1$ 抗体（见于 1%~2% 的 $A_2$ 型）。已知 $A_1$ 抗原与抗 $A_1$ 抗体之间呈特异性凝集反应，故 $A_1$ 与 $A_2$ 两亚型之间的输血可能引起输血反应。据国内资料，$A_2$ 亚型只占 A 型的 0.77%~2.41%。ABO 系统中除 $A_1$、$A_2$ 亚型之外，还有 $A_3$、$A_x$ 及 $A_m$ 等亚型，但因抗原性均很弱，意义较小。其中 $A_x$ 红细胞与 B 型血清（抗 A 抗体）不发生凝集或凝集反应甚弱，但却能与 O 型血清发生凝集。因此,在作 ABO 血型鉴定时,应加 O 型血清,以防将 $A_x$ 型误定为 O 型。

由于 A 抗原中有 $A_1$、$A_2$ 两种主要亚型,故 AB 型中也有 $A_1B$ 和 $A_2B$ 两种主要亚型。$A_1B$ 的红细胞上具有 $A_1$、A 和 B 抗原,血清中无任何抗体;$A_2B$ 的红细胞上具有 A 和 B 抗原,血清中虽多无任何抗体,但在约 25% 的 $A_2B$ 型人中含有抗 $A_1$ 抗体。据国内资料,$A_2B$ 亚型占 AB 型的 0.87%~8.67%。

2. B 亚型　B 亚型不多见,命名也不统一,一般称为 B 亚型或弱 B,因其抗原性很弱,故 B 亚型的临床意义不大。

(二) ABO 血型系统的血型鉴定

ABO 血型的鉴定是通过其抗体与相应的红细胞抗原在生理盐水中发生的凝集反应来判断的。用标准的抗 A、B 血清鉴定被检者红细胞上的抗原,为直接试验;同时用标准的 A、B 型红细胞鉴定被检者血清中的抗体,为反转试验。只有这两种鉴定所得结果完全相符时才能肯定其血型的类别(表 37-4)。

表 37-4　ABO 血型系统定型结果

| 受检红细胞 + 标准血清 | | | 受检血清 + 标准红细胞 | | | 定型(ABO 血型) |
|---|---|---|---|---|---|---|
| 抗 A 血清 | 抗 B 血清 | 抗 AB 血清(O 型血清) | A 型红细胞 | B 型红细胞 | O 型红细胞 | |
| + | − | + | − | + | − | A |
| − | + | + | + | − | − | B |
| − | − | − | + | + | − | O |
| + | + | + | − | − | − | AB |

注:"+"表示凝集反应阳性,"−"表示凝集反应阴性。

有时 $A_x$ 亚型由于其抗原性较弱而会被误定为 O 型,可加用 O 型血清来检出抗原性较弱的 $A_x$ 亚型红细胞。如果被检者的血清与 O 型红细胞凝集,表明其血清中可能存在着非典型的冷凝集素或自身抗体,需进一步做有关鉴定试验。

(三) 临床意义

ABO 血型的鉴定在临床上最为常用的是在输血治疗时。若输血由于没有做血型鉴定而导致输血反应,很可能会威胁到生命。所以输血前必须准确鉴定供血者与受血者的血型,选择同型人的血液,并经交叉配血试验,证明完全相配合时才能输血。其次是在母婴的血型上,若母亲与胎儿血型不合,也会引起血型抗原免疫而导致溶血。ABO 溶血病多发生于母亲为 O 型而孕育的胎儿为 A 型或 B 型者。ABO 血型的鉴定还可用于器官移植,如果供者与受者 ABO 血型不合,可加速对移植物的排斥,特别是皮肤和肾移植。

二、Rh 血型系统

Rh 血型系统也是红细胞血型中的一种,仅次于 ABO 红细胞血型。在红细胞表面含有这种抗原者称为 Rh 阳性,不含这种抗原者称为 Rh 阴性。

(一) Rh 血型系统的抗原和抗体

Rh 血型系统中的抗原主要有 5 种,其抗原性强弱依次为 D、E、C、c、e,以 D 的抗原性最强,其临床意义更为重要。大多数 Rh 血型不合的输血反应和新生儿 Rh 溶血病都是由于抗 D 抗体引起。所以若含 D 抗原的红细胞为 Rh 阳性,不含 D 抗原的为 Rh 阴性。我国 Rh 阴性者甚为少见,但有些少数民族的阳性者比较多。

（二）Rh 血型系统的血型鉴定原则

由于临床实验室不易得到 5 种 Rh 抗血清,而其中的 D 抗原的抗原性最强、出现频率高、临床意义最大,所以一般只做 D 抗原的鉴定,并将含 D 抗原的红细胞称为 Rh 阳性,不含 D 抗原的称为 Rh 阴性。

（三）临床意义

Rh 血型系统可导致溶血性输血反应,Rh 血型系统由于不存在天然抗体,一般在第一次输血时不会发现 Rh 血型不合,所以在 Rh 阴性的受血者接受了 Rh 阳性血液输入后机体产生免疫性抗 Rh 抗体,当再次输入 Rh 阳性血液时,就会出现溶血性输血反应。如 Rh 阴性女性曾孕育过 Rh 阳性的胎儿,当输入 Rh 阳性血液时可发生溶血反应。在临床上尤为重要的是母亲与胎儿的 Rh 血型不合。

### 三、白细胞抗原系统

白细胞抗原是人类最主要的组织相容性复合物又称组织相容性抗原。它是一种膜抗原,存在于淋巴细胞、单核细胞、粒细胞、血小板、原纤维细胞,以及胎盘、肾、脾、肺、肝、心、精子、皮肤等组织细胞上。白细胞抗原系统的遗传受控于第 6 号染色体短臂上紧密连锁的基因座,是一个复杂的多态性遗传系统。目前已发现它有 140 多种特异性抗原,通过不同的组合,人类可有上亿种不同组合的白细胞抗原型。白细胞抗原配型在器官移植时对提高移植物存活率有非常密切的关系。白细胞抗原也可作为遗传标志,用于做亲子鉴定,更重要的是可用来研究人类学以及与疾病的相关性等。

### 四、血小板抗原及抗体

血小板表面具有复杂的血小板血型抗原,通常分为血小板非特异性抗原和特异性抗原。非特异性抗原是与其他血液成分共有的抗原,如与红细胞共有的抗原有 ABO 等,与白细胞共有的抗原有白细胞抗原。血小板特异性抗原为血小板本身特有的抗原。血小板抗原系统主要有 HPA-1、HPA-2 系统,是由遗传决定的。血小板抗体包括同种抗体和自身抗体。血小板同种抗体是由输血、输血小板或妊娠等同种免疫反应产生。当再输入血小板后,可使输入的血小板迅速破坏,或降低输入的血小板存活,造成输血后血小板减少症。或在输血后 1 周左右发生紫癜,称输血后紫癜。HPA-1 系统的抗体多为 IgG,可通过胎盘引起新生儿血小板减少性紫癜。多数原发免疫性血小板减少症患者血清中可检得血小板自身抗体。这种抗体可通过胎盘使新生儿发生一过性免疫性血小板减少症。

### 五、交叉配血试验

输血前必须进行交叉配血试验,其目的主要是进一步验证供者与受者的 ABO 血型鉴定是否正确,以避免血型鉴定错误导致输血后严重溶血反应。为避免输血反应必须坚持同型输血,交叉配血则是保证输血安全的关键措施。此外,也可检出 ABO 血型系统的不规则凝集素,以及发现 ABO 系统以外的其他血型抗体。

交叉配血常采用试管法进行,配血试验主要是检查受血者血清中有无破坏供血者红细胞的抗体,故受血者血清加供血者红细胞悬液相配的一管称为主侧;供血者血清加受血者红细胞悬液相配的一管称为次侧,两者合称为交叉配血。

结果判断:同型血交叉配血时,主侧管和次侧管均无凝聚反应,为配血完全相合,可以输血;但若主侧管出现凝集反应则绝对不可以输。当患者危急,没有相同的血型时,若主侧

笔记栏

管无凝集及溶血,只有次侧管出现较弱的凝集反应(效价 <1:200)可以少量(<200ml)输入。

　　ABO 血型系统的配血,对无输血史及妊娠史者,可只做盐水介质凝集试验。对有反复输血史及妊娠史者,尤其是有输血反应史或曾生育过有新生儿溶血病婴儿的女性,则应做间接抗人球蛋白配血法,以防有不完全抗体而引起输血反应。在 48 小时内输入 5L 或更多量的大量输血时,因需同时输入多名供血者的血液,因此除了进行受血者与各供血者的交叉配血外,还应坚持做供血者之间的交叉配血试验,只有相互交叉配血完全相合时才能输用。

（何春玲）

扫一扫
测一测

## 复习思考题

1. 试述血红蛋白测定和红细胞计数改变的临床意义。
2. 简述中性粒细胞增多、减少的临床意义。
3. 简述网织红细胞计数检测的临床意义。
4. 简述血沉增快的临床意义。
5. 简述如何选择血栓与止血的检测项目。

# 第三十八章

# 临床骨髓细胞学检查

PPT 课件

## 学习目标

1. 掌握骨髓细胞学检查的临床意义、骨髓增生程度分级。

2. 熟悉骨髓涂片及活检的适应证与禁忌证、骨髓细胞免疫分型的临床应用、细胞遗传学分析、常见血液病的血液学特点。

3. 了解骨髓细胞学检查的方法和内容、骨髓细胞化学染色的结果判断、骨髓细胞免疫分型的原理和结果判断。

## 第一节 骨髓检查概述

骨髓是人出生后的主要造血器官,由网状组织、造血细胞和基质组成。骨髓检查是血液科最常见的检查之一,也是诊断血液系统疾病不可或缺的最重要的检查之一。骨髓检查的方法很多,主要包括骨髓细胞形态学检查、骨髓病理学检查、骨髓细胞化学检查、细胞免疫学表型分析、细胞遗传学检查、造血干细胞培养等。

### 一、骨髓细胞学检查的临床价值

骨髓细胞学检查是在血象(全血细胞计数和血细胞形态)检查的基础上进行的后续检查,临床作用如下:

1. 诊断造血系统疾病 对如各型白血病、恶性组织细胞病、巨幼细胞贫血、再生障碍性贫血、多发性骨髓瘤、缺铁性贫血等具有决定性诊断价值;对增生性贫血(如溶血性贫血)、粒细胞缺乏症、骨髓增生异常综合征、骨髓增殖性肿瘤、类白血病反应等具有辅助诊断价值。疾病治疗过程中,动态观察骨髓变化,判断疗效和预后。

2. 协助诊断其他非造血系统疾病 诊断一些感染或代谢性疾病,如疟疾、黑热病、感染性心内膜炎、伤寒、戈谢病、尼曼 - 匹克病,某些骨髓转移癌(瘤)。

3. 鉴别诊断的应用 对于不明原因的发热、恶病质、肝大、脾大、淋巴结肿大及骨痛、关节痛等,或外周血出现可疑细胞或幼稚细胞、血细胞一系 / 多系的减少或增多时,可通过骨髓细胞学检查协助查找原因。

### 二、血细胞的起源、发育体系及发育规律

#### (一) 血细胞的起源及发育体系

多能干细胞是血细胞的起源细胞,该细胞受多种因素的调控,如体液、造血微环境等,其

自我复制的能力很强,同时具有高度自我更新和多向性分化能力。其发育体系见图38-1。

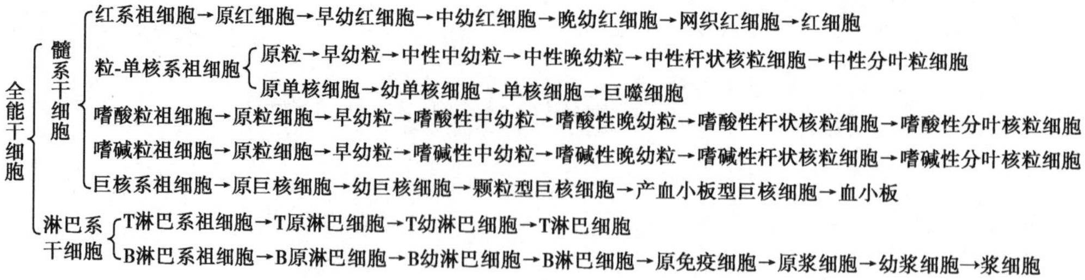

图38-1 造血干细胞的分化及增殖示意图

### (二)血细胞的发育规律

骨髓中血细胞由原始、幼稚发育至成熟,其形态变化具有一定的规律性,掌握这些规律有助于正确地辨认各种血细胞。

1. 细胞大小、外形 血细胞的大小在各个时期是不一样的,随着血细胞的发育成熟,胞体由大逐渐变小;但巨核细胞由小变大,越成熟胞体越大。其外形也在不断地变化,胞体大小变化的同时常发生形态变化,如巨核细胞、单核细胞、浆细胞从圆形或椭圆形变为不规则形。

2. 胞核变化 细胞内的胞核大小也随着其发育而有所改变,多由大变小,由规则变为不规则,甚至分叶,但巨核细胞核由小变大,红细胞核由大变小,核形规则而最终消失。

3. 染色质 由细致疏松逐渐变为粗糙、致密或凝集成块,着色由浅变深:淡红→紫红→深紫。

4. 核仁 原始阶段均有核仁,随发育进行,核仁由大变小,数目由多→少→消失。

5. 细胞质 量由少变多。颜色由深蓝→淡蓝→淡红。颗粒从无到有,由非特异性颗粒到出现特异性颗粒(红细胞例外)。

病理情况下细胞发育紊乱,可不符合上述演变规律,如胞核发育明显落后于胞浆(见于巨幼细胞贫血)、核尚大而染色质浓集,核成熟但有核仁等(见于白血病),这些异常现象有助于对病理性细胞的识别及鉴别诊断。

# 第二节 骨髓涂片检查

骨髓细胞形态学检查是通过观察骨髓涂片中细胞的形态以及细胞间的比例关系来检查骨髓细胞量和质的变化,是诊断血液系统疾病及协助观察疗效最常用的基本方法。

## 一、适应证与禁忌证

1. 适应证 ①各种血液病的诊断、鉴别诊断及治疗随访;②不明原因的红细胞、白细胞、血小板数量增多或减少及形态学异常;③不明原因发热的诊断与鉴别诊断,可做骨髓培养、骨髓涂片找寄生虫等;④不明原因的肝、脾、淋巴结肿大;⑤各种恶性肿瘤的骨髓转移、淋巴瘤骨髓侵犯。

2. 禁忌证 ①血友病及有严重凝血功能障碍者,当骨髓检查非唯一诊断手段时,则不宜进行此项检查;②晚期妊娠的孕妇。

## 二、骨髓细胞形态学检测的方法和内容

### (一) 骨髓涂片常规染色

选择骨髓取材满意、涂片制备良好的干燥新鲜骨髓涂片;将骨髓涂片的血膜面朝上放平,加入瑞氏染色液覆盖血膜固定 15~30 秒;滴加 pH 值 6.4~6.8 磷酸盐缓冲液(瑞氏染色液与缓冲液之比约为 1∶2~1∶3),混匀,染色 20 分钟左右;流水冲洗,晾干后显微镜下观察。

### (二) 低倍镜观察

1. 观察骨髓涂片质量　了解骨髓涂片厚薄是否适度、有核细胞是否较丰富、细胞分布是否均匀、细胞受色是否满意,若涂片情况较差,应另选良好涂片,并将情况填写记录。

2. 判断骨髓增生程度　骨髓增生程度通常以骨髓中有核细胞的量来反映。估计有核细胞量的方法有多种,最常用的是根据成熟红细胞与有核细胞之比,可以将骨髓增生程度分为 5 级(表 38-1)。

表 38-1　骨髓增生程度的分级

| 增生程度 | 成熟红细胞∶有核细胞<br>(平均比值) | 有核细胞 | 常见病因 |
| --- | --- | --- | --- |
| 极度活跃 | 1∶1 | 50% 以上 | 各型白血病、慢性髓系白血病 |
| 明显活跃 | 10∶1 | 10%~50% | 增生性贫血、白血病 |
| 活跃 | 20∶1 | 1%~10% | 正常骨髓、某些贫血 |
| 减低 | 50∶1 | 0.5%~1% | 非重型再生障碍性贫血、部分稀释 |
| 极度减低 | 200∶1 | 0.5% 以下 | 重型再生障碍性贫血、完全稀释 |

骨髓增生程度的分级

3. 巨核细胞计数　取染色后的骨髓涂片,低倍镜寻找巨核细胞,要注意边缘与尾部,寻找以 1.5cm×3.0cm 为一单位面积,计数其巨核细胞,如未找到巨核细胞,应再观察其他涂片,均未发现方可报告未找到巨核细胞。参考值 7~35 个。必要时可用油镜进行巨核细胞分类。

4. 观察有无体积较大、异形或成堆的特殊细胞　如转移癌细胞、戈谢(Gaucher)细胞、尼曼 - 皮克(Niemann-Pick)细胞、巨网细胞、多核巨细胞以及红细胞有无缗钱状等。观察时要注意边缘及尾部。

### (三) 高倍油镜观察

低倍镜观察全片后,用高倍油镜观察各细胞系形态,在熟悉涂片的基础上做细胞分类,在分类过程中继续观察细胞形态有无变化,最后分析结果。

1. 粒细胞系与有核红细胞的比例　粒细胞系各阶段细胞总和与各阶段幼红细胞总和之比称粒红比值。粒红比值(M∶E)正常人为 2∶1~4∶1。

(1) 粒红比值正常:见于正常骨髓象;骨髓病变未累及粒、红两系,如原发免疫性血小板减少症;粒、红两系平行增多或减少,前者如红白血病,后者如再生障碍性贫血。

(2) 粒红比值增高:见于粒细胞系增生,如化脓性感染、粒细胞性白血病;幼红细胞严重减少,如纯红细胞再生障碍性贫血。

(3) 粒红比值减低或倒置:见于幼红细胞增生,如各种增生性贫血、巨幼细胞贫血、真性红细胞增多症或继发性红细胞增多症;粒系细胞减少,如粒细胞缺乏症。

2. 观察各系细胞形态变化　观察各细胞系的数量、细胞发育成熟度和形态是否正常。如有无大小不均、形态异常、巨幼变或巨幼样变、分叶过多、颗粒异常、毒性变、退行性变、有

红细胞缗钱状排列

257

丝分裂细胞增多或异常等现象。

3. 观察成熟红细胞形态变化 注意观察大小、形态、染色及结构异常等,特别是贫血的病人,对诊断和鉴别诊断有一定的意义。成熟红细胞异常应观察外周血片变化。

4. 观察非造血细胞及异常细胞 如网状细胞、内皮细胞、组织嗜碱细胞、吞噬细胞等,因数量太少,应结合高、低倍镜在涂片的边缘、尾部观察,说明是多见或是偶见,有无形态异常。并要注意观察有无异常细胞,如恶性组织细胞及转移癌细胞等。

5. 注意观察有无寄生虫 如疟原虫、黑热病小体及弓形体等。

### (四) 正常骨髓象

正常的骨髓象其增生活跃,各系统、各阶段造血细胞比例正常,无各种异常细胞和寄生虫,正常骨髓象的特点如下:

1. 骨髓增生程度为增生活跃,粒红比值 2:1~4:1。

2. 粒细胞系统 粒细胞占有核细胞的 40%~60%,其中原粒细胞 <2%,早幼粒细胞 <5%,中性中幼粒细胞约 8%,中性晚幼粒细胞约 10%,中性杆状核细胞约 20%,中性分叶核粒细胞约 12%,嗜酸性粒细胞 <5%,嗜碱性粒细胞 <1%。细胞形态基本正常。

3. 红细胞系统 有核红细胞约占有核细胞的 20%,其中原始红细胞 <1%,早幼红细胞 <5%,中幼红细胞和晚幼红细胞各占约 10%。细胞形态染色基本正常。

4. 淋巴细胞系统 淋巴细胞约占 20%,儿童较高,可达 40%,主要为成熟淋巴细胞,原始淋巴细胞罕见,幼稚淋巴细胞偶见。

5. 单核细胞系统 <4%,均为成熟单核细胞,原始单核细胞罕见,幼稚单核细胞偶见。

6. 浆细胞系统 <2%,均为成熟浆细胞,原始浆细胞罕见,幼稚浆细胞偶见。

7. 巨核细胞系统 巨核细胞在 1.5cm × 3.0cm 骨髓涂片上可见 7~35 个,原始巨核细胞不见或偶见,幼稚巨核细胞 0~5%,颗粒型巨核细胞 10%~27%,产血小板型巨核细胞 44%~60%。

8. 其他细胞 可见少量网状细胞、内皮细胞、组织嗜碱细胞等非造血细胞,无其他异常细胞及寄生虫。

### (五) 分析结果时的注意事项

1. 血液形态学与临床资料结合,进行综合分析。

2. 骨髓象和血常规进行对照加以判断。有些疾病的骨髓象相似,但血常规有区别,如溶血性贫血和失血性贫血;某些疾病血常规无明显区别,而骨髓象明显不同,如某些类型的急性白血病与再生障碍性贫血。因此骨髓细胞学检查需同血片检查综合起来分析才能有诊断意义。

3. 有些血液病在早期细胞形态学的特征不明显,难以明确诊断,应根据需要适当进行复查,在动态观察中才能明确诊断。

## 第三节 骨髓活组织检查

骨髓活组织检查(bone marrow biopsy)简称骨髓活检,就是用一个特制的骨髓活检穿刺针取一小块 0.5~1.0cm 长的圆柱形骨髓组织来做骨髓病理学检查。骨髓活检更准确地反映骨髓增生程度、组织结构、间质和细胞成分及其分布状况,对血液病的诊断提供全面的细胞形态学依据。

## 一、骨髓活检的临床应用

1 骨髓穿刺抽不出骨髓液,即"干抽"时,见干骨髓纤维化(原发性和继发性)、骨髓硬化症,尤其是恶性肿瘤(乳腺癌、肺癌、前列腺癌、胃癌等)的骨髓转移所致骨髓纤维化,以及某些白血病、淋巴瘤。

2. 骨髓涂片提示稀释骨髓象时,骨髓活检能客观反映骨髓增生程度,避免骨髓穿刺抽取骨髓液过多导致的稀释。

3. 有些疾病的诊断需要了解骨髓组织结构,如再生障碍性贫血、骨髓增生异常综合征、恶性肿瘤骨髓转移等;观察再生障碍性贫血骨髓造血组织减低、脂肪组织及非造血组织增多的情况;骨髓活检组织切片的原始细胞分布异常(ALIP)现象对骨髓增生异常综合征的诊断有重要意义。

4. 骨髓活检保持了完整的骨髓组织结构,比骨髓涂片更准确地反映骨髓增生程度,弥补了骨髓穿刺涂片的不足。骨髓涂片能很好地反映细胞形态,两者联合检查可以提高诊断的准确性。

## 二、适应证与禁忌证

1. 适应证 ①多次抽吸骨髓液取材失败;②判定血细胞减少患者骨髓增生程度及其病因;③可疑罹患骨髓纤维化、真性红细胞增多症、原发性血小板增多症、骨髓增生异常综合征、恶性淋巴瘤、多发性骨髓瘤、淀粉样变性、肉芽肿病、转移癌和再生障碍性贫血。

2. 禁忌证 ①血友病及有严重凝血功能障碍者;②晚期妊娠的孕妇。

## 三、骨髓活检的方法和内容

(一) 骨髓活检的方法

骨髓活检部位多选择髂前上棘或髂后上棘。采用髂前上棘检查时,病人取仰卧位;采用髂后上棘检查时,病人取侧卧位。常规消毒局部皮肤,操作者戴无菌手套,铺无菌洞巾,然后行皮肤、皮下和骨膜麻醉。将骨髓活检穿刺针的针管套在手柄上。操作者左手拇指和示指将穿刺部位皮肤压紧固定,右手持穿刺针手柄以顺时针方向进针至骨质一定的深度后(活检针固定即可),拔出针芯,在针座后端连接上接柱(接柱可为 1.5cm 或 2.0cm),再插入针芯,继续按顺时针方向进针,其深度达 1.0cm 左右,再转动针管 360°,针管前端的沟槽即可将骨髓组织离断。按顺时针方向退出穿刺针,取出骨髓组织,立即置于 95% 乙醇或 10% 甲醛中固定,并及时送检。以碘伏棉球消毒轻压穿刺部位,敷以无菌纱布并固定。

可对骨髓活检组织进行脱钙后的石蜡包埋或不脱钙的塑料包埋。常用 HE 染色、Gomori 网硬蛋白纤维染色,贫血患者常规进行铁染色。

(二) 骨髓活检读片步骤

1. 于低倍镜下观察切片取材与染色是否满意。

2. 测定切片内造血组织所占百分比[正常平均为(40±9)%],脂肪组织的百分比[正常平均为(28±8)%],以及骨小梁的百分比[正常平均为(26±5)%],进而按造血组织所占判定骨髓增生程度。

3. 观察切片内红细胞系、粒细胞系和巨核细胞系三系造血细胞的分布与定位,有无幼稚细胞的过度增生及位置异常,必要时在油镜下做活检切片内血细胞的分类计数,正确判定切片内的原始细胞百分率,并与涂片的结果进行比较。算出粒/红(M/E)比值,正常切片内 M/E 比值介于 1.5:1~3.5:1。

4. **巨核细胞的形态观察与描述** 必要时测定巨核细胞数,计算 10 个低倍视野内巨核细胞的总数,而后算出每个低倍视野(LPF)的平均个数,正常每个 LPF 为 8~15 个。

5. 注意淋巴细胞、浆细胞和嗜酸性粒细胞的形态,有无增生;如伴浆细胞增多时,应注意有无成簇、成团现象,及其位置有无异常。注意观察全片有无淋巴样小结和淋巴集簇。

6. **肥大细胞的观察与描述** 必要时测定肥大细胞数,计算 10 个低倍视野(80 X)内肥大细胞的总数,然后算出每个 LPF 的平均个数。

7. 全面观察骨小梁,注意有无骨内膜细胞、原始(成)骨细胞以及破骨细胞的增生;有无骨小梁萎缩、变细和侵蚀破坏;有无骨软化和骨硬化。

8. 观察有无间质的异常,如脂肪细胞坏死、血管系统的异常(血管坏死、静脉窦扩张与破裂)、红细胞渗出、间质水肿、肉芽肿和胶状变性等。

9. 观察 Gomori 染色切片上有无网硬蛋白纤维增多,如有,注意是局灶性还是弥漫性。

10. 贫血患者应常规做切片铁染色的检查,进行细胞内(包括幼红细胞和网状吞噬细胞)含铁血黄素量的判断。

### (三)骨髓活检结果分析

根据骨髓活检切片内所得的组织形态学资料,再结合骨髓涂片、血片及其他实验室检查综合分析。如果活检切片内出现显著的特征性改变,且与临床和骨髓涂片所见完全吻合,即可得出明确的诊断性意见。例如,骨髓组织学检查符合急性再生障碍性贫血的诊断;如果切片内出现某种组织形态的改变,但属于非特异性,不能做出肯定或否定意见时,可直接描述组织形态学所见,并可提出尚需补充哪些检查。例如,骨髓活检提示增生明显活跃(+++),M/E 比值降低,Gomori 染色阳性(+),其余未见异常。

## 第四节 骨髓细胞化学染色

骨髓细胞化学染色在判断血液肿瘤细胞类型、辅助血液病的诊断和鉴别诊断具有一定的价值。

### 一、骨髓铁染色

ER-38-3

骨髓细胞化学染色

正常骨髓中有一定量的铁,以含铁血红素形式贮存在单核吞噬细胞胞质内,供细胞利用,以合成血红蛋白,这种贮存铁称为细胞外铁;骨髓中有核红细胞也含有铁颗粒,称细胞内铁,经盐酸作用释放出高铁离子,与亚铁氰化钾作用,形成亚铁氰化铁,呈蓝色颗粒。

【结果判断】

(1)细胞外铁(+)~(++),大多为(++)。

(2)细胞内铁 20%~90%,平均值 65%,无环形铁粒幼红细胞。

【临床意义】

(1)降低:见于缺铁性贫血,其骨髓细胞外铁明显降低,甚至消失,铁粒幼细胞百分率减低,常 <15%,甚至为 0。经铁剂治疗后,细胞外铁增多。铁染色是诊断缺铁性贫血及指导铁剂治疗的一项可靠和实用的检验方法。

(2)升高:见于铁粒幼细胞贫血、骨髓增生异常综合征(MDS)伴环形铁粒幼红细胞(MDS-RS),环形铁粒幼细胞 >15%;另外,也见于慢性病性贫血、珠蛋白生成障碍性贫血、溶血性贫血、巨幼细胞贫血、再生障碍性贫血等,细胞外铁也可增加,常 >(+++)~(++++)。

## 二、中性粒细胞碱性磷酸酶染色

中性粒细胞碱性磷酸酶主要存在于成熟阶段的中性粒细胞和巨噬细胞中,其他细胞均阴性。

【结果判断】

染色结果,在细胞浆中出现灰色至棕黑色颗粒者为阳性,阴性与阳性程度可用以下形式表示:

(−)胞浆呈淡红色,无颗粒,积 0 分。

(+)全部胞浆呈淡灰色,无颗粒。或胞浆中出现棕黑色或黑色颗粒,但不超过整个细胞的 1/4,积 1 分。

(++)胞浆呈灰色,或颗粒不超过细胞 1/2,积 2 分。

(+++)胞浆内充满棕黑色或黑色颗粒,但尚不十分致密,范围可超过整个细胞的 3/4,积 3 分。

(++++)颗粒粗大稠密,甚至遮盖细胞核,积 4 分。

以积分值表示:正常成人阳性率一般在 40% 左右,NAP 积分值 80 分左右。由于各实验室条件不同,参考值有差异,应建立本实验室的参考值。

【临床意义】

(1)细菌感染时 NAP 活性增高,病毒感染时在正常范围或略减低。

(2)慢性髓系白血病时活性明显减低,积分常为 0,细菌感染引起的类白血病反应的 NAP 活性增高,可作为一项重要的鉴别诊断指标。

(3)急性粒细胞白血病的 NAP 活性减低,急性淋巴细胞白血病、淋巴瘤、多发性骨髓瘤、骨髓增殖性肿瘤患者 NAP 明显增强。

(4)再生障碍性贫血时 NAP 增高,阵发性睡眠性血红蛋白尿患者 NAP 降低,而其他类型贫血多无变化。

(5)激素的影响,如垂体肾上腺皮质功能亢进或应用皮质激素时 NAP 增强,妊娠亦出现 NAP 增强。

## 三、髓过氧化物酶染色

髓过氧化物酶(myeloperoxidase,MPO)又称过氧化物酶,存在于髓系细胞(主要是中性粒细胞和单核细胞)的嗜苯胺蓝颗粒中,是髓细胞的特异性标志。过氧化酶染色(POX),是用联苯胺处理标本,细胞内的过氧化物酶能把联苯胺氧化为蓝色的联苯胺蓝,进而变为棕色产物,沉淀于细胞内,因而可以根据颜色反应来判定过氧化物酶的有无或多少。

【结果判断】细胞中出现蓝黑色颗粒为阳性反应,按颗粒大小和密集程度分为强阳性和弱阳性。

【临床意义】过氧化物酶主要存在于粒细胞系统,除早期原始粒细胞外,其后各阶段均呈阳性反应。单核细胞从幼稚单核细胞起呈弱阳性反应。淋巴细胞各阶段均为阴性。急性淋巴细胞白血病全部阴性,急性单核细胞白血病 POX 颗粒细小、染色浅淡。故对急性粒细胞白血病、急性单核细胞白血病与急性淋巴细胞白血病之间的鉴别诊断有帮助。

## 四、酯酶及氟化钠染色

不同血细胞中所含酯酶成分不同,分为特异性酯酶和非特异性酯酶。

1. 特异性酯酶(specific esterase,SE)染色 特异性酯酶是指使用氯乙酸 AS-D 奈酚酯酶染色(naphthol AS-D chloroacelate esterase,AS-D NCE)。

【结果判断】细胞浆中出现红宝石样颗粒为阳性。此酶主要存在于粒系细胞中,原始粒细胞呈阴性或弱阳性;早幼粒细胞呈强阳性;嗜酸性粒细胞呈阴性或弱阳性;嗜碱性粒细胞呈强阳性。单核细胞一般为阴性,也可出现弱阳性反应;淋巴细胞呈阴性反应。

【临床意义】

(1)急性粒细胞白血病时,原粒和早幼粒细胞 SE 呈阳性或阴性。

(2)急性早幼粒细胞白血病时早幼粒细胞呈强阳性。

(3)急性单核细胞白血病一般呈阴性反应,个别细胞呈弱阳性。

(4)急性粒单核细胞白血病时原始粒细胞及早幼粒细胞呈阳性,原始单核及幼稚单核细胞呈阴性。

(5)急性淋巴细胞白血病和急性巨核细胞白血病均成阴性。

2. 非特异性酯酶染色(non-specific esterase,NSE) 非特异性酯酶包括酸性非特异性酯酶(酸性 α- 醋酸奈酚酯酶)、碱性非特异性酯酶(α- 丁酸奈酚酯酶)和中性非特异性酯酶(α-醋酸奈酚酯酶、醋酸 AS-D 奈酚酯酶)染色。

【结果判断】

胞浆中出现棕黄色颗粒为阳性。此酶主要存在于单核细胞中,含量较多且多数可被氟化钠(NaF)抑制,抑制率 >50%,所以做 α-NAE 染色时,通常做氟化钠抑制试验;粒细胞阴性或弱阳性不能被氟化钠抑制;淋巴细胞一般阴性。

【临床意义】

(1)急性单核细胞白血病时原始和幼稚单核细胞常呈阳性,可被氟化钠抑制。

(2)急性粒细胞白血病时原始粒细胞呈阳性或弱阳性、急性早幼粒细胞白血病时早幼粒细胞呈强阳性,均不被氟化钠抑制。

(3)急性淋巴细胞白血病一般为阴性。

(4)急性粒 - 单核细胞白血病时原始粒细胞呈阴性或阳性,阳性不被氟化钠抑制;原始单核及幼稚单核细胞呈强阳性,可被氟化钠抑制。

## 五、糖原染色

糖原染色,又称过碘酸希夫反应(periodic acid Schiff reaction,PAS reaction),过碘酸能将血细胞内的糖原氧化成醛基,醛基与雪夫试剂中的无色品红结合,形成紫红色化合物,定位于胞质内。

【结果判断】粒系统细胞自早幼粒细胞开始就可呈现阳性,阳性程度随细胞成熟而增强。成熟中性分叶粒细胞糖原最为丰富。单核细胞呈弱阳性。成熟巨核细胞亦呈阳性。有核红细胞和红细胞均成阴性。淋巴细胞大多成阴性,少数成阳性。

【临床意义】

根据反应的阳性程度及阳性特点可进行红细胞系统、白细胞系统等疾病的辅助诊断及鉴别诊断,其阳性特点意义更大。

(1)急性粒细胞白血病,原始粒细胞呈阴性或弱阳性反应,阳性呈细颗粒状或弥漫淡红色;急性淋巴细胞白血病,原幼淋巴细胞多呈粗颗粒状或块状阳性反应;急性单核细胞白血病,原幼单核细胞呈阳性反应,其细颗粒或弥散均匀红色。

(2)恶性淋巴瘤、慢性淋巴细胞性白血病时,其淋巴细胞阳性反应均有明显增高,呈粗颗粒状或块状。

(3)红白血病、骨髓增生异常综合征中其幼红细胞反应明显增强,呈均匀红色或块状。

缺铁性贫血、地中海贫血、溶血性贫血及巨幼细胞性贫血时幼红细胞 PAS 反应多为阴性或弱阳性。

(4)巨核细胞呈阳性,有助于识别不典型巨核细胞,如急性巨核细胞白血病和骨髓增生异常综合征中的小巨核细胞。

# 第五节　骨髓细胞免疫分型

细胞免疫分型也称细胞免疫标记(表型)检测,对细胞膜表面和/或细胞质存在的特异性抗原进行检测,分析细胞所属系列、分化程度和功能状态,尤其对一些血液病如白血病、恶性淋巴瘤等的诊断与分型、疗效观察和预后判断等均具有重要价值。早年曾用过荧光显微镜或免疫酶标染色法,目前国际上公认的通用的方法是流式细胞术(FCM)。

## 一、原理及临床应用

1. 原理　流式细胞术是一种集细胞生物技术、单克隆抗体技术、激光技术、流体力学、计算机等于一体的分析技术。用荧光素标记的单克隆抗体(McAb)作分子探针,多参数分析细胞膜、细胞浆或细胞核的免疫表型,据此了解被测细胞所属细胞系列及其分化程度。能快速,多参数,客观的定性又定量测定细胞膜、浆、核的抗原表达。

2. 临床应用　结果判断时首先分析所有细胞的抗原表达情况,鉴别出正常细胞和异常细胞群体,正常细胞的表现可以作为整个实验染色过程的内部参照,提供实验一致性与否的客观证据,异常细胞则通过进一步设门分析确定表型特点。细胞免疫分型主要用于以下几方面:

(1)识别不同系列的细胞:①髓系细胞的抗体:CD11b、CD11c、CD13、CD15、CD33、CD64、CD117。②T 淋巴细胞系列的抗体:CD1、CD2、CD3、CD4、CD5、CD7、CD8、CD57。③B 淋巴细胞系列的抗体:CD10、CD19、CD20、CD22、CD23、FMC7、CD79a、IgM、Kappa 和 Lambda 轻链。④NK 淋巴细胞系列的抗体:CD16、CD56。⑤巨核细胞和血小板的抗体:CD41、CD42、CD61。⑥幼稚红细胞的抗体:血型糖蛋白(CD235a)、CD36、CD71。

(2)检测 T 淋巴细胞亚群:常用 CD3、CD4 和 CD8 单抗检测全 T 细胞,T 淋巴细胞分为 Th(CD4$^+$、CD8$^-$)和 Ts(CD4$^-$、CD8$^+$)两个主要亚群,计算 Th/Ts(CD4$^+$/CD8$^+$)比值作为评价机体免疫状态的指标。

(3)识别不同分化阶段的细胞:干/祖细胞 CD34$^+$、HLA-DR$^+$、CD38$^-$,原始细胞 CD34$^+$、HLA-DR$^+$、CD38$^+$,幼稚细胞(如早幼粒细胞)CD34$^-$、HLA-DR$^-$、CD38$^+$。

(4)识别不同功能状态的细胞:记忆 T 细胞高表达 CD45RO、不表达 CD45RA,活化 T 细胞不表达 CD45RA。

(5)用于血液肿瘤的免疫表型分析:见"急性白血病的免疫表型特征"内容。

(6)用于血液肿瘤微小残留病灶的监测:血液肿瘤微小残留病是疾病复发和耐药的根源,细胞免疫分型监测微小残留病的敏感性可达 $10^{-5}$~$10^{-4}$ 水平。

## 二、急性白血病的免疫表型特征

急性 B 淋巴细胞白血病/淋巴母细胞淋巴瘤(B-ALL/B-LBL)、急性 T 淋巴细胞白血病/淋巴母细胞淋巴瘤(T-ALL/LBL)、急性髓细胞白血病(AML)等疾病的免疫表型分别见表 38-2~表 38-4。另外,免疫分型对于双表型白血病、慢性淋巴细胞白血病(CLL)、毛细胞

ER-38-4

急性白血病
免疫表型

白血病、慢性髓系白血病急变期细胞的分类和诊断也具有重要意义。

表 38-2　急性 B 淋巴细胞白血病 / 淋巴母细胞淋巴瘤（B-ALL/B-LBL）免疫表型

|  | CD10 | CD34 | CD19 | CD22c/m | CD38 | TDT | HLA-DR | CD20 | cCD79 | sIg | Cyμ |
|---|---|---|---|---|---|---|---|---|---|---|---|
| 早前 -B | − | + | + | + | + | + | + | − | + | − | − |
| 前 -B | +/− | − | + | + | + | +/− | + | +/− | + | − | +/− |
| 普通 -B | + | + | + | + | + | + | + | +/− | + | − | − |
| 分化 -B | +/− | − | + | + | + | − | + | + | + | + | + |

表 38-3　急性 T 淋巴细胞白血病 / 淋巴母细胞淋巴瘤（T-ALL/LBL）免疫表型

|  | CD3c/m | CD4/CD8 | CD7 | TDT | CD1a | CD2 | CD99 | CD38 | CD34 |
|---|---|---|---|---|---|---|---|---|---|
| 早前 -T | + | −/− | + | + | − | − | + | +/− | +/− |
| 前 T | + | −/− | + | + | − | + | + | + | +/− |
| 皮质 -T | + | +/+ | + | + | + | + | + | + | − |
| 髓质 -T | + | +/− 或 −/+ | + | +/− | + | + | +/− | + | − |

表 38-4　急性髓细胞白血病（AML）免疫表型

| 亚型 | 免疫表型 | 亚型 | 免疫表型 |
|---|---|---|---|
| M0 | CD34、CD33、CD13 | M4 | CD34、CD33、CD15、CD13 |
| M1 | 同上 | M5 | CD33、CD15、CD14、CD13 |
| M2 | CD34、CD33、CD15、CD13 | M6 | CD33、血型糖蛋白（CD235a） |
| M3 | CD33、CD13（HLA-DR 阴性） | M7 | CD33、CD41、CD42、CD61 |

# 第六节　细胞遗传学分析

　　20 世纪 70 年代以来由于染色体分带技术的出现,高分辨显带技术的应用,20 世纪 80 年代至今,与分子生物学相结合,诞生了分子细胞遗传学（FISH）,细胞遗传学研究在血液学领域内得以迅速发展。在恶性血液病的研究中明确了某些染色体异常与疾病的发生、发展、诊断、治疗及预后有密切关系。因此血细胞染色体的检查与分析对遗传性血液病和恶性血液病的诊断、分型、病因、发病机制、治疗的选择和预后的判断有重要价值。

## 一、染色体检查方法

　　染色体检查又称染色体核型分析,是将特定细胞短期或长期培养后,经过特殊制片和显带技术,在光学显微镜下观察分裂中期的染色体,确定染色体的数目及结构是否发生畸变,是确诊染色体病的基本方法。染色体检查的标本除常用外周血外还可以用骨髓细胞、皮肤细胞、黏膜和羊水中的细胞。

## 二、染色体命名及书写

1. 染色体命名　人体细胞有 46 条染色体,其中常染色体 22 对(44 条),性染色体 1 对(XY),男性为 46,XY;女性为 46,XX。根据各染色体上显带特点,将染色体划区分布,p 表示短臂,q 表示长臂。一般用 4 个符号代表某一特定区带,例如"9q34"则表示 9 号染色体长臂 3 区 4 带。t 表示染色体片段发生易位,inv 表示倒位,iso 或 i 表示等臂染色体,ins 表示插入,del 表示缺失,r 表示环状染色体。"–"表示染色体丢失,"+"表示增加。

2. 染色体书写　核型书写有统一格式,其书写顺序为:染色体数目、性染色体、染色体异常。各项之间以逗号分开,性染色体以大写的 X 与 Y 表示,各染色体变异以小写字母表示,第一括号内是累及染色体的号数,第二括号内是累及染色体的区带。如 45,X,–Y,t(9;22)(q34;q22),表示 45 条染色体,丢失了 Y 染色体,第 9 号染色体与第 21 号染色体之间易位,断裂点分别在第 9 号染色体长臂的 3 区 4 带和第 22 号染色体长臂 2 区 2 带。

3. 染色体畸变　包括数目畸变和结构畸变。正常人体细胞有 23 对染色体,其中 23 条来自父方,另 23 条来自母方,即含有两个染色体组或称为二倍体(2n),以二倍体为标准,出现染色体单条、多条或成倍的增减称为染色体数目畸变,其畸变类型有整倍体型和非整倍体型。

## 三、血液肿瘤的染色体分析

许多血液肿瘤与染色体数目和结构异常(如染色体易位、缺失、重排等)有关,血液肿瘤的染色体异常分为平衡畸变和非平衡畸变。WHO 的急性白血病分型中指出,获得细胞遗传学资料对于确定 AML 的分类诊断、决策治疗、判断预后都极为重要。

急性髓系白血病(AML)平衡畸变主要是易位或倒位,其结果产生融合基因。如急性早幼粒细胞白血病(APL)的 t(15;17)(q22;q12),该易位使 15 号染色体上的 PML(早幼粒白血病基因)与 17 号染色体上 RARA(维 A 酸受体基因)形成 PML-RARA 融合基因。这是 APL 发病及用全反式维 A 酸及砷剂治疗有效的分子基础。AML 的染色体非平衡畸变多表现为染色体数目异常、染色体整条或部分丢失或增加,多见 +8、–5/5q⁻、–7/7q⁻、20q⁻、+21 等。

约 30%AML 患者伴 t(15;17)/PML-RARA,t(8;21)/RUNX1-RUNX1T1,inv(16),或 t(16;16)/CBFB-MYH11,即使初诊时原始细胞 <20%,亦应诊断为急性髓系白血病(AML)。

95% 以上的慢性髓系白血病(CML)典型的特点是具有 Ph 染色体(小的 22 号染色体),即 t(9;22)(q34;q11),是 9 号染色体长臂 3 区 4 带处的 C-ABL 易位至 22 号染色体长臂 1 区 BCR 断裂点,易位后重组形成 BCR-ABL 融合基因,其编码的蛋白主要为 P210,具有酪氨酸激酶活性,是引起髓系细胞无限增殖的主要原因。

人体正常染色体核型与常见血液肿瘤的染色体异常

# 第七节　常见血液病的血液学特点

## 一、贫血

### (一)缺铁性贫血

【血常规】红细胞、血红蛋白均减少,以血红蛋白减少更为明显。血细胞比容相应减少,红细胞平均体积(MCV)<80fl、红细胞平均血红蛋白(MCH)<27pg、红细胞平均血红蛋白浓度(MCHC)<32%。轻度贫血时成熟红细胞的形态无明显异常。中度以上贫血才显示

常见血液病的骨髓象

小细胞低色素性特征,红细胞体积减小,淡染,中央淡染区扩大。严重贫血时红细胞中央淡染区明显扩大而呈环形,并可见嗜多色性红细胞及点彩红细胞增多。网织红细胞计数多正常或轻度增高。白细胞计数和分类计数,以及血小板计数一般正常。严重贫血时,白细胞和血小板可轻度减少。

【骨髓象】骨髓增生活跃或明显活跃。红系增生活跃,以中、晚幼红细胞为主,其体积小,核染色质致密、胞浆少、边缘可见不规则突起,晚幼红细胞的核固缩呈小而致密的紫黑色"炭核"。粒系和巨核系细胞数量和形态均正常,骨髓铁染色显示骨髓小粒可染铁消失(细胞外铁阴性),铁粒幼细胞 <15%。

（二）巨幼细胞贫血

【血常规】大细胞正色素性贫血(MCV>100fl),红细胞、血红蛋白减少,以红细胞减少更明显。红细胞大小不等、中央淡染区消失,易见椭圆形巨红细胞,可见嗜多色性红细胞、点彩红细胞、Howell-Jolly 小体及 Cabot 环。有时可出现中、晚幼红细胞。网织红细胞正常或轻度增多。白细胞计数正常或轻度减少,中性粒细胞核分叶过多,可有 5 叶或 6 叶以上的分叶。偶见巨型杆状核粒细胞。血小板计数正常或减少,重者全血细胞减少。

【骨髓象】骨髓增生活跃或明显活跃。红系增生为主、幼红细胞常在 40%~50%,甚至更高,并出现巨幼变(胞体及胞核均增大,核染质疏松、胞浆量多、核发育落后于胞质)。贫血越严重,红系及巨幼红细胞的比例越高。分裂期细胞多见。易见 Howell-Jolly 小体及点彩红细胞等。粒系相对减少。本病早期巨粒细胞先于巨幼红细胞出现,以巨晚幼粒细胞及巨杆状核粒细胞为多见,分叶核粒细胞有分叶过多现象,具有早期诊断意义。巨核细胞数大致正常或增多,也可出现胞体巨大,核分叶过多,核质发育不平衡现象。

（三）再生障碍性贫血(简称再障)

1. 重型再障　起病急,进展快,常以严重出血和感染为主要表现。

【血常规】呈全血细胞减少,红细胞、血红蛋白显著减少,两者平行下降,呈正细胞正色素性贫血。网织红细胞百分数多低于 0.005、网织红细胞绝对值 <15×10⁹/L;白细胞计数 <2×10⁹/L、中性粒细胞计数 <0.5×10⁹/L、淋巴细胞比例明显增高;血小板计数 <20×10⁹/L。外周血中一般不出现幼稚细胞。

【骨髓象】骨髓增生明显减低。粒、红系及巨核细胞明显减少且形态大致正常,淋巴细胞相对增高,可达 80% 以上。红系中以晚幼红细胞减少、粒系中以成熟粒细胞减少最为多见,多数病例常无巨核细胞可见。浆细胞比值增高,有时还可有肥大细胞(组织嗜碱细胞)、网状细胞增高。

2. 非重型再障　起病和进展缓慢,以贫血和轻度皮肤、黏膜出血多见。

【血常规】全血细胞减少,但达不到重型再障程度。血小板减少常早期出现。红细胞、血红蛋白平行性下降,下降速度较慢,血红蛋白多为中度或重度减低,呈正细胞正色素性贫血。网织红细胞减少,绝对值低于正常;白细胞减少,多在(2.0~3.0)×10⁹/L,中性粒细胞减少,但绝对值 >0.5×10⁹/L;淋巴细胞相对增高,一般不超过 50%。

【骨髓象】非重型再障的骨髓中可出现一些局灶性代偿性造血灶,故不同部位骨髓穿刺结果差异较大,有时需多部位穿刺检查及配合骨髓活检,才能获得较可靠的诊断依据。骨髓多为增生减低。巨核、粒、红三系细胞均不同程度减少。巨核细胞减少常早期出现。淋巴细胞相对增多,浆细胞、肥大细胞和网状细胞也可增高,但均比重型为少。有时可有中性粒细胞核左移及粒细胞退行性变等现象。

（四）溶血性贫血

溶血性贫血(hemolytic anemia)是由于各种原因使红细胞寿命缩短,破坏增加,而骨髓造血功能不能相应代偿时所引起的一组贫血。主要表现为红系明显的代偿性增生。

【血常规】

(1)红细胞、血红蛋白减少,两者呈平行性下降。

(2)红细胞大小不均,易见大红细胞、嗜多色性红细胞及有核红细胞(以晚幼红或中幼红细胞为主),以及可见 Howell-Jolly 小体、Cabot 环、点彩红细胞等。不同原因所致的溶血性贫血,有时出现特殊的异形红细胞增多,如球形细胞、靶细胞、裂细胞等,对病因诊断具有一定意义。

(3)网织红细胞增多,尤其是急性溶血时常明显增多。

(4)急性溶血时白细胞和血小板计数常增多。中性粒细胞比例增高,并有中性粒细胞核左移现象。

【骨髓象】溶血性贫血骨髓象具有如下特点:

(1)骨髓增生明显活跃。

(2)红系显著增生,幼红细胞常 >30%,急性溶血时甚至 >50%,粒红比例降低或倒置。各阶段幼红细胞增多,以中幼及晚幼红细胞增多为主。核分裂型幼红细胞多见。可见幼红细胞胞质边缘不规则突起、核畸形、Howel-Jolly 小体、嗜碱点彩等。成熟红细胞形态与血常规相同。

(3)粒系相对减少,各阶段细胞的比例及形态大致正常。

(4)巨核细胞一般正常。

## 二、白血病

白血病是一类造血干祖细胞的恶性克隆性疾病。其特点为造血组织中白血病细胞异常增生与分化成熟障碍,并浸润其他器官和组织,正常造血受抑制。临床上出现不同程度的贫血、出血、感染和浸润症状。根据白血病的细胞分化程度和自然病程,白血病分为急性和慢性两大类。国内急性白血病明显多于慢性白血病,约为 5.5 : 1。成人急性白血病以急性髓系白血病多见,儿童则以急性淋巴细胞白血病多见;慢性白血病中慢性髓系白血病较慢淋白血病多见。

1. 急性淋巴细胞白血病 由于原始及幼稚淋巴细胞在骨髓中大量增殖并抑制正常造血所致。按法 - 美 - 英(FAB)形态学和组织化学染色分型有 3 个亚型:$L_1$ 型、$L_2$ 型和 $L_3$ 型。

【血常规】白细胞计数多数增高,甚至可高达 $100 \times 10^9$/L 以上,有部分正常或者减少,其中占主要部分的白细胞类型为原始和幼稚淋巴细胞,粒细胞减少明显。此外,血常规中的血红蛋白、红细胞和血小板减少。

【骨髓象】骨髓增生明显活跃或极度活跃。其中淋巴细胞系呈过度增生,以形态异常的原始及幼稚淋巴细胞为主,其细胞为核大浆少。而粒系、红系和巨核细胞系均受抑制,各阶段细胞均明显减少。

(1)$L_1$ 型:原始和幼淋巴细胞以小细胞为主。

(2)$L_2$ 型:原始和幼淋巴细胞以大细胞为主。

(3)$L_3$ 型:原始和幼淋巴细胞以大细胞为主,大小一致,细胞内有明显空泡,胞浆嗜碱性,染色深。

2. 急性髓系白血病 按法 - 美 - 英(FAB)形态学和组织化学染色分型分 8 个亚型,即 $M_{0\sim7}$。

【血常规】白细胞计数多增高,也有正常或减少。主要以原始及幼稚细胞为主。血红蛋白、红细胞及血小板明显减少。

【骨髓象】骨髓增生明显活跃或极度活跃,并出现大量白血病细胞,少部分病例骨髓有核细胞增生降低,其外周血白细胞计数亦同时减少。正常造血受抑制。

(1)急性髓细胞白血病微分化型($M_0$):骨髓原始细胞≥30%,无嗜天青颗粒及 Auer 小体,核仁明显,髓过氧化物酶及苏丹黑 B 阳性细胞<3%。

(2)急性粒细胞白血病未分化型($M_1$):原粒细胞占骨髓非红系有核细胞的90%以上,其中至少3%以上的细胞为髓过氧化物酶阳性。

(3)急性粒细胞白血病部分分化型($M_2$):原粒细胞占骨髓非红系有核细胞的30%~89%,其他粒细胞≥10%,单核细胞<20%。

(4)急性早幼粒细胞白血病($M_3$):骨髓中以颗粒增多的早幼粒细胞为主,此类细胞在骨髓非红系有核细胞中≥30%。

(5)急性粒-单核细胞白血病($M_4$):骨髓中原始细胞占骨髓非红系有核细胞的30%以上,各阶段粒细胞≥20%,各阶段单核细胞≥20%。

(6)急性单核细胞白血病($M_5$):骨髓非红系有核细胞中原单核、幼单核≥30%,且原单核、幼单核及单核细胞≥80%。

(7)红白血病($M_6$):骨髓中幼红细胞≥50%,骨髓非红系有核细胞中原始细胞≥30%。

(8)急性巨核细胞白血病($M_7$):骨髓中原始巨核细胞≥30%。

3. 慢性髓系白血病

【血常规】白细胞显著增高,早期可在(20~50)×$10^9$/L,随后显著增高,多数在(100~300)×$10^9$/L,可达500×$10^9$/L。分类计数粒细胞比例增高,各阶段粒细胞均见,以中性中幼粒、晚幼粒和杆状核粒细胞为主。慢性期原始细胞<10%;加速期原始细胞10%~19%;急变期原始细胞≥20%。嗜碱及嗜酸性粒细胞增多,加速期嗜碱性粒细胞≥20%。血红蛋白及红细胞早期正常或轻度减少,随病情发展贫血逐渐加重,急变期呈重度贫血。血小板慢性期增多或正常;加速期血小板进行性减少或增加;急变期血小板进行性下降。

【骨髓象】增生明显活跃至极度活跃。粒红比例明显增高。粒系极度增生,各阶段粒细胞均见,以中性中幼粒、晚幼和杆状核粒细胞增多为主。慢性期原始细胞<10%;加速期原始细胞10%~19%;急变期原始细胞≥20%.嗜碱性及嗜酸性粒细胞增多,加速期嗜碱性粒细胞≥20%。幼红细胞相对减少,巨核细胞及血小板早期正常或增多,晚期减少。慢性粒细胞白血病病程晚期可发生急性变。

4. 慢性淋巴细胞白血病

【血常规】白细胞数增高,以淋巴细胞持续增多为主,B 淋巴细胞(CD19$^+$ 细胞)≥5.0× $10^9$/L,其胞质少、核致密、核仁不明显、染色质部分聚集,易见涂抹细胞。中性粒细胞比值减少。红细胞及血红蛋白早期减少不明显,病情发展,或并发自身免疫性溶血,可出现轻度或中度贫血。血小板减少为晚期表现。

【骨髓象】骨髓增生明显活跃或极度活跃。淋巴细胞≥40%以上,以成熟小淋巴细胞为主,细胞形态与正常小淋巴细胞相似,红系、粒系及巨核系细胞增生受抑。伴溶血时,幼红细胞可代偿性增生。

### 三、原发免疫性血小板减少症

【血常规】原发免疫性血小板减少症,既往也称为特发性血小板减少性紫癜。血小板计数减少(至少2次),血小板平均体积偏大、可见异常血小板、巨大血小板等。急性出血或反复多次出血,可见红细胞及血红蛋白减少、白细胞增高,网织红细胞于大出血后可增多。

【骨髓象】增生活跃或明显活跃。巨核细胞数正常或增加,发育成熟障碍,其胞体小、胞质中颗粒减少,幼稚巨核细胞增加,产板型巨核细胞显著减少(<30%)。如无严重出血,粒、红两系一般无明显异常。

(何春玲)

### 复习思考题

1. 试述骨髓细胞学检查的临床价值。
2. 简述骨髓增生程度的分级和正常骨髓象的特点。
3. 简述骨髓穿刺及活检的适应证和禁忌证。
4. 简述骨髓细胞化学染色的临床意义。
5. 简述骨髓免疫分型的临床应用。
6. 试举例说明细胞遗传学分析在血液肿瘤中的应用。
7. 简述缺铁性贫血的血液学特点。
8. 简述急性髓系白血病(M3)的血液学特点。

# ❖❖❖ 第三十九章 ❖❖❖

# 排泄物、分泌物及体液检查

## 📝 学习目标

1. 掌握尿液一般性状检查、化学检查、显微镜检查、尿沉渣计数的临床意义;熟悉泌尿系统常见疾病的尿液特点;了解尿液检查的标本采集与保存、尿液其他检查的临床意义。

2. 掌握粪便一般检查、显微镜检查、化学检查及细菌学检查的临床意义。

3. 熟悉痰液的一般性状检查、显微镜检查及细菌培养的临床意义;了解痰液检查的标本采集。

4. 掌握渗出液与漏出液的鉴别;熟悉浆膜腔穿刺液的一般性状检查、化学检查、显微镜检查及细菌学检查的临床意义。

5. 掌握熟悉脑脊液检查的适应证、禁忌证及常见中枢神经系统疾病的脑脊液特点。

6. 了解病原体检查的标本采集、运送和检查方法,以及常见病原体检测的临床意义。

## 第一节 尿 液 检 查

尿液是血液经过肾小球滤过、肾小管和集合管重吸收、排泌和离子交换后所产生的终末代谢产物。尿液的变化不仅可反映泌尿系统的疾病,且对其他系统疾病的诊断、治疗及预后判断均有重要意义。尿液检查主要用于:①泌尿系统疾病的诊断和疗效观察:炎症、结核、结石、肿瘤及肾脏移植等均可引起尿液的变化,治疗后病情好转时尿液可逐步改善。因此尿液检查是泌尿系统疾病诊断和疗效观察的首选项目。②其他系统疾病的诊断:疾病引起血液成分变化时,均可引起尿液相应成分的变化。临床上,心血管、内分泌、消化、造血、生殖等系统疾病的诊断和鉴别诊断均可采用尿液检查。如糖尿病的尿糖检查、急性胰腺炎的尿淀粉酶检查、黄疸鉴别诊断时的尿三胆检查、溶血时的血红蛋白尿检查、多发性骨髓瘤的本周蛋白尿检查等。通过尿液中重金属量的检测,还可以对铅、镉、铋、汞等中毒有诊断价值。③安全用药的监护:某些药物如磺胺药、卡那霉素、庆大霉素和多黏菌素等可引起肾损害,在用药前和用药过程中需要检测尿液的变化,保证用药安全。

### 一、标本的采集与保存

一般常规检查时,因晨尿浓度较高,易发现病理成分,因而送检以晨尿为好。门诊和急诊患者,随机留取尿液即可。标本收集及送检应注意:使用清洁容器,每次 100~200ml,标本应在低温或防腐条件下 2 小时内完成检测。成年女性留标本时,应避开月经期;为避免白带等分泌物混入,应留取中段尿送检。

化学定量检查时,如尿蛋白、尿糖、电解质等,容器加适当防腐剂(甲苯、甲醛等),应留 24 小时昼夜尿,记录尿量后送检。

做细菌培养时,为防止污染,男性可用 1:1 000 苯扎溴铵清洗阴茎头(尿道口),女性用上述溶液清洗外阴。留取中段尿 10~20ml 于灭菌容器内,必要时进行导尿。

## 二、一般性状检查

### (一)尿量

尿液形成与肾小球滤过、肾小管重吸收功能直接相关。与饮水量、机体的内分泌功能、精神因素、环境温度、代谢水平、药物应用等多因素相关。

【参考值】正常人尿量为 1 000~2 000ml/24h。

【临床意义】

(1)多尿:尿量超过 2 500ml/24h 为多尿(polyuria)。①生理性多尿:见于大量饮水或进食有利尿作用的食物(茶、咖啡)。②病理性多尿:见于糖尿病、尿崩症等内分泌疾病和慢性肾小球肾炎、慢性肾盂肾炎、慢性间质性肾炎、急性肾衰竭多尿期等有浓缩功能障碍的肾脏疾病及精神性多尿等。

(2)少尿或无尿:尿量少于 400ml/24h(或 17ml/h)者称为少尿(oliguria);尿量少于 100ml/24h 者,称为无尿(anuria)或尿闭。原因有:①肾前性:各种原因所致的肾血流量减少,如休克、脱水、心力衰竭及肾动脉栓塞等;②肾性:各种肾实质性损害,如急性肾小球肾炎、慢性肾小球肾炎急性发作、急性肾衰竭少尿期及慢性肾衰竭终末期等;③肾后性:尿路梗阻如肿瘤、结石、尿道狭窄等,或因排尿功能障碍所致。

### (二)颜色和透明度

正常新鲜尿为黄色或淡黄色,透明,可受食物、药物和尿量影响。

【临床意义】

(1)血尿(hematuria):尿液内含有一定量的红细胞,称为血尿。可呈淡红色云雾状、洗肉水样或混有血凝块。每升尿液中含血量超过 1ml,即可出现淡红色,称肉眼血尿。如尿液外观变化不明显,离心沉淀后,镜检时每高倍镜视野红细胞平均 >3 个,称为镜下血尿。血尿多见于泌尿系统的炎症、结核、结石、肿瘤及出血性疾病(血小板减少性紫癜、过敏性紫癜)等。

(2)血红蛋白尿(hemoglobinuria)及肌红蛋白尿(myoglobinuria):尿液呈浓茶色、红葡萄酒色或酱油色。血红蛋白尿主要见于严重的血管内溶血,如蚕豆病、恶性疟疾、血型不合的输血反应、阵发性睡眠性血红蛋白尿等。肌红蛋白尿常见于挤压综合征、缺血性肌坏死等。

(3)胆红素尿(bilirubinuria,BIL):为尿内含有大量结合胆红素所致,呈深黄色,振荡后泡沫亦呈黄色。见于肝细胞性黄疸及阻塞性黄疸。

(4)乳糜尿(chyluria):呈乳白色,如含有较多的血液,则称为乳糜血尿。乃因淋巴通道阻塞从肠道吸收的乳糜液逆流进入尿中所致。常见于丝虫病,少数因结核、肿瘤引起。

(5)脂肪尿(lipiduria):尿中出现脂肪小滴,用乙醚等有机溶剂抽提乳糜微粒、脂肪小滴,尿液变清,可与其他混浊尿鉴别。见于脂肪挤压损伤、骨折和肾病综合征等。

(6)脓尿(pyuria)和菌尿(bacteriuria):尿内含有大量的脓细胞、炎性渗出物或细菌时,排出的新鲜尿即可混浊。菌尿呈云雾状,静置后不下沉;脓尿放置后可见白色絮状沉淀。此两种尿液不论加热、加酸,其混浊均不消失。脓尿和菌尿见于尿路感染,如肾盂肾炎、膀胱炎。

(7) 盐类结晶尿(crystalluria)：一些盐类结晶可使新鲜尿液混浊，应加以鉴别。如尿酸盐沉淀：在酸性尿冷却后，可有淡红色的尿酸盐结晶析出，加热或加碱皆可溶解；磷酸盐和碳酸盐沉淀：在碱性尿中，可有磷酸盐、碳酸盐结晶析出呈灰白色，加酸后可溶解，碳酸盐遇酸后可产生气泡。

### (三) 气味

正常尿液的气味来自尿内的挥发性酸。尿液久置后，尿素分解可出现氨臭味。尿液新鲜排出时即有氨味，提示膀胱炎及慢性尿潴留。糖尿病酮症酸中毒时尿呈烂苹果味，苯丙酮尿症者尿有鼠臭味。有机磷中毒者，尿带蒜臭味。此外，有些药物和食物(葱、蒜)也可使尿液散发特殊气味。

### (四) pH 值

正常新鲜尿多呈弱酸性至中性反应，pH 值 5.0~7.0(平均 6.0)，肉食为主者尿液偏酸性，素食(蔬菜、水果)为主者尿液偏碱性。尿液 pH 值受代谢情况影响。

**【临床意义】**

(1) 尿液酸度增高：见于酸中毒、高热、痛风、糖尿病及口服氯化铵、维生素 C 等酸性药物。低钾性代谢性碱中毒时，酸性尿为其特征之一。

(2) 尿液碱度增高：见于服用碳酸氢钠类药物、代谢性碱中毒、肾小管性酸中毒、呕吐、尿潴留、膀胱炎、应用利尿剂等。

### (五) 比重(specific gravity)

尿比重又称尿比密，指 4℃下同体积尿与纯水的重量比。尿比密的高低主要取决于肾小管的浓缩稀释功能，与尿内所含溶质(盐类、有机物)的浓度成正比，与尿量成反比。正常人在普通膳食情况下，尿比密波动在 1.015~1.025。若大量饮水尿比密可降低至 1.003 以下，晨尿一般 >1.020，机体缺水时尿比密可高达 1.030 以上。随机尿比密 >1.025 提示肾浓缩功能正常。

**【临床意义】**

(1) 尿比密病理性增高：见于急性肾小球肾炎、糖尿病、蛋白尿、失水等。

(2) 尿比密减低：见于尿崩症(常 <1.003)、慢性肾小球肾炎、肾衰竭和肾小管间质疾病等。

(3) 尿比密固定：常在 1.010 左右，称为等张尿，见于肾实质严重损害。

## 三、化学检查

### (一) 尿蛋白

健康成人经尿排出的蛋白总量为 0~80mg/24h。当尿液用常规定性方法检查蛋白呈阳性或定量检查超过 150mg/24h 者，称为蛋白尿(proteinuria)。

**【参考值】**

(1) 定性试验：阴性。

(2) 定量试验：0~80mg/24h。

定性尿蛋白(±)~(+)，定量为 0.2~1.0g/24h；(+)~(++) 常为 1~2g/24h；(+++)~(++++) 常 >3g/24h，可供临床参考。

**【临床意义】**

1. 生理性蛋白尿 泌尿系统无器质性病变，因剧烈运动、发热和血管活性剂等刺激引起肾脏血流动力学改变，尿内暂时出现蛋白质，程度较轻，定性试验多不超过(+)，持续时间短，诱因解除后消失，称生理性蛋白尿。

2. 病理性蛋白尿

(1) 肾小球性蛋白尿：当肾小球毛细血管壁断裂或电荷屏障改变，使大量高、中、低分子量的蛋白漏出,超过肾小管重吸收能力而出现于终尿中,称为肾小球性蛋白尿(glomerular proteinuria)。常见于肾小球肾炎、肾病综合征等原发性肾小球损害性疾病;糖尿病、高血压、系统性红斑狼疮等继发性肾小球损害性疾病。

根据肾小球滤过膜损伤程度及蛋白尿的组分又可分为:①选择性蛋白尿(selective proteinuria):肾小球滤过膜损害较轻时,以中分子白蛋白为主,有少量小分子量蛋白($\beta_2$-MG),尿中无或很少有大分子量蛋白(IgG、IgA、IgM、C3),免疫球蛋白 / 白蛋白清除率 <0.1,常见于微小病变型肾病。②非选择性蛋白尿(non-selective proteinuria):肾小球滤过膜损害严重时,尿内出现不同分子量的蛋白,尤其是 IgG、IgA、IgM、补体 C3 等大分子量蛋白,免疫球蛋白 / 白蛋白清除率 >0.5,见于各类原发、继发性肾小球疾病。判断蛋白尿有无选择性对肾脏病的诊断、治疗及估计预后有一定意义。

(2)肾小管性蛋白尿:原尿中 95% 的蛋白主要在近曲小管被重吸收,由于炎症或中毒使肾近曲小管受损而对低分子量蛋白质重吸收的功能减退所产生的蛋白尿,称为肾小管性蛋白尿(tubular proteinuria)。临床常见于肾盂肾炎、间质性肾炎、中毒性肾病(汞、镉、铋等重金属中毒及应用庆大霉素、卡那霉素、多黏菌素等引起)、肾移植术后及一些中草药如马兜铃、木通过量等。

(3)混合性蛋白尿:肾脏病变同时累及肾小球和肾小管而产生的蛋白尿,称为混合性蛋白尿(mixed proteinuria)。见于肾小球疾病后期(如慢性肾小球肾炎)累及肾小管,肾小管间质疾病后期(如炎症、中毒)涉及肾小球,以及全身性疾病同时侵犯肾小球和肾小管(如糖尿病肾病、系统性红斑狼疮肾病等)。

(4)溢出性蛋白尿:肾脏滤过及重吸收的功能正常,但由于血液循环中出现大量低分子量蛋白质如免疫球蛋白轻链、游离血红蛋白或肌红蛋白等可经肾小球滤出,但肾小管不能将其全部重吸收,而随尿排出所致的蛋白尿,称为溢出性蛋白尿(overflow proteinuria)。临床可见于多发性骨髓瘤、浆细胞病、溶血性贫血、挤压综合征、大面积心肌梗死等。

尿本周蛋白即凝溶蛋白,为免疫球蛋白的轻链多肽,分子量小,可通过肾小球滤过膜,为溢出性尿蛋白之一。多见于多发性骨髓瘤、巨球蛋白血症。

(5)组织性蛋白尿:在尿液形成过程中,肾小管代谢产生的和肾组织破坏分解的蛋白质及炎症、药物刺激分泌的蛋白质,称组织性蛋白尿(histic proteinuria)。肾脏炎症、中毒时排出量增多。

(6)假性蛋白尿(false proteinuria):尿中混有大量血、脓、黏液等成分而导致蛋白定性试验阳性。不伴有肾本身的损害,治疗后容易恢复正常。见于肾以下泌尿道疾病,如膀胱炎、尿道炎、尿道出血及阴道分泌物掺入尿内等。

(二) 糖

正常人尿内可有微量葡萄糖,尿内含糖量为 0.56~5.0mmol/24h(100~900mg/24h),定性试验为阴性。

【参考值】

(1)定性试验:阴性。

(2)定量试验:0.56~5.0mmol/24h 尿。

【临床意义】当血糖升高超过肾糖阈 8.89mmol/L(160mg/dl)或血糖正常而肾糖阈值降低时,尿糖定性检测尿糖呈阳性,称为糖尿。一般指葡萄糖尿(glucosuria,GLU)。

1. 血糖增高性糖尿　血糖浓度受内分泌激素的调节,胰岛素使血糖浓度下降,胰高血糖素、皮质醇、甲状腺素、肾上腺素、生长激素等则使血糖上升。①最常见于因胰岛素相对减少或绝对不足所致的糖尿病;②也见于继发性高血糖性糖尿,如 Cushing 综合征、甲状腺功能亢进、嗜铬细胞瘤、肢端肥大症及肝硬化、胰腺炎等。

2. 血糖正常性糖尿　由于肾小管对葡萄糖的重吸收功能减退,肾糖阈值降低所致的糖尿,又称肾性糖尿(renal glucosuria)。先天性者如家族性糖尿、新生儿糖尿;病理性者则见于慢性肾小球肾炎、肾病综合征。妊娠时,由于细胞外液容量增加,近曲小管的重吸收功能受到抑制,亦可使肾糖阈值下降而出现糖尿。

3. 暂时性糖尿　见于:①超过肾阈值的生理性糖尿,如短时间内摄入大量糖,或静注大量葡萄糖后;②应激性糖尿,在强烈的精神刺激、颅脑外伤、急性脑血管疾病时,肾上腺素或胰高血糖素分泌过多或延髓血糖中枢受到刺激,可出现暂时性高血糖和糖尿。

4. 非葡萄糖性糖尿　乳糖、半乳糖、果糖等进食过多,或肝硬化时对果糖、半乳糖的利用下降等情况,可出现果糖尿或半乳糖尿。哺乳期产生过多乳糖,可形成乳糖尿。

5. 假性糖尿　尿中不少物质具有还原性,如维生素C、尿酸、葡萄糖醛酸或随尿排出的药物如异烟肼、链霉素、水杨酸、阿司匹林、黄柏、黄连、大黄等,可使班氏(Benedict)试剂中氧化高铜还原成氧化低铜,使尿糖定性试验出现假阳性反应。

(三) 酮体

酮体(ketone bodies,KET)包括乙酰乙酸、β-羟丁酸和丙酮,三者都是脂肪代谢的中间产物。当体内糖分解代谢不足时,脂肪分解活跃但氧化不完全可产生大量酮体,从尿中排出形成酮尿(ketonuria)。

【参考值】

(1)尿酮体(以丙酮计)定量:0.34~0.85mmol/24h(20~50mg/24h)。

(2)尿中酮体定性试验:阴性。

【临床意义】

1. 糖尿病性酮尿　糖尿病酮症酸中毒时尿酮体呈强阳性反应,此时多伴有高糖血症和糖尿。

2. 非糖尿病性糖尿　高热、剧烈呕吐、腹泻、禁食、长期饥饿、酒精性肝炎、肝硬化等,可致脂肪分解增多,引起尿酮体阳性。

(四) 尿隐血

当尿中存在有血红蛋白及肌红蛋白时,在尿中加入过氧化物和氧化性显色剂后,因血红蛋白及肌红蛋白中的血红素基团有过氧化物酶活性,可催化过氧化物释放新生态氧,使氧化显色剂显色,称为尿隐血试验(urine occult blood test)阳性。

(五) 尿胆红素与尿胆原

由于肝及胆道内外各种疾病引起胆红素代谢障碍,结合胆红素在血中潴留,部分从尿中排出为尿胆红素(urine bilirubin);结合胆红素排入肠道转化为尿胆原(urobilinogen),从粪便中排出为粪胆原,大部分尿胆原从肠道被重吸收经肝转化为结合胆红素再排入肠道,小部分尿胆原从肾小球滤出和肾小管排出后即为尿中尿胆原,尿胆原与空气接触变成尿胆素。尿胆红素、尿胆原和尿胆素三者共称尿三胆。

【参考值】正常人尿胆红素定性阴性,定量≤2mg/L;尿胆原定性为阴性或弱阳性,定量≤10mg/L。

【临床意义】尿胆红素增高见于:①急性黄疸性肝炎、阻塞性黄疸。②门脉周围炎、纤维化及药物所致的胆汁淤积。③先天性高胆红素血症Dubin-Johnson综合征和Rotor综合征;尿胆原增高见于肝细胞性黄疸和溶血性黄疸。尿胆原减少见于阻塞性黄疸。

(六) 亚硝酸盐

正常尿中有适量硝酸盐存在,某些细菌含有硝酸盐还原酶,可使硝酸盐还原为亚硝酸盐,使试剂呈粉红色。正常人尿亚硝酸盐定性试验一般为阴性。本试验主要用于对尿路感染的快速过筛,阳性提示尿路细菌感染。感染率与细菌的种类有关,大肠埃希菌、假单胞杆菌和肺炎克雷伯菌阳性率较高,沙门菌属和革兰氏阳性菌阳性率较低。

## 四、显微镜检查

在显微镜检查尿沉渣的各种有形成分,用于肾、尿路疾病的诊断。检查方法是取新鲜混匀的尿液约 10ml 于试管内,经离心沉淀后,取其沉渣 1 滴(约 50μl)置载玻片上覆盖玻片后镜检。先用低倍镜(10×10)将涂片全面观察一遍,寻找有无细胞、管型及结晶体,以免遗漏量少而有意义的物体,再用高倍镜(10×40)仔细辨认。计数 10 个视野内所见到的最低和最高数目;(+)表示 5~10/HP,(++)表示 10~15/HP,(+++)表示 15~20/HP,(++++)表示 >20 个 /HP;管型则计数 20 个低倍视野内所见到的最低和最高数。

### (一) 细胞

1. 红细胞(erythrocyte,ERY)　新鲜红细胞为淡黄色,大小均匀,呈双凹圆盘状;在碱性尿中红细胞边缘不规则;在高渗尿内常皱缩呈星形;在低渗尿中则胀大,甚至可使血红蛋白脱出,形成大小不等的空环,称为红细胞淡影(blood shadow)。

【参考值】正常尿液中一般无红细胞,或偶见个别红细胞。玻片法:平均 0~3/HP;定量检查:0~5 个 /μl。

【临床意义】离心后的尿沉渣若每个高倍视野均见到 1~2 个红细胞,即为异常表现。若每个高倍镜视野红细胞超过 3 个,尿外观无血色者,称为镜下血尿(microscopic hematuria);尿内含血量较多,外观呈红色,称肉眼血尿(macroscopic hematuria)。血尿常见于肾小球肾炎、尿路感染、肾结核、肾结石、狼疮性肾炎、紫癜性肾炎、血友病及泌尿系肿瘤等。用相差显微镜检查可分辨尿红细胞形态,多形性红细胞 >80% 时,提示肾小球源性血尿;多形性红细胞 <50% 时,提示非肾小球源性血尿。

2. 白细胞(leukocytes,LEU)和脓细胞　新鲜尿中白细胞外形完整,无明显退行性变,结构清晰,常分散存在。尿中以中性粒细胞较常见,亦可见到淋巴细胞及单核细胞。脓细胞系指在炎症过程中破坏或死亡的中性粒细胞,外形常不规则,胞浆内充满粗大颗粒,胞核模糊,数量较多且易黏集成团。

【参考值】正常尿中,离心沉渣尿,平均 0~5 个 /HP;不离心尿不超过 1 个 /HP;定量检查 0~10 个 /μl。

【临床意义】

若离心后每高倍镜视野超过 5 个白细胞或脓细胞,定量检查超过 10 个 /μl,称镜下脓尿;多为尿路感染,见于肾盂肾炎、膀胱炎、尿道炎及肾结核等。成年女性生殖系统有炎症,尿内常混入阴道分泌物,镜下除成团的脓细胞外,还可见到多量扁平上皮细胞,应与泌尿系统炎症相鉴别,需取中段尿复查。

3. 上皮细胞(epithelial cells)　由泌尿生殖道不同部位的上皮细胞脱落而来。

(1)复层鳞状上皮细胞(扁平上皮细胞):来自阴道及尿道黏膜表层,正常成年女性尿中多见。尿中大量出现或片状脱落且伴有白细胞、脓细胞,见于尿道炎。

(2)移行上皮细胞:①表面移行上皮细胞(大圆上皮细胞):来自膀胱上皮表层和尿道,阴道上皮中层,偶见于正常人尿内,大量出现见于膀胱炎。②中层移行上皮细胞(尾形上皮细胞):多来自肾盂,又称肾盂上皮细胞,有时来自输尿管。此类细胞在正常尿中不易发现,肾盂肾炎、输尿管炎时可见成片脱落。

(3)肾小管上皮细胞(小圆上皮细胞):来自远曲和近曲肾小管,尿中出现此类细胞表示肾小管有病变,常见于急性肾小球肾炎,成堆出现表示有肾小管坏死,也见于肾移植术后急性排斥反应。在某些慢性炎症时,可见肾小管上皮细胞发生脂肪变性,胞质中充满脂肪颗粒,称为脂肪颗粒细胞(fatty granular cells)。

### (二)管型

管型(cast)是蛋白质、细胞或碎片在肾小管、集合管中凝结而成的圆柱状蛋白聚合体。形成管型的必要条件是:①尿中白蛋白、肾小管上皮产生的Tamm-Horsfall糖蛋白是构成管型的基质;②尿液的充分酸化和尿液的高度浓缩,促进蛋白变形聚集;③有可供交替使用的肾单位,则可产生局部性尿液积滞,以利蛋白质浓缩、沉析并凝聚成管型。

1. 透明管型(hyaline cast) 由Tamm-Horsfall糖蛋白、白蛋白和氯化物构成,为无色透明的圆柱状体,两端钝圆,偶有少许颗粒。偶见于健康人(0~偶见/LP);剧烈运动、高热、心功能不全时,可见少量;肾病综合征、慢性肾炎等肾实质病变及恶性高血压时,明显增多。

2. 颗粒管型(granular cast) 肾实质病变崩解的细胞碎片、血浆蛋白及其他有形物凝聚于Tamm-Horsfall糖蛋白上而构成颗粒管型。管型内的颗粒常超过1/3管型体积,故称为颗粒管型。可分为粗颗粒(白细胞碎片)和细颗粒(上皮细胞碎片)管型两种。正常人尿中无粗颗粒管型,可有少量细颗粒管型。粗颗粒管型见于慢性肾小球肾炎、肾盂肾炎或某些原因(药物中毒等)引起的肾小管损伤;大量细颗粒管型见于慢性肾小球肾炎或急性肾小球肾炎后期。

3. 细胞管型(cellular cast) 细胞含量超过管型体积的1/3,称为细胞管型。此类管型出现常表示肾脏病变在急性期。按基质中所含细胞的不同分类如下。

(1)红细胞管型(erythrocyte cast):多与肾小球性血尿同时存在。主要见于肾小球疾病,如急进性肾小球肾炎、急性肾小球肾炎、慢性肾小球肾炎急性发作、狼疮性肾炎及肾移植术后急性排斥反应等。

(2)白细胞管型(leukocyte cast):常提示肾实质有活动性感染病变,主要见于肾盂肾炎、间质性肾炎等。

(3)肾小管上皮细胞管型(renal tubular epithelial cell cast):是肾小管上皮细胞脱落的指征。常见于急性肾小管坏死、肾病综合征、慢性肾小球肾炎晚期、高热、妊娠高血压综合征、金属(镉、汞、铋)和化学物质中毒等。

(4)混合管型(mixed cast):同时含有各种细胞和颗粒物质的管型,可见于各种肾小球疾病。

4. 蜡样管型(waxy cast) 由颗粒管型、细胞管型在肾小管中长期停留变性或直接由淀粉样变性的上皮细胞溶解后形成。尿液中出现蜡样管型,提示局部肾单位有长期阻塞性少尿或无尿,说明肾小管病变严重,预后较差。见于慢性肾小球肾炎晚期、慢性肾衰竭及肾淀粉样变性。

5. 脂肪管型(fatty cast) 在管型蛋白基质中含有多量脂肪滴或嵌入含有脂肪滴的上皮细胞时,称为脂肪管型。常见于肾病综合征、慢性肾小球肾炎急性发作、中毒性肾病。

6. 肾衰竭管型(renal failure cast) 又称宽幅管型(broad cast):由蛋白质及坏死脱落的肾小管上皮细胞碎片在集合管内凝聚而成,外形宽大(可达50μm以上,是一般管型的2~6倍),不规则,易折断。宽大管型可是透明状,也可包容颗粒、细胞等各种成分,也可形成蜡样变化。在急性肾衰竭多尿早期,此管型大量出现;慢性肾衰竭时,如出现提示预后不良。宽大管型具有所有管型的特征,既宽又长,可横跨整个视阈,不规则,易折断,有时呈扭曲形。宽大管型一般形成于较宽大的肾小管内,主要是在破损扩张的肾小管、集合管或乳头管内形成。

7. 细菌管型（bacterial cast） 含有大量的细菌、真菌及白细胞的管型，需与颗粒管型鉴别。见于肾脓毒性疾病。

（二）结晶体

食物代谢后产生的酸性物质（如磷酸、硫酸、尿酸和氨基酸等）与钙、镁、铵等离子结合生成各种无机盐及有机盐，排入尿中就形成结晶。结晶的形成与该物质在尿中的溶解度、浓度、当时温度以及尿中的 pH 值等有关。结晶体的发现一般临床意义较小。若经常出现于新鲜尿中并伴有较多红细胞时，应怀疑有泌尿系结石的可能。

酸性尿中常见的结晶体有尿酸结晶、草酸钙结晶、非结晶形尿酸盐、亮氨酸结晶和酪氨酸结晶等。碱性尿中常见的结晶体有三价磷酸盐结晶、尿酸铵结晶、非晶形磷酸盐、磷酸钙结晶和碳酸钙结晶等。磺胺药物结晶种类甚多，形状各异。易在酸性尿中形成结晶，多在肾小管内析出。

若在服用磺胺药物时，尿中出现大量磺胺结晶且伴有红细胞或管型时，有发生泌尿道结石或尿闭及急性肾衰竭的可能，应及时停药采取有效措施。

## 五、病原体检查

用无菌操作取清洁中段尿，做尿液直接涂片镜检，或细菌定量培养，或形态染色鉴定，可查见大肠埃希菌或葡萄球菌（肾盂肾炎、膀胱炎）、结核杆菌（肾结核）、淋病球菌（淋病）等。尿液直接涂片若平均每个油镜视野 >1 个以上细菌，为尿菌阳性。细菌定量培养菌落计数 >$10^5$/ml 为尿菌阳性；<$10^4$/ml 为污染（假阳性）；在 $10^4$~$10^5$/ml 范围者，应复查或结合临床判断。

## 六、尿液的其他检查

（一）尿沉渣计数（urinary sediment count）

【标本收集】目前常采用 1 小时尿细胞计数法。患者照常工作、学习，不限制饮食，但不能服利尿剂及过量饮水。准确留取 3 小时的全部尿液，置于干燥洁净的容器内，即时送检。计数后除以 3 而得出 1 小时细胞的排泄率。

【参考值】

红细胞：男 <3 万 /h，女 <4 万 /h；

白细胞：男 < 7 万 /h，女 <14 万 /h。

【临床意义】肾盂肾炎、膀胱炎和前列腺炎时以白细胞数增多为主。急性肾小球肾炎、慢性肾炎急性发作等以红细胞数增多为主。

（二）尿红细胞形态（urine red blood cell morphology）

【原理】尿红细胞形态多用相差显微镜观察。肾小球源性血尿时，红细胞通过有病理改变的肾小球基膜裂孔时受到挤压损伤，其后在漫长的各段肾小管中受到不同 pH 值和渗透压变化的影响，使红细胞大小不一、形态异常和血红蛋白含量不一，出现多形性变化。非肾小球源性血尿主要指肾小球以下部位和泌尿通道上的出血，多因有关毛细血管破裂所致，不存在通过肾小球毛细血管基膜裂孔，红细胞形态可完全正常，呈均一性。近来，利用血细胞计数仪测定尿红细胞容积分布曲线和红细胞平均体积，也有助于鉴别血尿的来源。

【参考值】肾小球源性血尿多形性红细胞 >80%，尿红细胞平均体积（58.3 ± 16.35）fl；非肾小球源性血尿多形性红细胞 <50%，平均体积（112.5 ± 14.45）fl。

【临床意义】肾小球源性血尿见于各类肾小球疾病，应进一步确诊疾病性质，需做肾活检进行病理分型诊断。非肾小球源性血尿红细胞呈均一性，见于肾盂肾炎、膀胱炎、结石、肿瘤、畸形和血液病等。

### (三)尿微量白蛋白(urine microalbumin,mALB)

【原理】$\alpha_1$-微球蛋白、$\beta_2$-微球蛋白的分子量分别为2.7万、1.18万,属小分子蛋白;白蛋白、转铁蛋白的分子量分别为6.6万、7.9万,属中分子蛋白;IgG、IgA、IgM和C3的分子量分别为16万、17万、90万和18.5万,属大分子蛋白。正常情况下肾小球基底膜上皮细胞为精细滤器,血浆内蛋白质分子量小于6万,半径小于3.5nm才有可能通过。在无尿路感染和心力衰竭的情况下,尿中有少量白蛋白的存在,浓度在20~200μg/min的亚临床范围。常用放免法或酶联免疫吸附法、免疫比浊法检测。

【参考值】尿微量白蛋白排出率<30mg/24h尿(<20μg/min尿)。

【临床意义】尿微量白蛋白排出率持续超过30mg/24h尿(20μg/min尿),是糖尿病、高血压、SLE等全身性疾病早期肾损害的敏感诊断指标。尿微量白蛋白也见于大多数肾小球疾病、小管间质疾病、肥胖、高脂血症及剧烈运动、饮酒等。

### (四)尿 $\beta_2$ 微球蛋白($\beta_2$-microglobulin,$\beta_2$-MG)

【原理】$\beta_2$-微球蛋白是由淋巴细胞、血小板、多形核白细胞产生的一种小分子球蛋白,正常人每天生成的$\beta_2$-微球蛋白为150~200mg,可自由通过正常肾小球滤过膜,但99.9%被肾近曲小管重吸收,并在肾小管细胞中降解为氨基酸,只有0.1%的$\beta_2$-微球蛋白出现在终尿中。

【参考值】成人尿 $\beta_2$-MG<0.3mg/L。

【临床意义】$\beta_2$-微球蛋白是评价肾小管重吸收功能的敏感指标。尿中$\beta_2$-微球蛋白增高提示肾小管功能受损,见于急性或慢性肾盂肾炎、高血压、糖尿病、药物或中毒性肾损害早期,也见于肾移植后急性排斥反应早期。

### (五)尿免疫球蛋白(Ig)及C3

【原理】IgG、IgA、IgM和C3等大分子蛋白,正常情况下不能通过肾小球基底膜滤过,尿中均不出现。当肾小球病变时,因毛细血管壁增厚、变形、断裂、结构破坏,尿液内可出现以上蛋白。

【临床意义】微小病变性肾病和肾小管疾病,尿IgG和C3多为阴性。如尿中IgG和C3阳性,说明是中、大分子量蛋白的非选择性蛋白尿。尿IgM增高,提示肾小球滤过膜损害严重、治疗效果及预后差。

## 七、泌尿系统常见疾病的尿液特点

泌尿系统常见疾病的尿液特点见表39-1。

表39-1 泌尿系统常见疾病的尿液特点

| 病名 | 颜色 | 比重 | 蛋白定性 | 红细胞 | 白细胞 | 管型 | 蛋白尿性质 |
|---|---|---|---|---|---|---|---|
| 急性肾小球肾炎 | 较深黄色或洗肉水样 | 1.020~1.030 | (+)~(++) | 多量,变形红细胞为主 | 少量 | 透明管型及细颗粒管型为主,也可见红细胞及上皮细胞管型 | 肾小球蛋白尿 |
| 慢性肾小球肾炎 | 淡黄 | 1.010~1.020 | (++)~(+++) | 少量,变形红细胞为主 | 少量 | 细、粗颗粒管型,偶见脂肪管型、蜡样管型 | 混合性蛋白尿 |
| 肾病综合征 | 淡黄 | 1.020~1.040 | (+++)~(++++) | 少量 | 少量 | 脂肪管型、细、粗颗粒管型 | 肾小球蛋白尿(选择性或非选择性) |

续表

| 病名 | 颜色 | 比重 | 蛋白定性 | 红细胞 | 白细胞 | 管型 | 蛋白尿性质 |
|------|------|------|---------|--------|--------|------|-----------|
| 急性肾盂肾炎 | 淡黄或血色 | 1.010~1.020 | (⊥)~(+) | 少量或多量 | 多量 | 白细胞管型 | 肾小管蛋白尿 |
| 慢性肾盂肾炎 | 浅黄 | 1.010~1.020 | (+)~(++) | 少量 | 多量 | 可见白细胞管型、粗颗粒管型 | 肾小管蛋白尿,晚期为混合性蛋白尿 |
| 急性膀胱炎 | 淡黄或血色 | 1.015~1.025 | (+) | 少量或多量 | 多量 | 无 | 偶然性蛋白尿 |

# 第二节 粪便检查

正常粪便由已消化的和未消化的食物残渣、消化道分泌物、大量非致病菌和水分所组成。粪便检查(fecal examination)对了解消化道及通向肠道的肝、胆、胰腺等器官有无病变,间接地判断胃肠、胰腺、肝胆系统的功能状况有重要价值。粪便检查主要用于以下几方面:①肠道感染性疾病的诊断:肠炎、细菌性痢疾、阿米巴痢疾、霍乱、假膜性肠炎、肠伤寒等,除一般性状观察外,粪便涂片及培养有确立诊断及鉴别诊断价值。②肠道寄生虫病的诊断:如蛔虫病、钩虫病、鞭虫病、蛲虫病、姜片虫病、绦虫病、血吸虫病等,可根据粪便涂片找到相应虫卵而确定诊断。③消化吸收功能过筛试验:如慢性腹泻患者粪便镜检时发现较多淀粉颗粒、脂肪小滴或肌肉纤维等,常提示慢性胰腺炎等胰腺外分泌功能不全性疾病。④消化道肿瘤过筛试验:粪便隐血持续阳性常提示为胃肠道的恶性肿瘤,间歇阳性,提示为溃疡病等其他原因的消化道出血。粪便涂片找到癌细胞可确诊为结肠、直肠癌。⑤黄疸的鉴别诊断:阻塞性黄疸,粪便为白陶土色,粪胆原定性试验阴性;溶血性黄疸,粪便深黄色,粪胆原定性试验阳性。

## 一、标本采集

标本采集一般采用自然排出的粪便,应注意以下事项:

1. 粪便标本应新鲜,盛器要洁净干燥,不可混入尿液、消毒液或其他杂物。

2. 一般检查留取指头大小粪便即可,如孵化血吸虫毛蚴最好留取全份大便。采集标本应选取有黏液、脓血的部分,若无,则从粪面、深处及粪端等多处取材。

3. 对某些寄生虫及虫卵的初筛检测,应采取三送三检,因为许多肠道原虫和某些蠕虫卵都有周期性排出现象。

4. 检查痢疾阿米巴滋养体时,应于排便后立即取材送检,寒冷季节标本注意保温。

5. 粪便隐血检测,患者应素食 3 天,并禁服铁剂及维生素 C,否则易出现假阳性。

6. 无粪便而又必须检查时,可经肛门指诊或采便管获取粪便。

## 二、一般性状检查

1. 量 健康成人大多每日排便 1 次,其量为 100~300g。若食物以细粮及肉类为主者,粪质细腻而量少;进食粗粮而纤维含量又较多者,则粪便量较多。当胃肠、胰腺有病变或其功能紊乱时,则粪便次数及粪量可增多,也可减少。

2. 颜色及性状 正常成人的粪便为黄褐色圆柱状软便,婴儿粪便呈金黄色。病理情况可见以下改变：

（1）水样或粥样稀便：常因肠蠕动亢进或肠黏膜分泌过多所致。见于各种感染性或非感染性腹泻，如急性胃肠炎、甲状腺功能亢进等。大量黄绿色稀汁样便，并含有膜状物时见于伪膜性肠炎。艾滋病患者伴发肠道隐孢子虫感染时，可排出大量稀水样粪便。副溶血性弧菌食物中毒，排出洗肉水样便。出血坏死性肠炎排出红豆汤样便。

（2）米泔样便：呈白色淘米水样，含黏液片块，量大，见于霍乱、副霍乱患者。

（3）黏液脓样或黏液脓血便：说明下段肠道有病变，常见于痢疾、溃疡性结肠炎、局限性肠炎、结肠或直肠癌等。黏液、脓、血的多少，取决于炎症的性质和程度。在阿米巴痢疾时，以血为主，呈暗红色果酱样；细菌性痢疾则以黏液及脓为主。

（4）冻状便：呈黏冻状、膜状或纽带状，见于肠易激综合征，也可见于某些慢性菌痢的患者。

（5）鲜血便：多见于肠道下段出血（如直肠息肉、直肠癌、痔疮等）。痔疮时常在排便之后有鲜血滴落，而其他疾患则鲜血附着于粪便表面。

（6）柏油样便：色黑、质软、黏稠而富有光泽，宛如柏油。见于各种原因所致的上消化道出血。服用活性炭、铋剂等之后也可排出黑便，但无光泽且隐血试验阴性；若食用较多动物血、肝或口服铁剂等也可使粪便呈黑色，隐血试验亦可阳性，应注意鉴别。

（7）灰白色便（白陶土样便）：进入肠道的胆汁减少，因而在肠道形成的尿胆原减少，以致粪胆素相应减少所致，见于阻塞性黄疸。

（8）细条状便：由于直肠狭窄致粪便呈扁带状或细条状，多见于直肠癌。

（9）绿色粪便：乳儿粪便稀而带绿色或见有黄白色乳凝块均提示消化不良。

（10）羊粪样便：粪便干结坚硬呈圆球状或羊粪状，有时呈硬条状便。常因习惯性便秘，粪便在结肠内停留时间过久，水分被过度吸收所致。多见于老年人及经产妇排便无力者。

（11）乳凝块：乳儿粪便中见有黄白色乳凝块，亦可呈蛋花汤样便，见于婴儿消化不良、腹泻等。

3. 气味　正常粪便因含有蛋白质分解产物，如吲哚、粪臭素、硫醇、硫化氢等而有臭味；肉食者味浓，素食者味淡。慢性肠炎、胰腺疾病，尤以直肠癌溃烂继发感染时有恶臭味；阿米巴痢疾时有特殊的腥臭味；脂肪和碳水化合物消化或吸收不良时粪便呈酸臭味。

4. 寄生虫体　蛔虫、蛲虫、绦虫节片等较大虫体，肉眼即可分辨，钩虫体则需将粪便冲洗过滤后方易找到。

5. 结石　粪便中可见胆石、胰石、胃石、粪石等，最重要的是胆结石，一般需用铜筛淘洗后方易找到。

## 三、显微镜检查

一般用生理盐水涂片即可，查阿米巴包囊时可加做碘液法，涂片后覆以盖片镜检。

1. 细胞

（1）白细胞：主要指中性粒细胞，正常粪便中不见或偶见。肠道发生炎症时增多，其数量多少与炎症轻重程度有关。大量白细胞出现，见于急性细菌性痢疾、溃疡性结肠炎。过敏性结肠炎、肠道寄生虫时，可见较多的嗜酸性粒细胞。

（2）红细胞：正常粪便中无红细胞。肠道下段炎症或出血时可见，如痢疾、溃疡性结肠炎、结肠癌、痔疮出血、直肠息肉等。阿米巴痢疾时红细胞多于白细胞，多成堆出现并有残碎现象；细菌性痢疾时红细胞少于白细胞，散在分布，形态正常。

(3)吞噬细胞：为一种吞噬较大异物颗粒及细胞碎屑的大单核细胞，胞体较中性粒细胞大，核形多不规则。见于细菌性痢疾、溃疡性结肠炎、急性出血性肠炎等。

(4)肠黏膜上皮细胞：正常粪便中见不到，结肠炎时增多，伪膜性肠炎的黏膜小块、黏冻状分泌物中，可见较多的上皮细胞。

(5)肿瘤细胞：乙状结肠癌、直肠癌患者的血性粪便，涂片后可找到成堆的癌细胞。

2. 食物残渣　正常粪便中的食物残渣是已充分消化后的无定形小颗粒，仅偶见淀粉颗粒和脂肪小滴等。在肠蠕动亢进、腹泻、慢性胰腺炎、胰头癌、吸收不良综合征等时，由于消化或吸收不良，粪便中淀粉颗粒、脂肪小滴或肌肉纤维、植物细胞及植物纤维增多。

3. 寄生虫　肠道寄生虫的诊断主要靠镜检查找虫卵、原虫滋养体及其包囊。为提高虫卵的检出率，需行各种集卵法。主要包括阿米巴、鞭毛虫、孢子虫和纤毛虫等几类单细胞寄生虫，吸虫、绦虫、线虫等蠕虫等。阿米巴分为溶组织阿米巴和结肠阿米巴，前者具有病理意义。蓝氏贾第鞭毛虫可引起慢性腹泻、胆囊炎，可在粪便中找到其滋养体。隐孢子虫为艾滋病患者及儿童腹泻的重要病原，从粪便中可查出其卵囊。

## 四、化学检查

1. 粪便隐血试验（fecal occult blood test，FOBT）

【原理】当胃肠道少量出血时，红细胞被消化破坏，粪便外观无异常改变，肉眼和显微镜均不能证实的出血。血红蛋白中的含铁血红素有催化过氧化物分解的作用，能催化试剂中的过氧化氢，分解、释放新生态氧，氧化色原物质而显色。显色的深浅与血红蛋白的含量呈正相关。

【参考值】正常人24小时的胃肠道生理性失血量约0.6ml，用高灵敏度的化学法隐血试验（可检出消化道出血1ml以上）为阴性。

【临床意义】

隐血试验对消化道出血鉴别有一定意义。消化性溃疡活动期，阳性率为40%~70%；消化道恶性肿瘤，如胃癌、结肠癌，阳性率可达95%，呈持续性阳性；急性胃黏膜病变、肠结核、克罗恩（Crohn）病、溃疡性结肠炎、钩虫病及流行性出血热等，隐血试验均常为阳性。本试验对消化道出血的诊断及消化道肿瘤的普查、初筛和监测均有重要意义。需注意，服用铁剂、食用动物血或肝类、瘦肉以及大量绿叶蔬菜时，可出现假阳性。口腔出血或消化道出血被咽下后，也可呈阳性反应，临床应加以鉴别。

近年来本试验用免疫学检查法可鉴别消化道出血的部位，所用抗体有两种：一种为抗人血红蛋白抗体，可检出消化道任何部位的出血；另一种为抗人红细胞基质抗体，可检出下消化道的出血，因上消化道出血经消化酶作用后，其红细胞基质已被消化殆尽。

2. 粪胆色素试验（stercobilin test）　粪胆色素是粪便中胆红素类物质的总称，包括胆红素、粪胆原、粪胆素。正常人胆汁中的胆红素在回肠末端和结肠被细菌分解为粪胆原，其部分被肠道重吸收进入肠肝循环外，大部分在结肠被氧化为粪胆素，并随粪便排至体外。

正常粪便粪胆素为阴性。当总胆管结石、肿瘤等致完全阻塞时，粪便中因无胆色素而呈白陶土色；溶血性贫血或黄疸时，因胆汁生成过多而粪胆素呈强阳性。

正常人粪胆红素为阴性。当肠道炎症、腹泻等肠蠕动加速，使胆红素来不及被肠道菌还原时，胆红素试验为阳性；乳儿因正常肠道菌群尚未建立，粪便亦可出现胆红素。

## 五、病原学检查

粪便中细菌极多，占干重的1/3，多为正常菌群。大肠埃希菌、厌氧菌和肠球菌是成人粪

笔记栏

便中主要正常菌群,产气杆菌、变形杆菌、铜绿假单胞菌多为过路菌,还有少量芽孢菌和酵母菌,这些细菌出现均无临床意义。肠道致病菌的检查主要靠培养分离与鉴定,但有时也做直接涂片检查,如粗筛霍乱弧菌,可做粪便悬滴和涂片染色检查。怀疑伪膜性肠炎时,涂片染色后查找葡萄球菌、白假丝酵母菌及厌氧性难辨芽孢梭菌等。怀疑肠结核时行耐酸染色后查找其分枝杆菌。粪便培养(普通培养、厌氧培养或结核培养)有助于确诊和菌种鉴定。

粪便的球菌与杆菌比例测定可用于诊断菌群失调及监测临床抗生素的应用。正常粪便菌群以杆菌为主,球菌∶杆菌 =1∶10。菌群紊乱时,球菌比例增高,出现真菌。

## 第三节 痰 液 检 查

痰(sputum)是来自气管、支气管和肺泡的分泌物。健康人痰量很少,呼吸系统病变时,分泌物增多,痰量增加。痰液主要由黏液和炎性分泌物组成,也可含有多种病理成分,如致病菌、寄生虫、血液、肿瘤细胞等。痰液检查的目的:①诊断肺结核、肺癌、肺吸虫病等;②辅助诊断支气管哮喘、支气管扩张症、慢性支气管炎等;③根据痰量和性状的变化观察疾病的疗效和预后等。

### 一、标本采集要点

痰夜标本采集主要采用自然咳出法,必要时可采用气管穿刺或经支气管镜采集。标本采集时应注意避免混入唾液和鼻咽分泌物。一般检查以清晨第一口痰为宜,患者先漱口,然后用力咳出气管深处痰液。做细菌培养时,需用无菌容器留取并及时送检。做浓集结核菌检查时,需留 24 小时痰液送检。

### 二、一般性状检查

1. 痰量　正常人无痰或仅少量黏液样痰。在肺脓肿、慢性支气管炎、支气管扩张、肺结核等时,痰量增多,病情好转后痰量逐渐减少。肺脓肿向支气管破裂时,痰量可突然增加并呈脓性。

2. 颜色　正常人痰为无色或灰白色。痰液呈红色或红棕色,表示痰内有血液或血红蛋白成分,见于肺结核、支气管扩张症、肺癌等;粉红色泡沫痰为急性肺水肿的特征;铁锈色痰多由血红蛋白变性所致,见于肺炎链球菌肺炎、肺梗死;棕褐色痰见于肺阿米巴脓肿及肺淤血;黄色脓性痰,提示呼吸系统有化脓性感染;黄绿色痰见于铜绿假单胞菌感染或干酪性肺炎;砖红色胶冻样痰见于克雷伯菌肺炎;烂桃样灰黄色痰见于肺吸虫病;灰黑色痰多见于煤矿工人或长期吸烟者。

3. 气味　正常人痰少且无气味。肺结核、肺癌的痰液因有出血而有血腥味;肺癌晚期的痰液有特殊臭味;肺脓肿、支气管扩张症等有恶臭味;膈下脓肿与肺组织相通时的痰液有粪臭味。

4. 性状

(1)黏液性痰:黏稠、略呈灰白色。见于支气管炎、支气管哮喘、肺炎早期等。

(2)浆液性痰:稀薄泡沫状。见于肺水肿、肺淤血,因毛细血管内液体渗入肺泡所致。

(3)脓性痰:黄色混浊,含大量脓细胞,提示化脓性感染。见于肺脓肿、支气管扩张症及脓胸向肺内破溃等。大量脓痰久置可分 3 层,上层为泡沫黏液,中层为浆液,下层为脓及坏死组织。

(4)血性痰：痰内混有血丝或血块，为喉以下的呼吸器官出血所致，见于肺结核、支气管扩张症、肺癌等。

　　(5)混合性痰：由上述两种或3种痰混合而成，如黏液脓性、浆液黏液性痰等。

　　5. 支气管管型　是由纤维蛋白、黏液等在支气管内形成的灰白色树枝状体。如混有血红蛋白则呈红色或红棕色。在新咳出的痰内常卷曲或呈球形或呈块状，如将其浮于盐水中则迅速展开成树枝状，见于慢性支气管炎、肺炎等。

### 三、显微镜检查

　　1. 不染色涂片检查　正常人痰内可有少量白细胞及上皮细胞。

　　(1)脓细胞及红细胞：大量脓细胞表示呼吸系统有化脓性感染；出现多量红细胞见于肺、气管或支气管出血等。

　　(2)上皮细胞：鳞状上皮细胞增多，见于急性喉炎和咽炎；柱状上皮细胞增多，见于支气管炎、支气管哮喘等。

　　(3)色素细胞：吞噬了色素颗粒的吞噬细胞称为色素细胞（pigment cell）。吞噬含铁血黄素者称为心力衰竭细胞（heart failure cells），心功能不全所致的肺淤血时，肺泡腔中可见肺泡吞噬细胞吞噬红细胞形成的心衰细胞。吞噬炭粒者为含碳细胞，见于炭末沉着症或吸入大量烟尘者。

　　(4)夏科 - 雷登（Charcot-Leyden）结晶：为无色透明两端尖形八面体状结晶，可能来自嗜酸性粒细胞，常见于支气管哮喘及肺吸虫病。

　　(5)枯什曼（Curshman）螺旋体：是由气流对黏液丝多次扭转而成，见于支气管哮喘等，常与夏科 - 雷登结晶、嗜酸性粒细胞同时出现。

　　(6)寄生虫及其虫卵：见于肺吸虫病、肺孢子虫（卡氏囊虫）病、阿米巴肺脓肿等。

　　2. 染色涂片　临床疑为肺癌，用巴氏染色法连续多次查痰找癌细胞。检查一般细菌用革兰氏染色；检查结核杆菌则用抗酸染色。

### 四、病原体培养

　　痰中的微生物种类很多，平常主要是呼吸道的正常菌群。疑为呼吸道感染性疾病时，可分别做细菌、真菌、支原体等的培养。用咳痰法留取标本时，应先用消毒液充分漱口，并在结果判定时考虑到污染的可能性。进行厌氧菌培养时，不能用咳出之痰，必须用环甲膜穿刺取痰。必要时可采集支气管肺泡灌洗液进行病原菌培养。

## 第四节　浆膜腔积液检查

　　人体的胸腔、腹腔和心包腔通称为浆膜腔。生理情况下，腔内有由浆膜壁层毛细血管内静水压作用而产生的少量液体起润滑作用，健康成年人胸膜腔内液不超过30ml，腹腔内液不超过100ml，心包腔液20~50ml。病理情况下，腔内液体增加而积聚称为浆膜腔积液（serous membrane fluid）。

### 一、发生机制与病因

　　根据浆膜腔积液的形成机制及性质的不同，可分为漏出液（transudate）和渗出液（exudate）两类。

1. 漏出液　属非炎症性积液,形成机制、病因为:①血浆胶体渗透压降低:当血浆白蛋白低于 25g/L 时,导致血管与组织间渗透压平衡失调,水分进入组织或潴留在浆膜腔而形成积液。如肝硬化、肾病综合征、重度营养不良等。②毛细血管内压力增高:使过多的液体滤出,组织间液增多。如慢性心功能不全、静脉栓塞等。③淋巴管阻塞:常见于肿瘤压迫或丝虫病引起的淋巴回流受阻。

2. 渗出液　为炎性积液。常由以下原因所致:①感染性:如胸膜炎、腹膜炎、心包炎等;②非感染性:包括化学因素,如血液、胆汁、胃液、胰液等化学性刺激;恶性肿瘤,因瘤细胞产生血管活性物质及浸润性阻塞等,也常引起渗出性积液;风湿热、系统性红斑狼疮及外伤等。以上因素均可导致血管通透性增加,以致血液中大分子物质(白蛋白、球蛋白、纤维蛋白原及各种细胞成分等)渗出而形成渗出液。

## 二、标本采集

一般以无菌操作对各积液部位进行穿刺而收集(具体见附录一临床常用诊断技术)。送检标本收集于无菌管内。常规检查及细胞学检查留取约 2ml,生化检验留取 2ml,厌氧菌培养留取 1ml,结核菌检测时应留取 10ml。标本分为两份,一份加 1/10 标本量的 3.8% 枸橼酸钠抗凝;另一份不加抗凝剂以观察能否自凝。标本留取后立即送检。

## 三、一般性状检查

1. 颜色　漏出液多为淡黄色;渗出液的颜色与病因相关,如血性积液(淡红色、红色或暗红色),见于恶性肿瘤、急性结核性胸、腹膜炎,风湿性及出血性疾病,外伤或内脏损伤等;脓性积液见于化脓菌感染;绿色积液可因铜绿假单胞菌感染引起;乳白色积液系胸导管或淋巴管阻塞引起的真性乳糜液。假性乳糜液是积液中含较多乳糜微粒或变性的脂肪细胞形成,真、假乳糜液可用脂蛋白电泳、乙醚试验及镜检加以区别。

2. 透明度　漏出液多为透明;渗出液因含大量细胞及其他渗出成分而呈不同程度的混浊。

3. 比重　漏出液比重多在 1.015 以下;渗出液因含较多的蛋白及细胞等比重多高于 1.018。

4. 凝固性　漏出液一般不凝固;渗出液中含有较多纤维蛋白原及组织细胞裂解产物,往往自行凝固或有凝块出现。若内含大量纤溶酶,也可不凝固。

## 四、化学检查

1. 黏蛋白定性(Rivalta)试验　浆膜上皮细胞受炎症刺激后,可产生大量浆膜黏蛋白,其等电位点为 pH 值 3~5(酸性糖蛋白),因而可在稀醋酸溶液中析出,产生白色沉淀。漏出液黏蛋白含量很少,多为阴性反应;渗出液中含有大量黏蛋白而呈阳性。

2. 蛋白质定量试验　漏出液蛋白多在 25g/L 以下;渗出液蛋白多在 30g/L 以上。如蛋白质含量为 25~30g/L,可采用蛋白电泳方法进一步鉴别。漏出液电泳可见 $\alpha_2$ 和 $\gamma$ 球蛋白等大分子蛋白质的比例低于血浆,而白蛋白相对较高;渗出液的蛋白电泳中大分子蛋白质显著高于漏出液。

3. 葡萄糖测定　漏出液中葡萄糖含量与血糖接近;渗出液中葡萄糖可被某些细菌分解而减少。化脓性胸(腹)膜炎、化脓性心包炎,积液中葡萄糖含量明显减少,常 <1.11mmol/L,甚至无糖;结核性渗出液有 30%~50%、癌性积液有 10%~50% 葡萄糖含量可减少。类风湿性浆膜腔积液糖含量常 <3.33mmol/L,红斑狼疮积液糖基本正常。

4. 乳酸测定　浆膜腔积液中的乳酸稍高于血乳酸水平。在感染性疾病时由于细菌将葡萄糖分解成乳酸,而使积液中乳酸含量增加。当乳酸含量 >10mmol/L 时,高度提示为细菌感染。尤其在使用抗生素治疗后,细菌检查又为阴性时更有价值。风湿活动、心力衰竭及恶性肿瘤引起的积液中乳酸含量可见轻度增高。严重感染时,浆膜腔积液中蛋白含量显著增高,乳酸水平升高并伴葡萄糖浓度的下降。因此,本试验与浆膜腔积液蛋白及糖含量合并分析意义更大。

5. 酶活性测定

(1)乳酸脱氢酶(lactate dehydrogenase,LDH):当炎症、组织损伤等时,LDH 可以从组织细胞中逸出,故渗出液中 LDH 常大于 200U/L,积液 LDH/ 血清 LDH>0.6,其活性越高,表明炎症越明显。各种渗出液中 LDH 的活性升高依次为:化脓性积液、癌性积液和结核性积液等。

(2)淀粉酶(amylase,AMS):急性胰腺炎引起的腹水、胸腔积液 AMS 活性明显升高。食管破裂时的胸腔积液 AMS 亦增高。

(3)溶菌酶(lysozyme,LZM):溶菌酶主要存在于单核细胞、吞噬细胞、中性粒细胞及类上皮细胞的溶酶体中。正常胸、腹水中 LZM 含量为 0~5mg/L。在炎症时,由上述细胞释放 LZM 而使浆膜腔液的 LZM 活力增加,化脓性积液、结核性积液中的 LZM 含量明显升高。

(4)腺苷脱氨酶(adenosine deaminase,ADA):ADA 在红细胞和 T 细胞中含量最丰富。浆膜腔积液中 ADA 的升高,对结核性积液的诊断及疗效观察具有重要价值,当 ADA>40U/L 应考虑为结核性,当抗结核治疗有效时,ADA 活性随之下降。

(5)血管紧张素转换酶 -1(angiotensin-coverting enzyme1,ACE-1):ACE-1 在肺毛细血管内皮细胞损害时外溢。ACE-1 在结核性胸膜炎积液中常常增高。

(6)碱性磷酸酶(alkaline phosphates,ALP):腹膜腔积液中 ALP 增高,见于小肠扭转、穿孔,其值可达血清的 2 倍。恶性肿瘤性积液中 ALP 也增高。

## 五、显微镜检查

1. 细胞计数　一般漏出液细胞数较少,常 <100×10⁶/L;渗出液细胞数较多,常 >500×10⁶/L。此标准在临床上要结合其他指标综合分析。

2. 细胞分类　漏出液中主要为间皮细胞和淋巴细胞。渗出液中各种细胞增多的临床意义各不相同:①中性粒细胞增多:见于化脓性感染及结核的早期;②淋巴细胞增多:见于结核性、梅毒性、肿瘤性等慢性炎症以及结缔组织病引起的积液;③嗜酸性粒细胞增多:见于气胸、血胸、过敏性疾病或寄生虫病所致的积液;④其他细胞:炎性积液中除大量中性粒细胞外,常有组织细胞出现;浆膜受损或受刺激时,积液中间皮细胞增多;在狼疮性浆膜炎中,偶可查见狼疮细胞。陈旧性出血的积液中可见含铁血黄素细胞。如浆膜腔积液中检出肿瘤细胞,是诊断原发性或转移性肿瘤的重要依据。

## 六、细菌学检查

疑为渗出液时,可做细菌学检查。用沉淀涂片法检查病原菌,必要时可进行细菌培养或动物接种以明确诊断。

## 七、漏出液与渗出液的鉴别要点

漏出液与渗出液的鉴别要点见表 39-2。

表 39-2　漏出液与渗出液的鉴别要点

| 项目 | 漏出液 | 渗出液 |
|---|---|---|
| 原因 | 非炎症所致 | 炎症、肿瘤或物理化学刺激 |
| 外观 | 淡黄、浆液性 | 不定,可为黄色、脓性、血性、乳糜性 |
| 透明度 | 透明或微混 | 多混浊 |
| 比重 | <1.015 | >1.018 |
| 凝固 | 不自凝 | 能自凝 |
| 黏蛋白定性 | 阴性 | 阳性 |
| 蛋白质定量 | 25g/L 以下 | 30g/L 以上 |
| 葡萄糖定量 | 与血糖相近 | 常低于血糖水平 |
| LDH(U/L) | <200 | >200 |
| 积液 LDH/ 血清 LDH | <0.6 | >0.6 |
| 细胞计数 | 常 <100×10⁶/L | 常 >500×10⁶/L |
| 细胞分类 | 以淋巴、间皮细胞为主 | 不同病因,分别以中性粒或淋巴细胞为主 |
| 细菌检查 | 阴性 | 可找到致病菌 |
| 细胞学检查 | 阴性 | 可找到肿瘤细胞 |

# 第五节　脑脊液检查

脑脊液(cerebrospinal fluid,CSF)是循环于脑室和蛛网膜下腔、脊髓周围内的无色透明液体,70% 来自脑室脉络丛的主动分泌和超滤,30% 由大脑和脊髓细胞间隙所产生。人体每天分泌的脑脊液量为 400~500ml,健康成年人脑脊液总量为 120~180ml,平均 150ml;新生儿为 10~60ml。脑脊液经脊髓蛛网膜绒毛吸收返回人体静脉系统。

脑脊液的主要功能为:缓冲、减轻和消除外力对脑和脊髓的震荡;调节颅内压;为脑、脊髓供应营养物质及运输代谢产物;调节神经系统碱储量,维持酸碱平衡。

生理状态下血液和脑脊液之间存在血 - 脑脊液屏障。病理状态下(炎症、损伤、肿瘤、出血、缺氧等),血 - 脑脊液屏障破坏,通透性增加,可引起脑脊液性状、成分等发生改变,因此脑脊液检查对神经系统疾病的诊断、观察病情、指导用药等方面具有重要意义。

## 一、适应证及禁忌证

1. 适应证　①中枢神经系统感染的鉴别诊断。出现发热、头痛、呕吐、意识障碍,脑膜刺激征,外周血检查白细胞升高时,需要明确诊断者。②脑血管疾病的诊断与鉴别诊断:头痛、偏瘫、昏迷者,脑脊液为血色,提示为蛛网膜下腔出血或脑出血。脑脊液为无色透明者,提示为缺血性脑病。③中枢神经系统恶性肿瘤的诊断。④有剧烈头痛、昏迷、抽搐及瘫痪等表现而原因未明者。⑤中枢神经系统手术前的常规检查。⑥中枢神经系统疾病需椎管内给药者。

2. 禁忌证　若颅内压明显增高或伴显著视盘水肿者,则禁忌穿刺,以免发生脑疝。如疑有颅内压增高而又必须通过脑脊液检查明确诊断者,应于穿刺前使用脱水剂,并谨慎操作

(慢放、少取)。

## 二、标本采集

一般常用腰椎穿刺术取得,特殊情况下可采用小脑延髓池或脑室穿刺。穿刺后先做压力测定,然后将脑脊液收集于 3 个无菌试验管中,每管 1~2ml,总量不超过 5ml。第一管做细菌学检查,第二管做化学及免疫学检查,第三管做细胞学检查。收集后立即送检,放置过久容易出现细胞破坏、葡萄糖分解或形成凝块,影响检查结果。

## 三、一般性状检查

1. 压力测定 正常成人及儿童侧卧位的压力为 70~180mmH₂O,随呼吸波动在 10mmH₂O 之内,坐位可为卧位的 1 倍左右。婴儿为 30~80mmH₂O。也可根据脑脊液从穿刺针滴出的滴数来估计压力的高低:如每分钟 45~60 滴,表示颅内压大致正常;每分钟 60 滴以上则提示颅内压增高。

压力增高常见于:①中枢神经系统感染,如化脓性脑膜炎、结核性脑膜炎、病毒性脑膜炎、流行性乙型脑炎、脊髓灰质炎等;②中枢神经系统非炎症性病变,如脑肿瘤、脑脓肿(未破者)、脑出血、蛛网膜下腔出血、硬膜下及硬膜外出血、脑积水等。压力减低见于:脊髓 - 蛛网膜下腔阻塞、脱水、脑脊液分泌减少、循环衰竭、脑脊液漏患者。也可见于不明原因的低颅压综合征和正常人。压力低于正常可做动力试验,以了解蛛网膜下腔有无梗阻。

2. 颜色 正常脑脊液为无色液体。①红色:穿刺时的损伤出血时,仅最初数滴为血性,随后流出者渐清,离心(1 500r/min)后上清液呈无色透明,沉渣中有新鲜红细胞。蛛网膜下腔出血或脑出血时,脑脊液呈均匀红色(血性),离心后上清液仍呈淡红色或黄色。②黄色:当脑实质或蛛网膜下腔陈旧性出血以及因脊髓肿瘤压迫引起蛛网膜下腔梗阻时,因脑脊液浓缩、蛋白质含量增高而常呈黄色,称为黄变症(xanthochromia)。淡黄色多见于结核性脑膜炎。③乳白色:多因白细胞增多所致,见于各种化脓性脑膜炎。④褐色或黑色:见于脑膜黑色素瘤。⑤微绿色:见于铜绿假单胞菌、肺炎链球菌、甲型链球菌所致的脑膜炎。

3. 透明度 正常脑脊液清晰透明。若细胞数中等量增多可呈毛玻璃样混浊,见于结核性脑膜炎;若细胞数显著增加则呈脓样甚至出现凝块,见于化脓性脑膜炎。病毒性脑膜炎、流行性乙型脑膜炎、中枢神经系统梅毒等由于脑脊液中细胞数仅轻度增加,脑脊液仍清晰透明或微浊。

4. 凝结 正常脑脊液不含纤维蛋白原,放置 24 小时不会形成薄膜及凝块。当脑脊液蛋白超过 10g/L 时,可出现自发性凝固。化脓性脑膜炎时,静置 1~2 小时即可出现凝块;结核性脑膜炎时,静置 12~24 小时后在其表面可见纤细的薄膜形成,取此薄膜检查结核菌阳性率较高。若脑脊液同时有胶冻状凝结、黄变症及蛋白 - 细胞分离现象(蛋白明显增加而细胞数轻度增多),称为 Froin-Nonne 综合征,提示脊髓受压、蛛网膜下腔梗阻,见于脊髓肿瘤等。蛛网膜下腔阻塞时,阻塞远端脑脊液蛋白质含量常高达 15g/L,使脑脊液呈黄色胶冻状。

## 四、化学检查

### (一) 蛋白质检查

1. 蛋白质定型及定量检查 脑脊液中蛋白来自血清,由于血 - 脑屏障的作用,脑脊液中蛋白含量很低,大约为血浆的 0.5%,主要为白蛋白。脑脊液蛋白含量增高是血 - 脑脊液屏障功能障碍的标志。

【参考值】

蛋白定性（Pandy 试验）：阴性或弱阳性（当总蛋白量超过 0.25g/L 可呈弱阳性反应）。

蛋白定量：儿童 0.20~0.40g/L；成人 0.15~0.45g/L（腰椎穿刺液），0.1~0.25g/L（小脑延髓池液），0.05~0.15g/L（脑室液）。

【临床意义】脑脊液中蛋白质总量增高主要见于：①中枢神经系统炎症，如化脓性脑脊髓膜炎为高度，结核性脑膜炎为中度，脊髓灰质炎和病毒性脑炎、脑膜炎呈轻度。此外还见于神经梅毒。②出血、内分泌或代谢性疾病、药物中毒等，如蛛网膜下腔出血、脑出血等，糖尿病性神经病变，甲状腺及甲状旁腺功能减退、尿毒症及脱水等，以及乙醇、吩噻嗪、苯妥英钠中毒等。③脑脊液循环障碍，如脑部肿瘤或脊髓肿瘤、蛛网膜下腔粘连等引起的椎管内梗阻。④如脑肿瘤、脑出血、蛛网膜下腔出血及梗阻。⑤鞘内免疫球蛋白合成增加伴血 - 脑屏障通透性增加，如吉兰 - 巴雷（Guillain-Barre）综合征、胶原血管疾病、慢性炎症性脱髓鞘性多发性神经根病等，均可致蛋白显著增高而细胞数正常（蛋白 - 细胞分离）。

2. 脑脊液蛋白电泳

【参考值】

前白蛋白：0.02~0.07（2%~7%）；

白蛋白：0.56~0.76（56%~76%）；

$\alpha_1$ 球蛋白：0.02~0.07（2%~7%）；

$\alpha_2$ 球蛋白：0.04~0.12（4%~12%）；

β 球蛋白：0.08~0.18（8%~18%）；

γ 球蛋白：0.03~0.12（3%~12%）。

【临床意义】前白蛋白增高见于舞蹈症、帕金森病、手足徐动症等；前白蛋白减少常见于脑膜炎；白蛋白增高见于脑血管病，如脑梗死、脑出血等；白蛋白减少见于脑外伤急性期；$\alpha_1$- 球蛋白增高常见于脑膜炎、脑脊髓灰质炎等；$\alpha_2$- 球蛋白增高见于脑肿瘤、转移癌、胶质瘤等；β- 球蛋白增高见于某些退行性变如帕金森病、外伤后偏瘫等；γ- 球蛋白增高见于脑胶质瘤、重症脑外伤、癫痫、视神经脊髓炎、多发性硬化症、脑部感染、周围神经炎等。

3. 免疫球蛋白测定　IgG 增高见于神经梅毒、化脓性脑膜炎、结核性脑膜炎、病毒性脑膜炎、小舞蹈症、神经系统肿瘤；IgA 增高常见于化脓性脑膜炎、结核性脑膜炎、病毒性脑膜炎、肿瘤等；IgM 增高常见于化脓性脑膜炎、病毒性脑膜炎、肿瘤、多发性硬化症等；IgE 增高常见于脑寄生虫病等。

4. tau 蛋白测定　tau 蛋白是正常脑组织存在的磷酸蛋白，是含量最高的微管相关蛋白（microtubule-associated protein，MAP）。是微管形成和动力学稳定的主要蛋白，神经元胞体与轴突间营养物质运输依赖于微管系统的完整性。脑脊液中的 tau 蛋白是诊断阿尔茨海默病（Alzheimer disease，AD）的标志物，其临界值为 375ng/L。从早期到晚期 AD 患者，脑脊液 tau 蛋白水平均增高。增高还见于痴呆、急性或慢性脑损伤、脑膜病变等。

（二）葡萄糖定量试验

脑脊液中葡萄糖的含量取决于血糖浓度、血 - 脑脊液屏障的通透性和脑脊液中葡萄糖的酵解程度。正常情况下脑脊液葡萄糖含量为血糖浓度的 50%~80%，平均 60%。

【参考值】

腰椎穿刺：2.5~4.4mmol/L；

小脑延髓池穿刺：2.8~4.2mmol/L；

侧脑室穿刺：3.0~4.4mmol/L。

**【临床意义】**

(1) 葡萄糖降低：化脓性脑膜炎时因大量细菌分解葡萄糖，脑脊液含量可显著减少或缺如；结核性脑膜炎时亦多减低，但不如化脓性脑膜炎时显著；颅内肿瘤时，因癌细胞代谢活跃，脑脊液中葡萄糖迅速酵解及影响血-脑屏障等，而致糖含量降低；其他见于神经梅毒、低血糖等。

(2) 葡萄糖升高：见于血性脑脊液、病毒性脑炎、高血糖等。急性颅脑外伤中毒、缺氧、脑出血等致下丘脑损伤，肾上腺素分泌增多，糖原分解致血糖增高。

(三) 氯化物定量检查

脑脊液氯化物含量受血氯浓度和 pH 值、血-脑脊液屏障通透性及脑脊液中蛋白质含量的影响。由于脑脊液含蛋白较少，为维持脑脊液和血浆渗透压（Donnan 平衡），氯化物含量较血浆高 20%。

**【参考值】** 120~130mmol/L（700~760mg/dl）（腰池液）。

**【临床意义】** 当脑脊液中蛋白质含量增加时，为维持渗透压平衡，氯化物的含量则减低。脑脊液氯化物含量减低常见于细菌性脑膜炎，特别是结核性脑膜炎更显著，可降至 102mmol/L 以下。其他中枢系统疾患（如病毒性脑炎、脑脓肿等）则多属正常。此外，如大量呕吐、腹泻、水肿等情况使血中氯化物减低，则脑脊液中氯化物亦随之减少。脑脊液中氯化物含量增高主要见于慢性肾功能不全、肾炎、尿毒症、呼吸性碱中毒等。

(四) 酶学检查

正常脑脊液中含有多种酶，但因血-脑脊液屏障的存在，其活性明显低于血清。如因脑组织受损或缺氧，脑细胞内酶的逸出，血-脑屏障、血-脑脊液屏障通透性增加及脑脊液酶清除下降等，均可使脑脊液中酶的活性增高。恶性肿瘤时，与肿瘤有关酶的逸出，亦可使脑脊液中酶的活性增高。

1. 乳酸脱氢酶（lactic acid dehydrogenase，LDH）　正常脑脊液中 LDH 量相当于血清的 1/10，成人低于 40U/L。脑脊液中 LDH 活性测定的意义在于：①鉴别中枢神经系统炎症的性质：细菌性脑膜炎时 LDH 活性增高，以 $LDH_4$ 和 $LDH_5$ 为主，其主要来自粒细胞；病毒性脑膜炎 LDH 活性多正常，少数可以轻度升高，以 $LDH_1$ 和 $LDH_2$ 为主，来自受损的脑组织。②鉴别颅脑外伤与脑血管疾病：颅脑外伤时红细胞新鲜、完整，脑脊液中 LDH 活性正常；脑血管疾病时 LDH 活性多明显增高。③中枢神经系统恶性脑肿瘤、脱髓鞘病的进展期，脑脊液中 LDH 活性增高，缓解期下降。

2. 肌酸激酶（creatine kinase，CK）测定　在脑脊液中同工酶全部是脑性 CK（CK-BB），含量为（0.94±0.25）U/L（比色法），其活性约为血浆的 1/50。化脓性脑膜炎时 CK-BB 明显增高；结核性脑膜炎、出血性脑血管病、脑肿瘤及脑损伤等亦见升高；病毒性脑膜炎时 CK-BB 常不高或轻度增高。据此，有利于中枢神经系统细菌性与病毒性感染的鉴别。

3. 天门冬氨酸氨基转移酶（aspartate aminotransferase，AST）测定　正常脑脊液中 AST 为 5~20U/L，其活性约为血清的 1/4。临床意义同 CK 检查。

4. 溶菌酶（lysozyme，LZM）　在正常人脑脊液中含量甚微或无。结核性脑膜炎时可升高 30 倍，其次升高还见于化脓性脑膜炎和病毒性脑膜炎。

5. 腺苷脱氨酶（adenosine deaminase，ADA）　脑脊液中 ADA 范围为 0~8U/L。结核性脑膜炎时显著增高，常用于该病的诊断及与其他化脓性脑膜炎的鉴别诊断。

五、免疫学检查

1. 免疫球蛋白检测　正常脑脊液中主要含有 IgG 和少量 IgA，免疫电泳扩散法：IgG

0.01~0.04g/L,IgA 0.001~0.006g/L。

IgG 增加见于多发性硬化症、亚急性硬化性全脑炎以及结核性脑膜炎和梅毒性脑膜炎等。IgA 增加见于各种脑膜炎及脑血管疾病。正常脑脊液中 IgM 含量甚微,升高提示中枢神经系统近期感染及活动性变态反应性疾病的持续存在,如结核性脑膜炎、脑肿瘤、多发性硬化症、急性病毒性脑炎等。

2. 结核性脑膜炎的抗体检测　通常应用 ELISA 检测结核性脑膜炎患者血清及脑脊液中抗结核杆菌的特异性 IgG 抗体,若脑脊液中抗体水平高于自身血清,有助于结核性脑膜炎的诊断。PCR 技术可检出脑脊液中微量结核杆菌,是目前最敏感方法,但易出现假阳性。

3. 乙型脑炎病毒抗原检测　用荧光素标记的特异性抗体检测细胞内的乙型脑炎病毒抗原,可对乙型脑炎做出早期诊断,但阳性率不高。

4. 单克隆抗体技术检测脑脊液中的癌细胞　当常规细胞学检查脑脊液中癌细胞形态难以肯定或出现假阴性结果时,可采用单克隆抗体技术检测脑脊液中的癌细胞,此项检查,不仅有助于中枢神经系统癌性病变的早期诊断,还可对恶性细胞的组织来源进行鉴定。

## 六、显微镜检查

脑脊液细胞计数一般应在 1 小时内进行。如放置过久,细胞会破坏或沉淀。对于澄清的标本,混匀后用滴管直接滴入细胞计数板计数红、白细胞数;对于混浊或带血的标本适当稀释后再滴入计数板计数。正常脑脊液中无红细胞,仅有少量白细胞。

【参考值】正常脑脊液中不含红细胞,仅有少量白细胞,成人为 $(0~8) \times 10^6/L$ ($0~8/\mu l$),儿童为 $(0~10) \times 10^6/L$ ($0~10/\mu l$)。

【临床意义】

脑脊液中细胞增多见于:①中枢神经系统感染:如化脓性脑膜炎细胞数显著增加,白细胞总数增高到 $(1\ 000~20\ 000) \times 10^6/L$ 之间,以中性粒细胞为主;结核性脑膜炎细胞中度增加,多不超过 $500 \times 10^6/L$,特征是中性粒细胞、淋巴细胞及浆细胞同时存在;病毒性脑炎、脑膜炎,细胞数仅轻度增加,一般不超过 $1\ 000 \times 10^6/L$,以淋巴细胞为主;新型隐球菌性脑膜炎,细胞数中度增加,以淋巴细胞为主。②肿瘤性疾病:细胞数可正常或稍高,以淋巴细胞为主,脑脊液中找到白血病细胞,可诊断为脑膜白血病。③脑寄生虫病:脑脊液中嗜酸性粒细胞升高,离心沉淀镜检可发现有关虫卵、虫体等。④脑室和蛛网膜下腔出血:为均匀血性脑脊液,红细胞明显增加,还可见中性粒细胞升高。出血时间超过 2~3 天可发现含有红细胞或含铁血黄素的吞噬细胞。

## 七、病原学检查

一般采用直接涂片法,也可用培养或动物接种法。在病理情况下如细菌性脑膜炎,可发现葡萄球菌、脑膜炎双球菌、肺炎链球菌、结核杆菌等。如疑及新型隐球菌性脑膜炎,应用墨汁染色,可见未染色的荚膜。

## 八、常见中枢神经系统疾病的脑脊液特点

常见中枢神经系统疾病的脑脊液特点见表 39-3。

表 39-3 常见中枢神经系统疾病的脑脊液特点

| | 压力<br>(mmH₂O) | 外观 | 细胞数及分类 | 蛋白质<br>定性 | 蛋白质定量<br>(g/L) | 葡萄糖<br>(mmol/L) | 氯化物<br>(mmol/L) | 细菌 |
|---|---|---|---|---|---|---|---|---|
| 正常 | 侧卧位<br>70~<br>180 | 无色透明 | 0~8 个,多为淋巴细胞 | 阴性 | 0.15~0.45 | 2.5~4.5 | 119~129 | 无 |
| 化脓性脑膜炎 | 显著增高 | 混浊脓性可有凝块 | 显著增加,数千,以中性粒细胞为主 | (++)以上 | 显著增加 | 明显减少或消失 | 稍低 | 可发现致病菌 |
| 结核性脑膜炎 | 增高 | 微浊,毛玻璃样,静置后有薄膜形成 | 增加,数十或数百,早期以中性粒细胞为主,其后以淋巴细胞为主 | 阳性(++) | 增加 | 减少 | 明显减少 | 抗酸染色可找到结核杆菌 |
| 病毒性脑炎或脑膜炎 | 稍增高 | 清晰或微浊 | 增加,数十或数百,早期中性粒细胞增多,后期以淋巴细胞为主 | 阳性(+) | 轻度增加 | 正常 | 正常 | 无 |
| 脑脓肿未破裂) | 增高 | 无色或黄色微浊 | 稍增加,以淋巴细胞为主 | 阳性(+) | 轻度增加 | 正常 | 正常 | 有或无 |
| 脑肿瘤 | 增高 | 无色或黄色 | 正常,或稍增加,以淋巴细胞为主 | (±)~(+) | 轻度增加 | 正常 | 正常 | 无 |
| 蛛网膜下腔出血 | 稍增高 | 血性为主 | 增加,以红细胞为主 | (+)~(++) | 轻度增加 | 正常 | 正常 | 无 |

# 第六节 生殖系统体液检查

## 一、阴道分泌物检查

阴道分泌物(vaginal discharge)俗称"白带",是女性生殖系统分泌液的总称。主要由宫颈腺体及前庭大腺分泌,部分由子宫内膜、阴道黏膜等分泌。正常情况下阴道内 pH 值保持在 4.0~4.5,在此环境中只有阴道杆菌得以生存,形成阴道的自然防御功能。雌激素水平下降致阴道鳞状上皮细胞变薄、细胞内不含糖原,阴道内无阴道杆菌生存,pH 值可达 7.0 左右,阴道防御功能下降。

(一)标本采集

阴道分泌物标本应在 24 小时内无性交、盆浴、阴道检查、阴道灌洗和局部用药等条件下采集,根据不同的检测目的,采集不同部位的标本。常用生理盐水浸湿的棉拭子,自阴道深部或后穹隆、宫颈管口等处采集,用生理盐水直接涂片或用 95% 乙醇固定后送检。

(二)检查项目

1. 一般性状检查 正常阴道分泌物为无色、无特殊气味的稀糊状,pH 值 4~4.5。量的多少与雌激素水平高低和生殖器官充血程度有关。近排卵期白带量多,清澈透明、稀薄;排卵期 2~3 天后白带减少，混浊、黏稠；行经前量又增加，妊娠期白带量较多。生殖系统有炎症时，白带量增多，颜色、气味、质地均可异常。

2. 阴道清洁度检测　取阴道分泌物涂片后在高倍镜下观察，根据阴道杆菌、上皮细胞、白细胞（或脓细胞）和杂菌的多少来划分清洁度（表 39-4）。

表 39-4　阴道分泌物清洁度分度

| 清洁度 | 所见成分 | 临床意义 |
| --- | --- | --- |
| Ⅰ度 | 可见大量阴道杆菌及上皮细胞，白细胞 0~5 个 /HP，球菌无或极少 | 正常 |
| Ⅱ度 | 有部分阴道杆菌及上皮细胞，白细胞 5~15 个 /HP，可见少量球菌 | 基本正常 |
| Ⅲ度 | 少量阴道杆菌和上皮细胞，白细胞 15~30 个 /HP，可见脓细胞，球菌较多 | 提示阴道炎 |
| Ⅳ度 | 无阴道杆菌，有少量上皮细胞，白细胞 >30 个 /HP，有大量球菌 | 较重的阴道炎 |

3. 病原学检测　包括滴虫、真菌、阴道加德纳菌和性传播疾病的病原菌检测等。滴虫常用阴道分泌物生理盐水涂片观察，滴虫呈梨形，为白细胞的 2~3 倍大，顶端有 4 根鞭毛，可见活动。在阴道防御能力降低时，可发生真菌性阴道炎，以白假丝酵母菌多见。引起人类性传播疾病的病毒有单纯疱疹病毒、人巨细胞病毒、人乳头状病毒等。

（三）临床意义

滴虫及化脓性阴道炎，白带多呈黄色或黄绿色，有臭味；念珠菌性阴道炎，白带呈豆腐渣或凝乳状小碎块。清洁度为Ⅲ~Ⅳ度时，常能检出病原菌。子宫颈癌，白带为血性，并有特殊臭味；癌症患者可检出肿瘤细胞。

## 二、精液检查

精液（seminal fluid）是男性生殖器官的分泌物，乳白色、有特殊气味。人类的精液由 5% 精子（sperm）和 95% 精浆（seminal plasma）组成。精子产生于睾丸，在附睾内发育成熟，精浆由前列腺液（15%~30%）、精囊液（50%~80%）和尿道球腺分泌液（约 5%）组成。精液中有多种成分，如果糖、凝固酶、蛋白酶、电解质及激素等，复杂的精液成分对于精子的存活和生理运动有重要作用。

（一）精液检查的目的及标本采集

1. 精液检查（semen examination）的意义　①评价男性生育功能，为不育症的诊断和疗效观察提供依据；②计划生育科研和输精管结扎术后的效果观察；③男性生殖系统疾病如炎症、结核、肿瘤、睾丸发育不全症等的辅助诊断；④法医学鉴定；⑤亦可应用于婚前检查，以及为人工授精和精子库筛选优质精子。

2. 标本采集与送检　一般采精前禁欲 5 天以上。常采用手淫法射精于干燥清洁玻璃瓶中。乳胶避孕套内含有可杀死精子或抑制其活动力的物质，影响检验结果的准确性，不提倡使用。标本收集后，应于 30 分钟内保温（25~37℃）送检。若出现一次异常结果，应在 1 周后复查，反复检验 2~3 次以便于获取更可靠的诊断信息。

（二）一般性状检查

1. 量　正常人一次排精量为 2~6ml。已数日未射精而精液量少于 1.5ml 者，为精液减少，但不能就此判断是不育症的原因。精液量减至数滴，甚至排不出时，称为无精液症（aspermia）。见于前列腺和 / 或精囊病变、射精管阻塞等。一次排精量超过 8ml 者，为精液过多（polyspermia），可因精子被稀释而影响生育，可能是由于垂体促性腺激素分泌亢进，雄激素增高所致，也可见于长时间禁欲者。

2. 颜色及透明度　新鲜标本呈灰白色或乳白色,久未射精者可呈淡黄色。液化后的精液,呈半透明稍混浊,常含透明颗粒。精液鲜红或暗红色,称为血精(hemospermia),见于前列腺和精囊的非特异性炎症、生殖系统结核、肿瘤、结石,也可见于生殖系统损伤等。脓性精液(pyospermia)见于精囊炎和前列腺炎。

3. 黏稠度和液化时间　刚排出的精液呈胶冻状,放置 30 分钟后,由于纤溶酶的作用,80% 的精液能自行液化。如精液黏稠度低似米汤样,见于先天性精囊缺如或精囊液排出受阻。前列腺炎时纤溶酶遭破坏,精液不能液化,抑制精子活动力而影响生育。

4. 酸碱度　正常精液呈弱碱性,pH 值平均 7.8。碱性精液有中和阴道分泌物内乳酸的作用。pH 值 <7.0 或 >8.0,均影响精子活动。pH 值下降见于输精管阻塞、先天性精囊缺如、慢性附睾炎等;pH 值增高见于前列腺、精囊腺、尿道球腺和附睾炎。

5. 液化时间　排出的精液在前列腺分泌物蛋白溶解酶作用下,5~10 分钟后开始液化,20~40 分钟完全液化。前列腺炎时,液化时间延长,甚至不液化。精液不液化可抑制精子活动,影响生育能力。

6. 气味　正常精液具有栗花或石楠花的特殊气味,由前列腺液中的精氨酸被氧化所产生。

（三）显微镜检查

1. 观察有无精子　取液化精液 1 滴于载玻片上,加盖玻片于低倍镜下观察全片有无精子。如无精子,再行精液涂片检查,若仍无精子发现,则称无精子症(azoospermia),是男性不育症的主要原因。输精管结扎术后 6 周,连续检查无精子,说明手术效果良好。如在结扎后 2 个月仍有精子出现,说明手术不成功。

2. 精子计数　将精液用精液稀释液定量稀释(稀释液中的重碳酸钠分解黏液破坏精液的黏稠性,甲醛固定精子),然后滴入血细胞计数池进行计数。正常人精子数为 $(60~150)×10^9/L$,受孕的低限为 $20×10^9/L$。临床上也可按一次排精子总数报告,正常为 4 亿~6 亿,少于 1 亿为不正常。

3. 精子活动率(sperm activate rate)和精子活动力(sperm motility)检验　精子活动率(即存活率)检验是在镜下观察 100 个精子,计数有活动力精子的百分率。正常人在排精 30~60 分钟内,应有 80%~90% 精子具有活动能力,活动精子至少应 >60%。若不活动精子数 >50%,应进行体外活体染色检查,以鉴定其死活。精子活动力检验是观察精子活动强度,亦即测定活动精子的质量。在上述涂片检查中,按下列标准报告:①活动力良好:精子运动活泼有力,呈直线向前游动;②活动力较好:活动尚可,但游动方向不定,常有回旋;③活动力不良:精子运动迟缓,原地打转或抖动,有牵拉感;④无活力(死精子):精子完全无活动力,加温后仍不活动。

在受孕方面,精子活动力比精子数更为重要。精子活动力降低见于精索静脉曲张、生殖系非特异性感染及与服用某些药物(抗代谢药、抗疟药、雌激素等)有关。

4. 精子形态观察　正常精子似蝌蚪状,分头、体、尾 3 部分,长 50~60μm,头部呈梨形或略扁,尾部长而弯曲。经 Wright 染色(或 H-E 染色),精子头内核部呈紫红色,其他部分呈浅蓝色。凡精子头、体、尾部任一处有畸形改变,均认为是异常精子(abnormal spermatozoa)。正常精液中畸形精子应 <10%~15%,如 >20% 为不正常,多因睾丸、附睾功能异常所致。

5. 精液的细胞学检验　正常精液中可有少量白细胞、上皮细胞和极少量红细胞。一般在平均高倍视野中白细胞不超过 5 个,如超过者应视为不正常。白细胞大量增多见于前列腺炎、精囊炎、附睾炎等。红细胞增多见于睾丸肿瘤、前列腺癌等。若发现体积较大、形态异常的细胞,疑为癌细胞时,应做 H-E 染色检验。

（四）精液的其他检查

根据需要还可选择精液的生化检查、免疫学检查、微生物学检查及精子穿透试验等特殊检查。

### 三、前列腺液检查

前列腺液是精液的重要组成成分，其成分比较复杂，主要有纤溶酶、β- 葡萄糖腺苷酶、酸性磷酸酶、蛋白质、葡萄糖以及钠、钾、锌、钙等，还有少量上皮细胞和白细胞。前列腺液检查（prostate fluid examination）主要用于前列腺炎、结石、肿瘤和前列腺增生等的辅助诊断，也可用于性病检查。

（一）标本采集

通常用前列腺按摩法收集标本。

（二）一般性状检查

正常人前列腺按摩后，收集到的前列腺液（常混有精囊液）为数滴至 2ml，淡乳白色、稀薄、半透明的弱酸性（pH 值 6.3~6.5）液体。前列腺炎时，前列腺液减少，黄色混浊或呈脓性；前列腺癌、结核、结石时，前列腺液常呈不同程度的血性。

（三）显微镜检查

取前列腺液 1 滴涂片，非染色直接高倍镜观察为常用的方法。

1. 卵磷脂小体　正常前列腺液可见大小不一、圆形或卵圆形、满视野分布、有折光性的卵磷脂小体，略小于红细胞。前列腺炎时，卵磷脂小体常减少、分布不均或成堆积状。炎症严重时因吞噬细胞大量吞噬脂类，卵磷脂小体可消失。

2. 细胞　正常前列腺液内，平均每高倍视野红细胞 <5 个，白细胞 <10 个，上皮细胞少见。前列腺炎时，白细胞增多且可成堆出现，甚则出现大量脓细胞；上皮细胞亦大量出现，还可见到前列腺颗粒细胞（体积较大、吞噬卵磷脂小体的细胞）。红细胞增多常见于精囊炎、前列腺化脓性炎症、前列腺癌等病变，但应排除前列腺按摩过重导致的出血。在前列腺癌时，如见到体积较大、成堆出现、分化不一且畸形的可疑细胞，应将涂片做 Wright 染色或 H-E 染色以明确前列腺癌的诊断。

3. 淀粉样小体　为类圆形、微黄或褐色小体，约为白细胞的 10 倍。中心常含钙盐沉淀物。在老年人较多出现，无临床意义。淀粉样小体如与胆固醇结合即可形成前列腺结石。

4. 精子　在按摩前列腺时，精囊受到挤压而排出精子，无临床意义。

5. 滴虫　正常阴性，在滴虫性前列腺炎时可检查到。

6. 微生物学检验　可直接涂片或进行细菌培养。前列腺炎时，可找到细菌。临床以葡萄球菌最多见，其次是链球菌、大肠埃希菌和淋病奈瑟菌。前列腺结核时可找到结核杆菌，但如已确诊为生殖系统结核，则不宜再进行按摩，以免引起扩散。涂片检查细菌阳性率一般 <50%，且不易确定细菌种属，细菌培养和药敏实验能提高病原菌的检出率。

（胡琼英）

### 复习思考题

1. 急性肾小球肾炎、慢性肾小球肾炎、肾病综合征、急性肾盂肾炎、慢性肾盂肾炎的尿液特点是什么？

2. 何谓尿三胆？在黄疸诊断与鉴别诊断中有何价值？

3. 尿 $\beta_2$ 微球蛋白检查有何临床意义？

4. 简述粪便性状异常和疾病的关系。

5. 什么是粪便隐血试验？有何临床价值？

6. 简述渗出液和漏出液的鉴别。

7. 脑脊液检查的适应证和禁忌证是什么？

8. 化脓性脑膜炎、结核性脑膜炎、病毒性脑炎(脑膜炎)、蛛网膜下腔出血时脑脊液各有何特点？

◇◇◇ 第四十章 ◇◇◇

# 肝脏病常用实验室检查

**学习目标**

1. 掌握肝脏病常用实验室检查的临床意义以及应用实验室检查分析肝脏功能受损情况。

2. 熟悉各类黄疸的实验室检查要点。

3. 了解肝纤维化检测的常用标志物。

肝脏是人体最大的腺体,是蛋白质、糖、脂类新陈代谢的主要场所;合成多种酶;参与铁、铜和多种维生素的吸收、贮存和转化;激素的灭活和排泄;摄取、转化、排泄胆红素;生成胆汁,胆汁中的胆盐参与脂类物质的消化与吸收;通过氧化、还原、水解和结合等过程,对有害物质进行解毒及排出;产生凝血因子及纤溶因子,在凝血和纤溶过程中发挥重要的作用。

肝功能检查的意义包括以下几方面:了解有无肝实质的损害及其程度;对肝功能状态进行动态观察;黄疸的诊断与鉴别诊断;肝脏损害的病因诊断,如病毒性肝炎、肝癌的诊断;指导安全用药及大手术前的评估等。

## 第一节　蛋白质代谢检查

肝脏是蛋白质合成代谢和分解代谢的主要器官,除 γ 球蛋白外,几乎所有的血浆蛋白质均由肝脏合成分泌,如白蛋白、凝血酶原、纤维蛋白原、多种载脂蛋白和 $α_1$、$α_2$ 及 β 球蛋白等。当肝实质细胞受损、间质细胞增生时,γ 球蛋白的生成便增加。肝脏还有维持血氨平衡的作用。测定血白蛋白总量及其各种蛋白质的含量或比例,可以了解肝脏在蛋白质代谢方面的功能。

### 一、血清总蛋白和白蛋白测定

【原理】血清总蛋白(total protein,TP)包括白蛋白(albumin,A)和球蛋白(globulin,G)。白蛋白占蛋白总量的 40%~60%。肝脏每天约合成 120mg/kg 白蛋白,半衰期 15~19 天;球蛋白由单核吞噬细胞系统合成和分泌,球蛋白与机体免疫功能及血浆黏度密切相关。

【参考值】正常人血清总蛋白 60~80g/L,白蛋白 40~55g/L,球蛋白 20~30g/L,A/G 为 (1.5~2.5):1。

血清总蛋白(双缩脲法)新生儿　　　　46~70g/L

　　　　　　　7 个月~1 周岁　　　51~73g/L

|  | 1~2周岁 | 56~75g/L |
| --- | --- | --- |
|  | >3周岁 | 62~76g/L |
| 血清白蛋白(溴甲酚绿法)新生儿 | | 28~44g/L |
|  | <14岁 | 38~54g/L |
|  | >60岁 | 34~48g/L |

【临床意义】

1. 肝脏疾病

(1)急性或局灶性肝损害:因白蛋白半衰期较长,且肝脏的代偿能力很强,故血白蛋白检查可无明显异常。急性重型肝炎患者可有γ球蛋白增加;亚急性重型肝炎患者,血清总蛋白可随病情加重而减少。

(2)慢性肝病:慢性肝炎、肝硬化、肝癌等慢性肝病常出现白蛋白减少、球蛋白增加、A/G比值减低甚至倒置,并可随病情加重而愈见明显。血清总蛋白则因白蛋白减少、球蛋白增加的不同而表现为增加、正常或减低。白蛋白的含量高低与有功能的肝细胞数量及与肝病的治疗效果相关。低蛋白血症(hypoproteinemia),临床易出现水肿、腹腔积液和/或胸腔积液。

2. 肝外因素　①低蛋白血症:见于蛋白质摄入不足或消化不良;蛋白质丢失过多,如肾病综合征、大面积烧伤、急性大失血等;消耗增加,如恶性肿瘤、甲状腺功能亢进、重症结核等。②高蛋白血症(hyperglobulinemia):亦称高球蛋白血症。主要因球蛋白增加引起,尤其以γ球蛋白增高为主,见于肝硬化、恶性淋巴瘤、慢性炎症、自身免疫性疾病、浆细胞病等。

## 二、血清蛋白电泳

【原理】血清蛋白电泳(serum protein electrophoresis)是指在碱性环境中,各种血清蛋白均带负电荷,在电场中向正极泳动;由于各种蛋白质的分子量不同、所带电荷不同,在电场中的泳动方向及速度也就不同。分子量小、带负电荷多者向阳极泳动速度快;分子量大、带负电荷少者向阳极泳动速度慢。电泳后,从阳极开始,依此为白蛋白、$\alpha_1$、$\alpha_2$、β及γ球蛋白。

【参考值】

| 醋酸纤维膜法(成人): | 白蛋白 | 0.62~0.71(62%~71%) |
| --- | --- | --- |
|  | $\alpha_1$球蛋白 | 0.03~0.04(3%~4%) |
|  | $\alpha_2$球蛋白 | 0.06~0.10(6%~10%) |
|  | β球蛋白 | 0.07~0.11(7%~11%) |
|  | γ球蛋白 | 0.09~0.18(9%~18%) |

【临床意义】

1. 肝病型　血清白蛋白减少,$\alpha_1$、$\alpha_2$及β球蛋白亦有减少倾向;γ球蛋白增加。可见于以下情况:①肝炎:发病早期或病变较轻时,白蛋白可无变化;发病两周后或病情加重则表现为白蛋白、α及β球蛋白减少,γ球蛋白增加。球蛋白增加的程度与肝炎的严重程度相平行;γ球蛋白长时间持续上升,是急性肝炎转为慢性肝炎并向肝硬化发展的先兆。②肝硬化:白蛋白中度或高度减少,$\alpha_1$、$\alpha_2$及β球蛋白也有降低倾向,而γ球蛋白则增加显著。③肝癌:常在肝硬化基础上发生,故蛋白电泳结果与肝硬化相似,但$\alpha_1$和$\alpha_2$球蛋白常有增高,偶可在白蛋白与α球蛋白之间出现一条甲胎蛋白区带。

2. 其他类型　①肾病型:肾病综合征、糖尿病肾病等由于血脂增高,可致$\alpha_2$及β球蛋白等脂蛋白增高,白蛋白及γ球蛋白降低。②M蛋白血症型:浆细胞病(如多发性骨髓瘤、原发性巨球蛋白血症等),白蛋白轻度降低,单克隆 γ 球蛋白明显升高(可在 γ 区带、β 区带或两者之间出现致密浓集、峰值明显的 M 蛋白区带)。③炎症型:各种急性、慢性炎症和应急反应时,$α_1$、$α_2$ 及 β 球蛋白增高。④结缔组织病时,多克隆 γ 球蛋白增高;先天性低丙种球蛋白血症,γ 球蛋白降低;蛋白质丢失性肠病,白蛋白及 γ 球蛋白降低,而 $α_2$ 球蛋白增高。

### 三、血清前白蛋白测定

【原理】前白蛋白(prealbumin,PA)由肝细胞合成,分子量约 55kD,在电泳时向阳极的泳动速度较白蛋白快,在白蛋白前方可以出现一条染色很浅的区带。前白蛋白半衰期较其他血浆蛋白短(约 2 天),因此它在反映早期肝细胞损害方面比白蛋白更加敏感。

【参考值】儿童约为成人水平的一半,青春期急剧增加达成人水平。

| | |
|---|---|
| 1 岁 | 100mg/L |
| 1~3 岁 | 168~281mg/L |
| 成人 | 280~360mg/L |

【临床意义】

(1)降低:见于①肝脏疾患:如肝炎、肝硬化、肝癌及胆汁淤积性黄疸,因肝脏合成减少,均明显降低。尤其对早期肝炎、急性重症肝炎有特殊诊断价值。②营养不良:是评估营养不良严重程度的灵敏指标。③慢性消耗性疾病:如慢性感染、晚期恶性肿瘤、创伤,肾脏疾患丢失蛋白等造成的负氮平衡等。但肾病综合征时不降低,其原因尚不明确。

(2)增高:见于霍奇金病。

### 四、血浆凝血因子测定

【原理】除组织因子、由内皮细胞合成的 vW 因子及 $Ca^{2+}$ 外,其他凝血因子几乎都在肝脏中合成。凝血因子的半衰期比血清白蛋白短得多,尤其是维生素 K 依赖因子(Ⅱ、Ⅶ、Ⅸ、Ⅹ),如因子Ⅶ的半衰期只有 1.5~6 小时,因此在肝功能受损的早期,血清白蛋白检测完全正常,而维生素 K 依赖的凝血因子却有显著降低,故血浆凝血因子测定可作为肝脏疾病的早期诊断,并对术前准备时评估有无出血危险有重要意义。但凝血功能检查习惯上在血液学实验室检查中进行,不作为常规的肝脏实验室检查项目。

### 五、血浆氨测定

【原理】氨(ammonia,$NH_3$)是氨基酸代谢的产物,正常人体中含有少量游离的氨。氨对中枢神经系统有高度毒性。体内 80%~90% 的氨主要在肝脏中合成尿素而解毒,只有少部分氨在肾脏以铵盐形式排出。当肝脏功能严重受损(80% 以上的肝组织破坏)时血浆氨升高,血浆氨升高是引起肝性脑病的重要原因。

【参考值】18~72μmol/L。有研究报道,血浆氨浓度女性比男性低 10%。

【临床意义】

(1)升高:见于①严重肝损害:如肝性脑病、肝硬化、重型肝炎和肝癌等,血氨升高是诊断肝性脑病的依据之一。②肝外因素:如上消化道大出血;休克、尿毒症时,尿素从肾脏排出障碍,血浆氨亦可升高。③生理性升高,见于高蛋白饮食或剧烈运动后。

(2)降低:可见于低蛋白饮食、严重贫血等。

### 六、肝癌标记蛋白的检查

详见第四篇第四十三章第五节肿瘤标志物检测。

笔记栏

# 第二节　胆红素代谢检查

血清中总胆红素(total bilirubin,TB)由非结合胆红素(unconjugated bilirubin,UCB,又称为游离胆红素)与结合胆红素(conjugated bilirubin,CB)组成。非结合胆红素未与葡萄糖醛酸结合,在水中的溶解度低,不能通过肾小球由尿液排出;而结合胆红素已与葡萄糖醛酸结合、在水中的溶解度高,能通过肾小球由尿液排出。故尿中的胆红素是指结合胆红素。高效液相色谱法可将胆红素分为 4 条区带,即 α 胆红素(非结合胆红素)、β 胆红素(单葡萄糖醛酸胆红素)、γ 胆红素(双葡萄糖醛酸胆红素)、δ 胆红素(白蛋白结合胆红素),后三者为结合胆红素。δ 胆红素与白蛋白共价结合,在血中滞留时间长,仅来源于高结合胆红素血症时,可作为判断严重肝病预后的指标。

## 一、血清胆红素测定

【原理】血清中的 CB 可与重氮试剂反应生成偶氮胆红素,而 UCB 在促进剂或表面活性剂帮助下才能形成偶氮胆红素。血清与重氮试剂混合后,在 1 分钟时立即进行光电比色,所测定的胆红素(一分钟胆红素)其含量相当于 CB。当一分钟胆红素测定后,于该溶液中再加入一定量乙醇溶液,使原来脂溶性的非结合胆红素继续显色,再通过光电比色所测得的数值,即为 TB 含量。TB 含量减去 CB 含量,即为 UCB 的量。

【参考值】成人血清总胆红素:3.4~17.1μmol/L,结合胆红素:0~6.8μmol/L,非结合胆红素:1.7~10.2μmol/L。

新生儿血清总胆红素　　0~1 天:34~103μmol/L;

1~2 天:103~171μmol/L;

3~5 天:68~137μmol/L。

【临床意义】

1. 判定黄疸及其程度　成人 TB 17.1~34.2μmol/L,为隐性黄疸;34.2~171μmol/L 为轻度黄疸;171~342μmol/L 为中度黄疸;>342μmol/L 为重度黄疸。

2. 鉴别黄疸的类型　①TB、UCB 增高:见于溶血性黄疸,如溶血性贫血(蚕豆病、珠蛋白生成障碍性贫血)、新生儿黄疸等;②TB、CB、UCB 均增高:见于肝细胞性黄疸,如急性黄疸性肝炎、慢性肝炎、肝硬化等;③TB、CB 增高:见于阻塞性黄疸,如胆石症、肝癌、胰头癌等。

## 二、尿胆红素定性试验

【原理】血液中结合胆红素浓度超过肾阈值(>34.2μmol/L)时,即可自尿中排出。

【参考值】健康人尿中含微量胆红素(约为 3.4μmol/L),定性为阴性。

【临床意义】

肝细胞性黄疸时,尿胆红素(urine bilirubin)中度增加;阻塞性黄疸时,尿胆红素明显增加;溶血性黄疸时,血中非结合胆红素增加而结合胆红素不增加,但非结合胆红素不能通过肾小球滤过膜,故尿胆红素定性试验为阴性。另外,碱中毒时胆红素分泌增加,尿胆红素定性可阳性。

## 三、尿胆原检查

【原理】在胆红素的肠肝循环过程中,有极少量的尿胆原(urobilinogen)逸入血液循环,

笔记栏

从肾脏排出。

【参考值】定性：阴性或弱阳性反应；定量：0.84~4.2μmol/（L·24h）。

【临床意义】

（1）尿胆原增高：①溶血性黄疸时明显升高；②肝细胞性黄疸时，尿中尿胆原可增加。③其他如高热、心功能不全时，由于尿量减少，尿胆原的含量可相对增加；顽固性便秘时，从肠道排泄的粪胆原减少而自肠道回吸收的尿胆原增加，尿胆原的排出亦可增加。

（2）尿胆原减少：①阻塞性黄疸时，尿胆原减少或缺如。②新生儿及长期应用广谱抗生素时，因肠道菌群受到抑制，使肠道内尿胆原产生减少。

胆红素代谢的常用检查对三种黄疸的鉴别见表40-1。

表40-1 健康人及3种黄疸实验室检查鉴别表

| | 血清胆红素定量（μmol/L） | | | 尿液 | | 粪便 | |
|---|---|---|---|---|---|---|---|
| | 总胆红素 | 非结合胆红素 | 结合胆红素 | 尿胆原 | 尿胆红素 | 颜色 | 粪胆原 |
| 健康人 | 3.4~17.1 | 1.7~10.2 | 0~6.8 | 阴性或弱阳性 | （−） | 黄褐色 | 正常 |
| 溶血性黄疸 | ↑↑ | ↑↑ | 轻度↑或正常 | 强（+） | （−） | 加深 | 增加 |
| 肝细胞性黄疸 | ↑↑ | ↑ | ↑ | （+）或（−） | （+） | 变浅或正常 | ↓或正常 |
| 阻塞性黄疸 | ↑↑ | 轻度↑或正常 | ↑↑ | （−） | （+） | 变浅或灰白色 | ↓或消失 |

## 第三节 肝脏病常用的血清酶及同工酶检查

肝脏是含酶最丰富的器官，肝细胞中所含酶种类已知约有数百种，酶蛋白含量约占肝脏总蛋白含量的2/3。在肝脏病变时，血清中可有几十种酶的活性发生明显变化，临床常用于疾病诊断的约为10余种。肝脏含有的酶类包括以下几类：①具有一定组织特异性的酶：如丙氨酸氨基转移酶（ALT）、天门冬氨酸氨基转移酶（AST）、醛缩酶（ALD）、乳酸脱氢酶（LDH）等。这些酶存在于肝细胞内，当肝细胞损伤时释放入血，使血清中的这些酶活性升高。②由肝细胞合成的酶：当患肝病时，这些酶活性降低，如凝血酶。凝血因子Ⅱ、Ⅶ、Ⅸ、Ⅹ合成需维生素K参与，而维生素K在肠道的吸收依赖于胆汁中的胆汁酸盐，故当胆汁淤积时这些凝血因子合成不足。③一些经胆道排泄的酶：如碱性磷酸酶（ALP）、γ-谷氨酰转肽酶（γ-GT）等，当胆道阻塞时，致使血清中的酶活性升高。

同工酶（isoenzymes）是指具有相同催化活性，但分子结构、理化性质及免疫学反应等都不相同的一组酶，因此又称同工异构酶。这些酶存在于人体的不同组织，或在同一组织、同一细胞的不同细胞器中，因此同工酶测定有助于对肝胆系统疾病的鉴别诊断。

### 一、血清氨基转移酶及其同工酶测定

【原理】氨基转移酶是一组催化氨基酸与α-酮酸之间的氨基转移反应（生成氨基酸）的酶类。与肝脏病密切相关的主要是丙氨酸氨基转移酶（alanine aminotransferase，ALT）和天门冬氨酸氨基转移酶（aspartate aminotransferase，AST）。ALT催化L-丙氨酸与α-酮戊二酸之间的氨基转移反应；AST催化L-门冬氨酸与α-酮戊二酸之间的氨基转移反应。ALT

主要分布在肝脏,其次是骨骼肌、肾脏、心肌等组织中;AST主要分布在心肌,其次是肝脏、骨骼肌和肾脏等组织中。在肝细胞中,ALT主要存在于非线粒体中,AST主要(约80%)存在于线粒体内。ALT与AST均为非特异性细胞内功能酶,正常时血清的含量很低,但当肝细胞受损时,肝细胞膜通透性增加,胞浆内的ALT与AST释放入血浆,致使血清ALT与AST的酶活性升高。

AST在肝细胞中有两种同工酶,存在于线粒体中者称为线粒体AST(mitochondrial-AST,ASTm);存在于线粒体以外胞浆中者,称为上清液AST(supernatant-AST,ASTs)。正常血清中大部分为ASTs,ASTm仅占10%以下。当肝细胞受到轻度损害时,线粒体未遭破坏,血清中ASTs漏出增加,而ASTm正常;如肝细胞严重损害,线粒体遭到破坏,此时血清中ASTm升高,因此ASTm升高表明肝细胞坏死严重。

【参考值】见表40-2。

表40-2　ALT与AST参考值

|  | 终点法(赖氏法) | 速率法(37℃) |
| --- | --- | --- |
| ALT | 5~25卡门单位 | 5~40U/L |
| AST | 8~28卡门单位 | 8~40U/L |

DeRitis比值(AST/ALT):1.15

【临床意义】

1. 转氨酶

(1)肝脏疾病:①急性病毒性肝炎时,ALT与AST均显著升高,可达正常上限的20~50倍,甚至100倍,以ALT升高更加明显,ALT/AST>1,是诊断病毒性肝炎的重要检测项目。肝炎病毒感染后1~2周,转氨酶达高峰;第3~5周逐渐下降,ALT/AST逐渐恢复正常。在急性肝炎恢复期,若转氨酶为降到正常或再度升高,提示转为慢性肝炎。急性重症肝炎时,肝坏死严重,线粒体大量破坏,AST明显升高,ALT/AST<1,但在病情恶化时,黄疸进行性加深,酶因合成减少活性反而降低,即出现"胆-酶分离"现象,提示肝细胞严重坏死,预后不良。②慢性病毒性肝炎时,转氨酶轻度上升(100~200U)或正常,ALT/AST>1。如ALT/AST<1,提示慢性肝炎可能进入活动期。③肝硬化时,转氨酶活性取决于肝细胞进行性坏死程度,终末期肝硬化转氨酶活性正常或降低。④肝内、外胆汁淤积,转氨酶活性通常正常或轻度上升。⑤酒精性肝病时AST显著升高(可能因为酒精具有线粒体毒性及与酒精抑制吡哆醛活性有关),ALT几近正常,ALT/AST<1。药物性肝炎、脂肪肝、肝癌等非病毒性肝病,转氨酶轻度升高或正常。

(2)心肌梗死:急性心肌梗死后6~8小时,AST增高,18~24小时达高峰,其值可达参考值上限的4~10倍,与心肌坏死范围和程度有关,4~5天后恢复正常,若再次增高提示梗死范围扩大或新的梗死发生。但因灵敏度和特异性均较差,诊断心肌梗死需结合其他检查。

(3)其他疾病:如骨骼肌疾病(皮肌炎、进行性肌萎缩)、肺梗死、肾梗死、胰腺炎、休克及传染性单核细胞增多症等,转氨酶可轻度升高(50~200U)。

2. AST同工酶　检测的意义在于:①轻、中度急性肝炎,血清中AST轻度升高,其中以ASTs上升为主,ASTm正常。②重症肝炎、急性重型肝炎、酒精性肝病时血清中ASTm升高。③氟烷性肝炎、妊娠脂肪肝、肝动脉栓塞术后及心肌梗死时ASTm也升高。

## 二、碱性磷酸酶及其同工酶测定

【原理】碱性磷酸酶(alkaline phosphatase, ALP)是能在碱性环境中(pH 值 8.6~10.3)水解磷酸酯产生磷酸的非特异性酶类。ALP 主要分布在肝脏、骨骼、肾、小肠及胎盘中,血清中的 ALP 主要来源于肝脏和成骨细胞,肝脏中的 ALP 主要分布在肝细胞的血窦侧和毛细胆管侧的微绒毛上,肝内及来自肝外的 ALP 经胆汁排入小肠。ALP 的测定常作为肝脏疾病的检查指标之一,在胆道阻塞时 ALP 排泄减少,亦可引起血清中 ALP 升高。

碱性磷酸酶同工酶有 6 种类型,即 $ALP_1$~$ALP_6$,$ALP_2$、$ALP_3$、$ALP_4$、$ALP_5$ 分别称为肝型、骨型、胎盘型和小肠型,$ALP_1$ 是细胞膜组分和 $ALP_2$ 的复合物,$ALP_6$ 是 IgG 和 $ALP_2$ 的复合物。

【参考值】磷酸对硝基苯酚速率法(37℃):

男性:1~12 岁 <500U/L,12~15 岁 <750U/L,25 岁以上 40~150U/L;

女性:1~12 岁 <500U/L,15 岁以上 40~150U/L。

ALP 同工酶:健康人血清中以 $ALP_2$ 为主,占总 ALP 的 90%,出现少量 $ALP_3$;

发育中的儿童 $ALP_3$ 增多,占总 ALP 的 60% 以上;妊娠晚期 $ALP_4$ 增多,占总 ALP 的 40%~65%。

【临床意义】

(1)生理性增加:见于生长中的儿童($ALP_3$)及女性妊娠中晚期($ALP_4$)。

(2)胆道阻塞:各种肝内、外胆管阻塞性疾病时,ALP 明显升高,以 $ALP_1$ 为主(尤其是癌性梗阻时,100% 出现 $ALP_1$,$ALP_1$>$ALP_2$),且与血清胆红素升高相平行。

(3)肝脏疾病:急性肝炎时,$ALP_2$ 明显增加,$ALP_1$ 轻度增加,且 $ALP_1$<$ALP_2$;肝硬化患者 80% 以上 $ALP_5$ 明显增加,可达总 ALP 的 40% 以上。

ALP 和血清胆红素、转氨酶同时测定有助于黄疸的鉴别诊断:①胆汁淤积性黄疸:ALP 和血清胆红素明显升高,转氨酶仅轻度增加;②肝细胞性黄疸:血清胆红素中等度增加,转氨酶活性很高,ALP 正常或稍高;③肝内局限性胆道阻塞(如原发性与转移性肝癌、肝脓肿等):ALP 明显增高,ALT 无明显增高,血清胆红素大多正常。

(4)肝胆系统以外疾病:如纤维性骨炎、佝偻病、骨软化症、成骨细胞瘤及骨折愈合期等血清 ALP 亦升高。

## 三、γ- 谷氨酰基转移酶及同工酶测定

【原理】γ- 谷氨酰转移酶(γ-glutamyl transferase, γ-GT, GGT)是一种肽酶,催化谷胱甘肽上 γ- 谷氨酰基转移到另一个肽或另一个氨基酸上。γ-GT 主要存在于细胞膜和微粒体上,参与谷胱甘肽的代谢。γ-GT 存在于血清及除肌肉以外的所有细胞中,肾脏中含量最为丰富,但血清中 γ-GT 主要来自肝胆系统。γ-GT 在肝脏中广泛分布于肝细胞的毛细胆管一侧和整个胆管系统,因此当肝内合成亢进或胆汁排出受阻时,血清中 γ-GT 增高。

【参考值】γ- 谷氨酰 -3- 羧基 - 对硝基苯胺法(37℃):

男性:11~50U/L;

女性:7~32U/L。

【临床意义】

1. γ-GT

(1)胆管阻塞性疾病:原发性胆汁性肝硬化、硬化性胆管炎等,可达正常水平的 5~30 倍;肝癌时由于肝内阻塞,诱使肝细胞产生更多 γ-GT,同时癌细胞也合成 γ-GT,使 γ-GT 明显升

高,可达参考值上限的 10 倍以上,以 γ-GT$_2$ 增高为主。γ-GT$_2$ 在原发及继发肝癌患者血清的检出率可达 90% 以上,且特异性较高。AFP 阴性的肝癌其阳性率可达 86.4%,若与 AFP 联合检测可提高肝癌诊断的正确率。

(2)肝脏疾病:急性肝炎 γ-GT 呈中等度升高;慢性肝炎、肝硬化的非活动期,γ-GT 活性正常,若 γ-GT 持续升高,提示病变活动或病情恶化;急性和慢性酒精性肝炎、药物性肝炎,γ-GT 可呈明显或中度以上升高(300~1 000U/L),ALT 和 AST 仅轻度增高,甚至正常。

(3)其他疾病:脂肪肝、胰腺炎、胰腺肿瘤、前列腺肿瘤等 γ-GT 亦可轻度增加。

2. γ-GT 同工酶　临床价值较大的同工酶有 γ-GT$_1$(高分子质量形式)和 γ-GT$_2$(中分子质量形式)两种。血清 γ-GT$_1$ 在胆管阻塞及恶性浸润性肝病时明显升高,诊断胆汁淤积性疾病时,γ-GT$_1$ 比 γ-GT 更有价值。其诊断价值按疾病排列为:恶性肝外淤积 > 良性肝外淤积 > 肝内淤积及各种肝病。γ-GT$_2$ 主要在肝脏疾病时升高,对肝癌诊断的特异性与敏感度较高,在 AFP 阴性的肝癌中亦可阳性,且两者具有互补性诊断价值。

### 四、乳酸脱氢酶及其同工酶测定

【原理】乳酸脱氢酶(lactate dehydrogenase,LDH/LD)是一种糖酵解酶,催化 L-乳酸和丙酮酸相互转换。LDH 广泛存在于人体各组织中,以心肌、骨骼肌、肾脏中含量最多,其次为肝、脾、胰、肺及肿瘤组织,红细胞内 LDH 含量为血清的 100 倍。当上述组织损伤时,它可进入血液,使血中 LDH 水平升高。

LDH 有 5 种同工酶(LDH$_1$~LDH$_5$),LDH$_1$ 在心肌中含量最高;LDH$_5$ 主要存在于骨骼肌,其次为肝脏、血小板等;LDH$_3$ 在肺及脾含量较高,其次为脑、肠、淋巴与分泌腺等。

【参考值】

LDH(速率法):95~200U/L。

LDH 同工酶(琼脂糖凝胶电泳法):LDH$_1$ 为 14%~26%,LDH$_2$ 为 29%~39%,LDH$_3$ 为 20%~26%,LDH$_4$ 为 8%~16%,LDH$_5$ 为 6%~16%。

【临床意义】

(1)肝脏疾病:急性肝炎和中度慢性肝炎,肝癌尤其是转移性肝癌时 LDH 显著升高。肝胆系疾病中,LDH$_5$ 增高是诊断肝细胞坏死的敏感指标,且 LDH$_5$>LDH$_4$;但阻塞性黄疸时则 LDH$_4$>LDH$_5$。

(2)心肌梗死:发病后 8~18 小时 LDH 开始升高,24~72 小时达高峰,6~10 日恢复正常。升高后恢复迟缓或病程中再次升高,提示梗死范围扩大或再梗死;急性心肌梗死早期,LDH$_1$ 和 LDH$_2$ 均增高,尤以 LDH$_1$ 增高更早、更显著,表现为 LDH$_1$>LDH$_2$。

(3)其他疾病:恶性肿瘤时,肿瘤增长速度与 LDH 增高程度有一定关系,如肿瘤扩散到肝脏往往伴有 LDH$_4$ 和 LDH$_5$ 增高。60% 的白血病患者 LDH 增高是以 LDH$_3$ 和 LDH$_4$ 为主;恶性贫血时,LDH 活性极度增高(原始巨幼红细胞生成和释放增加),以 LDH$_1$ 明显增加为主,LDH$_1$>LDH$_2$;骨骼肌损伤时,LDH$_5$ 升高为主;肺梗死,LDH$_3$ 升高为主;胰腺炎,LDH$_3$、LDH$_4$ 升高为主;淋巴瘤、肌营养不良等,LDH 均可升高。

## 第四节　肝纤维化常用标志物检测

肝纤维化(hepatic fibrosis)是指肝细胞外基质(由胶原蛋白、蛋白多糖和非胶原糖蛋白 3 类物质组成)的胶原蛋白合成异常增加,表现为肝组织内纤维过度沉积,是各种原因引起的肝损害尤其是慢性肝活动性损害的共同病理特点。肝纤维化诊断需经肝脏活检病理确诊。

## 一、Ⅲ型前胶原氨基末端肽测定

【原理】胶原是细胞外间质成分中主要的大分子物质,在胶原生成初期,首先生成前胶原,Ⅲ型前胶原经氨基端内切酶作用切下来的多肽即为Ⅲ型前胶原氨基末端肽(amino terminal procollagen type Ⅲ peptide,PⅢP),部分进入血中。肝纤维化的早期,肝脏结缔组织的生物合成增加,其主要成分是胶原。PⅢP常被用做肝脏纤维化的检测指标。

【参考值】化学发光法:0~15μg/L。

【临床意义】

(1)肝炎和肝纤维化:急性病毒性肝炎时,PⅢP增高,但在炎症消退后PⅢP恢复正常,若PⅢP持续升高提示转为慢性活动性肝炎。PⅢP是诊断肝脏纤维化活动的良好指标,血清水平与电镜下能观察到的肝纤维化程度呈正相关,可以弥补肝活检不能动态观察的不足。PⅢP无器官特异性,凡有脏器纤维化趋向或已有纤维化活动时,血中PⅢP均可升高,但以肝纤维化时升高最明显。血清PⅢP检测还可用于免疫抑制剂(如氨甲蝶呤)治疗中、重度慢性肝炎的疗效监测,并可作为判断慢性肝炎预后的一项指标。

(2)肝硬化:早期肝硬化、伴有肝硬化的原发性肝癌,血清PⅢP明显升高。但肝硬化晚期因Ⅲ型前胶原合成降低,血清PⅢP反而低于疾病早期。

## 二、Ⅳ型胶原测定

【原理】Ⅳ型胶原(collagen type Ⅳ,CⅣ)是基底膜的主要组成部分,与体内其他纤维性胶原不同,它至少由两个不同的α肽链组成,即$\alpha_1$(Ⅳ)和$\alpha_2$(Ⅳ)。在血清中可出现三种主要的降解片段,即氨基末端7S胶原、羧基末端NCL胶原及主三螺旋区,它们在血清中含量的改变均可反映其在体内的代谢情况。正常肝组织窦状间隙无基底膜存在,Ⅳ型胶原含量极微,但是由肝炎向肝硬化的肝纤维化发展过程中,在窦周隙(Disse's space)形成基底膜。与此同时肝组织及血液中的Ⅳ型胶原含量也随之增加。

【参考值】化学发光法:0~95μg/L。

【临床意义】

Ⅳ型胶原是肝基底膜的主要成分。肝纤维化时,血清Ⅳ型胶原含量明显升高,主要反映肝血窦周围Ⅳ型胶原的沉积,与肝纤维化的程度呈正相关。慢性肝炎患者,血清Ⅳ型胶原水平亦可升高,但低于肝硬化患者的升高水平。当富含血管基底膜成分的组织器官发生病变时,亦可出现Ⅳ型胶原及其降解片段的异常而明显升高,如甲状腺功能亢进、中晚期糖尿病、硬皮病等,临床上应注意鉴别。

## 三、透明质酸测定

【原理】透明质酸(hyaluronic acid,HA)是一种大分子蛋白多糖,是细胞外基质的主要成分之一,肝内贮脂细胞是合成HA的主要部位,在肝纤维化肝组织中胶原明显增加的同时,HA亦同时增加。

【参考值】化学发光法:0~120μg/L。

【临床意义】主要用于肝纤维化的诊断。升高见于各种原因的肝损害,尤以中度慢性肝炎、肝纤维化活动时明显,并与PⅢP呈显著相关。

## 四、层黏蛋白测定

【原理】层黏连蛋白(laminin,LN)是一种大分子糖蛋白,是由 α、β、γ 三条多肽链构成的异三聚体,分子量大于 800kD。LN 主要来源于储脂细胞、肝细胞及内皮细胞,其主要作用是与Ⅳ型胶原等共同形成基底膜带并保持其稳定。在肝纤维化、肝硬化发展中,LN 合成增加并沉积于 Disse 间隙中,与Ⅳ型胶原结合形成连续的基底膜,即"血窦毛细血管化",影响组织与血液间营养和代谢物质的转换,导致肝细胞功能障碍,并可能是门静脉高压形成的主要物质基础之一。

【参考值】化学发光法:0~120μg/L。

【临床意义】

层黏连蛋白 LN 是基底膜成分中的主要糖蛋白,在肝内与Ⅳ型胶原共同分布,大量沉积则引起肝窦毛细血管化,故其血清值被认为是反映基底膜更新率的指标,可反映肝窦的毛细血管化和汇管区的纤维化。肝纤维化时,血清 LN 含量升高,并与肝纤维化程度有良好的相关性。血清 LN 水平与门静脉高压呈正相关,与食管静脉曲张程度亦相关,提示其血清含量尚可反映慢性肝病患者门静脉高压程度。慢性多发性关节炎患者,当形成新的、高度血管化的结缔组织时或原发性肝癌、其他许多肿瘤患者,亦可出现血清 LN 水平的增高,临床上应予以鉴别。

# 第五节　病毒性肝炎标志物检测

病毒性肝炎是由多种类型肝炎病毒引起的以肝炎为主的全身性疾病。常见肝炎病毒有 6 种:甲型肝炎病毒(hepatitis A virus,HAV)、乙型肝炎病毒(hepatitis B virus,HBV)、丙型肝炎病毒(hepatitis C virus,HCV)、丁型肝炎病毒(hepatitis D virus,HDV)、戊型肝炎病毒(hepatitis E virus,HEV)和庚型肝炎病毒(hepatitis G virus,HGV)。

## 一、甲型肝炎病毒标志物检测

HAV 是嗜肝 RNA 病毒,为直径 27nm 的 20 面体球状颗粒,通过粪 - 口途径传播,HAV感染后,先在肠上皮细胞增殖,而后入血达肝细胞引起急性肝炎。HAV 常在转氨酶升高前5~6 天就存在于患者的血液和粪便中。发病 2 周后,粪便中不再排出 HAV。

【参考值】

ELISA 法:抗 -HAV-IgM、抗 -HAV-IgA、抗 -HAV-IgG、HAV-Ag 均为阴性;

RT-PCR 法:HAV-RNA 为阴性。

【临床意义】

血液中抗 -HAV-IgM 是 HAV 衣壳蛋白抗体,于 HAV 感染 1~2 周出现,血中持续 3~6个月,是早期诊断甲肝的特异性抗体。抗 -HAV-IgA 是感染早期肠道黏膜分泌的局部抗体。抗 -HAV-IgG 代表抗 -HAV 总抗体,甲肝初期血中滴度已有升高,2~3 个月达高峰。抗 -HAV-IgG 为保护性抗体,病愈后可长期存在,对流行病学调查和接种疫苗效果的观察有重要意义。HAVAg 存在于 HAV 感染后 10~20 天的粪便中,其阳性可证实 HAV 在体内的存在,见于急性期甲肝。发病第 1 周时粪便阳性率为 42.9%,1~2 周为 18.3%,2 周后消失。HAV-RNA 是用 RT-PCR 方法检测血清或粪便中的 HAV-RNA,对甲型肝炎的诊断具有非常高的灵敏度和特异性。

笔记栏

## 二、乙型肝炎病毒标志物检测

HBV 是乙型肝炎的病原体,是球形、直径 42nm 的嗜肝 DNA 病毒,具有双层衣壳,外衣壳含有 HBsAg、前 $S_1$ 及前 $S_2$ 抗原。HBsAg 镶嵌在乙型肝炎病毒的外衣壳上,是 HBV 的表面抗原,决定 HBV 吸附在易感细胞受体的成分。

用去垢剂去除外衣壳则可暴露一呈 20 面体对称的核心结构,直径约 27nm,其表面即为病毒的内衣壳,内衣壳蛋白由 C 基因编码表达,也具有抗原性,为 HBV 核心抗原(HBcAg)。HBcAg 则仅存在于感染的肝细胞核内,当它进入细胞浆时即被 HBsAg 所覆盖而形成完整的 HBV(Dane 颗粒)。HBV 核心结构的内部,含有 HBV 的 DNA(HBV-DNA)和 DNA 聚合酶。DNA 聚合酶有以 RNA 为模板转录 DNA 的反转录酶功能,又有合成 DNA 的功能。

HBV 含 4 个部分重叠的开放读码框(open reading frame,ORF),分别称为 S、C、P 和 X 区。S 区中有 S 基因、前 $S_1$ 基因和前 $S_2$ 基因,分别表达的是 HBV 的外衣壳蛋白(HBsAg、$PreS_1$ 与 $PreS_2$ 抗原)。C 区中有 C 基因和前 C 基因,分别表达的是 HBcAg 和 HBeAg。P 区最长,表达为 DNA 多聚酶,参与 HBV 的复制。X 区表达为 X 蛋白(HBxAg),与肝癌的发生发展有关。

前 C 区和基本核心启动子(basic core promoter,BCP)的变异可产生 HBeAg 阴性变异株,不表达 HBeAg。P 基因变异主要见于 POL/RT 基因片段。在拉米夫定治疗中,最常见的是酪氨酸 - 蛋氨酸 - 天门冬氨酸 - 天门冬氨酸(YMDD)变异,逐渐成为对拉米夫定耐药的优势株。S 基因变异可导致隐匿性 HBV 感染(occult HBV infection),表现为血清 HBsAg 阴性,但仍可有 HBV 低水平复制(血清 HBV-DNA 常 $<10^4$ 拷贝 /ml)。

HBV 主要通过血液途径传播,亦可由性接触传播和母婴垂直传播,另外,通过唾液的传播方式也不可忽视。约 10% 急性乙型肝炎可转变为慢性。

乙型肝炎三种抗原 HBsAg、HBcAg、HBeAg 对应的抗体分别为:HBsAb、HBcAb 和 HBeAb。

【参考值】HBsAg、HBcAg、HBcAb 及 HBeAg、HBeAb 及 HBV-DNA 和 DNA 聚合酶检测均为阴性,HBsAb 阴性或阳性。

【临床意义】

1. HBsAg 及 HBsAb 测定　HBsAg 具有抗原性,不具有传染性(纯的 HBsAg 可作为抗原注射,以获得主动免疫)。HBsAg 是判断 HBV 感染的特异性血清标志物之一,其多少与 HBV 的生成量相平行。绝大多数急性乙型肝炎患者发病后 1~4 个月血清 HBsAg 均为阳性,但有 5% 的患者为阴性;HBsAg 持续阳性超过 6 个月以上,称为 HBsAg 携带者状态(HBsAg carrier status);HBV 所致的慢性肝炎、肝硬化、肝癌等 HBsAg 多为阳性。HBsAg 可存在于肝脏、骨髓、体液及各种分泌液中,对流行病学调查及献血员的筛选有重要意义。HBsAb 一般在发病后 3~6 个月才出现,是一种保护性抗体。HBsAb 阳性,见于注射过乙型肝炎疫苗或曾感染过 HBV,目前 HBV 已被清除者。

HBV 基因组易突变,大部分突变为沉默突变,无生物学意义。但某些关键点的突变可引起血清学指标的变化,造成诊断困难。如 S 区突变可导致 HBsAg 亚型改变或 HBsAg 阴性乙型肝炎,前 C 区突变可引起 HBeAg 阴性 /HBeAb 阳性乙型肝炎,C 区突变可致 HBcAg 阴性乙型肝炎,P 区突变可导致复制缺陷或复制水平的降低。

2. HBcAg 及 HBcAb 测定　HBcAg 存在于 Dane 颗粒核心和受感染的肝细胞核中,在肝细胞核中复制后再释放到肝细胞浆中。HBsAg 在肝细胞浆中形成,它能将进入肝细胞浆中的 HBcAg 包被后装配成完整的 HBV 释放入血。故一般情况下,血液中测不到游离的

HBcAg,但如将 HBV 颗粒开壳后则可检测。HBcAg 阳性提示患者血清中有感染的 HBV 存在,HBcAg 含量愈高,表示 HBV 复制愈活跃,传染性强,预后较差。

HBcAb 不是中和抗体,而是反映肝细胞受到 HBV 侵害的可靠指标,主要有 IgM 和 IgG 两型。

HBcAb-IgM 是机体感染 HBV 后在血液中出现最早的特异性抗体,HBcAb-IgM 阳性,特别是滴度较高时,常支持急性乙型肝炎的诊断。对于 HBsAg 已经消失而 HBsAb 尚未出现(窗口期)的乙肝患者,HBcAb-IgM 阳性可以弥补乙型肝炎早期诊断指标的不足。慢性乙型肝炎或慢性 HBV 携带者,只要体内有 HBV 复制,HBcAb-IgM 也常阳性。HBcAb-IgM 转阴,提示乙型肝炎逐渐恢复。

HBcAb-IgG 在机体感染 HBV 后 1 个月左右开始升高,能反映 HBcAb 总抗体的情况。其阳性高滴度,表明患有乙型肝炎且 HBV 正在复制;HBcAb-IgG 阳性低滴度,则是 HBV 既往感染的指标,可在体内长期存在,在流行病学调查中有重要意义。

3. HBeAg 及 HBeAb 测定 HBV 的 C 区编码 HBeAg 及 HBcAg,因此 HBeAg 阳性常表示 HBcAg 也阳性,表示有 HBV 在复制,HBeAg 的多少与 HBV 的复制率成正比。故 HBeAg 阳性表示:①有 HBV 复制,传染性强;②在乙型肝炎加重之前,血中 HBeAg 即有升高,故亦为预测肝炎病情的一项指标。

如果前 C 基因发生变异,HBeAg 可消失而 HBV 持续复制,传染性也不减弱,故 HBeAg 阴转的临床意义还要参考其他资料来综合判断。

HBeAb 多见于 HBeAg 转阴的患者,它意味着 HBV 大部分已被清除或抑制、HBV 生成减少,是传染性降低的一种表现。HBeAb 并非保护性抗体,它不能抑制 HBV 的增殖。

HBsAg、HBeAg 及 HBcAb 阳性俗称"大三阳",提示 HBV 正在大量复制,有较强的传染性;HBsAg、HBeAb 及 HBcAb 阳性俗称"小三阳",提示 HBV 复制减少,传染性已降低。

4. HBV-DNA 定性和定量检测 HBV-DNA 被包裹在 HBV 的核心中,HBV-DNA 的阳性是 HBV 感染最直接、最灵敏和最特异的检测指标。目前 HBV-DNA 的定量检测范围为 $10^2 \sim 10^8$ 拷贝 /ml。正常定性(PCR 法)阴性,定量(荧光定量 PCR 法)阴性。

5. PreS$_1$ 与抗 -PreS$_1$ PreS$_1$ 在感染早期紧接着 HBsAg 出现于血液中,在急性期很快转阴,提示病毒清除和病情好转。如 PreS$_1$ 持续阳性,则提示感染慢性化。PreS$_1$ 阳性是 HBV 存在和复制的标志。抗 -PreS$_1$ 是保护性抗体。

6. PreS$_2$ 与抗 PreS$_2$ PreS$_2$ 可作为判断 HBV 复制的指标。抗 -PreS$_2$ 在急性乙肝恢复早期出现,发挥保护性抗体作用。抗 -PreS$_2$ 还可作为乙肝疫苗免疫效果的观察指标。乙型肝炎病毒抗原抗体检测结果分析见表 40-3。

表 40-3 乙型肝炎病毒抗原抗体检测结果分析

| HBsAg | HBeAg | HBcAb-IgG | HBcAb-IgM | HBeAb | HBsAb | 检测结果分析 |
|---|---|---|---|---|---|---|
| + | + | − | − | − | − | 急性 HBV 感染早期,HBV 复制活跃 |
| + | + | + | + | − | − | 急性或慢性 HB,HBV 复制活跃 |
| + | − | + | + | − | − | 急性或慢性 HB,HBV 复制减弱 |
| + | − | + | + | + | − | 急性或慢性 HB,HBV 复制减弱 |
| + | − | + | − | + | − | HBV 复制停止 |
| − | − | + | + | − | − | HBsAg/HBsAb 空白期,可能处于平静携带中 |

续表

| HBsAg | HBeAg | HBcAb-IgG | HBcAb-IgM | HBeAb | HBsAb | 检测结果分析 |
|---|---|---|---|---|---|---|
| − | − | + | − | − | − | 既往 HBV 感染,未产生 HBsAb |
| − | − | + | + | + | − | HBsAb 出现前阶段,HBV 低度复制 |
| − | − | + | − | + | + | HBV 感染恢复阶段 |
| − | − | + | − | − | + | HBV 感染恢复阶段 |
| + | − | + | + | − | + | 不同亚型(变异型)HBV 再感染 |
| + | − | + | − | − | − | HBV-DNA 处于整合状态 |
| − | − | − | − | − | + | 病后或接种 HB 疫苗后获得性免疫 |
| − | + | + | − | − | − | HBsAg 变异的结果 |
| + | − | − | − | + | + | 表面抗原、e 抗原变异 |

## 三、丙型肝炎病毒标志物检测

HCV 为线状单股正链 RNA 病毒,可通过体液途径和母婴传播,但 HCV 主要通过输血而感染,占输血后肝炎的 80%~90%,HCV 主要在宿主的肝细胞内复制,引起的丙型肝炎虽较乙型肝炎轻,但更易转变为慢性。

【参考值】

ELISA 法:抗 -HCV-IgM 和抗 -HCV-IgG 均为阴性;

斑点杂交试验及 RT-PCR 法:HCV-RNA 均为阴性。

【临床意义】

1. 丙型肝炎抗体的检测　丙型肝炎抗体是有传染性的标志而不是保护性抗体。①抗 -HCV-IgM 阳性见于急性丙型肝炎患者,发病后 4 周即可阳性,持续 1~4 周,是诊断丙肝的早期诊断指标,6 个月内不能转阴者提示转为慢性丙型肝炎;在慢性 HCV 感染时,抗 -HCV-IgM 阳性,提示病变活动,常伴有 ALT 升高;抗 -HCV-IgM 阳性是判断 HCV 传染性的指标。②抗 -HCV-IgG 出现晚于抗 -HCV IgM,阳性表明体内有 HCV 感染,不能作为 HCV 感染的早期指标,但由于患者免疫力的差异,在疾病早期抗 -HCV-IgG 阴性不能完全排除 HCV 感染,必要时进行 HCV-RNA 的检测。输血后肝炎有 80%~90% 的患者抗 -HCV-IgG 阳性。

2. HCV-RNA 的检测　血液中 HCV-RNA 的存在是 HCV 感染的最直接、最灵敏和最特异的指标。

## 四、丁型肝炎病毒标志物检测

HDV 是一直径为 35~37nm 须借助 HBV 外壳才能复制的缺陷性 RNA 病毒,故 HDV 只有在和 HBV 共存的情况下才能感染患者。HDV 感染常见于:① HDV 和 HBV 同时感染(联合感染);②在慢性乙型肝炎患者或慢性 HBV 携带时发生感染(重叠感染)。丁型肝炎病毒抗原(HDV-Ag)、抗 -HDV-IgG 和抗 -HDV-IgM、HDV-RNA 是 HDV 的感染标志物。

【参考值】

ELISA 法:HDV-Ag、抗 -HDV-IgG 和抗 -HDV-IgM 均为阴性;

RT-PCR 法:HDV-RNA 为阴性。

【临床意义】

HDV-Ag 在感染后出现较早,但持续时间短(1~2 周),HDV-Ag 与 HBsAg 同时阳性,表示丁肝与乙肝病毒同时感染,易迅速发展为慢性或重型肝炎。

抗 -HDV-IgM 出现较早,可用于丁型肝炎的早期诊断。抗 -HDV-IgG 阳性只能在 HBsAg 阳性的血清中测到,是诊断丁型肝炎的可靠指标,且可以持续多年。HDV 和 HBV 联合感染时,抗 -HDV-IgM 一过性升高;重叠感染 HBV 和 HDV 时,抗 -HBc-IgM 阴性,抗 -HDV-IgM 和抗 -HBc-IgG 阳性,此类患者易迅速发展为肝硬化或肝癌。

HDV-RNA 阳性可特异性地确诊丁型肝炎。

### 五、戊型肝炎病毒标志物检测

HEV 是一直径为 27~34nm 的球形 RNA 病毒,通过粪 - 口途径传播,引起急性肝炎。目前,临床诊断常检测抗 -HEV-IgG 和抗 -HEV-IgM。急性期患者血清中可检测出抗 -HEV-IgM,恢复期患者血清中可检测出抗 -HEV-IgG。血中抗 -HEV-IgM 持续时间短(2~3 个月),是确诊 HEV 感染较为可靠的指标;而抗 -HEV-IgG 被认为是一种保护性抗体,在血中持续约 1 年(免疫不能持久)。

### 六、庚型肝炎病毒标志物检测

庚型肝炎病毒(hepatitis G virus,HGV)与 GB 病毒(含三种亚型:GBV-A、GBV-B、GBV-C)中的 GBV-C/HGV 是黄病毒家族的不同分离株。HGV 颗粒直径为 50~100nm,包括两种类型:极低密度的病毒颗粒和核衣壳颗粒。HGV 的检测包括 ELISA 法检测抗 -HGV 和 RT-PCR 法检测 HGV-RNA。

1. 庚型肝炎病毒抗体测定

【参考值】ELISA 法:阴性。

【临床意义】抗 -HGV 阳性表示曾感染过 HGV,多见于输血后肝炎或使用血液制品引起 HGV 合并 HCV 感染的患者。但 ELISA 法特异性和敏感性不高,尚需继续完善。

2. 庚型肝炎病毒 RNA 测定

【参考值】RT-PCR 法:阴性。

【临床意义】HGV-RNA 阳性表明有 HGV 存在。GBV-C/HGV 对人类的致病性问题上存在争议。一方面,GBV-C/HGV 在各型肝炎及其高危人群中皆以一定比例存在,尤其在非甲至非戊型肝炎患者中有一定的检出率,在急性重型肝炎中也发现 GBV-C/HGV 的存在,提示可能是人类肝炎的一种病原体,且在重性肝炎中起一定作用。另一方面,HGV-RNA 在肝 / 血浆的比率远低于其他嗜肝病毒,表明 HGV 的主要复制地可能不在肝脏;GBV-C/HGV 感染者多缺乏或仅有轻微肝损害;HGV-RNA 毒血症虽可持续多年但不可导致慢性肝损害等;这些现象表明 GBV-C/HGV 可能并非嗜肝病毒。

## 第六节　肝病实验室检查的评价及项目的选择

肝脏再生和代偿能力很强,目前肝功能试验在敏感性、特异性、阳性和阴性预测等方面还存在一定的局限性。因此,在肝损害早期,实验检查与病理组织形态学的改变并非完全一致,只有肝脏受到相当程度的损伤时才出现肝功能异常;其次,肝功能检查指标异常时,还应考虑到肝外因素影响的可能;临床上分析肝功能检查结果时,必须结合临床表现和内镜、超声波、CT 扫描、胆道造影,以及肝脏活体组织病理检查等资料,全面分析,才能做出符合实际的判断。

扫一扫
测一测

肝脏病实验室检验项目应根据各试验的适应证选择应用：

1. 常规肝功能检查　①反映肝脏合成功能的检验：如 TP、ALB、PA、血白蛋白电泳、凝血因子和凝血酶等。②反映肝细胞损伤的检验：如 ALT、AST、LDH 等。③反映胆汁淤积的检验：如 ALP、GGT 等。④反映肝脏转运功能的检验：如血清总胆红素、结合胆红素、尿中尿胆原和胆红素。

2. 肝纤维化检查　除常规肝功能检查外，还需检查 P Ⅲ P、Ⅳ型胶原、HA、LN 等肝纤指标。

3. 其他　疑为原发性或转移性肝癌时，除检查常规肝功能外，血清甲胎蛋白（AFP）、α-L- 岩藻糖苷酶（AFU）等。

4. 病毒性肝炎病原学检查　甲、乙、丙、丁、戊、庚型肝炎病毒相关抗原、抗体、RNA 或DNA 等。

（杨晓军）

复习思考题

1. 如何选择肝功能检查项目？
2. 怎样分析肝功能检查项目结果？

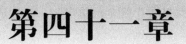

# 第四十一章

# 肾功能检查

## 学习目标

1. 掌握内生肌酐清除率、肾小球滤过率、尿素氮、肌酐、尿酸、血 $\beta_2$ 微球蛋白测定、尿 $\beta_2$ 微球蛋白测定、莫氏实验的参考值及临床意义。

2. 了解浓缩稀释试验、酚红排泄试验及有效肾血浆流量测定的临床意义。

肾脏是排泄水分、代谢产物、毒物和药物,维持体内水、电解质和酸碱平衡的重要器官。此外,肾脏还有内分泌功能,如合成、分泌肾素和促红细胞生成素等。肾功能检查的主要目的是了解肾脏功能有无损害及其程度、损害部位、动态观察病情,判断疗效及其预后。

## 第一节　肾小球功能检测

肾小球的主要功能是滤过,评估滤过功能最重要的参数是肾小球滤过率(glomerular filtration rate,GFR)。单位时间内,经肾小球滤出的血浆液体量,称为 GFR。正常成人每分钟流经肾脏的血流量为 1 200~1 400ml,其中血浆量为 600~800ml/min,有 20% 的血浆经肾小球滤过,产生的滤过液(原尿)约为 120~160ml/min,此即单位时间内(分钟)经肾小球滤过的血浆液体量,称为肾小球滤过率。为测定 GFR,临床上设计了各种物质的肾血浆清除率(clearance)试验。

肾血浆清除率系指双肾于单位时间内,能将若干毫升血浆中所含的某物质全部加以清除,结果以毫升 / 分(ml/min)或升 /24 小时(L/24h)表示,计算式为:

$$清除率 = \frac{某物质每分钟在尿中排出的总量}{某物质在血浆中的浓度}$$

$$即\ C = \frac{U \times V}{P}$$

C 为清除率(ml/min);U 为尿中某物质的浓度;V 为每分钟尿量(ml/min);P 为血浆中某物质的浓度。

利用清除率可分别测定 GFR、肾血流量、肾小管对各种物质的重吸收和分泌作用。各种物质经肾排出的方式大致分为四种:

1. 全部由肾小球滤过,肾小管既不吸收也不分泌。如菊粉,可作为 GFR 测定的理想试剂,能完全反映 GFR。

2. 全部由肾小球滤过,不被肾小管重吸收,很少被肾小管排泌,如肌酐等,可基本代替 GFR。

3. 全部由肾小球滤过后又被肾小管全部重吸收。如葡萄糖,可作为肾小管最大吸收率测定。

4. 除肾小球滤过外,大部分通过肾小管周围毛细血管向肾小管分泌后排出,如对氨马尿酸、碘锐特可作为肾血流量测定试剂。

## 一、肾小球滤过率测定

$^{99m}$Tc- 二乙三胺五醋酸($^{99m}$Tc-DTPA)几乎完全经肾小球滤过而清除,其最大清除率即为肾小球滤过率(GFR)。用 SPECT 测定弹丸式静脉注射后两肾放射性计数率的降低,按公式自动计算 GFR,并可显示左右两侧肾 GFR,灵敏度高,可与菊粉清除率媲美。并可同时观察到左右肾位置、形态和大小,也可结合临床初步提示肾血管有无栓塞。

【参考值】总 GFR:(100 ± 20)ml/min。

【临床意义】

(1)GFR 影响因素:与年龄、性别、体重有关,因此须注意这些因素。30 岁后每 10 年 GFR 下降 10ml/(min·1.73m$^2$),男性比女性 GFR 高约 10ml/min,妊娠时 GFR 明显增高,第 3 个月增加 50%,产后降至正常。

(2)GFR 降低:常见于急性和慢性肾衰竭、慢性肾小球肾炎、肾动脉硬化、肾盂肾炎(晚期)、糖尿病(晚期)和高血压(晚期)、甲状腺功能减退、肾上腺皮质功能不全、糖皮质激素缺乏。

(3)GFR 升高:见于肢端肥大症和巨人症、糖尿病肾病早期。

## 二、血肌酐测定

【原理】血中肌酐(creatinine,Cr)有外源性和内源性两类。机体每 20g 肌肉每天代谢产生 1mg 肌酐,如未进行剧烈的运动,每天内源性肌酐的生成量相当恒定。血中 Cr 主要由肾小球滤过进入原尿,且不被肾小管重吸收。在控制外源性肌酐摄入的情况下,血中 Cr 浓度取决于肾小球的滤过能力,故测定血中 Cr 浓度可反映肾小球的滤过功能。

【参考值】

全血 Cr:88.4~176.8μmol/L;

血清或血浆 Cr: 男性 53~106μmol/L,女性 44~97μmol/L。

【临床意义】

1. 评价肾小球滤过功能　由于肾小球滤过功能有强大的储备功能,当部分肾小球受损时,剩余正常的肾小球能够有效代偿,此时血中肌酐浓度可正常;只有当肾小球滤过率降至正常人的 1/3 时,血肌酐才逐渐升高。因此,血 Cr 作为肾小球滤过功能受损指标,特异性高于尿素,但并非早期评估指标。血肌酐升高的程度与慢性肾衰竭呈正相关:①肾衰竭代偿期,血肌酐 <178μmol/L;②肾衰竭失代偿期,血肌酐浓度 178~445μmol/L;③肾衰竭期,血肌酐显著升高,>445μmol/L。

2. 鉴别肾前性和肾实质性少尿　肾前少尿,如严重脱水、心衰等引起有效血容量不足,肾血流量减少,血肌酐上升多不超过 200μmol/L。器质性肾衰竭血肌酐常超过 200μmol/L。

3. BUN/Cr 比值(mg/dl 为单位)　器质性肾衰竭,血 Cr 和 BUN 同时升高,BUN/Cr ≤ 10:1;肾前性少尿,BUN 增高快而血 Cr 升高不明显,故 BUN/Cr>10:1。

## 三、内生肌酐清除率测定

【原理】单位时间内,肾脏把若干毫升血浆中的内生肌酐全部清除出去,称为内生肌酐清除率(endogenous creatinine clearance,Ccr)。血浆内的肌酐分为外源性和内源性两种。外源性肌酐来自瘦肉等蛋白性食物;内源性肌酐为体内肌酸的代谢产物,生成量非常恒定。由于肌酐经肾小球滤过后,肾小管不再重吸收,亦很少排泌,故在严格控制饮食和不增加肌肉活动的情况下,内生肌酐清除率就大致等于肾小球滤过率。本试验是测定肾小球滤过功能较为可靠的方法。

【方法】为排除体内、外因素的影响,试验前应禁食肉类 3 天,并避免剧烈运动。停用利尿剂,收集 24 小时尿液(需加入甲苯 4~5ml 防腐)或 4 小时尿液,测定尿肌酐浓度,其间采血测定血肌酐,并结合尿量,计算内生肌酐清除率。

Ccr(ml/min)= 尿肌酐浓度(μmol/L)× 每分钟尿量(ml)/ 血浆肌酐浓度(μmol/L)。

由于每个人的肾脏大小不尽相同,每分钟排尿(或排肌酐)的能力也有所不同。为排除个体差异,可进行体表面积的校正。肾脏大小与其体表面积成正比,可按公式计算。

矫正 Ccr= 实际 Ccr × 1.73m$^2$(标准体表面积)/ 受试者的体表面积(m$^2$);

受试者的体表面积(m$^2$)=0.006 1× 身高(cm)+0.012 8× 体重(kg)−0.152 9。

【参考值】成人(体表面积以 1.73m$^2$ 计):80~120ml/(min·1.73m$^2$)。健康人 40 岁以后随着年龄增加 Ccr 有自然下降趋势。

【临床意义】

1. 判断肾小球损害程度　GFR 降低到正常值 50%,Ccr 测定值低至 50ml/min,但血 BUN、Cr 仍在正常范围。因此 Ccr 能较早地反映肾小球滤过功能。

2. 评估肾功能　①肾功能不全代偿期,Ccr 在 50~80ml/min;②肾功能不全失代偿期,Ccr 在 20~50ml/min;③肾衰竭期,Ccr 为 10~19ml/min;④尿毒症期(或终末期肾衰竭),Ccr<10ml/min。

3. 指导治疗　Ccr<30~40ml/min,应限制蛋白质摄入;Ccr<30ml/min,噻嗪类利尿剂(如氢氯噻嗪等)无效;Ccr<10ml/min,对袢利尿剂(如呋塞米、依他尼酸等)无效,应进行肾脏替代治疗。此外,肾衰竭时,凡经肾脏代谢或排泄的药物,应根据 Ccr 降低程度来减少用药的剂量和 / 或用药的次数。

### 四、血清尿素测定

【原理】血中非蛋白氮(指蛋白质以外的含氮化合物)的主要成分是血尿素氮(blood urea nitrogen,BUN),约占 50%,其次还有氨基酸、尿酸、肌酐、肌酸以及氨等。血中的尿素(Urea)习惯上以尿素氮浓度表示。尿素是蛋白质代谢的最终产物,在肝脏合成。因此血中尿素水平取决于蛋白质的摄入量、组织蛋白分解代谢及肝脏功能情况。溶于血浆中的尿素,可自由经肾小球滤过,50% 被肾小管和集合管被重吸收,肾小管有少量排泌。当肾实质受损害时,肾小球滤过率降低,导致血中尿素浓度升高。因此,血中尿素在一定程度上反映肾小球滤过功能。

【参考值】成人 3.2~7.1mmol/L;婴儿、儿童 1.8~6.5mmol/L。

【临床意义】

血尿素氮升高见于:

(1)肾前性因素:肾血流量减少引起尿少,使尿素从尿液排出减少,从而引起血尿素增高,见于脱水、心功能不全、休克、水肿、腹水等。

(2)器质性肾功能损害:严重的肾脏疾病如慢性肾炎、肾动脉硬化症、严重肾盂肾炎、肾结核和肾肿瘤的晚期均可引起肾单位受损,健存肾单位减少,肾小球滤过率降低,出现血尿素氮升高。轻度肾功能受损时,尿素可无变化;当尿素升高时,表明 60%~70% 的有效肾单位已受到损害,故尿素测定不是反映肾功能损害的早期指标。但血尿素增高的程度与肾功能损害严重性成正比,7.2mmol/L< 血 BUN<9.0mmol/L 为代偿期;9.0mmol/L< 血 BUN<20.0mmol/L 为失代偿期; 血 BUN> 20.0mmol/L 为衰竭期。

(3)肾后性因素:尿路结石、前列腺肥大、泌尿生殖系统肿瘤等疾病,可引起尿路梗阻,造成肾小管内高压,肾小管内尿素逆扩散入血液,而使尿素升高。

(4)体内蛋白质分解增多:见于急性传染病、脓毒血症、上消化道出血、大面积烧伤、大手术后和甲状腺功能亢进等。

### 五、血清胱抑素 C 测定

【原理】胱抑素 C(cystatin C,Cys C)是半胱氨酸蛋白酶抑制蛋白 C 的简称。它是一种非糖基化碱性蛋白。人体内几乎各种有核细胞均可表达,且每日分泌量较恒定,相对分子质量仅为 13 000,故能自由透过肾小球滤膜。原尿中的 Cys C 在近曲小管几乎全部被上皮细胞摄取、分解,不回到血液中,尿中仅微量排出,因此,血清 Cys C 水平是反映肾小球滤过功能的一个灵敏且特异的指标。

【参考值】成人血清 0.6~2.5mg/L。

【临床意义】同血肌酐、尿素氮及内生肌酐清除率。与血肌酐、尿素相比,在判断肾功能早期损伤方面,血清 Cys C 水平更为灵敏。Cys C 对轻度的肾损伤反应灵敏,在糖尿病患者中定期检测 Cys C 可动态观察病情变化。肾移植患者术后检测 Cys C 有助于判断肾功能恢复情况。

### 六、血 $\beta_2$- 微球蛋白测定

【原理】$\beta_2$- 微球蛋白($\beta_2$-microglobulin,$\beta_2$-MG)是体内有核细胞包括淋巴细胞、血小板、多形核白细胞产生的一种小分子球蛋白(分子量为 11 800),广泛存在于血浆、尿、脑脊液、唾液及初乳中。$\beta_2$-MG 可自由通过肾小球,然后在近端小管内几乎全部被重吸收,正常人血中 $\beta_2$-MG 浓度很低。

【参考值】成人血清 1~2mg/L。

【临床意义】

1. 评价肾功能 血 $\beta_2$-MG 测定是反映肾小球滤过功能减退的一项敏感指标,当肾小球滤过功能下降时,血 $\beta_2$-MG 水平即升高,且与年龄、性别、肌肉组织的多少均无关。

2. $\beta_2$-MG 合成增加的疾病 如慢性炎症、肝脏疾病、类风湿关节炎、恶性肿瘤等。

## 第二节 肾小管功能试验

### 一、近端肾小管功能试验

(一)尿 $\beta_2$- 微球蛋白测定

详见第三十九章第一节尿液检查。

(二)$\alpha_1$- 微球蛋白测定

【原理】$\alpha_1$- 微球蛋白($\alpha_1$-microglobulin,$\alpha_1$-MG)为肝细胞和淋巴细胞产生的一种糖蛋白,分子量仅 26 000。血浆中 $\alpha_1$-MG 可以游离或与 IgG、白蛋白结合的两种形式存在。游离 $\alpha_1$-MG 可自由透过肾小球,但原尿中 $\alpha_1$-MG 约 99.9% 被近曲小管上皮细胞以胞饮方式重吸收并分解,故仅微量从尿中排泄。

【参考值】成人尿 $\alpha_1$-MG<15mg/24h,或 <10mg/g 尿肌酐;血清游离 $\alpha_1$-MG 为 10~30mg/L。

【临床意义】

(1)尿 $\alpha_1$-MG 升高:是反映各种原因包括肾移植后排斥反应所致早期近端肾小管功能损伤的特异、灵敏指标。与 $\beta_2$-MG 比较,$\alpha_1$-MG 不受恶性肿瘤及尿酸碱度影响,酸性尿中不会出现假阴性,故更可靠。

(2)血清 $\alpha_1$-MG 升高:根据前述 $\alpha_1$-MG 排泄方式,血清 $\alpha_1$-MG 升高提示肾小球滤过率降低。可用于评估肾小球滤过功能,其比血 Cr 和 $\beta_2$-MG 检测更灵敏,在 Ccr<100ml/min 时,血清 $\alpha_1$-MG 即出现升高。血清和尿中 $\alpha_1$-MG 均升高,表明肾小球滤过功能和肾小管重吸收功能均受损。在评估各种原因所致的肾小球和近端肾小管功能早期损伤时,$\beta_2$-MG 和 $\alpha_1$-MG 均是较理想的指标,尤其是 $\alpha_1$-MG 更佳,有取代 $\beta_2$-MG 的趋势。

(3)血清 $\alpha_1$-MG 降低:见于严重肝实质性病变所致生成减少,如重症肝炎、肝坏死等。

(三)视黄醇结合蛋白测定

【原理】视黄醇结合蛋白(retinal-binding protein,RBP)是视黄醇(维生素 A)转运蛋白,由肝细胞合成。RBP 广泛存在于人体血液、尿液及体液中,游离的 RBP 由肾小球滤出,大部分由近端小管上皮细胞重吸收,并被分解成氨基酸供体内合成利用,仅有少量从尿中排泄。当肾小管重吸收功能障碍时,尿中 RBP 浓度升高,血清 RBP 浓度下降。因此,尿中 RBP 测定是诊断早期肾功能损伤和疗效判定的灵敏指标。

【参考值】血清 RBP 约为 45mg/L,尿液约为(0.11±0.07)mg/L,男性高于女性,成人高于儿童。

【临床意义】尿液 RBP 升高可见于早期近端肾小管损伤。血清 RBP 升高常见于肾小球滤过功能减退、肾衰竭。另外,RBP 可特异地反映机体的营养状态,血清 RBP 水平是一项诊断早期营养不良的灵敏指标。

## 二、远端肾小管功能试验

(一)浓缩稀释试验

【原理】在日常饮食起居条件下,多次测定患者尿量与比重,来判断肾脏调节水液平衡方面功能的试验,称为浓缩 - 稀释试验(concentration-dilution test),又称莫氏(Mosenthal)试验、昼夜尿比密试验。正常情况下远端肾小管对原尿有稀释功能,集合管有浓缩功能,检测尿比密可了解肾脏的稀释 - 浓缩功能。

【方法】试验日正常进食,每餐含水量不超过 600ml,此外不再饮水。晨 8 时排尿弃去,于 10、12、14、16、18 及 20 时,共留尿 6 次为昼尿;自 20 时以后到次晨 8 时,全部尿液为夜尿。分别测定 7 个尿液标本的尿量和比重。

【参考值】成人 24 小时尿量 1 000~2 000ml,昼尿量:夜尿量为(3~4):1,夜尿量 <750ml;尿液最高比重 >1.018,最高比重与最低比重之差 >0.009。

【临床意义】

(1)尿量少而尿比密增加:急性肾小球肾炎或肾前性少尿时,肾小球滤过率降低,而肾小管重吸收功能相对正常,使尿量少而尿比密增加。

(2)尿量多而尿比密降低:①尿崩症典型表现为尿量明显增多而尿比密均低于 1.006。②间质性肾炎、高血压肾病和痛风性肾病等主要损害肾小管的疾病早期,浓缩功能轻度受损,仅表现为夜尿量增多(>750ml)或昼夜尿量比值降低,但尿比密正常;当肾小管浓缩功能严重受损时,表现为尿量增多,最高尿比密 <1.018,最高尿比密与最低尿比密之差 <0.009,提示浓缩 - 稀释功能严重受损。

笔记栏

（3）尿密比固定：浓缩功能丧失时，尿比密固定在 1.010~1.012，为等渗尿，表明肾脏只有滤过功能，而浓缩 - 稀释功能完全丧失。

**（二）3 小时尿比密试验**

3 小时尿比密试验是在保持日常饮食和活动状况下，晨 8 时排空膀胱后每 3 小时收集 1 次尿，至次晨 8 时止共 8 次，计量每次尿量和比重。常用比重计或折射仪测定尿比密。

**【参考值】**成人 24 小时尿量 1 000~2 000ml，昼尿量（晨 8 时至晚 8 时 4 次尿量和）多于夜尿量，为(3~4)：1。至少 1 次尿比密 >1.020（多为夜尿），1 次尿比密 <1.003。

**【临床意义】**3 小时尿比密试验及昼夜尿比密试验均用于诊断各种疾病对远端肾小管稀释 - 浓缩功能的影响，以昼夜尿比密试验多用。

**（三）尿渗量及血浆渗量测定**

**【原理】**尿渗量（urine osmolality，Uosm）指尿液中具有渗透活性的全部溶质微粒的总数量，而与微粒的种类及性质无关。它可反映溶质和水的相对排泄速度。尿渗量和尿比密都能反映尿液中的溶质总浓度，与肾小管的浓缩 - 稀释功能密切相关，然而尿渗量不像尿比密那样受尿内大分子物质（葡萄糖和蛋白质等）的显著影响，故能更准确地反映肾小管的浓缩 - 稀释功能。

**【方法】**晚餐后禁水 8 小时，次晨空腹收集尿液，并采静脉血分离血清送检。用冰点渗透压计算。

**【参考值】**成人：尿渗量 600~1 000mOsm/(kg·H$_2$O)，24 小时内范围 40~1 400mOsm/(kg·H$_2$O)；

血浆渗量平均 300mOsm/kgH$_2$O，24 小时内范围 275~305mOsm/(kg·H$_2$O)；

尿渗量与血浆渗量之比约为(3~4.5)：1。

**【临床意义】**

1. 判断肾脏浓缩功能　尿渗量 <600mOsm/(kg·H$_2$O)，尿渗量与血浆渗量比值≤ 1，说明肾小管浓缩障碍。如果尿渗量在 300mOsm/(kg·H$_2$O)左右时，与血浆渗量相等，此为等张尿，表示肾脏浓缩丧失，见于慢性间质性肾病如肾盂肾炎、多囊肾、尿酸性肾病等，也见于慢性肾炎后期、急性或慢性肾衰竭累及肾小管和肾间质。如果低于 300mOsm/(kg·H$_2$O)，尿渗量低于血浆渗量，为低渗尿。

2. 鉴别肾前性或肾性少尿　肾前性少尿时，肾小管浓缩功能良好，因此尿渗量常大于 450mOsm/(kg·H$_2$O)；肾小管坏死引起的肾性少尿时，尿渗量降低，常小于 350mOsm/(kg·H$_2$O)。

# 第三节　血清尿酸与血浆二氧化碳结合力测定

## 一、血清尿酸测定

**【原理】**尿酸（uric acid，UA）为核蛋白和核酸中嘌呤的代谢产物，既可来自体内，亦可来自食物中嘌呤的分解代谢。食物中的核酸分解生成嘌呤（约占 20%），体内组织中的核酸分解生成嘌呤核苷（约占 80%）。肝脏是尿酸的主要生成场所，除小部分尿酸可在肝脏进一步分解或随胆汁排泄外，剩余的均从肾排泄。尿酸可自由透过肾小球，亦可经肾小管排泌，但进入原尿的尿酸 90% 左右在肾小管重吸收回到血液中。因此，血尿酸浓度受肾小球滤过功能和肾小管重吸收功能的影响。

【参考值】成人尿酸酶偶联法：男性 150~416μmol/L；女性 89~357μmol/L。

【临床意义】若能严格禁食含嘌呤丰富食物 3 天，排除外源性尿酸干扰再采血，血尿酸水平改变较有意义。

(1) 血尿酸浓度升高：①肾小球滤过功能损伤：因上述尿酸肾排泄特点，其在反映早期肾小球滤过功能损伤上较血 Cr 和血尿素灵敏。②体内尿酸生成异常增多：常见于遗传性酶缺陷所致的原发性痛风，以及多种血液病、恶性肿瘤等因细胞大量破坏所致的继发性痛风。此外亦见于长期使用利尿剂及抗结核药吡嗪酰胺、慢性铅中毒、长期禁食者。

(2) 血尿酸浓度降低：①各种原因致肾小管重吸收尿酸功能损害、尿中大量丢失。②肝功能严重损害尿酸生成减少，如 Fanconi 综合征、急性重型肝炎、肝豆状核变性等。③慢性镉中毒、使用磺胺及大剂量糖皮质激素、参与尿酸生成的黄嘌呤氧化酶、嘌呤核苷酸化酶先天性缺陷等。

## 二、血浆二氧化碳结合力测定

【原理】血浆二氧化碳结合力（carbon dioxide combining power，$CO_2CP$）是静脉血分离血浆后与 $CO_2$ 分压为 40mmHg、$O_2$ 分压为 100mmHg 的健康人肺泡气平衡后，测得的血浆中 $HCO_3^-$ 所含 $CO_2$ 的量。它间接反映了 $NaHCO_3$ 的浓度，受代谢和呼吸两方面因素的影响。

【参考值】成人血浆 23~29mmol/L。

【临床意义】

(1) $CO_2CP$ 降低：提示体内碱储备不足，见于代谢性酸中毒和呼吸性碱中毒。

代谢性酸中毒时，因 $H^+$ 增加，血中 $NaHCO_3$ 与 $H^+$ 中和后 $HCO_3^-$ 减少（原发性减少），故血中结合状态的 $CO_2$ 减少，即 $CO_2CP$ 降低。常见于：①酸性代谢产物排泄减少，如各种原因所致的急、慢性肾功能不全时，因为肾小球滤过功能障碍，肾小管排泄 $H^+$ 及重吸收 $HCO_3^-$ 障碍，使钠丢失过多而导致酸中毒；②酸性产物生成过多，如糖尿病酮症酸中毒、饥饿性酮中毒、休克所致的乳酸中毒；③碱离子损失过多，如剧烈腹泻、肠瘘等丢失大量碱性肠液。

根据 $CO_2CP$ 可对代谢性酸中毒进行分级，若 $CO_2CP$ 降到 22~18mmol/L，表示轻度酸中毒；18~13.47mmol/L，为中度酸中毒；13.47~4.49mmol/L 为重度酸中毒；<4.49mmol/L 为极度酸中毒。

呼吸性碱中毒时，各种原因引起呼吸加深加快，通气、换气过度，排出的 $CO_2$ 过多，使血中 $CO_2$、$H_2CO_3$ 降低，血中 $HCO_3^-$ 减少（继发性减少）所致。见于脑炎、支气管哮喘、癔症等。

(2) $CO_2CP$ 增高：提示体内碱储备增多，见于呼吸性酸中毒及代谢性碱中毒。

呼吸性酸中毒时，由各种原因所致的肺通气功能障碍使血中 $CO_2$ 潴留、$H_2CO_3$ 增多，血中 $HCO_3^-$ 增多（继发性增多）引起。常见于慢性肺源性心脏病、慢性阻塞性肺气肿、广泛肺纤维化等疾病。

代谢性碱中毒为原发性 $HCO_3^-$ 增多。常见于：①急性胃炎、幽门梗阻、妊娠反应等所致的剧烈而频繁的呕吐，胃酸大量丢失，导致代谢性碱中毒；②应用排钾利尿剂、激素等导致低 $K^+$、低 $Cl^-$ 性碱中毒；③碳酸氢盐等碱性药物摄入过多。上述情况导致体内 $NaHCO_3$ 增加，故结合状态的 $CO_2$ 增加，$CO_2CP$ 增高。

# 第四节 肾功能试验的评价与项目选择

正常肾脏具有强大储备能力,当肾病变早期,肾损害轻微时,各项实验室检查仍可正常。因此,肾功能检查的结果与肾脏的病理损害并不一定成正比。同时,肾外因素如心功能不全、休克、水肿、输尿管梗阻、药物等亦可影响肾脏功能。故在评价结果时不能依赖某一项肾功能试验,应结合临床及相关资料(尿液、放射、超声、同位素等检查),进行全面综合分析,才能做出正确的判断。以下可作为肾功能试验选择的参考:

## 一、常规检查或健康体检

可选用尿自动分析仪试条所包括项目的尿一般检查。对于怀疑或已确诊的泌尿系统疾病者,应进行尿沉渣检查,以避免漏诊和准确了解病变程度。

## 二、全身性疾病所致的肾损害

已确诊患有糖尿病、高血压、系统性红斑狼疮等可导致肾脏病变的全身性疾病者,为尽早发现肾损害,宜选择和应用较灵敏的尿微量白蛋白,$\alpha_1$-MG 及 $\beta_2$-MG 等。

## 三、评价肾功能

为了解肾脏病变的严重程度及肾功能状况,应分别选择和应用肾小球功能试验、肾小管功能试验或肾小球 - 肾小管功能组合试验。

1. 主要累及肾小球,亦可能累及近端肾小管的肾小球肾炎、肾病综合征等,可在 Ccr、血肌酐、尿素和 $\alpha_1$-MG、$\beta_2$-MG 等肾小球滤过功能和近端肾小管功能检测项目中选择。必须注意,在反映肾小球滤过功能上,血肌酐、尿酸、尿素只在中晚期肾脏疾病或肾有较严重损害时才有意义。

2. 为了解肾盂肾炎、间质性肾炎、全身性疾病和药物(毒物)所致肾小管病变时,可考虑选用尿 $\alpha_1$-MG、$\beta_2$-MG 及肾小管的稀释 - 浓缩功能试验。检测肾移植后排斥反应,应动态观察上述指标的变化。

3. 急性肾衰竭时,应动态监测尿渗量和有关肾小球滤过功能试验;慢性肾衰竭时,除尿常规检查外,可考虑选用肾小球和肾小管功能的组合试验。

●(王 玫)

**复习思考题**

1. 如何选择肾功能检查项目?
2. 检查肾小球滤过功能的检查项目有哪些?
3. $CO_2CP$ 的临床意义是什么?

扫一扫
测一测

# ◆◆◆ 第四十二章 ◆◆◆

# 临床常用生物化学检查

## 📖 学习目标

1. 掌握空腹血糖、葡萄糖耐量试验、糖化血红蛋白、胰岛素检测、血清总胆固醇、甘油三酯、高密度脂蛋白、低密度脂蛋白的参考值及临床意义。

2. 掌握血清钾、钠、氯、钙、磷测定的参考值及异常的临床意义。

3. 掌握血清铁、血清转铁蛋白饱和度、铁蛋白的参考值及异常的临床意义。

4. 掌握血尿淀粉酶、心肌酶、心肌蛋白、BNP 的参考值及异常的临床意义，了解胆碱酯酶、酸性磷酸酶检测的临床意义。

5. 掌握甲状腺激素的临床意义，了解甲状旁腺素、降钙素、性激素检测的参考值及其临床意义。

# 第一节 糖 类 检 查

## 一、空腹血糖检测

空腹血糖（fasting blood glucose，FBG）是诊断糖代谢紊乱最常用、最重要的指标。肝脏是调节糖代谢的重要器官。胰岛素是降低血糖的唯一激素；胰高血糖素、糖皮质激素、肾上腺素、甲状腺激素、生长激素等均为升高血糖的激素。正常情况下血糖水平相对恒定。临床以空腹血浆葡萄糖（fasting plasma glucose，FPG）检测较为方便，结果也最可靠。

【参考值】成人血浆（清）FPG 3.9~6.1mmol/L（70~110mg/dl）。

【临床意义】

血糖检测是目前诊断糖尿病的主要依据，也是判断糖尿病病情和控制程度的主要指标。

1. 生理性变化 血糖升高见于餐后 1~2 小时、高糖饮食、剧烈运动及情绪激动等，常为一过性；血糖降低见于饥饿、长期剧烈运动、妊娠期等。

2. 病理性变化

（1）FPG 升高：FPG 增高而又未达到诊断糖尿病的标准时，称为空腹血糖受损（impaired fasting glucose，IFG）；FPG 增高超过 7.0mmol/L 时称为高糖血症（hyperglycemia）。根据 FPG 水平将高糖血症分为 3 度：FPG 7.0~8.4mmol/L 为轻度增高；FPG 8.4~10.1mmol/L 为中度增高；FPG 大于 10.1mmol/L 为重度增高。病理性增高主要见于：①糖尿病：为引起血糖升高的最常见原因，由胰岛素相对或绝对减少引起。餐后 8 小时血浆葡萄糖大于 7.0mmol/L，可诊断为糖尿病。②其他内分泌疾病：如甲状腺功能亢进、嗜铬细胞瘤、垂体前叶嗜酸性细

笔记栏

胞腺瘤(巨人症或肢端肥大症)、肾上腺皮质功能亢进等。③应激性高血糖:如颅内高压、颅脑外伤、中枢神经系统感染、心肌梗死、大面积烧伤、急性脑血管病等。④肝脏和胰腺疾病:见于严重肝损害,葡萄糖不能转化为肝糖原储存,出现餐后高血糖;坏死性胰腺炎、胰腺癌等。⑤药物影响:如噻嗪类利尿剂、口服避孕药、泼尼松等。⑥其他:高热、腹泻、妊娠呕吐、脱水、缺氧、麻醉等。当血糖升高超过 9.0mmol/L(肾糖阈)即可出现尿糖阳性。

(2)FPG 降低:FPG<2.8mmol/L 称低糖血症(hypoglycemia),当 FPG<1.7mmol/L 时,可出现低血糖性昏迷。低血糖主要见于:①胰岛素增多:如胰岛细胞瘤或腺癌、胰岛素注射过量等。②缺乏抗胰岛素的激素:如生长激素、甲状腺激素、肾上腺皮质激素等。③肝糖原贮存缺乏:如急性重型肝炎、急性肝炎、肝癌、有机磷中毒及慢性心力衰竭所致的肝淤血等均可出现自发性低血糖。④急性酒精中毒时抑制糖原异生、胃大部切除术后营养障碍等。⑤非降糖药物影响:如磺胺类药物、水杨酸、吲哚美辛等。⑥特发性低血糖。糖尿病及其他高血糖的诊断标准见表 42-1。

表 42-1　糖尿病及其他高血糖的诊断标准(mmol/L)

| 疾病或状态 | | 静脉血浆 | 静脉全血 | 毛细血管全血 |
|---|---|---|---|---|
| 糖尿病(DM) | 空腹 | ≥7.0 | ≥6.1 | ≥6.1 |
| | 服糖 2 小时 | ≥11.1 | ≥10.0 | ≥11.1 |
| 糖尿量减低(IGT) | 空腹 | <7.0 | <6.1 | <6.1 |
| | 服糖 2 小时 | 7.8~11.1 | 6.7~10.0 | 7.8~11.1 |
| 空腹血糖受损(IFG) | 空腹 | 6.1~7.0 | 5.6~6.1 | 5.6~6.1 |
| | 服糖 2 小时 | <7.8 | <6.7 | <7.8 |

注:临床上常用静脉血清测定葡萄糖。

## 二、口服葡萄糖耐量试验

【原理】正常人口服或注射一定量葡萄糖后血糖暂时升高,并刺激胰岛素的分泌增多,促使大量葡萄糖合成糖原加以贮存,在短时间内血糖即可降至空腹水平,此现象称为耐糖现象。糖代谢紊乱时,口服或注射一定量葡萄糖则血糖急剧升高(或升高不明显),但在短时间内不能降至原来的水平者,称为耐糖异常或糖耐量降低。口服葡萄糖耐量试验(oral glucose tolerance test,OGTT)常用于了解和观察糖代谢功能是否健全,主要用于诊断症状不明显或血糖升高不明显的可疑糖尿病,对糖尿病的诊断有重要意义。OGTT 的适应证见表 42-2。

表 42-2　OGTT 的适应证

| OGTT 的适应证 |
|---|
| ①无糖尿病症状,随机血糖或 FBG 异常,以及有一过性或持续性糖尿病者 |
| ②无糖尿病症状,但有明显的糖尿病家族史 |
| ③有糖尿病症状,但 FBG 未达到诊断标准者 |
| ④妊娠期、甲状腺功能亢进、肝脏疾病时出现糖尿病 |
| ⑤分娩巨大胎儿或有巨大胎儿史的女性 |
| ⑥原因不明的肾脏疾病或视网膜病变 |

【方法】WHO 推荐的 OGTT 规范方法为:停用影响糖代谢药物,并在受试前 3 天正常进饮食和活动的非妊娠者,第 4 日晨空腹负载葡萄糖 75g(儿童按 1.75g/kg 体重计算,总量不超过 75g),溶于 300ml 水中 5 分钟内饮完。分别在负载葡萄糖前、负载后 0.5、1、1.5 和 2

小时采血测定血浆葡萄糖浓度。

【参考值】口服法:FPG 3.9~6.1mmol/L;负载后 0.5~1 小时血糖上升达高峰,一般在 7.8~9.0mmol/L,峰值应 <11.1mmol/L;2 小时 ≤ 7.8mmol/L;服糖后 3 小时后降至空腹水平。各次尿糖均为阴性。

【临床意义】OGTT 是一种葡萄糖负荷试验,用于了解机体对葡萄糖代谢的调节能力,是糖尿病和低血糖症的重要诊断性试验。临床上主要用于诊断糖尿病、判断糖耐量异常(IGT)、鉴别尿糖和低糖血症,OGTT 还可用于胰岛素和 C- 肽释放试验。

1. 诊断糖尿病

(1)具有糖尿病症状,FPG ≥ 7.0mmol/L;

(2)OGTT2 小时血糖浓度 ≥ 11.1mmol/L;

(3)具有临床症状,随机血糖 ≥ 11.1mmol/L,且伴有尿糖阳性者。

按照 WHO 目前的建议,只要符合上述三者之一即可诊断为糖尿病。

2. 判断 IGT   FPG<7.0mmol/L,2 小时血糖浓度在 7.8~11.1mmol/L,且血糖到达高峰的时间延长至 1 小时后,血糖恢复正常的时间延长至 2~3 小时以后,同时伴有尿糖阳性者为 IGT(impaired glucose tolerance,IGT)。IGT 反映了负荷状态下机体对葡萄糖的处理能力减弱,是糖尿病前的状态,常见于 2 型糖尿病,也可见于甲状腺功能亢进、肥胖症等。

3. 平坦型糖耐量曲线(smooth OGTT curve)   FPG 降低,口服葡萄糖后血糖上升不明显,2 小时后血糖仍处于低水平,葡萄糖耐量曲线低平。见于胰岛 B 细胞瘤、腺垂体功能减退症等。

4. 储存延迟型糖耐量曲线(storage delay OGTT curve)   口服葡萄糖后血糖急剧升高,提早出现峰值,且 ≥ 11.1mmol/L,而 2 小时血糖又低于空腹水平。常见于胃切除或严重肝损伤。由于胃切除后肠道迅速吸收葡萄糖或肝脏不能迅速摄取和处理葡萄糖而使血糖急剧增高。血糖增高反应性引起胰岛素分泌增多,使肝外组织利用葡萄糖增多,从而导致 2 小时血糖明显降低。

5. 低血糖症

(1)功能性低血糖:FPG 正常,口服葡萄糖后血糖高峰时间及峰值均正常,但 2~3 小时出现低血糖。

(2)肝源性低血糖:FPG 低于正常,口服葡萄糖后血糖高峰提前并高于正常,2 小时血糖仍处于高水平,且尿糖阳性。常见于肝炎、肝硬化等造成广泛性肝损害时。

### 三、糖化血红蛋白检测

【原理】糖化血红蛋白(glycosylated hemoglobin,GHb)主要指血红蛋白 $A_1$(HbA$_1$)中的 HbA$_{1c}$,是血红蛋白(Hb)生成后以其 β 链末端氨基酸与葡萄糖类进行缩合反应而形成的酮氨化合物中含量最高的一种,其反应速度主要取决于血糖浓度及血糖与 Hb 的接触时间。由于糖化过程非常缓慢,且一旦形成不再解离,故 GHb 不受血糖浓度暂时波动的影响。GHb 水平与血糖浓度、高血糖持续时间成正比,反映测定前 1~2 个月的血糖水平,是糖尿病诊断和监控的重要指标。对高血糖特别是血糖和尿糖波动较大的患者,有独特的诊断意义。

【参考值】

GHbA$_1$:5.0%~8.0%;

GHbA$_{1c}$:4.0%~6.0%。

【临床意义】

1. 评价糖尿病控制程度   GHbA$_1$ 或 GHbA$_{1c}$ 值增高提示近 2~3 个月的血糖控制不良,

GHbA$_1$ 愈高,血糖水平愈高,病情愈重。故 GHbA$_1$ 的水平可作为糖尿病长期控制程度的监控指标。

2. 筛检糖尿病　GHbA$_1$<8%,可排除糖尿病;GHbA$_1$>9%,预测糖尿病的准确性为 78%,灵敏度为 68%,特异性为 94%;GHbA$_1$>10%,预测糖尿病的准确性为 89%,灵敏度为 48%,特异性为 99%。

3. 预测心脑血管并发症　由于 GHbA$_1$ 与氧的亲和力强,可导致组织缺氧,故长期 GHbA$_1$ 增高,可引起组织缺氧而发生心脑血管并发症。

4. 鉴别高血糖　GHb 对区别糖尿病性高血糖和应激性高血糖有价值。糖尿病性高血糖的 GHb 水平多增高,应激性高血糖则正常。

### 四、糖化白蛋白检测

【原理】糖化白蛋白(glycated albumin,GA)是人体葡萄糖与白蛋白发生非酶促反应的产物,由于白蛋白的半衰期为 17~19 天,所以 GA 可以反映糖尿病患者测定前 2~3 周血糖的平均水平。临床上采用糖化血白蛋白与白蛋白的百分比来表示 GA 的水平,去除了血清白蛋白水平对检测结果的影响,因此,较糖化血白蛋白(glycosylated serum protein,GSP)更精确。

【参考值】10.8%~17.1%。

【临床意义】虽然 GA 可以反映糖尿病患者测定前 2~3 周血糖的平均水平,但对于 GHbA$_1$c 来说,GA 反映血糖控制水平的时间较短,且目前尚缺乏有关 GA 与糖尿病慢性并发症的大样本、前瞻性研究。另外,GA 受白蛋白的更新速度、体重指数(BMI)和甲状腺激素等的影响。因此,临床上对于长期血糖控制水平的检测,应谨慎使用 GA。

1. 评价短期糖代谢控制情况　因白蛋白在体内的半衰期较短,且白蛋白与血糖的结合速度比血红蛋白快。所以,GA 对短期内血糖变化比 HbA$_1$c 灵敏,是评价短期糖代谢控制情况的良好指标,尤其是对于糖尿病患者治疗方案调整后的疗效评价,GA 可能比 HbA$_1$c 更具有临床参考价值。

2. 辅助鉴别应激性高血糖　急性应激反应如外伤、感染以及急性心脑血管事件等也可出现高血糖,但难以与糖尿病鉴别。GA 和 HbA$_1$c 联合测定有助于判断高血糖的持续时间,可作为既往是否患有糖尿病的辅助检测方法,从而客观评价糖代谢紊乱发生的时间及严重程度,进而进一步指导诊断与治疗。

3. 筛检糖尿病　与 GHbA$_1$c 相似,GA 同样适用于糖尿病的筛检,GA ≥ 17.1% 可以筛检出大部分未经诊断的糖尿病,同时检测空腹血糖和 GA 可以提高糖尿病筛检率。GA 异常是提示糖尿病高危人群需进行 OGTT 检查的重要指征,尤其对于空腹血糖正常者的意义可能更为明显。但是,GA 能否作为糖尿病筛检指标仍需要进一步研究。

### 五、血清胰岛素和 C-肽检测

【原理】胰岛素(insulin)是胰岛 B 细胞合成的胰岛素原分泌入血液中,经肽酶水解下 C-端 31 肽(C-肽)而成。血中胰岛素迅速在肝中降解(易受肝功能影响),半衰期 5~10 分钟。血中 C-肽与胰岛素等摩尔生成,但其半衰期为 35 分钟,血浓度为胰岛素的数倍,便于检测,且受肝功能影响小,能较准确地反映胰岛素的合成与分泌状况。

【参考值】

空腹胰岛素:10~20mU/L;

空腹血清 C-肽:0.3~1.3nmol/L。

【临床意义】血清胰岛素、C-肽水平测定主要用于糖尿病的分型诊断及低血糖的诊断与鉴别诊断,且C-肽可以真实反映实际胰岛素水平,故也可以指导临床治疗中胰岛素用量的调整。

1. 糖尿病的诊断和治疗指导　1型糖尿病患者血清胰岛素、C-肽浓度显著降低,葡萄糖负载后比空腹时更为下降(胰岛B细胞严重损害),是使用胰岛素的指征。2型糖尿病患者血清胰岛素和C-肽浓度可正常或反而升高,葡萄糖负载后比空腹时略为下降,提示胰岛B细胞功能仍存在,可不使用胰岛素。

2. 低糖血症的鉴别诊断　血清胰岛素和C-肽浓度显著升高,见于胰岛B细胞瘤;因注射胰岛素所致的低糖血症,仅胰岛素升高而C-肽正常或降低。

## 第二节　血清脂质和脂蛋白检测

### 一、血清脂质检测

血脂是血浆中脂质的总称,主要有总胆固醇、甘油三酯、磷脂、游离脂肪酸等。脂质不易溶于水,血浆脂质均以脂蛋白(lipoprotein,LP)的形式存在并运转。

(一)血清总胆固醇和胆固醇酯测定

【原理】总胆固醇(total cholesterol,TC)包括游离胆固醇(free cholesterol,FC)和胆固醇酯(cholesterol esterase,CE),前者占25%~40%,后者占60%~75%。TC约3/4存在于LDL中,LDL将胆固醇从肝向末梢组织转运,而HDL则将其由末梢组织逆向肝转运。CE由胆固醇与脂肪酸在肝脏中合成。血液中的胆固醇10%~20%从食物中摄取,其余主要由肝(70%~80%)和肾上腺等组织合成。胆固醇作为细胞膜的成分之一,维持细胞的形态和功能,也是类固醇激素和维生素D等的前体物质。胆固醇在肝脏中转化为胆汁酸,随胆汁排入肠道。

【参考值】

TC:理想范围:<5.20mmol/L;

　　边缘升高:5.23~5.69mmol/L;

　　升高:>5.72mmol/L。

【临床意义】TC水平与年龄、性别、饮食及遗传等因素有关。年龄增长,TC水平升高,但70岁以后不再上升甚至有所下降,中青年期女性低于男性,女性绝经后TC水平较同龄男性高;长期高胆固醇、高饱和脂肪酸摄入,可造成TC升高。作为诊断指标,TC既不特异,也不灵敏,只能作为某些疾病,特别是动脉粥样硬化的一种危险因素。因此,TC常作为动脉粥样硬化的预防、发病预测、疗效观察的参考指标。

(1)TC增高:是冠心病的危险因素之一,高TC者动脉硬化、冠心病的发生率较高。TC从3.63mmol/L(140mg/L)开始,随其水平的增加,缺血性心血管病发病危险也增高。TC边缘升高时,其缺血性心血管病的发病危险较TC<3.63mmol/L者增高50%左右,当TC增至6.62mmol/L以上时,其缺血性心血管病的发病危险较TC<3.63mmol/L者增高2倍以上。TC升高还见于糖尿病、肾病综合征、甲状腺功能减退症、长期高脂饮食、胆总管阻塞、精神紧张或妊娠等。

(2)TC降低:见于严重肝脏疾病如急性重症肝炎及肝硬化,还可见于各种原因所致的贫血、甲状腺功能亢进或营养不良等。

(二)血清甘油三酯(TG)测定

【原理】人体中贮存大量的甘油酯,其中90%~95%为甘油三酯(triglyceride,TG),其主要功能是为细胞代谢提供能量。在血液中主要存在于前 β- 脂蛋白和乳糜微粒中,直接参与胆固醇及胆固醇酯的合成。TG 是动脉粥样硬化的危险因素之一。食物中的脂肪被消化吸收后,形成乳糜微粒(CM)循环血液中,CM 中 80% 以上为 TG。CM 半衰期为 10~15 分钟,健康人进食后 12 小时血液中几乎没有 CM,TG 也就恢复到参考值。

【参考值】0.56~1.70mmol/L。

【临床意义】

(1) TG 增高:见于冠心病、原发性高脂血症、动脉粥样硬化症、肥胖症、阻塞性黄疸、糖尿病、肾病综合征、甲状腺功能减退症以及高脂饮食等。

(2) TG 降低:见于无 β- 脂蛋白血症等遗传性疾病、严重的肝脏疾病、甲状腺功能亢进、肾上腺皮质功能减退症等。

### 二、血清脂蛋白检测

脂蛋白(lipoprotein,LP)是血脂在血液中存在、转运及代谢的形式。LP 用密度梯度离心分为:乳糜微粒(chylomicron,CM)、极低密度脂蛋白(very low density lipoprotein,VLDL)、低密度脂蛋白(low density lipoprotein,LDL)和高密度脂蛋白(high density lipoprotein,HDL)。乳糜微粒(CM)是最大的脂蛋白,CM 含脂质多达 98%~99%、蛋白质仅 0.5%~2%,其密度最低;而 HDL 含蛋白质最多,达 50%。脂蛋白(a)［lipoprotein(a),LP(a)］是一种密度介于 LDL 和 HDL 之间的脂蛋白,为动脉粥样硬化的独立危险因素。

#### (一) 高密度脂蛋白 - 胆固醇(HDL-C)测定

【原理】HDL 由肝脏和小肠合成,是血清中颗粒密度最大的一组脂蛋白、含蛋白质最多、体积最小、比重最大的脂蛋白。含脂质与蛋白质各 50%,所含脂类以磷脂为多。HDL 中的载脂蛋白以 $Apo-A_1$ 为主。HDL 有将周围组织中的胆固醇逆向转运至肝脏并转化为胆汁酸而清除的功能。因而,HDL 有抗动脉粥样硬化的作用。常规检查中,通过 HDL 中胆固醇(HDL-C)的含量间接反映 HDL 的水平。

【参考值】1.03~2.07mmol/L;合适水平 >1.04mmol/L;减低 ≤ 0.91mmol/L。

电泳法:30%~40%。

【临床意义】HDL-C 具有抗动脉粥样硬化作用,与 TG 呈负相关,也与冠心病发病呈负相关。但 HDL 并非越高越好,血中 HDL-C ≥ 2.6mmol/L 称为高 HDL 血症。原发性高 HDL 血症见于胆固醇脂转移酶缺乏、肝酯酶活性减低等;继发于慢性肝炎、原发性胆汁性肝硬化、饮酒过量,以及应用肾上腺皮质激素、胰岛素、雄激素等药物。HDL-C ≤ 0.91mmol/L 为明显降低,多见于心脑血管病、糖尿病、肝炎、肝硬化等。

#### (二) 低密度脂蛋白 - 胆固醇(LDL-C)测定

【原理】LDL 是胆固醇的主要携带者,LDL 向组织及细胞内运送胆固醇,直接促进动脉粥样硬化症的形成,是动脉硬化的危险因素之一。LDL 中的载脂蛋白 95% 以上以 $Apo-B_{100}$ 为主。临床上以 LDL 胆固醇(LDL-C)的含量来反映 LDL 水平。

【参考值】

合适水平:≤ 3.12mmol/L;

边缘水平:3.15~3.61mmol/L;

升高:>3.64mmol/L。

【临床意义】

LDL-C 与冠心病发病呈正相关,是动脉粥样硬化的潜在危险因素之一。降低见于无 β- 脂蛋白血症、甲状腺功能亢进、吸收不良综合征、恶性肿瘤、肝硬化等。

### 三、血清载脂蛋白检测

脂蛋白中的蛋白质称为载脂蛋白（apolipoprotein，Apo）。Apo 目前已发现且结构清楚的有 A、B、C、D、E、F、G、H、J 及（α）等十几大类，每类又可分为若干亚型。

#### （一）载脂蛋白 $A_1$（Apo-$A_1$）测定

【原理】载脂蛋白 $A_1$（apo-lipoprotein $A_1$，Apo-$A_1$）由肝脏和小肠合成，是 HDL 的主要载脂蛋白成分（占 65%~75%）。Apo-$A_1$ 可将组织细胞内多余的胆固醇运至肝脏处理，对防止动脉硬化的发生及发展有重要意义。

【参考值】

男性：$(1.42 \pm 0.17)$ g/L。

女性：$(1.45 \pm 0.14)$ g/L。

【临床意义】血清 Apo-$A_1$ 是诊断冠心病的敏感指标之一，其血清水平与冠心病发病率呈负相关。即血清 Apo-$A_1$ 越低，冠心病发病率越高。

#### （二）载脂蛋白 B（Apo-B）测定

【原理】载脂蛋白 B（apo-lipoprotein B，Apo-B）有 Apo-$B_{100}$ 和 Apo-$B_{48}$ 两种成分。Apo-$B_{100}$ 由肝脏合成，是 LDL 和 VLDL 的主要载脂蛋白；Apo-$B_{48}$ 在空肠合成，与 CM 输送有关。临床上主要测定 Apo-$B_{100}$。

【参考值】

男性：$(1.01 \pm 0.21)$ g/L。

女性：$(1.07 \pm 0.23)$ g/L。

【临床意义】血清 Apo-B 水平与动脉粥样硬化、冠心病发病呈正相关，也是冠心病的危险因素，可用于评价冠心病的危险性和降脂治疗效果等，且其在预测冠心病危险性方面优于 LDL 和 CHO。

## 第三节　无机离子检测

### 一、血清钾测定

【原理】钾（potassium）是细胞内的主要阳离子，参与维持细胞新陈代谢、保持细胞静息电位，调节细胞内外的渗透压和酸碱平衡。人体内的钾 90% 来源于食物，98% 的钾在细胞内，血浆钾仅占总钾量的 0.3%。血中的钾 90% 从肾脏排出。血清钾测定实为细胞外液钾离子的测定，但体内钾离子不断地在细胞内与体液之间相互交换，以保持动态平衡。因此，血清钾浓度的高低，在一定程度上也可反映细胞内钾离子的水平。

【参考值】3.5~5.5mmol/L。

【临床意义】

（1）血清钾增高：血钾超过 5.5mmol/L 时，称为高钾血症（hyperkalemia）。见于：①肾脏排钾减少，如急、慢性肾功能不全及肾上腺皮质功能减退等。②摄入或注射大量钾盐，输入大量库存血，超过肾脏排钾能力。③严重溶血或组织损伤，红细胞或组织内的钾大量释放入细胞外液。④组织缺氧或代谢性酸中毒时大量细胞内的钾转移至细胞外液。pH 值可迅速改变血钾水平，血浆 pH 值降低 0.1，血钾约升高 0.6~0.8mmol/L。

（2）血清钾降低：血钾低于 3.5mmol/L 时，称为低钾血症（hypokalemia）。其中血钾在

笔记栏

3.0~3.5mmol/L 者为轻度低钾血症;2.5~3.0mmol/L 为中度低钾血症;<2.5mmol/L 为重度低钾血症。低钾血症见于:①钾盐摄入不足,如长期低钾饮食、禁食或厌食等。②钾丢失过多,如严重呕吐、腹泻或胃肠减压;应用排钾利尿剂及肾上腺皮质激素;肾上腺皮质功能亢进或醛固酮增多症;某些慢性消耗性疾病(如恶性肿瘤),由于细胞分解过多,大量钾从尿液排出;代谢性碱中毒时肾脏排 $H^+$ 减少而排 $K^+$ 增多等。③钾在体内分布异常,如心功能不全、肾性水肿或大量输入无钾液体,使细胞外液稀释;大量应用胰岛素、碱中毒、家族性周期性麻痹、甲状腺功能亢进等时,钾向细胞内大量转移。

## 二、血清钠测定

【原理】钠(sodium)是血浆中的主要阳离子,44% 存在于细胞外液中,9% 存在于细胞内液中,47% 存在于骨骼中。血钠常以氯化钠的形式存在,其主要功能是维持细胞外液容量、渗透压和酸碱平衡,并具有维持肌肉、神经正常应激性的作用。

【参考值】135~145mmol/L。

【临床意义】血清钠超过 145mmol/L,并伴有血液渗透压过高者,称为高钠血症(hypernatremia)。血清钠低于 135mmol/L 称为低钠血症(hyponatremia)。

(1)血清钠增高:可因过多地输入含钠盐的溶液、肾上腺皮质功能亢进、垂体前叶肿瘤、原发性醛固酮增多症、脑外伤或急性脑血管病等所致。亦可因水分摄入不足或水分丢失过多引起。

(2)血清钠降低:见于①钠丢失过多:如幽门梗阻、呕吐、腹泻,胃肠道、胆道、胰腺手术后造瘘、引流等胃肠道失钠;严重肾盂肾炎、肾小管严重损害、肾上腺皮质功能不全、糖尿病及应用利尿剂治疗等导致尿钠排出增多;大量出汗、大面积烧伤及创伤等皮肤失钠。②细胞外液稀释:主要是水钠潴留,但水多于钠。见于:肝硬化失代偿期、急性或慢性肾功能不全少尿期;尿崩症、剧烈疼痛、肾上腺皮质功能减退等引起的抗利尿激素分泌过多等;高血糖或使用甘露醇时,细胞外液高渗,而使细胞内液外渗引起的血钠减低。③消耗性低钠或摄入不足:在肺结核、肿瘤、肝硬化等慢性疾病时,细胞内蛋白质分解消耗,细胞内液渗透压降低,细胞内水分外渗,导致血钠降低;饥饿、营养不良、长期低钠饮食等。

## 三、血清氯化物测定

【原理】氯(chloride)是细胞外液中的主要阴离子,血浆中的氯化物主要是氯化钠。机体通过膳食及食盐的形式摄入氯化钠,氯主要经肾随尿液排出。氯化物的主要功能包括:①调节机体的酸碱平衡、渗透压及水电解质平衡;②参与胃液中胃酸的生成等。

【参考值】95~105mmol/L。

【临床意义】

(1)血清氯化物降低:血清氯含量低于 95mmol/L,称为低氯血症(hypochloremia),临床多见。血清氯离子变化与钠离子基本呈平行关系,低钠血症常伴低氯血症。但当大量损失胃液时,才以失氯为主而失钠很少;若大量丢失肠液时,则失钠甚多而失氯较少。低氯血症还见于大量出汗、长期应用利尿剂等引起氯离子丢失过多、慢性肾上腺皮质功能减退、肾功能不全及重症糖尿病等导致的排尿过多而丢失大量氯化物。

(2)血清氯化物增高:血清氯含量高于 105mmol/L,称为高氯血症(hyperchloremia)。见于过量补充 $NaCl$、$CaCl_2$、$NH_4Cl$ 溶液,高钠血症性脱水,肾功能不全,尿路梗阻或心力衰竭等所致的肾脏排氯减少,高血氯性代谢性酸中毒,过度换气所致的呼吸性碱中毒等。

#### 四、血清钙测定

【原理】钙(calcium)是人体含量最多的元素,在成人体内总含量约1 000~1 200g,人体中的钙99%存在于骨骼中,血钙含量不及总钙的1%。血钙有扩散钙与非扩散钙两部分,非扩散钙与蛋白质结合,扩散钙为离子钙。血钙主要存在于血清中,作用有:①降低毛细血管及细胞膜的通透性、降低神经肌肉的兴奋性;②维持心肌传导系统的兴奋性和节律性;③参与肌肉收缩及神经传导;④参与凝血等重要作用;⑤激活磷酸化酶和酯酶;⑥参与离子跨膜转移。钙的吸收主要在酸度较高的十二指肠和空肠上段。决定钙吸收的主要因素是维生素D和机体对钙的需要量;甲状旁腺素通过加强肾对维生素D的羟化,使25(OH)$D_3$转化为活性的1,25(OH)$_2D_3$,也可促进肠道钙的吸收。钙主要随粪便(70%~90%)和尿液(10%~30%)排出体外。

【参考值】

总钙:2.25~2.58mmol/L;

离子钙:1.10~1.34mmol/L。

【临床意义】

(1)血清钙降低:血清总钙低于2.25mmol/L,称为低血钙症(hypocalcemia),临床较多见。常见于:①钙摄入不足和吸收不良:如长期低钙饮食、腹泻、阻塞性黄疸(脂溶性的维生素D吸收减少)等;②成骨作用增加:如甲状旁腺功能减退等;③钙吸收障碍:如维生素D缺乏,使钙吸收障碍,血清钙磷均偏低;④重型急性胰腺炎:脂肪酸与钙结合成钙皂;⑤妊娠后期及哺乳期需要钙量增加,若补充不足时,使血钙减低;⑥肾脏疾病:如慢性肾炎累及肾小管时影响钙的回吸收,血磷升高而血钙降低;⑦代谢性碱中毒时游离钙减少;⑧血清白蛋白减少使非扩散钙减少而致血清钙降低,但扩散钙可正常或只轻微降低,故此时临床上可无低血钙症状。

(2)血清钙增高:血清总钙超过2.58mmol/L,称为高血钙症(hypercalcemia)。可见于:①摄入钙过多及静脉输入钙过量;②溶骨作用增强,如甲状旁腺功能亢进症、多发性骨髓瘤、骨转移癌以及骨折后和肢体麻痹引起的急性骨萎缩等,促进骨盐溶解或引起骨质破坏、骨钙释放、血钙升高;③大量应用维生素D治疗可使肠钙吸收增加和骨钙溶解致血钙升高;④急性肾功能不全时,钙排出减少,血钙升高。

#### 五、血清无机磷测定

【原理】人体70%~80%的磷以磷酸钙的形式沉积于骨骼中,血清中的磷以无机磷和有机磷两种形式存在,血磷指血中的无机磷。食物中的磷在小肠吸收,肠内pH值低有利于磷的吸收,而某些金属离子(如钙、镁、铁等)与磷酸结合成不溶性的磷酸盐则阻碍吸收。体内的磷以磷酸盐的形式从肾脏(60%~80%)及肠道排出。从肾小球滤过的磷有90%左右被肾小管重吸收,维生素D促进肾小管对磷的重吸收,但甲状旁腺激素和降钙素则抑制肾小管对磷的重吸收。血中磷的生理功能包括:①以$HPO_4^{2-}$/$H_2PO_4^-$为缓冲对调节酸碱平衡;②参与酶促反应和糖、脂类及氨基酸的代谢;③在保证细胞膜的结构和功能方面发挥重要作用;④是骨盐的主要成分。

【参考值】0.97~1.61mmol/L。

【临床意义】

(1)血清无机磷降低:见于①摄入不足或吸收障碍:如慢性酒精中毒、长期腹泻、长期静脉营养而未补磷所致的摄入不足,以及维生素D缺乏、长期应用含铝制剂所致的磷吸收减少；②丢失过多：如大量呕吐、腹泻、血液透析、肾小管酸中毒及应用噻嗪类利尿剂等；③转入细胞内：如使用胰岛素和葡萄糖、过度换气综合征、碱中毒、急性心肌梗死等；④其他：如甲状旁腺功能亢进症、佝偻病活动期、骨质软化症等。

（2）血清无机磷增高：见于①磷排泄减少：如肾功能不全及甲状旁腺功能减退症时，肾脏排泄磷减少；②吸收增加：如维生素D中毒时，小肠磷吸收增加，肾小管对磷的重吸收增加；③磷从细胞内释出：如酸中毒、急性重型肝炎或白血病、淋巴瘤等化疗后；④多发性骨髓瘤及骨折愈合期等血磷升高。

## 六、血清镁测定

【原理】镁（magnesium）为细胞内仅次于$K^+$含量的阳离子。成人体内50%的镁结合在骨组织中，45%在细胞内液，细胞外液镁离子仅占1%左右。血清中的镁包括3部分，即离子化镁（60%）、复合物镁（15%）及蛋白结合镁（25%）。镁和钙对神经-肌肉兴奋性有协同的抑制作用，血浆钙、镁降低，均可增加神经-肌肉的应激性。同时，镁是许多酶系统的激活剂（尤其是与能量代谢有关的酶，如ATP酶等）；镁对维持心肌的正常结构、维持肌原纤维的收缩功能和心肌的电生理平衡方面有重要意义。食物是镁的主要来源，蔬菜、谷类等含镁最为丰富，食物中的镁主要在小肠吸收。肾脏是排镁的主要器官，肾小球滤过的$Mg^{2+}$大部分被肾小管重吸收，3%~6%由肾脏排出。

【参考值】0.75~1.02mmol/L。

【临床意义】

（1）血清镁增高：临床较少见，可见于①急、慢性肾衰竭时镁排出减少；②内分泌疾病，如甲状腺功能减退症、甲状旁腺功能减退症、Addison病及未治疗的糖尿病酮症酸中毒等；③多发性骨髓瘤、严重脱水等；④镁剂治疗过量等。

（2）血清镁降低：常见于①摄入不足，如长期营养不良、禁食、厌食或长期静脉营养又未注意补镁者；②经消化道丢失过多，如严重的呕吐、腹泻，持续胃肠吸引及脂肪泻，小肠切除等；③经肾排出过多，如大量使用利尿剂及肾炎多尿期，高钙血症使肾小管重吸收镁减少，甲状旁腺功能减退时肾小管重吸收减少，糖尿病、酒精中毒等亦可使镁排出增多；④血液透析及腹膜透析使镁过多丢失等。血镁降低常伴有低钾血症，此时单纯补钾无效，必须补镁才能纠正低钾血症。

# 第四节 血清铁及其代谢物测定

体内的铁包括两部分：一部分为执行生理功能的铁，如血红蛋白铁（65%~80%）、组织内铁（5%）及极少的血液中的转运铁（0.15%）；另一部分为不执行生理功能的贮存铁（25%），主要以铁蛋白或含铁血黄素等形式贮存于肝、脾及骨髓等组织的单核吞噬细胞系统内。

## 一、血清铁测定

【原理】血清铁（serum iron, SI）含量甚微，一部分与转铁蛋白结合，另一部分呈游离状态，其含量不仅取决于血清中铁的含量，还受转铁蛋白的影响。当贮存铁较多的组织细胞变性、坏死时，细胞内贮存铁逸出，使血清铁增加。血清铁测定反映游离状态铁的含量。

【参考值】

男性：11~30μmol/L；

女性：9~27μmol/L；

儿童：9~22μmol/L。

【临床意义】

(1)增高：常见于溶血性贫血、再生障碍性贫血、巨幼细胞贫血及肝细胞损害(急性肝炎、中度慢性肝炎等)，以及铅中毒、维生素 $B_6$ 缺乏、铜缺乏、慢性酒精中毒等铁利用降低。铁剂治疗时，血清铁亦升高。

(2)降低：见于缺铁性贫血以及机体需铁量增多时，如生长发育期的婴幼儿、青少年，妊娠期、哺乳期等。消化性溃疡、恶性肿瘤、慢性失血、慢性感染继发贫血等血清铁亦可降低。

## 二、血清总铁结合力检测

【原理】铁吸收入血后，迅速与转铁蛋白结合进行转运或贮存。正常情况下血清铁仅能与 1/3 的转铁蛋白结合。每升血清中的全部转铁蛋白所能结合的最大铁量(饱和铁)，称为总铁结合力(total iron binding capacity, TIBC)。

【参考值】男性 50~77μmol/L；

女性 54~77μmol/L。

【临床意义】

(1)增高：见于转铁蛋白合成增加，如缺铁性贫血、红细胞增多症、妊娠后期等，以及转铁蛋白释放增加，如急性肝炎、肝细胞坏死等。

(2)降低：见于转铁蛋白合成减少，如慢性肝病、肝硬化等，以及转铁蛋白丢失增加，如肾病综合征等。

# 第五节　酶学检查

酶是由活细胞产生并能在体内外起催化作用的特殊蛋白质，是一种高效、特异的生物催化剂。人体内已知的酶有 1 000 多种，参与物质代谢、能量转化、生长发育、神经传导、免疫调节等过程。血中酶的浓度升高见于：①组织细胞受损时，细胞内的酶便逸出至血中；②酶排出受阻而反流入血中；③细胞功能活跃或亢进，使酶的合成增加。相反，细胞功能低下酶合成减少，使用酶抑制剂，遗传性酶缺陷等原因，致血中相应酶的浓度减低。不同器官或组织所含的酶种类不同，同一种酶在不同器官或组织的含量也不同。据此，可作为诊断某一器官或组织损害的敏感指标。同工酶是指具有相同催化活性，但分子结构、理化性质及免疫学反应都不相同的一组酶。这些酶存在于人体不同组织或在同一组织、同一细胞的不同亚结构内。同工酶测定可提高酶学检查对疾病诊断和鉴别诊断的特异性。

## 一、肝脏疾病常用血清酶检测

详见第四篇第四十章肝脏病常用实验室检查。

## 二、胰腺疾病常用酶检测

### (一)淀粉酶检测

【原理】淀粉酶(amylase, AMS/AMY)主要来自胰腺和腮腺，可催化淀粉及糖原水解。胰腺含 AMS 最多，其次为唾液腺，另外 AMS 还见于卵巢、肺、睾丸、横纹肌和脂肪组织。肝脏中很少甚至没有 AMS。根据 AMS 的来源不同可分为胰型同工酶(P-AMS)和唾液型同工酶(S-AMS),两者有 97% 的同源性。AMS 主要由胰腺和唾液腺分泌并排入消化道,正常血中淀粉酶含量较低,当胰腺疾病时,淀粉酶可直接从胰腺的血管、淋巴管溢出胰体后经腹膜吸收入血液循环,而使血中淀粉酶增高。AMS 半衰期很短,约 2 小时,故病变时血清 AMS 持续时间很短。AMS 的分子量约为 45 000,易通过肾小球滤过而排出。

淀粉酶检测的适应证:①急性胰腺炎的监测和排除(出现上腹部疼痛)。②慢性(复发性)胰腺炎。③胰管阻塞。④腹部不适、外科手术、厌食和食欲过盛等。⑤逆行胆胰管造影(ERCP)后的随访。⑥腮腺炎(流行性、酒精中毒性)。

【参考值】

血液 AMS:600~1 200 Somogyi U/L,30~220 SI U/L;

尿液 AMS:<5 000 Somogyi U/24h,6.5~48.1 SI U/h。

【临床意义】血液和尿液 AMS 变化可用于急性胰腺炎的诊断和急腹症的鉴别诊断。由于 AMS 半衰期短(约 2 小时),胰腺或腮腺发生病变时,血液 AMS 增高早,持续时间短;而尿液 AMS 增高晚,持续时间长。但是,临床上以血液 AMS 变化为主要诊断依据,尿液 AMS 变化仅为参考。

(1)AMS 增高:主要见于①急性胰腺炎:是 AMS 增高最常见的原因。血清 AMS 于发病后 6~12 小时开始升高(亦有 12 小时后升高者),12~72 小时达高峰,3~5 天后恢复正常。如持续升高达数周,常提示胰腺炎有反复或有并发症发生。尿 AMS 于起病后 12~24 小时开始升高,此时由于肾脏对 AMS 的清除率大为增强,因而尿中 AMS 活性可高于血清中的 1 倍以上,所以在急性胰腺炎后期测定尿 AMS 更有价值。多数患者尿 AMS 在 3~10 天后恢复到正常。但当胰腺广泛坏死时,AMS 不再大量进入血中,血、尿 AMS 均可不增高。急性胰腺炎而伴有肾功能不全时,AMS 排泄受阻,尿 AMS 也可不升高。②慢性胰腺炎时,血、尿 AMS 活性一般不增高,但如有急性发作则可有中等程度增高。③其他:任何原因所致的胰管受阻如胆囊炎、胆石症、胰腺癌、胰腺外伤,以及流行性腮腺炎和胃肠穿孔等,血、尿 AMS 亦可升高,但增高程度不及急性胰腺炎明显。

(2)AMS 减低:主要见于①慢性胰腺炎:AMS 减低多由于胰腺组织严重破坏,导致胰腺分泌功能障碍所致。②胰腺癌:AMS 减低多由于肿瘤压迫时间过久,腺体组织纤维化,导致分泌功能减低所致。③其他:肾衰竭晚期,肾脏排泄 AMS 减少,尿液 AMS 可减低;巨淀粉酶血症尿液 AMS 减低。

(二) 脂肪酶测定

【原理】脂肪酶(lipase,LPS/LIP)可水解长链脂肪酸甘油酯,主要由胰腺分泌而入消化道。正常血液中,LPS 含量很少,且易被肾脏清除。当胰腺分泌亢进、胰腺受损或胰管梗阻时,LPS 可大量释放入血中,致使血清 LPS 水平升高。脂肪酶检测的适应证:①急性胰腺炎的监测和排除(出现上腹部疼痛)。②慢性(复发性)胰腺炎。③胰管阻塞。④腹部疾病累及胰腺的检查。

【参考值】

比色法 <79U/L;

滴度法 <1 500U/L。

【临床意义】

(1)LPS 增高:LPS 主要用于急性胰腺炎的诊断和急腹症的鉴别诊断:①急性胰腺炎发病 4~8 小时内,血清 LPS 增高,24 小时达高峰,但与 AMS 比较升高较晚而持续时间长(10~15 天),故对急性胰腺炎后期诊断意义更大;血清 LPS 组织来源比 AMS 少,故对急性胰

笔记栏

腺炎诊断的特异性优于 AMS,两者同时测定可使敏感性达 95%。②非胰腺炎的急腹症患者,其血清 AMS 升高而 LPS 正常。③慢性胰腺炎、空腹脏器穿孔、肠梗阻、腹膜炎,以及胆总管结石、胆总管癌、十二指肠溃疡患者血清 LPS 也可增高。

(2)LPS 降低:胰腺癌或胰腺结石所致的胰腺导管阻塞时,LPS 活性可减低。LPS 减低的程度与梗阻部位、梗阻程度和剩余胰腺组织的功能有关。LPS 活性减低也可见于胰腺囊性纤维化。

### 三、心肌损伤常用酶检测

#### (一) 血清肌酸激酶测定

【原理】肌酸激酶(creatine kinase,CK)主要存在于骨骼肌、心肌,其次存在于脑、平滑肌等细胞的胞质和线粒体中,能可逆性地催化肌酸和 ATP 生成磷酸肌酸和 ADP 的反应,$Mg^{2+}$ 是 CK 的激活剂。正常人血清中 CK 含量甚微,当上述组织受损时,血液中的 CK 含量可明显增高。

【参考值】

酶偶联法:37℃时,男性 38~174U/L;女性 26~140U/L;

肌酸显色法:男性 15~163U/L,女性 3~135U/L;

连续监测法:男性 37~174U/L,女性 26~140U/L。

【临床意义】

1. 影响因素 CK 水平受性别、年龄、种族和生理状态的影响。①男性肌肉容量大,CK 活性高于女性;②新生儿出生时由于骨骼肌损伤和暂时性乏氧,可使 CK 升高;③黑人 CK 约为白人的 1.5 倍;④运动后可导致 CK 明显增高,且运动越激烈、时间越长,CK 升高越明显。

2. CK 升高

(1)心脏疾患:急性心肌梗死(AMI):发病后 3~8 小时开始增高,10~36 小时达高峰(可高达正常上限的 10~12 倍),72~96 小时后恢复正常,是 AMI 早期诊断的敏感指标之一,但诊断时应注意 CK 的时效性。在 AMI 病程中,如 CK 再次升高,往往说明心肌再次梗死。

(2)心肌炎和肌肉疾病:心肌炎时 CK 明显升高。各种肌肉疾病,如多发性肌炎、横纹肌溶解症、进行性肌营养不良等 CK 明显增高。

(3)溶栓治疗:AMI 溶栓治疗后出现再灌注情况可导致 CK 升高,使峰值提前。因此,CK 水平有助于判断溶栓后的再灌注情况。

(4)手术:心脏手术或非心脏手术均可导致 CK 增高,其增高的程度与肌肉损伤的程度、手术范围、手术时间有密切关系。

(5)其他:①假肥大型肌营养不良症(又称 Duchenne 肌营养不良症)患者血液中,CK 极度增高,而后随病程延长逐步下降;②各种原因的骨骼肌损伤,甚至在肌内注射及心导管术、电复律等时,均可引起 CK 活性升高。

3. CK 减低 长期卧床、甲状腺功能亢进、激素治疗等 CK 均减低。

#### (二) 肌酸激酶同工酶测定

【原理】CK 分子含两个亚单位 M(肌型)和 B(脑型),由这两个亚单位组成三种 CK 的同工异构酶(同工酶),即:$CK_1$(CK-BB)、$CK_2$(CK-MB)、$CK_3$(CK-MM)。CK-BB 主要存在于脑、前列腺、肠和肺等组织;CK-MB 主要存在于心肌中;CK-MM 主要存在于骨骼肌和心肌中。正常人血清中以 CK-MM 为主,CK-MB 少量(< 总活性 5%),CK-BB 极微量。分析 CK 的不同类型,对判断血清 CK 增高的鉴别诊断有重要价值。

【参考值】CK-MM 活性 94%~96%；

CK-MB 活性 <5%；

CK-BB 极少或无。

【临床意义】

1. CK-MB 增高　CK-MB 是目前诊断 AMI 最佳的血清酶学指标。CK-MB 主要来源于心肌,对 AMI 诊断的特异性和敏感性均很高,病后 3~6 小时即升高,9~30 小时达高峰,48~72 小时恢复正常水平。与 CK 比较,其高峰出现早,消失较快,用其诊断发病较长时间的 AMI 有困难,但对再发心肌梗死的诊断有重要价值。其他心肌损害(如心肌炎)、骨骼肌病变(如多发性肌炎、挤压综合征等),CK-MB 水平亦可增高。

2. CK-MM 增高　CK-MM 对诊断早期 AM 较为敏感,是骨骼肌损伤的特异指标。

3. CK-BB 增高　CK-BB 增高见于神经系统疾病,如脑梗死、脑损伤、脑出血;还可见于肺、肠、胆囊、前列腺等部位的肿瘤。

(三)乳酸脱氢酶(LDH)及其同工酶测定

见第三十九章肝脏病常用实验室检查。

## 四、其他酶检测

(一)胆碱酯酶检测

【原理】胆碱酯酶(cholinesterase,ChE)有两种。一种存在于中枢神经系统灰质、交感神经节、运动终板和红细胞中,主要作用为水解乙酰胆碱,称为乙酰胆碱酯酶(acetylcholinesterase,AChE),用于诊断有机磷农药及化学毒剂中毒。另一种存在于中枢神经系统白质、血清、肝脏、肠系膜、子宫和腺体中,生理意义不明,除能水解乙酰胆碱外,还作用于其他胆碱酯类,称为假性胆碱酯酶(pseudocholinesterase,PChE),用于诊断肝脏疾病。

【参考值】PChE:30 000~80 000U/L;

AChE:80 000~120 000U/L。

【临床意义】

(1)ChE 增高:主要见于肾脏疾病、肥胖症、脂肪肝、甲状腺功能亢进等,也可见于精神分裂症、溶血性贫血、巨幼细胞性贫血等。

(2)ChE 降低:主要见于有机磷农药中毒、慢性肝炎、肝硬化、肝癌、营养不良、恶性贫血、急性感染、心肌梗死等,也可见于摄入雌激素、皮质醇等药物。

(二)酸性磷酸酶检测

【原理】酸性磷酸酶(acid phosphatase,ACP)是一种在酸性条件下能水解各种正磷酸单酯的酶。ACP 广泛存在于机体细胞的溶酶体中。血清 ACP 主要来自前列腺,称前列腺酸性磷酸酶(p-ACP),可被酒石酸抑制;还可来自骨、肝、脾、红细胞、血小板等,称非前列腺酸性磷酸酶,不被酒石酸抑制,称酒石酸抵抗 ACP(tr-ACP)。男性 ACP 的 1/3~1/2 来自前列腺;女性 ACP 主要来自肝、红细胞、血小板。

【参考值】0.9~1.9U/L。

【临床意义】

(1)前列腺疾患:ACP 增高主要用于诊断前列腺癌(可达参考值的数十倍)。其活性升高还见于前列腺增生症、前列腺炎(酒石酸抑制试验可区别 PAP 与非 PAP)。

(2)其他:ACP 增高还见于骨病(如原发性骨肿瘤、恶性肿瘤骨转移、多发性骨髓瘤、代谢性骨病、骨质疏松症等)、肝病(肝癌、肝硬化、肝炎等)和血液病(血小板减少症、白血病、霍奇金病、溶血等)。

## 第六节　心脏病生物标志物检测

心肌缺血损伤时的生物化学指标变化较多,如心肌酶和心肌蛋白等,但反映心肌缺血损伤的理想生物化学指标应具有以下特点:①具有高度的心脏特异性;②心肌损伤后迅速增高,并持续时间较长;③检测方法简便快捷;④其应用价值已由临床所证实。

### 一、心肌坏死标记物检测

#### (一)肌钙蛋白检测

心肌肌钙蛋白(cardiac troponin,cTn),是横纹肌的结构蛋白,通过影响钙的代谢调节肌肉的收缩。心肌肌钙蛋白由三个亚基组成:肌钙蛋白 T(原肌球蛋白结合亚基,TnT)、肌钙蛋白 I(抑制亚基,TnI)和肌钙蛋白 C(钙结合亚基,TnC)。TnT 与 TnI 是心肌细胞的特有成分。心肌损伤坏死时,因心肌细胞通透性增加或从心肌纤维上降解下来而导致血清 cTn 升高,故血清 cTn 是反映心肌损伤的特异性标志,其特异性和灵敏性均优于常用的心肌酶检测。与标准 cTn 检测相比,高敏肌钙蛋白(high-sensitivity cardiac troponin,hs-cTn)检测对于急性心肌梗死有较高的预测价值,可减少"肌钙蛋白盲区"时间,更早地检测急性心肌梗死。值得注意的是,心肌损伤标志物的升高仅提示心肌损伤的存在,并不代表心肌损伤一定由冠状动脉阻塞引起。

【参考值】

TNT:0.02~0.13μg/L,>0.2μg/L 为诊断临界值,>0.5μg/L 可以诊断 AMI。

TNT:<0.2μg/L,1.5μg/L 为诊断临界值。

【临床意义】

(1)急性心肌梗死:冠状动脉阻塞后,血清 TnT 和 TnI 在 AMI 在 3~6 小时开始升高,10~24 小时达高峰,恢复正常时间 TnT 为 10~15 天,TnI 为 5~7 天。其升高倍数 TnT 为 30~200 倍,TnI 为 20~50 倍。TnT 诊断 AMI 灵敏度可达 50%~59%,特异性为 74%~96%;TnI 诊断 AMI 灵敏度可达 6%~44%,特异性为 93%~99%,明显优于 CK-MB 和 LDH。TnT、TnI 与肌酸激酶及其同工酶组合用于 AMI 诊断,是十分灵敏和特异性的指标。而且 cTn 在血中持续时间较长(TnI 5~7 天,TnT 10~15 天),有利于发现较长时间内的 AMI,但不易诊断病程中发生的再梗死,对监测溶栓治疗和诊断胸痛发生后 1~2 周内的亚急性心肌梗死和隐匿性心肌梗死有一定意义。

(2)非冠状动脉性心肌损伤:休克、严重呼吸衰竭、严重心力衰竭、过速和/或过缓型心律失常、心肌炎、心脏挫伤、外科手术、射频消融术、人工起搏或除颤器电击、横纹肌溶解累及心脏、心脏毒性药物(如蒽环类药、赫赛汀)、严重肺栓塞或肺动脉高压、肾衰竭、严重的急性神经性疾病、心脏浸润性疾病如淀粉样变性和结节病、剧烈运动等。

#### (二)肌红蛋白测定

肌红蛋白(myohemoglobin,Mb)是一种存在于骨骼肌和心肌中的含氧结合蛋白,正常人血中 Mb 含量极少,由肾脏排泄。当心肌和骨骼肌损害时,血中和尿中 Mb 升高,故测定 Mb 可用于诊断急性心肌梗死和某些骨骼肌的损害。

【参考值】

血 Mb 定性:阴性;

血 Mb 定量:ELISA 法:50~85μg/L,RIA 法:6~85μg/L,诊断临界值为 >75μg/L。

**【临床意义】**

1. 急性心肌梗死 AMI 发病后 30 分钟 ~2 小时内 Mb 开始升高,5~12 小时达高峰,18~30 小时恢复正常,故 Mb 可用于 AMI 的早期诊断。Mb 还可判断急性心肌梗死病情,如 Mb 持续增高或反复波动,提示 AMI 持续存在或再次发生心肌梗死及梗死面积扩展等。

2. 骨骼肌损伤、肌营养不良、多发性肌炎等 Mb 亦升高。另外,Mb 升高还见于肾衰竭、心力衰竭等。

## 二、心力衰竭标志物(B 型心钠素)测定

心钠素(cardiac natriuretic peptides,cNP)是由心血管组织分泌的一种神经激素(活性多肽),其主要功能是增加尿 / 钠排泄,降低血管紧张素 - 醛固酮引起的血管收缩及血压升高。cNP 有三种:① ANP(心房利尿钠肽,由心房分泌);② BNP(脑利尿钠肽,又称脑钠肽);③ CNP(C 型利尿钠肽)。其中脑利尿钠肽(brain natriuretic peptide,BNP)最稳定,被作为心衰的诊断指标。BNP 主要在心室表达,同时也存在于脑组织中。BNP 的主要生物学作用是参与钠调节,促进尿钠排泄和利尿,扩张血管,维持血压的动态平衡,同时拮抗肾素 - 血管紧张素 - 醛固酮系统使心输出量增加。当左心室功能不全时,由于心肌扩张而快速合成释放入血,有助于调节心脏功能。心肌细胞所分泌的 BNP 先以前体(pro-BNP)形式存在,当心肌细胞受到刺激时,在活化酶的作用下裂解为活性形式的 active-BNP(BNP)和非活性形式的 NT-pro-BNP。NT-pro-BNP 的生物学半衰期为 60~120 分钟,而 BNP 仅为 20 分钟。BNP 的释放与心衰程度密切相关,心衰程度加重,BNP 的释放增加。

**【参考值】** BNP 为 1.5~9.0pmol/L;判断值 >22pmol/L(100ng/L);NT-pro-BNP 为 <125ng/L。由于 BNP 和年龄有关,老年人高于青年人,故往往根据年龄分层况设定诊断界值。

**【临床意义】**

1. 心力衰竭 BNP 和 NT-proBNP 可用于因呼吸困难而疑为心力衰竭患者的诊断和鉴别诊断。心源性呼吸困难 BNP 升高,肺源性呼吸困难 BNP 不升高。

在急性心衰的诊断中,BNP>500ng/L,诊断急性心衰的阳性预测值约 90%;NT-proBNP 则需根据年龄分层设定诊断界值,50 岁以下的成人 NT-proBNP 血浆浓度 >450ng/L,50 岁以上 >900ng/L,75 岁以上 >1 800ng/L,其诊断心衰的阳性预测值约 88%。当 BNP<100ng/L 或 NTproBNP<300ng/L 时,不考虑心衰诊断的阴性预测值分别为 90% 及 98%~99%。

在慢性心衰诊断的诊断中,如 BNP<35ng/L,NT-proBNP<125ng/L,心衰诊断的可能性非常小,阴性预测值高。如果高于上述诊断界值,则需进一步检查,结合临床诊断。BNP 升高幅度与心衰严重程度成正比。BNP 可作为慢性心衰治疗监测、病情观测的指标。

2. 其他原因 ①部分引起心房扩张、血容量增加、血钠离子浓度增高、血管紧张素增多的疾病:如冠心病、孤立性心房颤动、肺栓塞、肺动脉高压、败血症、急性呼吸窘迫综合征、卒中等,也会刺激心脏释放 BNP 及 NT-proBNP;②肾功能不全;③应激状态。

# 第七节 内分泌激素检查

## 一、甲状腺素测定

甲状腺素(thyroxine,$T_4$)是含有四碘的甲腺原氨酸。甲状腺分泌的 $T_4$ 多数与甲状腺结合球蛋白(TBG)结合,仅少数呈游离状态。结合型 $T_4$ 与游离型 $T_4$($FT_4$)之和称总甲状腺素

（$TT_4$）。结合型 $T_4$ 不能进入外周组织细胞,只有转变为 $FT_4$ 后才能进入组织细胞发挥其生理作用,故 $FT_4$ 较 $TT_4$ 更有价值。

【参考值】

$TT_4$:65~155nmol/L。

【临床意义】

$TT_4$ 是测定甲状腺功能的基本方法,对未经治疗的甲亢及甲减的诊断符合率均在 96% 以上。但受 TBG 浓度或结合力改变(如妊娠、哺乳、肝硬化、肾病综合征等)的影响。

(1)$TT_4$ 增高:主要见于甲亢、先天性甲状腺素结合球蛋白增多症、原发性胆汁性肝硬化、甲状腺激素不敏感综合征、妊娠以及口服避孕药或雌激素等。另外,$TT_4$ 增高也可见于严重感染、心功能不全、肝脏疾病、肾脏疾病等。

(2)$TT_4$ 减低:主要见于甲减、缺碘性甲状腺肿、慢性淋巴细胞性甲状腺炎、低甲状腺素结合球蛋白血症等。另外,$T_4$ 减低也可见于甲亢的治疗过程中、糖尿病酮症酸中毒、恶性肿瘤、心力衰竭等。

## 二、三碘甲状腺原氨酸测定

三碘甲状腺原氨酸(triiodothyronine,$T_3$)是由 $T_4$ 在肝脏和肾脏中经过脱碘后转变而来,$T_3$ 的含量是 $T_4$ 的 1/10,但其生理活性是 $T_4$ 的 3~4 倍。$T_3$ 多数与 TBG 结合,少数呈游离状态。结合型 $T_3$ 与游离型 $T_3$($FT_3$)之和称总甲状腺素($TT_3$)。结合型 $T_3$ 不能进入外周组织细胞,只有转化成 $FT_3$ 后才能进入细胞发挥其生理功能。因此测定 $FT_3$ 比 $TT_3$ 更有意义。

【参考值】

$TT_3$:1.6~3.0nmol/L。

【临床意义】

(1)$TT_3$ 增高:$TT_3$ 是诊断甲亢最灵敏的指标,也是诊断 $T_3$ 型甲亢的特异性指标。甲亢时 $TT_3$ 高出正常人 4 倍,而 $TT_4$ 仅为 2.5 倍。某些患者 $TT_4$ 增高前往往已有 $TT_3$ 增高,可作为甲亢复发的先兆。因此,$TT_3$ 具有判断甲亢有无复发的价值。

(2)$TT_3$ 降低:甲减时 $TT_3$ 可减低,但由于甲状腺仍具有产生 $T_3$ 的能力,所以 $T_3$ 减低不明显,有时甚至轻度升高。因此,$T_3$ 不是诊断甲减的灵敏指标。另外,$TT_3$ 降低也可见于肢端肥大症、肝硬化、肾病综合征和使用激素等。

## 三、游离 T3、T4 测定

【参考值】

游离 $T_3$($FT_3$):6.0~11.4pmol/L;

游离 $T_4$($FT_4$):10.3~25.7pmol/L。

【临床意义】$FT_3$ 和 $FT_4$ 不受 TBG 的影响,是诊断甲状腺功能的灵敏指标。灵敏度、特异性优于 $TT_3$ 和 $TT_4$。早期或复发先兆甲亢时,$FT_3$ 升高早于 $FT_4$;但 $FT_3$ 对甲减的诊断价值不及 $FT_4$。

## 四、促甲状腺激素测定

垂体前叶分泌促甲状腺激素(TSH),调节甲状腺激素的合成和分泌。TSH 受下丘脑的调节,血液循环中甲状腺激素又能反馈影响 TSH。

【参考值】2~10mU/L。

【临床意义】TSH 是诊断原发性和继发性甲状腺功能减退症的最重要的指标之一。

FT₃、FT₄、TSH 是评价甲状腺功能的首选指标。甲状腺功能亢进时 TSH 降低,甲状腺功能减低时 TSH 增高。如 TSH 升高而 T₃、T₄ 正常可能为亚临床型甲减,TSH 降低而 T₃、T₄ 正常可能为亚临床型甲亢。

## 五、甲状腺球蛋白测定

甲状腺球蛋白(thyroglobulin,TG)属糖蛋白,分子量约 660 000,由两条蛋白链构成。TG 绝大多数由甲状腺细胞合成并释放进入甲状腺滤泡的残腔中。TSH、甲状腺体内碘缺乏和甲状腺刺激性免疫球蛋白等因素可刺激 TG 的产生。TG 在外周甲状腺激素 T₃ 和 T₄ 的合成中起决定作用。它含有约 130 个酪氨酸残基,在甲状腺过氧化物酶和碘的存在下,一部分可碘化成单碘酪氨酸(MIT)和双碘酪氨酸(DIT),并可进一步偶联成 T₃ 和 T₄。TG 在甲状腺细胞中合成并运输到滤泡的过程中,少量可进入血液。因此,在正常人的血液中可有低浓度的 TG 存在。在低浓度的 TG 存在提示有甲状腺组织的存在。甲状腺全切除术后血液中就不再有可测出的 TG。在先天性甲状腺功能低下患者中,检测 TG 可鉴别甲状腺完全缺损、甲状腺发育不全或其他病理状况。另一方面,甲状腺滤泡壁的损伤可导致大量的 TG 进入血液,因此,TG 也被认为是判断甲状腺体形态完整性的特殊标志物。

【参考值】15~34mg/L。

【临床意义】甲状腺功能亢进、甲状腺结节、甲状腺癌时,TG 增高。TG 测定也可用于鉴别亚急性甲状腺炎和假性甲状腺毒素症。亚急性甲状腺炎活动期,TG 增高,炎症控制后,TG 迅速降至参考范围内。假性甲状腺毒症因 TSH 的抑制,TG 含量低。抗 TG 抗体的存在可导致 TG 测定的错误结果。

## 六、抗甲状腺过氧化物酶抗体测定

甲状腺过氧化物酶(thyroid peroxidase,TPO)存在于甲状腺细胞的微粒体中,并表达在细胞的表面。该酶与甲状腺球蛋白(TG)协同作用将 L- 酪氨酸碘化,并将一碘酪氨酸和二碘酪氨酸连接成为甲状腺激素 T₃、T₄ 和 rT₃。TPO 是一潜在的自身抗原。自身免疫性疾病引起的数种甲状腺炎常伴有血中抗甲状腺过氧化物酶抗体(anti-thyroid peroxidase antibody,anti-TPO)升高。目前仍可经常见到的"抗微粒体抗体"这一名词,从临床角度看,可认为是抗 TPO 抗体的同义词,但是两者检测方法不同,还是存在区别。尽管两种方法在临床诊断敏感性上可以相比较,但由于抗 TPO 抗体试验采用纯化的过氧化物酶作为抗原,所以在批间的重复性、临床特异性方面均优于"抗微粒体抗体"试验。

【参考值】<34IU/ml(妊娠期女性、儿童、青春期者不适用)。

【临床意义】抗 TPO 抗体升高可见于 90% 的慢性桥本甲状腺炎以及 70% 的突眼性甲状腺肿患者。本实验与其他抗甲状腺抗体测定方法(如抗 -TG、抗 TSH 受体抗体)同时测定可提高敏感性,但抗 TPO 抗体未增高不能排除自身免疫疾病的可能性。抗 TPO 抗体增高的程度与疾病的程度无关系。随着病程的延长或缓解,抗 TPO 抗体可恢复正常。如在疾病的缓解期再度出现抗 TPO 抗体增高,即有恶化的可能。

## 七、甲状旁腺素测定

甲状旁腺素(parathormone 或 parathyroid hormone,PTH)是甲状旁腺主细胞分泌的一种含有 84 个氨基酸的直链肽类激素,其主要靶器官有肾脏、骨骼和肠道。PTH 的主要生理作用是拮抗降钙素、动员骨钙释放、加快磷酸盐的排泄和维生素 D 的活化等。

【参考值】免疫化学发光法:1~10pmol/L。

【临床意义】

（1）PTH 增高：是诊断甲状旁腺功能亢进症（hyperparathyroidism）的主要依据。若 PTH 增高，同时伴有高血钙和低血磷，则为原发性甲状旁腺功能亢进症，多见于维生素 D 缺乏、肾衰竭、吸收不良综合征等。PTH 增高也可见于肺癌、肾癌所致的异源性甲状旁腺功能亢进等。

（2）PTH 减低：主要见于甲状腺或甲状旁腺手术后、特发性甲状旁腺功能减退症（hypoparathyroidism）等。

## 八、降钙素测定

降钙素（calcitonin，CT）是由甲状腺 C 细胞分泌的多肽激素。CT 的主要作用是降低血钙和血磷，其主要靶器官是骨骼，对肾脏也有一定的作用。CT 的分泌受血钙浓度的调节，当血钙浓度增高时，CT 的分泌也增高。CT 与 PTH 对血钙的调节作用相反，共同维持着血钙浓度的相对稳定。

【参考值】<100ng/L。

【临床意义】

（1）CT 增高：是诊断甲状腺髓样癌（medullary carcinoma of thyroid）常用指标之一，对判断手术疗效及术后复发有重要价值。另外 CT 增高也可见于燕麦细胞型癌症、结肠癌、乳癌、胰腺癌、前列腺癌、严重骨病和肾脏疾病等。

（2）CT 减低：主要见于甲状腺切除术后、重度甲状腺功能亢进等。

## 九、雌二醇测定

雌二醇（estradiol，$E_2$）是雌激素中生理活性最高的激素，由睾丸、卵巢和胎盘分泌，或由雌激素转化而来。其生理功能是促进女性生殖器官的发育和第二性征的出现，并维持正常状态。

【参考值】

男性：青春期前 7.3~36.7pmol/L；成人 50~200pmol/L。

女性：青春期前 7.3~28.7pmol/L；卵泡期 94~433pmol/L；黄体期 499~1 580pmol/L；排卵周期 704~2 200pmol/L；绝经期 <40~100pmol/L。

【临床意义】

（1）增高 ①生理性，如妊娠，尤其是双胎或多胎；②男性女性化；③卵巢肿瘤及性腺细胞瘤；④肝硬化等。

（2）减低 ①原发性或继发性性腺功能低下，如卵巢发育不全、卵巢切除、下丘脑和垂体病变等；②青春期延迟、原发性和继发性闭经、绝经、口服避孕药等。

## 十、睾酮测定

睾酮（testosterone）是男性最重要的雄激素（androgen），脱氢异雄酮（dehydroepiandrosterone，DHEA 或 dehydroisoandrosterone，DHIA）和雄烯二酮（androstenedione）是女性的主要雄性激素。血浆睾酮浓度可反映睾丸的分泌功能，血液中具有活性的游离睾酮仅为 2%。睾酮分泌具有昼夜节律性变化，上午 8 时为分泌高峰。因此，测定上午 8 时的睾酮浓度对评价男性睾丸分泌功能具有重要价值。

【参考值】

男性：青春期（后期）100~200ng/L；成人 300~1 000ng/L。

女性：青春期(后期)100~200ng/L；成人 200~800ng/L；绝经后 80~350ng/L。

【临床意义】

(1)睾酮增高：主要见于睾丸间质细胞瘤、男性性早熟(sexual precosity)、先天性肾上腺皮质增生症、肾上腺皮质功能亢进症、多囊卵巢综合征等，也可见于女性肥胖症、中晚期妊娠及应用雄激素等。

(2)睾酮减低：主要见于原发性小睾丸症、睾丸不发育症(testicular agenesis)、Kallmann综合征(嗅神经 - 性发育不全综合征)、男性 Turner 综合征等，也可见于睾丸炎症、肿瘤、外伤、放射性损伤等。

## 十一、孕酮测定

孕酮(progesterone)是由卵巢、胎盘和肾上腺皮质分泌，起调节月经周期和维持妊娠的作用。同雌激素配合，形成月经周期，并促进乳腺发育。

【参考值】卵泡期(早)(0.7 ± 0.1)μg/L；卵泡期(晚)(0.4 ± 0.1)μg/L；排卵期(1.6 ± 0.2)μg/L；黄体期(早)(11.6 ± 1.5)μg/L；黄体期(晚)(5.7 ± 1.1)μg/L。

【临床意义】

(1)升高：见于葡萄胎、妊娠高血压疾病、卵巢肿瘤、多胎妊娠等。

(2)降低：见于黄体功能不全、原发性和继发性闭经、无排卵型功能性子宫出血等。

● (吴 忆)

## 复习思考题

1. 简述测定糖化血红蛋白(GHb)的临床意义。

2. 简述临床如何应用 OGTT 试验诊断糖尿病和判断糖耐量异常(IGT)。

3. 简述在诊断急性胰腺炎时，血、尿淀粉酶(AMS)变化的规律。

4. 试述急性心肌梗死时(AMI)时肌酸激酶(CK)、肌酸激酶同工酶和心肌肌钙蛋白 T(cTnT)测定的临床意义。

5. 请论述抗 TPO 抗体检测对于临床疾病诊断的意义。

扫一扫
测一测

# 第四十三章

## 临床常用免疫学检查

### 学习目标

1. 掌握 Ig、CH$_{50}$、C$_3$、ASO、AFP、CEA、CA125、PSA、CA19-9、RF、ANA 检测的临床意义。
2. 掌握肥达试验、肿瘤标志物、自身抗体、结核抗体、ASO、TORCH 的基本概念。
3. 熟悉 M 蛋白、尿本周蛋白、冷球蛋白、C 反应蛋白、循环免疫复合物、T 细胞表型、抗肝抗原自身抗体的基本概念和临床意义。

## 第一节　血清免疫球蛋白检测

### 一、血清正常免疫球蛋白检测

【原理】免疫球蛋白（immunoglobulin, Ig）是一类具有抗体活性或化学结构与抗体类似的球蛋白，是机体特异性体液免疫反应的物质基础。由 B 淋巴细胞受抗原刺激后增殖分化形成的浆细胞合成和分泌，存在于人体的血液、体液、外分泌液及某些细胞（如淋巴细胞）膜上。应用免疫电泳和超速离心分析，可将 Ig 分为 IgG、IgA、IgM、IgD 和 IgE 5 类。Ig 的检测均是利用特异性的抗原抗体反应进行的。血清 IgG、IgA、IgM 含量较高，可采用单向免疫扩散法、免疫比浊法检测；IgD 和 IgE 含量较低，常用化学发光免疫分析法、酶联荧光免疫分析法及酶联免疫分析试验（ELISA）检测。

免疫球蛋白 G（immunoglobulin G, IgG）主要由脾脏和淋巴结中的浆细胞合成与分泌，约占血清中 Ig 的 70%~80%。出生后 3 个月开始合成，3~5 岁接近成人水平，半衰期 20~23 天。是唯一能够通过胎盘的 Ig，使新生儿自然获得免疫抗体。血清中 80% 的抗细菌、抗病毒、抗毒素抗体属于 IgG。

免疫球蛋白 A（immunoglobulin A, IgA）分为血清型 IgA 与分泌型 IgA（sIgA）两种。血清型 IgA 占血清中 Ig 的 10%~15%；sIgA 由呼吸道、消化道、泌尿生殖道的淋巴样组织大量合成，在外分泌液系统中发挥其重要的免疫"屏障"功能。

免疫球蛋白 M（immunoglobulin M, IgM）是分子量最大的 Ig，占血清中 Ig 的 5%~10%。IgM 是机体受抗原刺激后最先产生的抗体，其杀菌、溶菌、溶血、促吞噬及凝集作用比 IgG 高 500~1 000 倍，在机体早期的免疫防御中占有重要地位。IgM 具有强的凝集抗原能力。

免疫球蛋白 D（immunoglobulin D, IgD）在正常人血清中仅占 Ig 的 0.02%~1%，且极易被纤溶酶和 / 或胰蛋白酶水解。已发现有些抗核抗体、抗基底膜抗体、抗甲状腺抗体和抗链球菌溶血素 O 抗体等属于 IgD。

免疫球蛋白 E（immunoglobulin E，IgE）主要由消化道、上呼吸道黏膜下的浆细胞分泌，在血清中是最少的一种抗体（0.002%）。IgE 是亲细胞抗体，介导 I 型超敏反应。

**【参考区间】**

IgG：7.0~16.6g/L；IgA：0.7~3.5g/L；IgM：0.5~2.6g/L。

**【临床意义】**

1. Ig 减低　分为原发性降低和继发性降低。

继发性降低临床更常见，主要见于大量蛋白丢失的疾病、感染性疾病以及长期使用免疫抑制剂的患者等。原发性降低主要见于体液免疫缺陷病和联合免疫缺陷病。

2. Ig 增高　分为多克隆性增高和单克隆性增高。

多克隆性增高临床更常见。①肝脏疾病：如慢性活动性肝炎等，三种 Ig 均增高；②各种慢性感染：如肺结核等，主要是 IgG 升高；③某些自身免疫病，如系统性红斑狼疮患者以 IgG、IgA 升高较多见，类风湿关节炎患者以 IgM 升高为主。

单克隆性增高主要是指患者血清中某一类 Ig 含量显著增多。主要见于免疫增殖性疾病。①原发性巨球蛋白血症，IgM 明显增高；②多发性骨髓瘤，可分为 IgG 型、IgA 型、IgD 型和 IgE 型多发性骨髓瘤；③过敏性皮炎、哮喘等 I 型超敏反应性疾病可表现为 IgE 增高。

3. IgG 亚类　IgG 有 4 个亚类：$IgG_1$、$IgG_2$、$IgG_3$、$IgG_4$，分别占 Ig 总量的 60%~70%、14%~20%、4%~8%、2%~6%。当某一类 IgG 亚类含量低于正常时，称为 IgG 亚类缺陷。IgG 亚类缺陷可表现为反复呼吸道感染、腹泻、中耳炎、鼻窦炎、支气管扩张及哮喘等。临床上存在部分患者总 IgG 正常甚至偏高，但 IgG 亚类异常，此时检测 IgG 亚类比总 IgG 更有价值。

## 二、血清异常免疫球蛋白检测

### (一) M 蛋白

**【原理】** M 蛋白（monoclonal protein，MP）即单克隆免疫球蛋白，是单克隆 B 淋巴细胞或浆细胞异常增生时产生的大量均一的、具有相同氨基酸序列以及空间构象和电泳特性的 Ig。一般不具有抗体活性。

**【参考区间】** 阴性。

**【临床意义】** 血清 MP 阳性提示单克隆免疫球蛋白增殖病。

(1) 多发性骨髓瘤：占 MP 血症的 35%~65%，以 IgG 型最常见，其次为 IgA 型；IgD 和 IgE 型罕见。

(2) 良性 MP 血症：是指血清或尿中存在单一 Ig 或其片段，原因不明，长期观察未发现骨髓瘤或巨球蛋白血症证据。老年人中发现良性 MP 血症者较多，应注意与多发性骨髓瘤相鉴别。

(3) 其他：①巨球蛋白血症：又称 Waldenstrom 病。血液中存在大量的单克隆 IgM，80% 的 MP 为 κ 轻链，20% 为 λ 轻链。②重链病（heavy chain diseases，HCD）：其 MP 实质为 Ig 重链合成异常增多。现已发现有 α 重链病、γ 重链病和 μ 重链病等。③半分子病：由 MP 一条重链和一条轻链构成的半个 Ig 分子的单克隆蛋白片段异常增生而导致的疾病，现已发现有 IgA 类和 IgG 类半分子病。④非霍奇金淋巴瘤：血液中可发现 M 蛋白。

### (二) 尿本周蛋白

本周蛋白（Bence-Jones protein）的本质是免疫球蛋白轻链及其二聚体和四聚体。正常血清中及尿中含量很少（尿 4μg/ml，24 小时尿 <2mg），增多主要见于骨髓瘤患者。

# 第二节 血清补体的检测

补体（complement，C）是存在于人和脊椎动物新鲜血清、组织液及细胞膜表面的一组活化后具有酶活性的球蛋白。可辅助和补充特异性抗体介导的溶菌、溶血作用，故称补体。由固有成分、补体受体及调节蛋白等 30 余种可溶性蛋白和膜结合蛋白组成，故称补体系统。具有溶细胞、调理、炎症介质及免疫黏附等生物学作用。补体成分的性质不稳定，易受各种理化因素的影响，如 56℃温育 30 分钟即被灭活。

## 一、血清总补体活性检测

【原理】总补体溶血活性（total hemolytic complement activity，$CH_{50}$）反映补体 9 种成分的综合水平。补体系统能被溶血素致敏的绵羊红细胞（抗原 - 抗体复合物）所激活，导致补体的连锁性活化，引起致敏绵羊红细胞溶解（溶血）。补体活性与溶血程度之间在一定范围内（20%~80% 溶血率）呈正相关，故一般以 50% 溶血作为终点（即 $CH_{50}$）较为准确。

血清总补体活性通过检测补体被激活后的最终效应，了解补体的整体功能。应用不同的激活物可激活不同的补体活化途径。检测血清总补体活性时，通常以红细胞溶解为指示，以 50% 溶血为判断终点，称 50% 补体溶血试验（50% complement hemolysis，$CH_{50}$）。包括用于检测经典途径的 $CH_{50}$（classical pathway-$CH_{50}$，CP-$CH_{50}$）和用于检测旁路途径的 $CH_{50}$（alternative pathway-$CH_{50}$，AP-$CH_{50}$）。CP-$CH_{50}$ 通常简称 $CH_{50}$，AP-$CH_{50}$ 通常简称 $AH_{50}$。

抗体致敏的绵羊红细胞作为抗原抗体复合物，可激活补体的经典途径，导致红细胞溶解。以溶血百分率为纵坐标、补体活性（豚鼠血清用量）为横坐标作图，可获得 S 形曲线。从 S 形曲线可见，在溶血率 30%~70% 之间，S 形曲线为陡峭的直线，即此阶段溶血率对补体量的变化非常敏感。故而试验常以 50% 溶血作为判定终点，它比 100% 溶血更敏感，故称 50% 补体溶血试验（$CH_{50}$）。以引起 50% 溶血所需要的最小补体量为一个 $CH_{50}$ 单位（U），显然补体活性越强，引起 50% 溶血所需要血清量越少，$CH_{50}$ 单位值与血清用量成反比，故

$$CH_{50}（U/ml）=（1/ 终点管血清用量 ml）× 稀释倍数$$

即 $CH_{50}$ 反映血清总的补体活性。

【参考区间】50~100U/ml。

【临床意义】$CH_{50}$ 检测补体经典激活途径的溶血功能，反映 C1~C9 等经典途径补体成分活性的综合水平。

（1）$CH_{50}$ 增高：多见于急性感染、肿瘤、组织损伤、自身免疫性疾病。

（2）$CH_{50}$ 降低：多见于①合成减少，如肝病患者、原发性补体缺陷等；②消耗增加，如急性肾小球肾炎、SLE 活动期；③丢失过多，如大面积烧伤、肾病综合征等。

## 二、血清 C3、C4 含量检测

【原理】补体系统各成分的含量和活性与机体的免疫功能密切相关。通过检测补体系统的某个成分，可评估机体的免疫功能状态，进而辅助诊治相关疾病。单个成分通常检测 C3、C4 等在血清中的含量。

C3 属 $β_2$- 球蛋白，主要由肝细胞合成与分泌，分子量为 195 000，是血清中含量最多的补

体成分,参与补体活化的经典、旁路及 MBL 途径,因而可以反映出补体的活化情况。C4 属β$_1$- 球蛋白,由肝脏、吞噬细胞合成,分子量为 210 000,主要参与补体活化的经典及 MBL 途径。临床上多采用速率散射比浊法检测。

【参考区间】C3 :0.9~1.8g/L;C4 :0.1~0.4g/L。

【临床意义】C3、C4 是血清含量最多的补体成分,临床意义类似于 CH50。

(1)C3、C4 含量增高:C3、C4 属急性时相反应蛋白,当机体受到各种急性刺激时均可升高。如急性感染、急性创伤、心肌梗死以及恶性肿瘤等。

(2)C3、C4 含量降低:见于①合成减少,如肝病患者、原发性补体缺陷等;②消耗增加,如急性肾小球肾炎、SLE 活动期、类风湿关节炎等,而病毒性肾炎患者 C3 多正常;③丢失过多,如大面积烧伤、肾病综合征等。

# 第三节 细胞免疫检测

淋巴细胞是构成机体免疫系统的主要细胞群体,人体的淋巴细胞主要分为 T 细胞、B 细胞和 NK 细胞等,它们又分别有若干亚群,各有其特异的表面标志和功能。临床上各种免疫性疾病均可出现不同淋巴细胞群数量和功能的变化,淋巴细胞检查可判断细胞免疫功能。

## 一、T 细胞亚群表型检测

【原理】国际上将来自不同实验室的单克隆抗体所识别的同一种分化抗原称分化群(cluster of differentiating,CD)。CD 分子是主要的 T 细胞分化抗原,CD3 是所有 T 细胞的特有标志,CD4 是辅助性 T 细胞(Th)的标志,CD8 是细胞毒性 T 细胞(Tc)或抑制性 T 细胞(Ts)的标志。可用流式细胞术(FCM)、免疫荧光法等检测淋巴细胞亚群功能。

【参考区间】免疫荧光法(IFA):CD3$^+$ 63.1% ± 10.8%;

CD3$^+$ CD4$^+$(Th) 42.8% ± 9.5%;

CD3$^+$ CD8$^+$(Ts) 19.6% ± 5.9%;

CD4$^+$ CD8$^+$(Th/Ts) (2.2 ± 0.7)/1。

流式细胞术:CD3$^+$ 61%~85%;

CD3$^+$ CD4$^+$(Th) 28%~58%;

CD3$^+$ CD8$^+$(Ts) 19%~48%;

CD4$^+$ CD8$^+$(Th/Ts) (0.9~2.0)/1。

【临床意义】CD3 分子是 T 细胞表面所特有的标志;CD4$^+$T 细胞主要为 Th;CD8$^+$T 细胞主要为 Tc;CD4$^+$/CD8$^+$ 比值降低常见于 AIDS 及恶性肿瘤等。

1. CD3$^+$T 细胞 CD3 分子表达于所有成熟的 T 淋巴细胞表面,是 T 细胞表面所特有的标志,能反映 T 细胞总数的变化。CD3 分子的主要功能是稳定 T 细胞抗原受体(TCR)的结构,并在 TCR 识别和结合抗原后,诱导 T 细胞活化。CD3$^+$T 细胞降低见于免疫缺陷性疾病,如 AIDS、联合免疫缺陷病等;亦见于恶性肿瘤、系统性红斑狼疮、采用放疗及化疗或应用免疫抑制剂等。CD3$^+$T 细胞升高见于甲状腺功能亢进、慢性淋巴细胞性甲状腺炎、重症肌无力、中度慢性肝炎及器官移植后排斥反应等。

2. CD4$^+$T 细胞 CD4 分子属 Ig 基因超家族的成员,辅助性 T 细胞(Th)表面表达 CD4 分子。CD4 分子是人类免疫缺陷病毒(HIV)的主要受体。CD4$^+$T 细胞降低见于某些病毒感染性疾病,如 AIDS、巨细胞病毒感染,也可见于全身麻醉、严重创伤及应用免疫抑制剂等。CD4$^+$T 细胞升高见于类风湿关节炎活动期。

3. CD8$^+$T 细胞 CD8 分子主要是细胞毒性 T 细胞(Tc 或 TCL)的标志,可特异性地杀伤携带致敏抗原的靶细胞,如肿瘤细胞、病毒感染的细胞等。CD8$^+$T 细胞减低见于类风湿关节炎、重症肌无力、2 型糖尿病、膜性肾小球肾炎等;CD8$^+$T 细胞升高见于传染性单核细胞增多症、巨细胞病毒感染、慢性乙型肝炎等。

4. CD4$^+$/CD8$^+$ 细胞比值 降低常见于 AIDS(常 <0.5)、恶性肿瘤进行期和复发时,亦见于传染性单核细胞增多症、巨细胞病毒感染等。增高见于类风湿关节炎活动期、SLE、多发性硬化症、重症肌无力、膜性肾小球肾炎等。器官移植后 CD4/CD8 比值动态增高,预示可能发生排斥反应。

## 二、B 细胞亚群检测

【原理】CD19 和 CD20 分子是 B 细胞特有的表面标志,存在于前 B 细胞、未成熟 B 细胞和成熟的 B 细胞表面。其主要功能是调节 B 细胞活化。CD20 在 B 细胞激活后消失。CD22 分子只存在于成熟的 B 细胞中。应用 CD19、CD20 和 CD22 等单克隆抗体,分别与 B 细胞表面抗原结合,通过免疫荧光法、免疫酶标法或流式细胞术进行检测,分别求出 CD19、CD20、CD22 等阳性细胞百分率和 B 淋巴细胞数。主要检测 CD19。

【参考区间】流式细胞术:CD19 11.74% ± 3.37%。

【临床意义】CD19 是全部 B 细胞共有的表面抗原,B 细胞活化后不消失,是最重要的 B 细胞标记分子。CD19$^+$ 细胞升高见于 B 细胞系的恶性肿瘤;CD19$^+$ 细胞降低见于体液免疫缺陷病及使用化疗或免疫抑制剂后。

# 第四节 自身抗体检测

机体针对自身组织、细胞或蛋白等抗原所产生的抗体称为自身抗体(autoantibody)。正常人体内存在浓度很低的自身抗体,自身免疫性疾病(autoimmune disease,AID)时,自身抗体浓度增高,多数 AID 都有特定的自身抗体谱。自身抗体的检查,对 AID 的诊断、疗效观察均具有重要意义。

## 一、类风湿因子检测

【原理】类风湿因子(rheumatoid factor,RF)是一种针对人体变性 IgG 分子 Fc 段的特异抗体。无种族特异性,有 IgG、IgA、IgM、IgD、IgE 5 型。主要存在于类风湿关节炎(rheumatoid arthritis,RA)患者的血清和关节液中,易与变性 IgG 的 Fc 段结合,形成抗原抗体复合物。临床通常采用乳胶凝集试验检测 IgM 型 RF。

【参考区间】乳胶凝集法:阴性;免疫比浊法:<20U/ml。

【临床意义】RF 阳性是 RA 诊断标准之一。未经治疗的 RA 患者,RF 阳性率达 80%,且滴度常 >1:160。RF 可作为疾病损伤严重性的较好的标记物,动态观察 RF 变化,可用于病情监测和疗效评定。但 RF 特异性不佳,RF 阳性也可出现于其他多种疾病,如系统性红斑狼疮、硬皮病、皮肌炎等风湿性疾病,以及传染性单核细胞增多症、感染性心内膜炎、结核病等感染性疾病,但浓度通常较低。有 1%~4% 的正常人可呈弱阳性反应,尤以 75 岁以上的老年人多见。

## 二、抗核抗体检测

### (一) 抗核抗体检测

【原理】抗核抗体(anti-nuclear antibody,ANA)是以细胞的核成分为靶抗原的自身抗体的总称,无器官及种族特异性。依所反应的细胞核抗原成分不同,ANA 分为抗核蛋白抗体、抗双链 DNA 抗体、抗单链 DNA 抗体、抗可溶性核成分抗体及抗核仁抗体等。临床常用间接免疫荧光法和 ELISA 检测。

【参考区间】阴性。

【临床意义】ANA 是系统性红斑狼疮(systems lupus erythematosus,SLE)的首选筛查实验。ANA 阳性是 SLE 的诊断标准之一。未经治疗的 SLE 患者,ANA 阳性率可达 96%(滴度在 1:128~1:2 048),阴性基本可排除 SLE。但是 ANA 诊断 SLE 特异性较差,类风湿关节炎、系统性硬化病、皮肌炎、干燥综合征、慢性肝炎等也可出现阳性反应,但滴度均较低。约有 6% 的正常人可呈弱阳性反应。

根据细胞核着染后的荧光类型,ANA 可分为 4 种。①均质型(弥漫型):全部细胞核呈均匀荧光,与抗 dsDNA 和抗组蛋白抗体有关,多见于 SLE 及硬皮病、皮肌炎等;②膜型(周边型):核边缘处荧光较强呈轮状,对应的抗体为抗 dsDNA 抗体,见于 SLE 活动期;③斑点型(颗粒型):核内呈斑块状或点块状荧光,抗体类型为可提取性核抗原(ENA)抗体,见于硬皮病及肢端动脉痉挛病;④核仁型:仅核仁处发荧光,抗体类型为 RNA,见于硬皮病及干燥综合征。

### (二) 抗双链 DNA 抗体检测

【原理】抗双链 DNA 抗体(anti-double stranded DNA,抗 dsDNA 抗体)的靶抗原是细胞核中的 dsDNA。常用间接荧光抗体法及 ELISA 测定。

【参考区间】阴性。

【临床意义】抗 dsDNA 抗体是 SLE 患者的特征性抗体。抗 dsDNA 抗体阳性是 SLE 的诊断标准之一,诊断特异性高达 95%。抗 dsDNA 抗体在 SLE 发病机制中发挥重要作用,阳性提示 SLE 处于活动期,并与狼疮性肾炎密切相关。但敏感度较差,阴性不能排除 SLE。

### (三) 抗 Smith 抗体检测

【原理】Smith(简称 Sm)抗原是可提取性核抗原的一种。抗 Sm 抗体常用免疫印迹法及 ELISA 测定。

【参考区间】阴性。

【临床意义】抗 Sm 抗体是 SLE 患者的标志性抗体。抗 Sm 抗体阳性是 SLE 的诊断标准之一,诊断特异性高达 99%,几乎仅见于 SLE。但敏感度低,仅为 20%~40%。

### (四) 抗 SSA/SSB 抗体检测

【原理】SS 指干燥综合征(Sjogren syndrome,SS),A/B 为抗原序列号,SSA 和 SSB 为可提取性核抗原。抗 SSA 抗体又称抗 Ro 抗体,其靶抗原主要为 60kD 的蛋白质。抗 SSB 抗体又称抗 La 抗体。常用免疫印迹法及 ELISA 测定。

【参考区间】阴性。

【临床意义】抗 SSA/SSB 抗体阳性为 SS 诊断标准。

1. 抗 SSA 抗体　原发性 SS 患者阳性率高达 60%~70%,但特异性较差,在 RA 等其他自身免疫病及少数正常人也可阳性。

2. 抗 SSB 抗体　SS 诊断较特异指标,但通常与抗 SSA 抗体同时出现,只有抗 SSA 抗体阳性时,抗 SSB 抗体检测才有意义。

### 三、抗肝抗原自身抗体检测

抗肝抗原自身抗体包括抗肝特异性脂蛋白抗体、抗肝细胞膜抗体、抗线粒体抗体、抗肝肾微粒体抗体、抗平滑肌抗体、抗可溶性肝抗原抗体等。这些抗体对于辅助诊断病毒性肝炎及自身免疫性肝炎具有重要意义。

（一）抗肝特异性脂蛋白抗体检测

【原理】肝特异性脂蛋白（liver specific protein antibody, LSP）是抗 LSP 抗体的靶抗原，是一种大分子脂质相关复合物，定位于肝细胞膜。LSP 不稳定，主要抗原表位是去唾液酸糖蛋白受体。

【参考区间】阴性。

【临床意义】抗 LSP 抗体主要用于辅助诊断病毒性肝炎及自身免疫性肝炎。自身免疫性肝炎活动期抗 LSP 抗体阳性率 50%~100%；急性病毒性肝炎 11%~93%；慢性病毒性乙型肝炎 28%~93%；慢性病毒性丙型肝炎 0%~10%；原发性胆汁性肝硬化 33%~51%；非肝性自身免疫病 0%~18%。

（二）抗线粒体抗体检测

【原理】抗线粒体抗体（anti-mitochondria antibody, AMA）是一组以线粒体内、外膜为靶抗原的自身抗体，主要是 IgG。首先发现于原发性胆汁性肝硬化患者血清中，无器官特异性，也无种族特异性。

【参考区间】阴性（血清滴度 <1:10）；正常人群阳性率 <10%。

【临床意义】AMA 的检测主要用于肝脏自身免疫病的诊断。原发性胆汁性肝硬化无症状患者 AMA 阳性率为 90.5%，有症状患者为 92.5%。但是，胆总管阻塞和肝外胆管阻塞为阴性。其他肝病如肝硬化、慢性肝炎、药物性肝损伤的阳性率 20%~30%。

（三）抗平滑肌抗体检测

【原理】抗平滑肌抗体（anti-smooth muscle antibody, ASMA）是一种主要存在于狼疮性肝炎患者血清中的一种自身抗体。

【参考值】间接荧光抗体法为阴性，滴度 <1:10。

【临床意义】ASMA 阳性主要见于自身免疫性肝炎（如狼疮性肝炎）、原发性胆汁性肝硬化、急性病毒性肝炎等。药物性肝炎、肝硬化、肝癌时 ASMA 亦可阳性。

### 四、其他自身抗体检测

（一）抗甲状腺球蛋白抗体检测

【原理】抗甲状腺球蛋白抗体（anti-thyroglobulin antibody, ATG）主要是 IgG，其靶抗原 TG 是由甲状腺滤泡上皮细胞合成的一种糖蛋白。

【参考区间】阴性。

【临床意义】血清 ATG 是诊断甲状腺自身免疫性疾病的一个特异性指标。ATG 阳性多见于慢性淋巴细胞性甲状腺炎及甲状腺功能亢进，较少见于甲状腺癌。亚急性甲状腺炎、重症肌无力、肝脏疾病、风湿性血管病、糖尿病等也可出现阳性。ATG 阳性亦可见于 40 岁以上的女性。

（二）抗中性粒细胞胞质抗体检测

【原理】抗中性粒细胞胞质抗体（anti-neutrophil cytoplasmic antibodies, ANCA）是一组针对中性粒细胞胞浆成分，如蛋白水解酶 -3（PR-3）、髓过氧化物酶（MPO）、弹性蛋白酶（EL）、组织蛋白酶 G（CG）、溶菌酶（LY）、乳铁蛋白（LF）及通透性杀菌蛋白（BPI）等抗体的总称,是血管炎的血清学特异性指标。用间接免疫荧光法(IIF)可将其分为 2 型:胞浆型(C-ANCA)和核周型(P-ANCA)。C-ANCA 的靶抗原是主要是 PR-3,又称抗 PR-3 抗体。P-ANCA 的靶抗原主要是 MPO,又称抗 MPO 抗体。

【参考区间】阴性。

【临床意义】C-ANCA、P-ANCA 分别主要用于辅助诊断 Wegener 肉芽肿、多发性微动脉炎。

1. C-ANCA　对 Wegener 肉芽肿的诊断有较高特异性。病变活动期在尚未影响到呼吸系统时,C-ANCA 的敏感度是 65%,当出现呼吸系统、肾脏损害时,其敏感度达 90% 以上。另外,坏死性血管炎、微小多动脉炎、结节性多发性动脉炎等 C-ANCA 也可为阳性。

2. P-ANCA　主要与多发性微动脉炎相关。在进行性血管炎性肾炎、多动脉炎、Churg-Strauss 综合征、自身免疫性肝炎中 P-ANCA 的阳性率达 70%~80%。P-ANCA 的效价与疾病的活动性相关。P-ANCA 阳性还见于风湿性和胶原性血管炎、肾小球肾炎、溃疡性结肠炎、原发性胆汁性肝硬化等。

(三)抗环瓜氨酸肽抗体检测

【原理】环瓜氨酸肽(cyclic citrullinated peptide,CCP)是一种人工合成的环化肽,CCP 与类风湿高度相关的抗核周因子(APF)、抗角蛋白抗体(AKA)及抗聚角蛋白微丝蛋白抗体(AFA)具有共同抗原决定簇:瓜氨酸。人工改变瓜氨酸肽链即可合成 CCP,提高了瓜氨酸抗原的敏感度,但保留了抗原的特异性。抗 CCP 抗体以 IgG 型为主。

【参考区间】正常人通常为阴性。

【临床意义】主要用于 RA 的早期诊断,其对 RA 的早期诊断具有相当高的特异性(98%)和敏感度(40%~60%),是 RA 早期诊断的特异性指标,对于鉴别 RA 和伴有关节侵蚀的 SLE 有重要价值。抗 CCP 抗体阳性的患者比抗体阴性的患者更易发展为影像学上的骨关节损害。联合检测抗 CCP 抗体和 RF 对 RA 的诊断及预后有很大的意义。

(四)抗心磷脂抗体

【原理】抗磷脂抗体是一组针对各种带负电荷磷脂的自身抗体,包括抗心磷脂抗体(anti-cardiolipin antibody,ACA)、抗磷脂酰丝氨酸、抗磷脂酰肌醇、抗磷脂酰甘油、抗磷脂酸等抗体。ACA 是以心磷脂为靶抗原的一种自身抗体,能干扰磷脂依赖的凝血过程,抑制内皮细胞释放前列腺素;与凝血系统改变、血栓形成、血小板减少等密切相关,并与疾病的发生机制也有关联。主要通过 ELISA、CLIA 检测。

【参考区间】阴性。

【临床意义】ACA 阳性可见于 SLE、RA、干燥综合征等风湿病。也可见于反复自然流产、抗磷脂综合征、肿瘤、感染、血小板减少症、脑卒中及心肌梗死等疾病。

1. IgG 型 ACA　风湿病以 IgG 型 ACA 升高为主;脑血栓亦以 IgG 型 ACA 阳性率最高并与临床密切相关;ACA 阳性者血小板减少率均明显高于阴性者,以 IgG 型抗体多见,并与血小板减少程度有关。

2. IgM 型 ACA　肿瘤、感染及药物副作用以 IgM 型 ACA 升高为主。IgM 型 ACA 可作为自发性流产的前瞻性指标,约 70% 未经治疗的 ACA 阳性患者可发生自发流产和宫内死胎。

# 第五节　肿瘤标志物检测

肿瘤标志物(tumor marker,TM)是指在肿瘤发生、发展过程中,由肿瘤细胞合成、分泌或由机体对肿瘤细胞反应而产生的、能反映肿瘤存在和生长的一类物质,包括胚胎抗原类、糖链抗原类、激素类、酶和同工酶类及癌基因产物类等。目前发现的 TM 有 100 多种,临床常用的有 20 多种。TM 主要用于肿瘤诊断、肿瘤预后判断、治疗后随访、化放疗敏感度判断等。

### 一、血清甲胎蛋白检测

【原理】甲胎蛋白(alpha fetoprotein,AFP)是人胎儿发育早期血液中含有的一种特殊的糖蛋白,由胎儿肝细胞和卵黄囊合成,其浓度从胎龄 6 周后逐渐上升,至 16~20 周达高峰(可达 1~3g/L),然后逐渐下降,出生时脐血中 AFP 含量为 10~100mg/L,出生后 1 个月降至正常成人水平。AFP 的生成量与胎儿肝脏或出生后的肝脏再生时分裂细胞数呈正相关,故认为AFP 是诊断肝细胞癌的重要指标。

【参考区间】ELISA 法:血清 AFP<20μg/L。

【临床意义】AFP 主要用于辅助诊断原发性肝细胞癌。

(1)原发性肝癌:AFP 是目前诊断肝细胞癌最特异的标志物之一,血清中 AFP>300ng/ml可作为原发性肝癌的诊断阈值,但也有 10%~30% 患者,AFP 不增高或增高不明显,可能与瘤体大小、分化程度有关。一般认为,病理分化接近正常的肝细胞或分化程度极低者,AFP常较低或测不出。

(2)病毒性肝炎及肝硬化:随着受损肝细胞的修复再生,幼稚化的肝细胞重新具有产生AFP 的能力(常 <200ng/ml)。急性肝炎患者,当 ALT 开始下降、肝细胞转入修复期时 AFP升高,常在病程第 4 周达高峰后逐渐下降,随肝细胞修复而 AFP 逐渐减少至消失。重型肝炎时,若见 AFP 增高,则提示肝细胞再生;反之,则提示肝细胞大量坏死,预后不良。

(3)妊娠:妊娠 3~4 个月后,由于胚胎卵黄囊和肝脏大量合成,AFP 上升,7~8 个月达高峰(<400ng/ml),分娩后约 3 周即恢复正常。孕妇血清中 AFP 异常升高,有可能为胎儿神经管畸形。

(4)其他:先天性胆管闭锁、生殖腺胚胎性肿瘤等,血中 AFP 也可增加。

### 二、癌胚抗原检测

【原理】癌胚抗原(carcinoembryonic antigen,CEA)是具有人类胚胎抗原决定簇的酸性糖蛋白,最初发现于成人结肠癌组织中。胚胎期主要存在于胎儿的消化管、胰腺及肝脏,出生后组织内含量极低。恶性肿瘤患者的血清中可发现 CEA 含量有异常升高,CEA 是一种广谱肿瘤标志物,虽然不能作为诊断某种恶性肿瘤的特异性指标,但在恶性肿瘤的鉴别诊断、病情监测、疗效评价等方面有重要价值。

【参考区间】ELISA:血清 CEA<5μg/L。

【临床意义】CEA 特异性和敏感度较差,主要用于结肠癌等消化系统癌症的辅助诊断。

1. 消化器官癌症的诊断 CEA 升高主要见于结肠癌、胃癌、胰腺癌等。CEA 随病程的进展而升高,对判断疗效和预后有一定价值。如结肠癌术后 2~4 天 CEA 即可下降至参考值范围,如术后 CEA 持续不降或尚未降至参考值范围又再回升,提示肿瘤有残存或复发。

2. 鉴别原发性和转移性肝癌 原发性肝癌 CEA 升高者不超过 9%,而转移性肝癌 CEA阳性率高达 90%,且绝对值明显增高。故 CEA 对鉴别原发和转移性肝癌有帮助。

3. 其他 肺癌、乳腺癌、膀胱癌、尿道癌、前列腺癌等 CEA 亦可增高。CEA 轻度增高也可见于溃疡性结肠炎、肝硬化、阻塞性黄疸以及吸烟者和老年人。

### 三、癌抗原 125 检测

【原理】癌抗原 125（carbohydrate antigen 125，CA125）是大分子的多聚糖蛋白性肿瘤相关抗原，存在于卵巢肿瘤的上皮细胞内。主要用于辅助诊断恶性浆液性卵巢癌、上皮性卵巢癌，亦用于卵巢癌的疗效观察。

【参考区间】ELISA：血清 CA125<35U/ml。

【临床意义】主要用于卵巢癌的辅助诊断和复发监测，是上皮性卵巢癌与子宫内膜癌的良好标志物。卵巢癌患者血清 CA125 水平明显升高，其阳性率可达 97%，故 CA125 对诊断卵巢癌有较大临床价值，尤其对观察治疗效果和判断复发较为灵敏。其他癌症，如宫颈癌、乳腺癌、胰腺癌、胆道癌、肝癌、胃癌、大肠癌、肺癌等也有一定的阳性反应。非恶性肿瘤，如良性卵巢瘤、子宫肌瘤、肝炎等患者血清 CA125 也会增高，但多数不超过 10 万 U/L。肝硬化失代偿期血清 CA125 明显增高。

### 四、癌抗原 15-3 测定

【原理】癌抗原 15-3（carbohydrate antigen 15-3，CA15-3）是一种乳腺癌相关抗原，抗原决定簇由糖和多肽两部分组成，分别被单克隆抗体 DF-3 和 115-D8 识别，故命名 CA15-3。

【参考区间】ELISA：血清 CA15-3<30U/ml。

【临床意义】主要用于乳腺癌的辅助诊断。乳腺癌时 30%~50% 的患者可见 CA15-3 明显升高，乳腺癌转移后阳性率可达 80%，乳腺癌治疗后复发，CA15-3 升高早于核素检查和临床检查。但 CA15-3 敏感性不高，在早期乳腺癌时，其阳性仅为 20%~30%，其对于乳腺癌诊断的特异性也不强，其他恶性肿瘤，如转移性卵巢癌、结肠癌、支气管肺癌、原发性肝癌等，CA15-3 也有不同程度的升高。妊娠女性，血清 CA15-3 水平也可增高。

### 五、前列腺特异抗原检测

【原理】前列腺特异抗原（prostate specific antigen，PSA）由前列腺上皮细胞分泌的丝氨酸蛋白酶，直接分泌到前列腺导管系统内，正常前列腺导管系统周围环境的屏障作用，所以正常人血清中 PSA 含量极微。PSA 是目前最重要也是最精确的临床应用的肿瘤标记物之一。血清中总的 PSA（t-PSA）有 80% 以各种形式结合存在，称复合 PSA（c-PSA）；20% 的 PSA 以未结合的形式存在，称为游离 PSA（f-PSA）。

【参考区间】ELISA：t-PSA<4.0μg/ml；f-PSA<0.8μg/ml；f-PSA/t-PSA 比值 >0.25。

【临床意义】前列腺癌辅助诊断的比较特异指标。

1. 前列腺癌筛查、辅助诊断、疗效监测及复发预测的重要指标　血清 t-PSA 升高 >4.0μg/L 的诊断阳性率在 50%~80%。手术后 t-PSA 降至正常，若再次升高，应考虑肿瘤的复发与转移。

2. f-PSA/t-PSA 比值是前列腺癌的诊断指标　f-PSA/t-PSA 比值 <15%，高度提升前列腺癌变，是良恶性疾病的鉴别点。在前列腺癌时，前列腺腺管破坏导致血清 t-PSA 水平明显升高，但在良性前列腺疾病时 t-PSA 也升高。当 f-PSA/t-PSA 比值 <10% 提示前列腺癌，当 f-PSA/t-PSA 比值 >25% 提示前列腺增生，其特异性达 90%，准确性 >80%。

3. 联合检测　约有 5% 的前列腺癌患者，t-PSA 在正常范围，但前列腺酸性磷酸酶（PAP）升高。因此，两者同时测定，有利于前列腺癌的诊断准确性。

4. 其他　肾癌、膀胱癌、肾上腺癌、乳腺癌等 t-PSA 也有不同程度的升高。采血前进行导尿或前列腺按摩，也可导致 t-PSA 升高。

### 六、糖链抗原 19-9 检测

【原理】糖链抗原 19-9（carbohydrate antigen 19-9，CA 19-9）又称胃肠癌相关抗原（gastrointestinalcancer-associated antigen，GICA）。1979 年 Koprowski 将人和结肠癌细胞株 SW1116 细胞表面分离出来的单唾液酸神经节糖苷脂（monosialoganglioside）作抗原，制成相应的单克隆抗体 1116-NS-19-9，用此单克隆抗体识别的肿瘤相关抗原即称为 CA19-9，分子量 >36 000 在正常人的分泌物如唾液、精液、乳汁、消化液中也存在。

【参考区间】ELISA：CA19-9<37U/ml。

【临床意义】主要用于胰腺癌、胆管癌的辅助诊断。

（1）胰腺癌、胆囊癌、胆管壶腹癌时，血清 CA19-9 水平明显升高，尤其是诊断胰腺癌敏感度为 70%~95%，特异性为 72%~90%，是重要的辅助诊断指标。

（2）胃癌阳性率约为 50%，结肠癌阳性率约为 59%，肝癌的阳性率约为 51%。

（3）急性胰腺炎、胆囊炎、胆汁淤积性胆管炎、肝硬化、肝炎等疾病，CA19-9 也有不同程度的升高，注意与恶性肿瘤鉴别。

### 七、糖链抗原 72-4 检测

【原理】糖链抗原 72-4（carbohydrate antigen 72-4，CA72-4）是被两种单克隆抗体（CC49 和 B72.3）所定义的肿瘤相关糖蛋白（TAG-72），第一种单克隆抗体 CC49 是抗高纯度的 TAG-72 抗体，第二种单克抗体 B72.3 是抗人转移乳腺癌细胞膜的抗体。CA72-4 是肠道肿瘤和卵巢癌的标志物，分子量 >400 000。

【参考区间】CLIA：<6.9U/ml。

【临床意义】是诊断胃癌具有较高敏感度和特异性，是检测胃癌的首选肿瘤标志物，灵敏度优于 CA19-9 和 CEA，若三者联合检测效果更高。卵巢癌 CA72-4 含量也明显增高，且有助于监测病情，因此，为了提高卵巢癌的检出率，应考虑 CA72-4 和 CA125 组合应用。结肠癌、胰腺癌和非小细胞型肺癌，CA72-4 含量也可见增高。

### 八、神经元特异性烯醇化酶检测

【原理】神经元特异性烯醇化酶（neuron specific enolase，NSE）是烯醇化酶的一种同工酶，目前认为它是小细胞肺癌（SCLC）和神经母细胞瘤的肿瘤标志物。烯醇化酶同工酶根据 α、β、γ 三个亚基的不同，可分为 αα、ββ、γγ、αβ 和 αγ 五种二聚体同工酶。α 亚基主要存在于肝、肾等组织；β 亚基主要存在于骨骼肌和心肌；γ 亚基主要存在于神经组织。γγ 亚基组成的同工酶属神经元和神经内分泌细胞特有，故命名为神经元特异性烯醇化酶，此酶在正常人脑组织中含量最高，起源于神经内分泌细胞的肿瘤组织也有异常表达，研究发现 SCLC 也是一种能分泌 NSE 的神经内分泌性质肿瘤。NSE 分子量为 87 000，是一种酸性蛋白酶，参与糖酵解，主要作用是催化磷酸甘油变成烯醇式磷酸丙酮酸。癌肿组织糖酵解作用加强，细胞增殖周期加快，细胞内的 NSE 释放进入血液增多，导致此酶在血清内含量增高。NSE 也存在于正常红细胞和血小板中，标本溶血会影响测定结果，因此采血时要特别注意避免溶血。

【参考区间】血清 NSE<15μg/L。

【临床意义】

（1）小细胞肺癌（SCLC）：患者 NSE 水平明显高于肺腺癌、肺鳞癌、大细胞肺癌等非小细胞肺癌（NSCLC），可用于鉴别诊断，监测小细胞肺癌放疗、化疗后的疗效效果。治疗有效时

NSE浓度逐渐降低至正常水平,复发时血清NSE升高。

(2)神经母细胞瘤:患者NSE水平异常增高,而Wilms瘤升高较少,因此测定NSE的水平可用于上述疾病的诊断和鉴别诊断,也可用来监测神经母细胞瘤的病情变化,评价疗效和预警复发。

(3)神经内分泌细胞瘤　如嗜铬细胞瘤、胰岛细胞瘤、甲状腺瘤样癌、黑色素瘤等患者血清内NSE也可增高。转移性精原细胞瘤NSE显著升高。

# 第六节　感染免疫检测

病原体及其代谢产物(抗原)刺激人体免疫系统可产生相应的抗体,采用现代检验手段对抗原、抗体进行检测,有利于感染性疾病的诊断。某些抗原抗体量的变化与疾病的治疗方案选择和疗效判断有关。常用方法包括酶联免疫吸附试验(enzyme-linked immunosorbent assay,ELISA)、化学发光免疫检测(chemiluminescence immunoassay,CLIA)、免疫凝集试验、免疫渗滤试验等。

## 一、链球菌溶血素O(ASO)测定

【原理】链球菌溶血素O(streptolysin O)是A群溶血性链球菌的代谢产物之一,为具有溶血活性的蛋白质,能溶解人类和一些动物的红细胞。链球菌溶血素O具有一定的抗原性,能刺激机体产生相应抗体,称为抗链球菌溶血素O(anti-streptolysin O,ASO)。

【参考区间】阴性。

【临床意义】

(1)链球菌感染及感染后免疫反应性疾病:①A群溶血性链球菌感染:如感染性心内膜炎及扁桃体炎等。②链球菌感染后免疫反应性疾病:如,风湿性心脏病、风湿性关节炎、链球菌感染后急性肾小球肾炎等,其本质是III型超敏反应。

ASO在溶血性链球菌感染1周后开始升高,4~6周达高峰,并可持续至病愈后数月到数年。链球菌感染后ASO动态升高,且C反应蛋白(CRP)、血沉阳性,有利于风湿热的诊断。由于正常人群中链球菌感染相当常见,故正常人血清中也可有一定量很少的ASO。ASO增高提示链球菌感染,但不一定是近期感染。由于某些链球菌产生溶血素较少或感染早期就应用大量抗生素或糖皮质激素,ASO也可能不见增高。

(2)其他:高胆固醇血症、巨球蛋白血症及多发性骨髓瘤患者,也可见ASO增高。

## 二、肥达试验

【原理】肥达试验(Widal test,WR)是检测患者血清中有无伤寒、副伤寒沙门菌抗体的一种反应。伤寒沙门菌属于沙门菌的D群,副伤寒甲、乙、丙沙门菌分别属于沙门菌属中的A、B、C群,均为$G^-$杆菌。机体感染伤寒、副伤寒沙门菌1周后,逐渐产生相应抗体,第4周血清中抗体达高峰。检测伤寒与副伤寒沙门菌的相关抗原及抗体,有助于伤寒与副伤寒的诊断。

将被检血清倍比稀释后分别与伤寒沙门菌菌体O抗原、鞭毛H抗原和副伤寒沙门菌甲、乙、丙的鞭毛抗原A、B、C,在生理盐水介质中进行凝集价测定。凝集效价明显升高或动态上升有助于伤寒、副伤寒的明确诊断。

【参考区间】伤寒沙门菌菌体O抗原凝集价<1:80;伤寒沙门菌鞭毛H抗原凝集价

<1:160；副伤寒沙门菌甲、乙、丙的鞭毛抗原 A、B、C 凝集价 <1:80。

【临床意义】WR 主要用于诊断伤寒沙门菌、副伤寒沙门菌感染。

正常人因隐性感染或预防接种，血清中可含有一定量的相关抗体，其效价随地区而有差异。由于抗体产生需要一定时间，有时单次抗体效价增高不能确定时，应在病程中逐周复查，若抗体效价依次递增或恢复期较急性期升高 4 倍或以上，则有诊断意义。10% 的伤寒患者，肥达试验始终阴性。可能的原因是发病早期已大量应用有效抗菌药物，或应用皮质激素类免疫抑制剂，或者体液免疫功能不足。

O 抗原刺激机体产生 IgM 类抗体，出现较早，持续约半年；H 抗原刺激机体产生 IgG 类抗体，出现较晚，持续时间长达数年，且消失后易受非特异性抗原刺激而能短暂地重现。因此：① O 抗原和 H 抗原均升高则伤寒感染的可能性大；均低于正常值，则患伤寒的可能性甚小。②若 H 抗原升高而 O 抗原不升高，则有可能是预防接种或是非特异性的"回忆反应"。③若 O 抗原升高而 H 抗原不升高，则可能是伤寒类感染的早期。

O 抗原为伤寒沙门菌和副伤寒甲、乙沙门菌的共同抗原，血清中检出高效价的 O 抗体，不能区别 3 个不同的病原菌感染；但 3 者的鞭毛抗原（H、A、B）不同，可从 3 种鞭毛的特异性抗体效价上升来判断感染的菌种。副伤寒丙沙门菌感染时，O 抗原凝集效价不高，而只有其鞭毛抗原 C 的凝集效价升高。

### 三、结核分枝杆菌抗体和 DNA 检测

【原理】用结核菌素纯化蛋白衍生物（PPD），分枝杆菌细胞壁中提取的脂阿拉伯甘露糖脂（LAM）或人型结核杆菌包膜蛋白作为抗原，包被固相载体，检测血清中抗结核抗体，可辅助诊断结核，比痰涂片抗酸染色、结核杆菌培养等方法敏感度高。此外，结核分枝杆菌的DNA 可用 PCR 方法进行检测。

【参考区间】ELISA：结核抗体阴性；PCR：结核分枝杆菌 DNA 阴性。

【临床意义】结核抗体检测是常规方法，DNA 检测是确证方法。

1. 结核抗体 分枝杆菌感染引起的免疫反应是由细胞免疫介导的，但也能刺激机体的体液免疫系统产生特异性 IgG 抗体，用血清学方法检测结核抗体，敏感度和特异性可达90%，比传统的痰涂片找到结核杆菌和细菌培养方法简便、快速、灵敏。但结核患者体内抗体水平差异较大，低水平结核抗体常在结核菌素试验阳性的健康人中发现，有一定的假阳性，注意鉴别。

2. PCR 方法 检测结核分枝杆菌 DNA 灵敏度高，特异性强而且速度快，但应防止标本污染引起的假阳性。

### 四、汉坦病毒抗体检测

【原理】汉坦病毒（Hantavirus）属布尼亚病毒科、汉坦病毒属（Hantavirus），平均直径120nm，为单股负链 RNA 病毒，鼠是主要的病毒携带者和传染源。汉坦病毒抗原至少可分为 10 个以上血清型，我国所流行的主要是 I 型和 II 型。人体感染汉坦病毒后可引起肾综合征出血热（hemorrhagic fever with renal syndrome，HFRS），临床上以发热、出血、急性肾衰竭为主要特征，检测病毒特异性抗体有助于早期诊断。

【参考区间】阴性。

【临床意义】主要用于辅助诊断 HFRS。机体感染汉坦病毒后 2~3 天，血清中即可检出特异性 IgM，7~10 天达高峰。而特异性 IgG 在病后 2 周出现，可持续多年。故特异性 IgM阳性，可对 HFRS 进行早期诊断。而检测特异性 IgG 抗体，可用于回顾性诊断及流行性病学

调查。

### 五、流行性乙型脑炎病毒抗体测定

【原理】流行性乙型脑炎病毒(epidemic encephalitis B virus)属虫媒B组,黄病毒科,直径15~22nm,核心为单股正链RNA。蚊虫是乙脑病毒的主要传播媒介。人体感染后可引起中枢神经系统急性炎症,病死率高,可有后遗症。乙脑病毒感染后,机体可产生补体结合抗体、血凝抑制抗体及中和抗体等,有助于临床诊断和流行病学调查。

【参考区间】ELISA:阴性。

【临床意义】主要用于诊断流行性乙型脑炎。急性乙脑患者体内特异性IgM抗体一般在发病后3~4天即可出现,脑脊液中最早可在病程第2天测到,2周达到高峰,阳性率为70%~90%。因此检测病毒特异性IgM,可早期诊断急性脑炎。乙脑病毒中和抗体特异性较高,多在发病后2周出现,2个月时效价最高,可持续数年,仅用于人群免疫水平的流行病学调查。

### 六、人类轮状病毒抗体测定

【原理】轮状病毒(rotavirus,RV)属呼肠病毒科,直径70~75nm,核心为双股RNA。根据其抗原性和核酸序列的不同,分为A、B、C、D、E、F和G七个组,其中A组主要引起婴幼儿腹泻;B组主要引起成人腹泻。人感染轮状病毒后,体内可产生特异性IgM和IgG抗体。

【参考区间】ELISA:阴性。

【临床意义】主要用于辅助诊断秋季腹泻。人类轮状病毒主要在秋冬季节流行,一般通过粪-口途径传播。人类轮状病毒是婴幼儿腹泻的重要原因,也能引起较大儿童及成人腹泻。若患者发病初期和恢复期双份血清的特异性抗体检测其效价呈4倍以上增高,有诊断意义。

### 七、麻疹病毒抗体测定

【原理】麻疹病毒(measles virus)属副黏液病毒,直径100~250nm,为单链RNA病毒,可引起人体急性发热、上呼吸道卡他性炎症和皮肤出现斑丘疹等症状。自从普遍接种麻疹减毒活疫苗后,病例明显减少,发病年龄后移,症状不典型,常需依靠免疫学检验才能诊断。麻疹病毒感染后人体可产生3种抗体,即补体结合抗体、血凝抑制抗体及中和抗体,实验室常用ELISA法进行检测。

【参考区间】ELISA:阴性。

【临床意义】主要用于辅助诊断麻疹。一般情况下典型的麻疹病人不通过实验室检查也可诊断,但由于目前使用的麻疹疫苗尚达不到终身免疫以及轻型及不典型病例的增加,故仍需实验室检测麻疹病毒特异性IgG抗体可了解机体有无免疫力,并对麻疹病毒活疫苗的免疫效果进行考核。

### 八、柯萨奇病毒抗体检测

【原理】柯萨奇病毒(Coxsackie virus)属微小核糖核酸病毒科肠道病毒属,直径为20~30nm,核心内含单链RNA。柯萨奇病毒分为A、B两组共30个型,A组分24个(1~24)血清型,B组分6个(1~6)血清型。实验室常用中和试验、间接血凝试验、补体结合试验、IFA、ELISA等进行检测,采用ELISA抗体捕捉法可检测特异性IgM,对本病有早期诊断价值。

【参考区间】ELISA：阴性。

【临床意义】柯萨奇病毒特异型 IgM 抗体阳性提示现症感染；特异性 IgG 为中和抗体，阳性提示既往感染。该方法测定的敏感度为 85%，特异性可达 95%。

### 九、EB 病毒壳抗原抗体

【原理】EB 病毒（Epstein-Barr virus，EBV）属疱疹病毒科，是一种嗜淋巴细胞的 DNA 病毒，主要侵犯 B 淋巴细胞，颗粒直径 150~180nm。EB 病毒有 6 种抗原成分：病毒衣壳抗原（viral capsid antigen，VCA）、膜抗原（membrane antigen，MA）、早期抗原（early antigen，EA）、补体结合抗原（即可溶性抗原 S）、EB 病毒核抗原（EBV nuclear antigen，EBNA）、淋巴细胞检出的膜抗原（lymphocyte detected membrane antigen，LYDMA）等，并能刺激机体产生相应的抗体。EB 病毒壳抗原 IgM（抗 -VCA IgM）测定对传染性单核细胞增多症，EB 病毒壳抗原 IgA（抗 -VCA IgA）测定对咽喉癌的诊断有重要意义。

【参考区间】阴性。

【临床意义】

1. 抗 -VCA IgM 阳性　是 EBV 近期感染的指标，可持续 4~8 周，常见于传染性单核细胞增多症。

2. 抗 -VCA IgA 阳性　见于①鼻咽癌，阳性符合率达 93%，放射治疗后，病情好转者血清抗 -VCA IgA 滴度下降，肿瘤复发时抗 -VCA IgA 滴度再次上升，因此抗 -VCA IgA 可作为鼻咽癌的诊断、治疗及预后判断的指标；②支气管肺癌、甲状腺癌、慢性鼻咽部炎症，也可见阳性，但阳性率较低。

### 十、严重急性呼吸综合征病毒抗体和 RNA 测定

【原理】严重急性呼吸综合征（server acute respiratory syndrome，SARS）又称"非典型性肺炎"，是由 SARS 冠状病毒引起的急性呼吸道传染病。SARS 冠状病毒是具有薄膜的单链 RNA 病毒，2003 年在我国首先发现并在世界范围内短期流行。实验室常用 ELISA 法进行 SARS 病毒抗体检测；用 RT-PCR 进行病毒 RNA 检测，对早期诊断有重要意义。

【参考区间】ELISA 法：阴性；RT-PCR 法：RNA 阴性。

【临床意义】SARS 病毒抗体阳性，提示现症感染或曾感染过 SARS 病毒，RT-PCR 测定病毒 RNA，阳性表示已感染了 SARS 病毒，有传染性，具有重要诊断价值。

### 十一、TORCH 感染免疫检测

TORCH 是指一组病原微生物的英文名称缩写。T 即刚地弓形虫或弓形虫（toxoplasma gondii），O 即其他病原微生物（others），R 即风疹病毒（rubella virus），C 即巨细胞病毒（cytomegalovirus），H 即单纯疱疹病毒（herpes simplex virus）。这组病原体常可通过胎盘传给胎儿，引起围生期感染，导致流产、死胎、早产、先天畸形和智力障碍等各种异常结果，因此受到广泛关注。TORCH 感染的抗体检查在许多地区已作为孕期检查的常规项目。

#### （一）弓形虫抗体

【原理】弓形虫（toxoplasma gondii）感染是一种人畜共患疾病，广泛分布于世界各地。猫和其他宠物是主要传染源。人体感染后，轻型者常无症状，但血清中可查到抗体；当机体免疫功能低下时可出现各种症状，如高热、肌肉、关节疼痛，淋巴结肿大等。孕妇急性弓形虫感染时，弓形虫可通过胎盘感染胎儿，直接威胁胎儿健康。临床上常用 IFT、ELISA 等检测弓形虫特异性 IgM 抗体来进行早期诊断。

【参考区间】ELISA：阴性。

【临床意义】妊娠期初次感染者，弓形虫可通过胎盘感染胎儿，孕早期感染者可引起流产、死胎、胚胎发育障碍；妊娠中、晚期感染者，可引起宫内胎儿生长迟缓和一系列中枢神经系统损害(如无脑儿、脑积水、小头畸形、智力障碍等)、眼损害(如无眼、单眼、小眼等)以及内脏的先天损害(如食管封锁)等，严重威胁胎儿健康。

（二）风疹病毒抗体

【原理】风疹病毒(rubella virus)属披膜病毒科，具单股正链RNA，直径为60nm，仅有一个血清型。风疹是由风疹病毒引起的，对儿童来说，是一种症状较轻的出疹性疾病。但孕妇若在妊娠头3个月内感染风疹病毒，易引起胎儿畸形，因此，对早孕女性进行风疹病毒特异性IgM、IgG抗体检测有重要意义。

【参考区间】ELISA：阴性。

【临床意义】风疹病毒易感人群为1~5岁的儿童及孕妇，据统计，孕妇在怀孕1~6周时感染风疹者约50%可致流产、死胎；若胎儿存活出生，则可能发生先天性风疹综合征，表现为先天型白内障、先天性心脏病、神经性耳聋、小头畸形和智力障碍等。风疹病毒IgM抗体阳性，提示有近期感染，必要时应终止妊娠。风疹病毒IgG抗体阳性，表示机体已受过风疹病毒感染，具有免疫力。

（三）巨细胞病毒抗体

【原理】巨细胞病毒(cytomegalovirus)属人类疱疹病毒科，直径为180~250nm，具有双链DNA。CMV感染在人类非常普遍，多呈亚临床不显性感染和潜伏感染，多数人在儿童或少年期受CMV感染而或免疫。CMV围产期感染是引起胎儿畸形的主要原因之一，还可引起早产、胎儿宫内发育迟缓等。成人CMV感染多见于免疫功能受损者，由于临床表现缺乏特异性，故CMV感染的实验室检查对于该病的早期诊断与治疗至关重要。抗-CMV测定，双份血清抗体水平呈4倍或4倍以上增长时，有诊断意义。特异性抗-CMV IgM阳性为CMV近期感染的指标。

【参考区间】ELISA：阴性。

【临床意义】

(1)CMV可通过胎盘感染胎儿，引起早产、胎儿发育迟缓、新生儿畸形、黄疸、肝脾肿大、溶血性贫血、视网膜脉络膜炎等，新生儿死亡率高。

(2)免疫功能受损者，如艾滋病、癌症、器官移植等病人感染CMV后，可发生进行性间质肺炎、肝炎、脑炎、心包炎及播散性CMV感染等，常威胁患者的生命，影响移植器官的存活。

（四）单纯疱疹病毒抗体

【原理】单纯疱疹病毒(herpes simplex virus)属疱疹病毒科，病毒颗粒直径150~200nm，具双链DNA，根据其限制性内切酶切点不同，分HSV-Ⅰ和HSV-Ⅱ两型。HSV原发感染后，机体最先出现IgM，随后出现IgA和IgG，抗体能防止病毒扩散，但不能阻止复发。临床上常用中和试验，补体结合试验，间接血凝试验和ELISA等进行辅助诊断。检出特异性IgM阳性或双份血清特异性IgG抗体效价上升4倍或4倍以上，提示HSV近期感染。

【参考区间】ELISA：阴性。

【临床意义】HSV主要引起疱疹性口腔炎、疱疹性角膜结膜炎、疱疹性脑膜炎、疱疹性外阴阴道炎、湿疹性疱疹、新生儿疱疹等。生殖器官以外部位的HSV感染多由HSV-Ⅰ型引起(占95%)，而生殖器官的HSV感染主要由HSV-Ⅱ型引起(占78%)。本实验不能区分HSV-Ⅰ型与HSV-Ⅱ型。IgM抗体阳性提示近期有HSV感染。孕早期感染HSV者可导致流产，妊娠中、晚期感染者，可引起胎儿和新生儿发病。

# 第七节 其 他 检 测

## 一、循环免疫复合物测定

【原理】免疫复合物（immunocomplex，IC）是抗原抗体相结合的产物，是机体清除病理性抗原的生理机制。IC 可以固定于组织中，亦可在血液循环中，血液中的 IC 又称循环免疫复合物（circulation immunocomplex，CIC）。CIC 可激活补体系统，诱发 III 型超敏反应，导致免疫病理损伤，形成免疫复合物病。

【参考区间】

聚乙二醇（PEG）沉淀试验：低于对照值 +2SD 或 A 值血清≤ 0.12；抗补体试验：阴性；C1q 结合试验：阴性。

【临床意义】

(1)自身免疫性疾病：如系统性红斑狼疮、类风湿关节炎、干燥综合征等。

(2)感染性疾病：如急性链球菌感染后肾炎、乙型病毒性肝炎、感染性心内膜炎、麻风等。

CIC 为非特异性诊断指标，主要用于免疫复合物疾病的诊断、疗效观察、预后判断，与其他有关试验一起检查，可提高疾病的诊断率，如膜增殖性肾炎时，CIC 阳性并伴补体降低及 C3 裂解产物存在。

## 二、C 反应蛋白测定

【原理】C 反应蛋白（C-reactive protein，CRP）是一种能与肺炎链球菌胞壁上的 C 多糖体起沉淀反应的急性时相蛋白质。CRP 由肝脏产生，能激活补体、促进吞噬并具有免疫调理作用。用特异性 CRP 抗体来判定患者血清中的 CRP 的含量。

【参考区间】速率散射比浊法：<2.87mg/L。

【临床意义】

1. 区分细菌感染与病毒感染　CRP 是细菌感染的非特异性免疫学指标。细菌感染时 CRP 含量常明显增多；病毒感染时 CRP 含量多属正常。

2. 鉴别功能性疾患与器质性疾患　功能性疾患血清 CRP 含量正常，器质性疾患则有不同程度的 CRP 增高。

3. 风湿热等疾病的动态观察　风湿热急性期或有活动性时，CRP 含量可高达 200mg/L，经治疗好转至无活动性时，CRP 含量逐渐降到正常。

4. 机体处于应激状态或存在其他非感染性疾病时 CRP 也会增高，例如严重创伤、烧伤、心肌梗死、恶性肿瘤、结缔组织病、免疫排斥反应等。

5. CRP 与血沉　CRP 与血沉均属非特异性指标，但 CRP 更敏感、更有利于早期诊断和动态观察。且不受贫血、妊娠、高球蛋白血症等的干扰；不受放疗、化疗、糖皮质激素治疗的影响。

## 三、冷球蛋白检测

【原理】冷球蛋白（cryoglobulin，CG）是血清中的一种病理性免疫球蛋白，在 37℃以下（一般 0~4℃）易沉淀，37℃时再溶解。

【参考区间】阴性或 <80mg/L。

笔记栏

【临床意义】主要用于 CG 血症的诊断。CG 血症分为三型，Ⅰ型由单克隆免疫球蛋白组成，常见于恶性 B 淋巴细胞增殖性疾病，如多发性骨髓瘤、Waldenström 病等；Ⅱ型为混合冷球蛋白组成，占冷球蛋白血症的 50%~65%；Ⅲ型占 30%，由多克隆免疫球蛋白组成。丙型肝炎和慢性感染是引起Ⅱ型、Ⅲ型冷球蛋白血症的常见原因，冷球蛋白血症可引起全身性血管炎，临床表现包括紫癜、雷诺现象、关节痛、腹痛、多发性神经炎等。

（梁文杰）

扫一扫
测一测

复习思考题

1. 试述免疫球蛋白检测的临床意义。
2. 试述 ASO 的基本概念和临床意义。
3. 列举 5 种临床常用的肿瘤标志物。
4. 类风湿关节炎和系统性红斑狼疮的临床常规检测指标是什么？

# 第四十四章

# 临床常用病原体检查

1. 掌握细菌、病毒、真菌等临床常见病原体检测的临床意义;掌握艾滋病、梅毒、淋病、非淋菌尿道炎等临床常见性传播疾病的检查指标及其临床意义;掌握医院感染的概念及其常见临床类型。

2. 熟悉临床病原体检查的基本方法;熟悉医院感染的常见病原体;熟悉临床常见耐药病原体及其耐药机制;熟悉临床常见病原体标本的特点。

3. 了解病原体耐药性的检查方法。

临床病原体主要包括各种微生物和寄生虫,而微生物包括病毒、细菌、真菌、支原体、衣原体、立克次体、螺旋体和放线菌等,其中病毒、细菌和真菌最为常见。临床病原体检查指利用各种实验方法查明各种感染的病原体,以早期诊断、及时治疗、防止扩散。临床病原体检查对于感染性疾病的预防、诊断、治疗及预后至关重要。

## 第一节 概 述

### 一、标本的采集运送

标本的采集、运送、处理和储存直接影响检验结果,任何环节处置不当,都可能使结果出现误差或错误,甚至导致临床的误诊误治。采集送检标本前,必须考虑选择能够反映病情的标本种类和采集部位,否则再好的采集运送方法,也无法获取有效的病原体信息,从而失去临床诊断价值。所有标本的采集和运送应无菌操作、防止污染。标本采集后应尽快送实验室分析,有条件的医院可用标本管道传递系统加快标本传递速度,避免标本的错误传递。若标本不能及时转运到实验室或需要将标本送到上级部门或检测中心进行分析时,应采取适宜的方式进行储存并运送。要把所有的标本视为传染源,对具有高度危险性的标本要做出明显标识;急症或危重患者标本要特别注明。标本处理后均要进行消毒,盛标本的器具要消毒处理或毁损、焚烧。

#### (一) 血液标本

正常血液无菌,故血液中分离的病原体通常即为致病病原体。怀疑为菌血症、败血症或脓毒血症患者,一般在发热初期和高峰期使用抗菌药物前采集,已用过抗菌药物治疗者,则在下次用药前采集。以无菌法由肘正中静脉穿刺采样,成人每次 10~20ml,婴儿及儿童 1~5ml。随着自动化血培养仪器的推广,注意在检验申请单上注明抗生素使用情况,以选择合适类型的培养瓶。必要时 24 小时内在不同时间不同部位采血标本 3 次,可提高血培养的阳性率。标本采集之后最好在床边接种,否则应置盛有抗凝剂的无菌瓶中送检。每份标本均应同时做需氧菌及厌氧菌培养。

（二）尿液标本

下尿道寄居有正常菌群,故尿液中分离的病原体是否致病病原体,要视其含量、并结合临床而定。尿液标本一定要留取清洁中段尿,不仅要务必清洁外阴,而且要叮嘱患者留取中段尿,一般采集尿液标本 10~20ml 于无菌容器内送检。排尿困难者可导尿留取标本培养。需要进行厌氧菌培养者,可采用膀胱穿刺法收集,无菌厌氧小瓶运送。尿液中注意不要混入防腐剂、抗生素和消毒剂等物质。

（三）粪便标本

正常粪便含大量正常菌群。尽可能取含脓血或黏液的粪便置于清洁容器中送检,不可混有尿液、消毒液等其他物质。排便困难者或婴儿可用直肠拭子采集,拭子置于有保存液的试管内送检。根据要检测细菌的不同,选用合适的运送培养液以提高阳性检出率,例如,对于霍乱弧菌、副溶血弧菌引起腹泻的粪便标本,应采用碱性蛋白胨水或卡 - 布（Cary-Blair）运送培养液中。对于传染性腹泻患者常需采集 3 次不同时间的粪便送检进行细菌培养。

（四）呼吸道标本

包括痰液、咽拭子、鼻咽拭子及通过气管支气管收集的标本（如支气管肺泡灌洗液等）等。上呼吸道标本中通常存在正常菌群,在病原学诊断时需加以鉴别。鼻咽拭子和鼻咽灌洗液可供鼻病毒、呼吸道合胞病毒、肺炎衣原体、支原体、溶血性链球菌等多种呼吸道常见病原体的检测。痰液标本应在医护人员指导下留取,嘱患者清洗口咽,咳出深部痰液置于无菌容器中送检,符合要求的痰液标本涂片镜检,应 ≤ 10 个鳞状上皮细胞 /LP,并 ≥ 25 个白细胞 /LP,常规培养应于 2 小时内送检并及时接种。

（五）其他标本

1. 生殖道标本　包括生殖道分泌物、疱疹液、脓液、前列腺液及精液等。根据不同疾病及检验目的不同采集标本。对于性病,常取尿道口分泌物、外阴糜烂面病灶边缘分泌物、阴道宫颈口分泌物或前列腺液等;对生殖道疱疹,可穿刺抽取疱疹液;对于盆腔脓肿患者,可于直肠子宫凹陷处穿刺取脓。淋病奈瑟菌需保温送检,其他标本收集后于 4℃保存送培养,如存储超过 24 小时,标本应 –70℃存放。

2. 脑脊液　正常脑脊液无菌,故脑脊液中分离的病原体通常即为致病病原体。脑膜炎奈瑟菌等脑膜炎病原体对外环境抵抗力较弱,易死亡,故采集的脑脊液标本应床边接种,或立即保温送实验室。

3. 浆膜腔积液　包括胸腔积液、腹水和心包穿刺液。由于含菌量常较少,标本采集量宜大,标本接种于血培养瓶,也可经抗凝、离心处理或过滤浓缩后再接种培养。

4. 创伤、组织和脓肿标本　创伤标本采集前应首先清除创面污物,以碘酒、酒精消毒皮肤,防止表面污染菌混入标本影响检测结果。对损伤面较大的创伤,应从不同部位采集多份标本。如果标本量较少应加无菌生理盐水以防标本干燥。开放性脓肿的采集,用无菌棉拭子采集病灶深处与正常组织交界处脓液或分泌物。封闭性脓肿,则以无菌干燥注射器穿刺抽取。疑为厌氧菌感染者,抽取脓液后立即排净注射器内空气,针头插入无菌橡皮塞送检,或者采用厌氧菌专用转运培养基送检,防止标本接触空气导致厌氧菌死亡,临床分离率降低。

5. 眼、耳部标本　眼部标本用拭子采集,亦可于局部麻醉后取角膜刮屑。外耳道疖和中耳道炎患者用拭子采样,新生儿和老年人亦可用鼓膜穿刺采样。

笔记栏

## 二、标本的实验室质量评估标准

标本送至实验室后,工作人员应对标本信息、采集方式、采集部位、运送过程等各方面进行评估,决定是接收标本进行下一步检测还是建议临床重新采集以保证检测结果的准确性。质量不合格标本得出的结果会给医师提供错误的信息,导致误诊和治疗不当。因此,实验室必须制定和遵循严格的标本接收和拒收准则。

1. 基本信息 标本须注明姓名、性别、年龄、采集日期(或时间)、临床诊断、标本名称、检验项目等基本信息,并应有病情及治疗说明。不接收无标签标本。

2. 时间 应仔细核对标本采集日期(或时间)和送检日期(或时间)。用于细菌学检验的标本存放不应超过 24 小时。而病毒学检测的标本可于 4℃存放 2~3 天。延误的标本,一般情况下不接收。

3. 容器 检查送检容器是否完好,有无破损或渗漏等情况,如有则不予接收。

4. 运送 标本储存、运送方式不当,不予接收。尤其应注意厌氧培养标本及某些对环境温度敏感的病原体标本的送检方式。

5. 污染 被污染的标本不予接收。

6. 标本量 标本量明显不足的标本,不予接收。如标本量少且不易取得要在采集后的15~30 分钟送检。

7. 特殊标本 对于烈性传染病标本的采集和运送应严格按相关规定执行,应有完善的防护措施,附有详细的采样及送检记录,由专人护送。

## 三、检查方法

临床病原体的检查方法包括病原学、免疫学及分子生物学方法三类。

### (一)病原学方法

包括直接显微镜检查、分离培养和鉴定等。病原学方法检测病原体本身,具有确诊价值。

1. 直接显微镜检查 是病原体检验中的基本方法之一,包括不染色显微镜检查、染色显微镜检查、荧光显微镜检查及电镜检查等。其中电镜检查不是临床应用的常规方法。

(1)涂片不染色显微镜检查:主要用于检查活体细菌的动力及运动状态。采用悬滴法或压滴法在不染色状态下借助暗视野显微镜或相差显微镜观察病原体的形态和运动方式等。

(2)涂片染色显微镜检查:将标本直接涂片、干燥、固定后染色,或经离心浓缩集菌涂片染色,置于光学显微镜下观察病原体的形态、染色性或观察宿主细胞内包涵体的特征。临床病原体检查最常用的染色方法是革兰氏染色和抗酸染色,前者可将细菌分为革兰氏阳性和革兰氏阴性两大类,后者主要用于检查结核分枝杆菌。

(3)荧光显微镜检查:有些病原微生物的标本经荧光染色后可直接检出,如结核分枝杆菌、麻风分枝杆菌和白喉棒状杆菌等。形态学和免疫学相结合的荧光免疫技术可特异性地检测出某些病原微生物的存在。

2. 病原体的分离培养和鉴定 是病原学检查中确诊的关键步骤,只有分离出病原体,才能进一步鉴定并做药敏试验。在可人工培养的病原体中,细菌和真菌的分离培养与鉴定技术最为成熟,广泛用于各种感染性疾病的诊断与治疗;在不可人工培养的病原体中,病毒的培养技术也日臻成熟。

(1)可人工培养的病原体:主要包括细菌、真菌、放线菌和支原体等。分离培养是感染性疾病微生物学诊断的重要方法。根据临床症状、体征和镜下检查特征做出病原学初步诊断

笔记栏

后,标本经接种前处理后,接种于适当的培养基,在适当的孵育条件下培养。形成菌落后,根据菌落性状、细菌形态及染色特性,根据细菌的生化反应及免疫反应等特点,对分离菌做出鉴定,也可借助于微量鉴定系统快速简便鉴定分离菌。同时做药物敏感试验以寻找敏感的抗菌药物。

(2)不可人工培养的病原体:主要包括病毒、衣原体、立克次体和螺旋体等。可将标本接种易感动物、鸡胚或细胞培养。接种动物后,根据动物感染范围、动物发病情况及潜伏期,初步推测为某种病原体。接种于鸡胚的病毒,根据不同接种途径所形成的特殊病灶及敏感性进行病原体初步鉴定。细胞培养的病毒,可依据细胞病变的特点或红细胞吸附、干扰现象、血凝性质等缩小鉴定病毒的范围,最终用血清学方法鉴定。

(二)免疫学方法

包括病原体抗原和抗体的检查。检测血清中的抗原或抗体,又称血清学试验。难以培养的病原体常依赖免疫学方法。临床常用的检测方法包括免疫凝集试验、免疫沉淀试验、放射免疫技术、荧光免疫技术、酶免疫技术、化学发光技术、胶体金免疫技术、免疫组化技术及生物素亲和素技术等,不同的检测方法,灵敏度、特异性、准确性及重复性等也不相同。病原体抗原检测具有确诊价值。临床应用最为广泛的是酶联免疫吸附试验(ELISA)。

1. 病原体抗原检测  指用已知抗体检测标本中的未知相应抗原。抗原检查简便快速,敏感性较高,广泛用于各种感染性疾病的早期快速诊断。检测细菌不同的抗原构造可对细菌进行分型,如利用抗血清与菌液的直接凝集试验可将不同的志贺氏菌准确分型。对于活细胞内增殖的病原体(病毒、立克次体、衣原体及某些细菌等),利用单克隆抗体检测其血液中的特异性抗原,有利于疾病诊断,如乙肝病毒表面抗原。

近年来开展的蛋白质芯片(protein chips)是随着蛋白质组学的发展而出现的蛋白质及多肽分析的新技术,可以同时对多种病原体特异性抗原进行检测。

2. 病原体抗体检测  指用已知抗原检测标本中的未知相应抗体。人体感染病原体后经过一定时间后可产生特异性抗体。由于 IgM 型抗体产生最早且半衰期较短,通常用于感染性疾病的现症感染诊断及早期诊断;而 IgG 抗体产生较晚且半衰期最长,通常用于感染性疾病的既往感染诊断,也可用于追溯性调查或人群免疫力水平的调查。

病原体抗原比病原体抗体更有诊断价值,但某些病原体不能培养或难以培养,病原体的 IgM 型抗体检测显得尤为重要。一般在病程的潜伏期或发病的早期抗原检测即可阳性,而抗体检测略晚。

(三)分子生物学方法

指检查病原体核酸,包括 DNA 和 RNA。病原体核酸检测不仅可用于目前尚不能分离培养或很难分离培养的病原体检测,而且还可用于检测核酸变异,尤其在病毒感染性疾病的诊断与研究方面得到了广泛应用。核酸检测具有确诊价值。临床常用的核酸检测技术包括聚合酶链反应(polymerase chain reaction,PCR)、分子杂交技术和基因芯片(gene chips)技术等。

1. PCR  是临床应用最广泛的分子生物学技术。PCR 是一种体外基因扩增技术,可在短时间内将标本中微生物的相应基因扩增至几百万倍,故可检出极其微量的微生物核酸,具有很高的敏感性和特异性,目前已经应用于临床多种病原体的快速检测。实时荧光定量 PCR 技术(real-time fluorescence quantitative PCR,RT-PCR)是通过始点定量和荧光检测系统实时监测累积荧光强度而实现核酸定量的一种 PCR 技术,具有全封闭单管扩增、灵敏度高、特异性强、操作简单等优点。

2. 分子杂交技术  指利用核酸变性和复性的性质,使具有一定同源序列的两条单链核酸在一定条件下按照碱基互补配对原则发生特异性结合,形成相对稳定的异质双链的过程,是基因诊断领域最常用的基本技术之一。用特异的细菌或病毒的核酸序列做探针,与组织细胞杂交,可确定是否有病原体的感染。尤其是难以培养、相应抗体产生较晚的病原体检查。

3. 基因芯片技术　是由传统分子杂交技术发展而来的新高通量核酸分析技术,能同时分析几十万、上百万种核酸分子,本质是分子杂交技术的集成化、微型化。由于可同时检测大量核酸靶点,临床上可用于对可能感染的多种病原体同时进行筛查及耐药基因筛查。

临床医师必须合理选择试验项目达到确诊某一疾病、排除某一疾病或监测疾病治疗的效果(表 44-1)。

表 44-1　病原体检测方法、诊断价值和检测周期

| 方法 | 鉴定类型 | 检测周期 |
| --- | --- | --- |
| 直接镜检 | 初步诊断 | 5~10 分钟 |
| 免疫荧光(直接法) | 快速诊断 | 1~2 小时 |
| 胶乳凝集 | 快速诊断 | 15~30 分钟 |
| 对流免疫电泳 | 快速诊断 | 2 小时 |
| 核酸探针 | 快速诊断、鉴定 | 1~3 天 |
| PCR | 快速诊断 | 数小时 |
| 微量鉴定系统 | 鉴定 | 3~6 小时 |
| 常规培养鉴定 | 确定诊断 | 数天或以上 |

## 第二节　临床感染常见病原体检测

病原体(pathogen)指侵入机体的病原生物,主要是微生物或寄生虫。病原体感染机体导致感染病(infectious diseases),具有传染性的感染病称传染病。临床病原体检查对感染病的正确诊断、合理用药、及时预防及有效控制十分重要。

### 一、病原体感染的流行病学

由于人们对新传染病认识和准备不足,人群对之尚无免疫力,使感染性疾病传播快、范围广、传播途径多,往往造成巨大的经济和社会影响。目前,病原体感染的流行病学具有下述特点:

1. 疾病谱变迁　新发传染病不断出现而经典传染病死灰复燃。新发传染病如新型冠状病毒肺炎(COVID-19)、严重急性呼吸综合征(severe acute respiratory syndromes,SARS)、中东呼吸综合征(Middle East respiratory syndrome,MERS)、疯牛病、埃博拉出血热等;经典传染病如梅毒、结核病、霍乱等。

2. 耐药变异增加　多重耐药病原体不断出现,导致抗感染的治疗逐渐困难。详见本章第四节。

3. 医院感染增加　源于侵入性检查与治疗、肿瘤的放疗与化疗及器官移植等,多为条件致病菌。

笔记栏

## 二、病原体感染的临床检测

细菌感染仍是发病率较高的感染性疾病,病原菌种类以革兰氏阴性菌、耐甲氧西林金黄色葡萄球菌为主。病毒感染是人群发病率最高的感染类型,常见的有肝炎病毒、流行性感冒病毒、人类免疫缺陷病毒、流行性出血热病毒等,病毒感染传染性强,传播迅速,大多缺乏特效药物。近年来,随着肿瘤的放射治疗、化学治疗、广谱抗生素及免疫抑制剂的广泛应用,使真菌感染的发病率显著增高,在器官移植患者和恶性肿瘤患者中真菌感染的患病率高达20%~40%,而且往往是致命的感染;在高度免疫抑制的患者中,由不常见的致病真菌引发感染概率越来越高,而且多为致病真菌的混合感染。

### (一) 细菌感染

1. 概述 细菌是临床上最常见的原核细胞微生物,也是临床最常见病原体之一。细菌感染检测指从临床送检的各种标本中寻找、分离、培养和鉴定细菌,并进行药物敏感试验。细菌感染性疾病一度严重威胁人类生命健康,直至抗生素出现,病原检测可明确细菌感染性疾病的病因。

病原学方法是临床上细菌感染检测的主要方法,有时也采用免疫学和分子生物学方法。①病原学方法:包括直接显微镜检测和细菌分离培养鉴定。例如,尿道分泌物革兰氏染色检测淋病奈瑟菌以诊断淋病;痰液抗酸染色检测结核分枝杆菌以诊断结核病;血液细菌培养寻找致病菌以诊断菌血症、败血症及脓毒血症等。细菌培养是最重要的确诊方法。根据细菌形态、菌落特点、生化反应、血清学鉴定、动物接种等可综合鉴定病原菌。近年来,自动化细菌培养和鉴定系统因其快速、简便、准确,已在临床上被广泛应用。②免疫学方法:机体针对感染的细菌可产生特异性抗体,如抗链球菌溶血素 O 检测。③分子生物学方法:如结核性胸膜炎患者胸腔积液结核分枝杆菌 DNA 检测。

2. 临床意义 细菌感染检测是细菌感染性疾病病原学诊断、抗菌药物合理使用、流行病学调查及医院感染监控的依据。细菌培养是细菌感染性疾病诊断的金标准。近年病原菌种类以革兰氏阴性菌、耐甲氧西林金黄色葡萄球菌更为多见。细菌引起的感染性疾病,一般均需进行细菌学诊断以明确病因。然而自标本分离到细菌并不一定意味该菌为疾病的病原,因此应根据患者的临床情况、标本种类和质量、获得的细菌种类进行综合分析。

### (二) 病毒感染

1. 概述 病毒是在活细胞内增殖的非细胞型微生物,是临床最常见病原体之一,目前发现对人类致病的病毒有 500 多种。病毒感染检测指从临床送检的各种标本中检出病毒并准确鉴定,指导临床合理用药。由于尚无针对病毒的特效药,病毒感染性疾病比细菌感染性疾病危害更大。

免疫学和分子生物学方法是临床上病毒感染最常用的诊断方法,如采用酶联免疫吸附试验(ELISA)检测各种肝炎病毒的抗原和抗体;采用反转录 PCR(RT-PCR)检测艾滋病毒RNA 等。病原学方法包括光镜检测病毒包涵体、电镜检测病毒颗粒以及细胞培养分离病毒等。通过动物接种、鸡胚接种及细胞培养可实现病毒的分离、培养和鉴定,但尚未在临床广泛开展。

2. 临床意义 病毒感染检测是病毒感染性疾病诊断、治疗、预防、流行病学调查及医院感染的依据。细胞培养法是病毒检测的金标准。病毒感染是人群发病率最高的感染类型,传染性强,传播迅速,大多缺乏特效药物。临床医生根据检测结果,结合患者的流行病学资料及临床表现等可诊断病毒感染。

（三）真菌感染

1. 概述　真菌是真核细胞微生物，目前发现对人类致病的真菌有150余种，真菌感染引起真菌病。真菌感染检测指从临床标本中检出真菌并准确鉴定、并指导临床合理用药。由于宿主免疫防御功能下降，临床上真菌感染逐年增多。

病原学方法是临床上真菌感染的主要检测方法，包括直接显微镜检测和分离培养鉴定，其他检测方法临床应用较少。通过显微镜检测可观察到真菌孢子及菌丝的形态。将真菌接种于沙氏培养基或血平板，在适当条件下培养，可见真菌菌落性状及菌丝和孢子形态，并可鉴定菌种。

2. 临床意义　真菌感染检测是真菌病诊断、治疗、预防、流行病学调查及医院感染的依据。真菌分离培养鉴定是真菌感染性疾病诊断的金标准。临床常见深部真菌有白色念珠菌及新型隐球菌等；常见浅部真菌有皮肤癣真菌等。近年来，由于放射治疗、化学治疗、广谱抗生素及免疫抑制剂的广泛应用，使真菌感染的发病率显著增高，在器官移植患者和恶性肿瘤患者中真菌感染的患病率高达20%~40%，而且往往是致命的感染。

（四）寄生虫感染检测

1. 概述　人体寄生虫虫种总数超过700种，临床常见的有30多种，包括原虫、蠕虫及医学节肢动物等。寄生虫侵入宿主后可在宿主体内寄生、发育而致感染。寄生虫感染引起的疾病称寄生虫病。寄生虫感染检测指从临床标本中检出寄生虫并进行鉴定。

病原学方法是临床上寄生虫感染检测的主要方法，即检获病原体，包括虫体和虫卵。若难以检获病原体，可采用免疫学方法或分子生物学方法。根据寄生虫生活史的特点，从患者的血液、组织液、排泄物、分泌物或活体组织中检测寄生虫的某一发育期，是最可靠的诊断方法。对于在组织中或器官内寄生而不易取得材料的寄生虫，可考虑采用免疫学诊断方法。近年来发展起来DNA探针技术和聚合酶链反应技术为寄生虫病的诊断或寄生虫分类提供新型、高敏感的检测方法，有广泛应用前景。

2. 临床意义　寄生虫感染检测是寄生虫病诊断、治疗、预防及流行病学调查的依据。实验诊断是寄生虫病确诊的主要依据。

（五）其他病原体感染检测

1. 支原体感染　支原体是能在人工培养基上生长繁殖的最小的原核细胞微生物，临床常见的支原体有肺炎支原体、解脲脲原体及人型支原体等。支原体检测的主要方法是病原学方法，但由于胞体小，无细胞壁，呈高度多形性，革兰氏染色不易着色，直接显微镜检测无意义，因此分离培养是确诊支原体感染的主要依据。此外，DNA探针技术、荧光PCR等快速检测技术已用于临床对支原体感染的诊断。肺炎支原体可导致呼吸道感染，如支气管炎，约1/3可致肺炎；解脲脲原体和人型支原体可导致非淋病性尿道炎。

2. 螺旋体感染　螺旋体是细长、柔软、弯曲呈螺旋状的运动活泼的原核单细胞生物，基本结构与细菌类似，但在细胞壁与细胞膜之间有轴丝，在生物学上的位置介于细菌与原虫之间，临床常见螺旋体有钩端螺旋体和梅毒螺旋体等。由于多数螺旋体尚不能人工培养，临床广泛采用免疫学方法、分子生物学方法和直接显微镜检测。在暗视野显微镜下观察，见到运动活泼的螺旋形体是诊断的主要依据。采用ELISA检测患者血清的特异性抗体是常用的免疫学诊断方法。WHO推荐梅毒螺旋体检测使用的简易玻片沉淀试验（venereal disease research laboratory test，VDRL）或快速血浆反应素环状卡片试验（rapid plasma regain circle card test，RPR）对梅毒患者血清进行初筛试验，如阳性再用荧光密螺旋体抗体吸附试验（fluorescent treponemal antibody-absorption test，FTA-ABS）或抗梅毒螺旋体微量血凝试验（microhemagglutination-treponema pallidum，MHA-TP）作确诊试验。PCR可快速检出螺旋体特异基因片段,现已成为临床常用的检测方法。钩端螺旋体可引起人畜共患病钩端螺旋体病,苍白密螺旋体梅毒亚种(梅毒螺旋体)可导致常见的性传播疾病梅毒,伯氏疏螺旋体能引起人类莱姆病。

3. 立克次体感染 立克次体是不能在人工培养基上生长的严格宿主细胞内寄生的原核细胞微生物,大小介于细菌和病毒之间,革兰氏染色阴性,临床常见的立克次体有普氏立克次体、莫氏立克次体及恙虫病东方体等。检测方法有直接镜检法、细胞培养法、PCR法及免疫学方法,临床最常用的方法是外斐氏试验,可用于诊断斑疹伤寒及恙虫病。普氏立克次体可引起流行性斑疹伤寒,莫氏立克次体可导致地方斑疹伤寒,恙虫病东方体可导致恙虫病。

4. 衣原体感染 衣原体是不能在人工培养基上生长的并具有独特发育周期的原核细胞微生物,临床常见的衣原体有沙眼衣原体、肺炎衣原体及鹦鹉热衣原体等。由于严格活细胞内寄生,与病毒类似,通过动物接种、鸡胚接种及细胞培养可实现衣原体的分离、培养和鉴定,细胞培养法是衣原体检测的金标准。但衣原体有细胞结构,感染人体后,可在细胞内形成包涵体,采用直接显微镜检测可发现细胞质内典型包涵体,对衣原体感染诊断有参考价值。临床常规检测方法是免疫学方法和分子生物学方法,如用荧光标记衣原体单克隆抗体,可快速确定感染衣原体的血清型;DNA探针技术、荧光定量PCR等可用于衣原体感染的诊断和流行病学调查。沙眼衣原体可引起沙眼、包涵体结膜炎及泌尿生殖道感染;肺炎衣原体和鹦鹉热衣原体可导致呼吸道感染。

## 三、医院感染

医院感染(nosocomial infection)又称院内感染或医院获得性感染(hospital acquired infection,HAI),是指住院患者在医院内获得的感染,包括在住院期间发生的感染和在医院内获得出院后发生的感染,但不包括入院前已开始或者入院时已处于潜伏期的感染。医院工作人员在医院内获得的感染也属医院感染。

下列情况属于医院感染:①无明确潜伏期的感染,规定入院48小时后发生的感染为医院感染;有明确潜伏期的感染,自入院时起超过平均潜伏期后发生的感染为医院感染。②本次感染直接与上次住院有关。③在原有感染基础上出现其他部位新的感染(除外脓毒血症迁徙灶),或在原感染已知病原体基础上又分离出新的病原体(排除污染和原来的混合感染)的感染。④新生儿在分娩过程中和产后获得的感染。⑤由于诊疗措施激活的潜在性感染,如疱疹病毒、结核杆菌等的感染。⑥医务人员在医院工作期间获得的感染。

下列情况不属于医院感染:①皮肤黏膜开放性伤口只有细菌定植而无炎症表现。②由于创伤或非生物性因子刺激而产生的炎症表现。③新生儿经胎盘获得(出生后48小时内发病)的感染,如单纯疱疹、弓形体病、水痘等。④患者原有的慢性感染在医院内急性发作。

### (一)流行病学

1. 病原学 几乎所有病原体都可以导致医院感染,常见病原体如下:①革兰氏阳性球菌:葡萄球菌、链球菌及肠球菌等;②革兰氏阴性杆菌:大肠埃希菌、阴沟肠杆菌、肺炎克雷伯菌、铜绿假单胞菌、鲍曼不动杆菌、嗜肺军团杆菌等;③专性厌氧菌:脆弱拟杆菌、梭菌属某些种;④其他杆菌:产单核李斯特菌、结核分枝杆菌等;⑤病毒:肝炎病毒、水痘带状疱疹病毒、流感病毒、单纯疱疹病毒、巨细胞病毒、轮状病毒等;⑥真菌:念珠菌、隐球菌、组织胞浆菌、球孢子菌、曲霉菌等;⑦寄生虫:卡氏肺孢子虫等;⑧其他:支原体、放线菌等。其中最常见的病原体是大肠埃希菌、铜绿假单胞菌、肺炎克雷伯菌、鲍曼不动杆菌及金黄色葡萄球菌等。

2. 病原体特点　①条件致病：医院感染病原菌多为正常菌群的移位菌或对某些环境有特殊适应性的条件致病微生物。如大肠埃希菌本为肠道正常菌群，易黏附于泌尿道而导致尿路感染。②多重耐药：医院感染病原菌多具有耐药性或多重耐药性。与社区感染病原菌相比，医院感染病原菌的耐药性更强、耐药谱更强。

3. 感染源　医院感染包括外源性感染和内源性感染。外源性感染又称交叉感染，指由患者本身以外的病原体引起的感染，如患者间、患者与医务人员间的交叉感染，常见来源有：其他患者、医院工作人员、陪护者、探视者及未彻底消毒的医疗器械、血液、血制品等。内源性感染又称自身感染，指由患者本身携带的微生物引起的感染，如正常菌群在正常情况下并无感染力，但由于异位寄生、机体免疫力低下及抗菌药物不合理应用等原因可导致自身感染。

（二）常见临床类型

1. 下呼吸道感染　是最常见的临床类型。多发生在吞咽及咳嗽反射减弱、意识障碍、气管插管或气管切开等情况时，革兰氏阴性杆菌最为多见。对危重病人、免疫抑制状态病人、免疫力衰弱病人的威胁较大。临床可出现发热、咳嗽、咳痰、胸痛等，X 线检查可为阴性，下呼吸道痰液培养和药敏试验有助于诊断并找到有效药物。

2. 尿路感染　多见于有尿路器械操作史的患者，常由于保留导尿系统的交叉污染造成导管外上行性感染，以革兰氏阴性杆菌多见，如大肠埃希菌、变形杆菌等。尿液培养和药敏试验有助于诊断并找到有效药物。一般以下情况可诊断：①无症状菌尿，细菌培养阳性，细菌计数 $>10^5/ml$；②有发热及尿道综合征，但细菌培养阴性，而尿沉渣白细胞 $>10/HP$；③患者本有尿路感染，入院后细菌培养发现新的细菌。

3. 手术切口感染　包括外源性感染和内源性感染。外源性感染：更多见，如医务人员手指皮肤的接触传播；内源性感染：如腹部手术、妇科手术等伤口感染的病原体常来源于胃肠道、泌尿生殖道、皮肤等正常菌群。分泌物培养和药敏试验有助于诊断并找到有效药物。

4. 胃肠道感染　主要见于使用抗生素所致肠炎。

5. 血液感染　主要为菌血症，可由静脉内输液、血液透析等引起，也可源于外科手术、下呼吸道感染或皮肤感染。

6. 皮肤和软组织感染　由金黄色葡萄球菌、溶血性链球菌等引起的蜂窝织炎、压疮和烧伤感染等。

住院患者中凡有气管插管、留置导尿、化疗、放疗、使用免疫抑制剂者以及老年患者，均应视为预防医院感染的重点对象。

# 第三节　性传播疾病病原体检测

性传播疾病（sexually transmitted disease，STD）简称性病，指主要通过直接或间接的性接触而传播的传染病。STD 包括梅毒、淋病、艾滋病、软下疳、性病淋巴肉芽肿、非淋菌性尿道炎、生殖器疱疹、尖锐湿疣、生殖器念珠菌病、细菌性阴道病及滴虫病等 20 余种，其中梅毒、淋病和艾滋病属于《中华人民共和国传染病防治法》规定管理的乙类传染病。STD 的诊断包括病史、体格检测及实验室检测等，实验室检测可为疾病的诊断提供确诊的依据。STD 的病原体检测方法包括病原学检测、免疫学检测及分子生物学检测等。

## 一、获得性免疫缺陷综合征病原体检测

### (一) 概述

获得性免疫缺陷综合征(acquired immunodeficiency syndrome, AIDS)是由人类免疫缺陷病毒(human immunodeficiency virus, HIV)感染引起的STD,又称艾滋病。HIV主要侵犯 $CD_4^+T$ 细胞,导致细胞免疫缺陷。HIV主要通过性接触、血液和母婴传播。AIDS多数由HIV-1型引起,HIV-2型主要在西非地区流行。

### (二) 方法

病原学方法包括病毒分离培养及电镜检测病毒颗粒。病毒分离培养是检测HIV感染最准确的方法,一般培养外周血单个核细胞(PBMC)以检测是否HIV感染。免疫学方法包括抗HIV-1和抗HIV-2抗体检测及p24抗原检测。HIV感染机体后,p24抗原在急性感染期就可出现,而血清HIV抗体在感染3~8周后方可检出。方法包括酶联免疫吸附试验(ELISA)、蛋白印迹法及胶体金免疫法等,ELISA和胶体金免疫法是临床常用方法,而蛋白印迹法常作为HIV抗体的确证方法。分子生物学方法包括RT-PCR检测HIV-RNA及PCR检测前病毒DNA。HIV基因组是两条相同的正链RNA,每条长9.2~9.8kb,有3组共9个基因。其中 *gag* 和 *pol* 基因变异较少, *env* 基因变异较大。高灵敏度的实时荧光RT-PCR能在HIV感染后两周内检测到HIV-RNA。

此外,HIV感染检测还有以下方法:① CD4细胞计数;②机会性感染病原体如肺孢子菌、隐球菌、其他真菌、弓形虫、肝炎病毒、巨细胞病毒、EB病毒、细菌等的检测;③卡波西肉瘤(Kaposi's sarcoma)、淋巴瘤等恶性肿瘤的检测等。

### (三) 临床意义

病毒分离培养法特异性强,但不适合作为临床常规检测方法。尤其对于判定抗原或抗体检测为阴性的HIV感染者和HIV感染者(母亲)所生新生儿是否感染HIV有重要临床意义。但其敏感性差、操作复杂费时,费用较高,且必须在特定的P3实验室(生物安全防护三级实验室)中进行。

HIV抗体阳性是HIV感染的临床诊断依据。但要注意窗口期,即HIV感染人体后,HIV抗体需经3~8周后方可检出,这一段时间称窗口期。在窗口期,HIV复制水平较高,传染性较强,窗口期的检测依赖于HIV核酸及抗原检测。p24抗原阳性经中和试验确认后也可作为HIV感染的诊断依据。

核酸检测可用于HIV感染的早期诊断和辅助诊断。尤其对于免疫学标志尚未出现的患者、免疫学检测结果不典型的患者、重度免疫缺陷的患者以及判定1.5岁以下婴儿的HIV感染,以HIV-RNA检测确证是否感染。此外,核酸检测可通过病毒载量直接反映病情进展,并用于AIDS的病程监控、指导治疗、疗效判定及预后判断等。

## 二、梅毒的病原体检测

### (一) 概述

梅毒(syphilis)是由苍白(梅毒)螺旋体(Treponema pallidum, TP)引起的STD。梅毒主要通过性接触和母婴传播,但也不排除非性接触传播。人是梅毒的唯一传染源,梅毒螺旋体几乎可使人体的任何器官发生病变,临床上可表现为:①一期梅毒,主要为硬下疳;②二期梅毒,以皮肤和黏膜损害为主;③三期梅毒,以全身脏器损害为主。人感染TP后,可产生两类抗体:特异性抗TP抗体和非特异性抗TP抗体,后者又称反应素。反应素是机体针对TP或组织细胞释放的类脂或脂蛋白而产生的抗体。

**（二）方法**

病原学方法主要包括直接暗视野显微镜检测、免疫荧光染色和镀银染色法。TP 革兰氏染色阴性，但不易着色，镀银染色呈棕褐色。

免疫学方法包括 TP 抗原试验和类脂抗原试验。TP 抗原试验用于检测特异性 TP 抗体，包括 TP 血球凝集试验（TPHA）、TP 明胶颗粒凝集试验（TPPA）及荧光螺旋体抗体吸收试验（FTA-ABS）等，多采用 ELISA、化学发光免疫技术（CLIA）及胶体金免疫技术等。类脂抗原试验用于检测反应素，包括性病研究实验室试验（VDRL）、快速血浆反应素环状卡片试验（RPR）及甲苯胺红不加热血清反应素试验（syphilis toluidine red untreated serum test，TRUST）等。

采用 PCR 技术检测 TP 的核酸 DNA。此外，TP 感染检测还包括脑脊液检测法。主要用于神经梅毒的诊断、治疗及预后。脑脊液淋巴细胞 $\geq 10 \times 10^6/L$、蛋白量 50mg/dL、VDRL 试验阳性等有诊断价值。PCR 检测脑脊液梅毒螺旋体 DNA，可以快速准确诊断神经梅毒。

**（三）临床意义**

病原学方法是诊断早期梅毒唯一快速、可靠的方法，尤其对已出现硬下疳而梅毒血清反应呈阴性者意义更大。可采集皮肤黏膜损害部位的渗液或肿大的淋巴结穿刺液检测。

免疫学方法是临床诊断梅毒常用的检测方法，对潜伏期梅毒诊断尤为重要。类脂抗原试验检测非特异性 TP 抗体，是梅毒感染筛查试验，还可用于 TP 疗效的监测，反复感染时，抗体滴度较高。TP 抗原试验检测特异性 TP 抗体，是 TP 抗体的确证试验，但阳性反应不能说明是正在感染还是既往感染，因此不能作为 TP 现症感染的诊断依据，也不能用于疗效监测。

分子生物学方法的特异性、敏感性均优于免疫学方法，是较为先进的诊断方法。适用于梅毒孕妇羊水、新生儿血清及脑脊液标本。

### 三、淋病病原体检测

**（一）概述**

淋病（gonorrhea）是由淋病奈瑟菌（neisseria gonorrhoeae）引起的发病率最高的 STD。淋病奈瑟菌简称淋球菌，主要通过性接触传播，人类是其唯一宿主。

**（二）方法**

病原学方法包括直接显微镜检测和分离培养和鉴定。①直接显微镜检测：经涂片革兰氏染色，淋球菌呈革兰氏阴性、肾形、成双排列并凹面相对。②分离培养：在巧克力平板经 24h 培养，淋球菌形成直径 0.5~1.0mm、灰白色、有光泽、凸起菌落。

此外，采用 ELISA 或免疫荧光技术检测分泌物中的淋球菌抗原。怀疑为淋球菌感染但淋球菌培养阴性者，可用 PCR 检测淋球菌 DNA 以协助诊断，因易出现假阳性，临床上不用作常规检测。

**（三）临床意义**

人体感染淋球菌后，2~14 天后出现临床症状，男性发生急性尿道炎、继发附睾炎、前列腺炎等。女性发生宫颈炎、继发子宫内膜炎、输卵管炎等。此外还有口咽淋病、肛门直肠淋病、新生儿结膜炎等。直接显微镜检测对于男性淋病的诊断价值较大，阳性率可达 95%，若发现中性粒细胞内的淋球菌，一般可临床诊断；对于女性淋病，由于阴道宫颈处杂菌较多，最好同时做细菌培养检测，淋球菌培养是淋病诊断的金标准。因此女性患者及症状轻或无症状的男性患者，均以淋球菌培养为准。

笔记栏

## 四、非淋菌性尿道炎病原体检测

### (一) 概述

非淋菌尿道炎(non-gonococcal urethritis,NGU)是由沙眼衣原体(Chlamydia trachomatis,CT)、解脲脲原体(Ureaplasma urealyticum,UU)和人型支原体(Mycoplasma hominis,MH)等淋球菌以外的病原体引起的 STD。主要通过性接触传播,在西方国家已成为发病人数最多的性病。

### (二) 方法

病原学方法包括直接显微镜检测和分离培养与鉴定。直接显微镜检测:主要用于检测 CT,CT 可在敏感细胞中增殖形成包涵体,对临床标本作涂片、吉姆萨(Giemsa)染色或碘染色,如发现有一定数量的典型包涵体即可作出诊断。分离培养与鉴定:① CT 培养:将标本接种于鸡胚卵黄囊或传代细胞,培养后可见 CT 包涵体;② UU 培养:UU 在 pH 值 5.5~6.5 含有酚红和尿素的液体培养基中,37℃ 24h 可使液体由黄色变红色。在固体培养基上 2~4 天,可形成 "T" 株(tiny strain);③ MH 培养:在固体培养基可形成 "油煎蛋" 样菌落。

分子生物学方法采用实时荧光 PCR 技术,检测 NGU 病原体的 DNA。此外,NGU 病原体感染检测还包括免疫学方法,如从分泌物中提取 CT 抗原,而后采用胶体金免疫技术检测抗原,简便快捷。

### (三) 临床意义

NGU 发病率呈上升趋势。CT 是最常见的 NGU 病原体,是男性 NGU 的主要病因;也是沙眼的病原体。UU 和 MH 在多数成人下生殖道中可分离到,但在 NGU 人群的分离率远高于正常人群。CT 包涵体的检测主要适用于新生儿眼结膜炎刮片的检测,对 NGU 检测不敏感。分离培养是 NGU 病原体检测的金标准。

核酸检测有助于 NGU 病原体感染的早期诊断和及时治疗,对于提高疾病检出率,控制疾病传播和改善生活质量有重要意义。

## 五、其他 STD 病原体检测

### (一) 生殖器疱疹

1. 概述　生殖器疱疹(genital herpes)是由单纯疱疹病毒(herpes simplex virus,HSV)引起的常见 STD 之一。病原体主要是 HSV-2 型,少数为 HSV-1 型。HSV-2 感染的典型症状是生殖器疱疹,感染部位出现斑疹与丘疹,随后成群小水疱、脓疱与溃疡,可伴发热、腹股沟淋巴结肿大及排尿困难等。由于反复发作,对病人的健康和心理影响较大。

病原学检测方法主要包括细胞学检测及病毒培养。①细胞学检测:涂片标本吉姆萨染色,镜下可见特征性的多核巨细胞或核内病毒包涵体。②病毒分离培养:标本接种于敏感细胞(如兔肾细胞)培养 3~5 天,病毒感染细胞出现肿胀、融合等病变。免疫学方法包括 HSV 抗原及抗体检测。此外,通过 PCR 可检测皮损内 HSV-DNA,敏感性和特异性均很高。

2. 临床意义　HSV 感染在人群较为普遍,通常是隐性感染,但也可引起显性感染,如生殖器疱疹、孕妇的流产、早产、死胎和畸胎等。快速诊断有助于及早治疗并减少传播。HSV-2 感染是 HSV-1 感染的 4 倍。病毒分离培养是 HSV 感染的金标准,但临床最常用的方法是免疫学方法,IgM 抗体阳性有临床诊断价值,IgG 抗体感染后长期存在,常用于血清流行病学调查,一般不用作临床诊断。

### (二) 尖锐湿疣

1. 概述　尖锐湿疣(condyloma acuminatum)是由生殖器人乳头瘤病毒(human papilloma

virus,HPV)引起的皮肤黏膜良性新生物。通过直接或间接的性接触传播。检测方法包括：①醋酸白试验：在可疑的受损皮肤上用 5% 醋酸涂抹或敷贴,3~5 分钟有尖锐湿疣的皮肤局部发白为阳性。该试验特异性不高,对尖锐湿疣的诊断与指导治疗有一定价值。② HPV 抗原：可对病原进行组织定位,但敏感度不高。③病理组织学检测：可见表皮过度角化、大量泡化细胞等。④ PCR：检测 HPV-DNA。

2. 临床意义　典型的尖锐湿疣根据病史和临床表现,一般可做出诊断。临床表现不典型者,需实验室检测。病理组织学检测是临床最常用的方法,是诊断 HPV 感染的重要证据。

(三) 软下疳

1. 概述　软下疳(chancroid)是由杜克雷嗜血杆菌感染引起的 STD。主要发生于生殖器部位的多个痛性溃疡,多伴有腹股沟淋巴结化脓性病变。检测方法包括：①直接涂片：从溃疡或横痃处取材涂片革兰氏染色,镜下见到革兰氏阴性短杆菌,呈长链状排列,多条链平行,似"鱼群状",可考虑为杜克雷嗜血杆菌。敏感性及特异性均较低。②细菌培养：在选择性培养基上接种培养杜克雷嗜血杆菌阳性可确诊为软下疳。③ PCR：检测杜克雷嗜血杆菌 DNA。

2. 临床意义　涂片发现革兰氏染色阴性链杆菌,结合临床症状,一般可做出诊断,但确诊需细菌分离培养和鉴定。

# 第四节　病原体耐药性检测

耐药性是指细菌对抗菌药物所具有的相对抵抗性。抗菌药物是目前临床使用最为广泛的药物,细菌耐药性是临床抗感染治疗最棘手的问题之一。了解细菌耐药发生机制和耐药性监测是决定抗菌治疗成功的关键。

## 一、耐药性及其发生机制

### (一) 常见耐药病原体

细菌与病毒均出现耐药株。以革兰氏阴性杆菌和革兰氏阳性球菌居多。

1. 革兰氏阴性杆菌　产超广谱 β- 内酰胺酶(extended spectrum beta-lactamase,ESBL)的大肠埃希菌、肺炎克雷伯菌;多重耐药的铜绿假单胞菌、不动杆菌属细菌、嗜麦芽窄食单胞菌;产 Ⅰ 类 β- 内酰胺酶的阴沟肠杆菌、产气肠杆菌等。

2. 革兰氏阳性球菌　耐甲氧西林葡萄球菌(methicillin resistant staphylococcus,MRS),包括耐甲氧西林的金黄色葡萄球菌(methicillin-resistant staphylococcus aureus,MRSA) 和耐甲氧西林的凝固酶阴性葡萄球菌(methicillin-resistant staphylococcus coagulase negative,MRSCoN);耐青霉素肺炎链球菌(penicillin resistant streptococcus pneumonia,PRSP)、耐万古霉素肠球菌(vacomycin resistant enterococcus,VRE)和高耐氨基糖苷类抗生素的肠球菌等。其中 MRSA 对所有头孢菌素和其他 β- 内酰胺酶类抗生素均耐药,并提示对氨基糖苷类、大环内酯类、克林霉素和四环素等多重耐药,仅对万古霉素敏感。

3. 其他细菌　多重耐药的结核分枝杆菌(multiple durg resistance tuberculosis,MDRTB)对异烟肼、利福平等结核病的常规治疗药物均耐药,已成为结核病控制面临的巨大挑战,中国是 MDRTB 感染的高发国家,故应引起足够重视。

4. 耐药病毒株　如 HBV 发生耐药变异,对核苷类似物抗病毒药物(如拉米夫定、替比夫定和阿德福韦等）产生耐药。

（二）耐药机制

细菌耐药性变异是指细菌对某种抗菌药物由敏感变为耐药的变异。耐药机制研究对于正确选用抗菌药物、合理制定抗菌药物使用指南并有效阻止耐药性发展至关重要。

1. 细菌水平和垂直传播耐药基因的整合子系统　整合子（integron）是捕获外源基因并使之转变为功能性基因的表达单位，通过转座子和接合质粒在细菌中传播的遗传物质。整合子的基本结构由 1 个编码整合酶（integrase）的 Int Ⅰ 基因、2 个基因重组位点 att Ⅰ 和 attc、启动子和耐药基因盒组成。目前已确定有 60 多个耐药基因盒，常见的有：① aad 基因盒：编码氨基糖苷类的耐药性；② dir 基因盒：编码甲氧磺胺嘧啶类的耐药；③编码 β- 内酰胺酶和超广谱 β- 内酰胺酶；④其他基因盒，如 cat 基因编码对氯霉素耐药，aac 基因编码对氨基糖苷类耐药，aar 基因编码对利福平耐药，ere 基因编码对红霉素的耐药等。

2. 产生灭活抗生素的水解酶和钝化酶等　常见的有以下几种：

（1）ESBLs：由质粒介导的、能赋予细菌对多种 β- 内酰胺酶类抗生素耐药，主要由革兰氏阴性菌产生。

（2）AmpC：β- 内酰胺酶（AmpC β-lactamases）：是由革兰氏阴性杆菌产生的不被克拉维酸抑制的丝氨酸头孢菌素酶组成的一个酶家族，可与 β- 内酰胺类抗生素分子中的内酰胺环结合并打开 β- 内酰胺环，导致药物失活。

（3）碳青霉烯酶：主要水解碳青霉烯类抗生素，表现为对碳青霉烯类抗生素高度耐药。按 Ambler 分类分为 A、B、D 三类酶，A 类酶见于一些肠杆菌科细菌；B 类酶为金属酶，见于铜绿假单胞菌、不动杆菌、肠杆菌科细菌；D 类酶仅见于不动杆菌。

（4）氨基糖苷类钝化酶：是细菌对氨基糖苷类抗生素获得性耐药的主要耐药机制，通过质粒介导产生，能使氨基糖苷类抗生素失活。

3. 细菌抗生素作用靶位的改变　靶位结构的改变，是引起细菌耐药的一个重要因素。如 MRS 是由于染色体上 mceA 基因编码产生低亲和力的青霉素结合蛋白（PBP2a），以致青霉素不能抑制细菌细胞壁的合成；VRE 的耐药是由于细菌染色体的改变，编码产生的酶导致与万古霉素作用的靶位改变；大肠埃希菌 DNA 拓扑异构酶Ⅱ的 gryA 基因突变，可造成对喹诺酮类中所有药物交叉耐药等。

4. 细菌膜的改变和外排泵出系统

（1）细胞壁和细胞膜屏障：细菌可通过细胞壁的障碍或细胞膜通透性的改变，使抗生素无法进入细胞内发挥抗菌作用。

（2）孔蛋白的改变：细菌外膜上存在着多种孔蛋白，是营养物质和亲水性抗菌药物进入细菌的通道，细菌发生突变造成某种孔蛋白减少、丢失或结构变异时，可阻碍抗菌药物进入细菌，导致细菌耐药。

（3）外排泵系统：细菌依靠主动外排泵出机制来减少细菌内药物的浓度，如铜绿假单胞菌有 6 套外排泵系统，常见的如 MexAB-oprM、MexCD-opJ、MexEF-oprN 等。

5. 细菌生物膜的形成　细菌生物膜（biofilm，BF）是指在缺少营养和 / 或铁离子的时候，细菌分泌多糖、纤维蛋白、脂蛋白等，形成被膜多聚物，细菌的微克隆在膜上融合而形成带负电荷的膜状物，细菌可利用 BF 附着于有生命或无生命物体表面。与浮游菌相比，生物膜中的细菌抗生素的耐药性可提高 10~100 倍，其耐药性产生原因主要有：①生物膜中胞外多糖具有屏障作用，限制抗生素向细菌内部运输；②生物膜中微环境的不同可影响抗生素的活性；③诱导细菌产生特异性表型；④多菌种的协同作用。具有生物膜的细菌多见于铜绿假单胞菌、金黄色葡萄球菌、肠球菌、变异链球菌等。

## 二、耐药性检查及临床应用

耐药性检查的常用方法有定性的纸片扩散法、定量的稀释法和 E 试验。对某些特定耐药菌的检测除药物敏感试验外还要附加特殊的酶检测、基因检测等方法。

（一）药物敏感试验

1. 纸片法 又称 K-B 纸片琼脂扩散法（Kirby-Bauer disc agar diffusion method），为临床最常用的方法，由 Kirby 和 Bauer 建立，将含有定量抗菌药物的纸片贴在接种测试菌的 M-H 琼脂平板上，置 35℃孵育 16~18 小时，测量抑菌环直径。参照临床和实验室标准协会（Clinical And Laboratory Standards Institute，CLSI）标准判读结果，按敏感（susceptable，S）、中介（intermediate，I）和耐药（resistance，R）三个级别报告。S：测试菌能被测定药物常规剂量抑制；I：测试菌能在体内药物浓度较高的部位被抑制或被超过常用量所增加的血药浓度抑制；R：测试菌不能被组织或血液中抗菌药物的常规剂量所抑制。

2. 稀释法 用于定量测试抗菌药物对某一细菌的体外活性，包括肉汤稀释法和琼脂稀释法两种。临床常用肉汤稀释法，先以水解酪蛋白液体培养基将抗生素进行不同浓度稀释，而后种入待检菌，置 35℃孵育 24 小时，以不出现肉眼可见细菌生长的最低药物浓度为该药物的最低抑菌浓度（minimal inhibitory concentration，MIC），参照 CLSI 标准判读结果。琼脂稀释法可同时检测多种被检菌，为 WHO 推荐方法。MIC 测定是药敏试验的金标准，以下情况检测 MIC：①临床用药剂量必须严格监控时；②需要对慢生长菌和扩散慢的药物进行药敏试验时；③K-B 纸片琼脂扩散法结果不肯定时；④当感染菌对毒性较低的药物耐药或中介，需要大剂量进行治疗时；⑤某些药物在尿或组织中浓度较高，需要了解确切的抑菌浓度时。

3. E 试验 又称为浓度梯度纸条扩散法（gradient diffusion method），是将稀释法和扩散法结合而设计的一种简便、精确测定 MIC 的方法。在涂布被检菌的平板上放置内含干化、稳定、浓度呈指数梯度分布商品化抗菌药物塑料试条，置 35℃孵育 16~18 小时，抑菌环和试条横向相交处的读数刻度为被检菌的 MIC。参照 CLSI 标准判读结果。

4. 耐药筛选试验 以单一药物、单一浓度测定细菌的耐药性。常用于监测 MRS、耐万古霉素肠球菌及高耐庆大霉素或链霉素的肠球菌。

（二）耐药菌检测试验

1. MRS 的筛选检测 MRS 包括 MRSA 和 MRCNS，是目前医院感染的重要病原菌。常用苯唑西林纸片扩散法或稀释法检测。MRS 具有多重耐药性，对全部 β- 内酰胺类抗菌药物，包括青霉素族和头孢菌素族以及临床常用的其他多种抗菌药物耐药。

2. 高耐氨基糖苷类抗生素肠球菌的筛选检测 肠球菌对低水平氨基糖苷类抗生素呈天然耐药，临床可选用高水平氨基糖苷类抗生素进行联合治疗。常采用纸片扩散法和微量肉汤稀释法。但若对高水平氨基糖苷类耐药，则说明联合无效，与作用于细胞壁的抗菌药物如氨苄西林、青霉素及万古霉素无协同杀菌作用。因此，筛选肠球菌中氨基糖苷类高耐药株，有助于临床调整或重新确定治疗方案。

3. PRSP 的筛选检测 肺炎链球菌是社区获得性肺炎的主要病原菌，抗菌治疗常首选青霉素。但近年来肺炎链球菌对青霉素的耐药率在逐年上升，且常为多重耐药。常采用纸片扩散法或肉汤稀释法测定。若对 1μg/ 片的苯唑西林敏感，则通常对青霉素类、头孢菌素类及碳青霉烯类等药物敏感。

4. β- 内酰胺酶检测 细菌产生的 β- 内酰胺酶能裂解青霉素类和头孢菌素类抗生素的 β- 内酰胺环使其失去抗菌活性。常采用产色头孢菌素法测定。其阳性提示对青霉素类、头

孢菌素类等 β- 内酰胺类抗生素耐药。

5. ESBL 检测　细菌在持续的各种 β- 内酰胺类抗菌药物的选择压力下,由质粒介导产生活跃的及不断变异的 β- 内酰胺酶,这些新的 β- 内酰胺酶被称为 ESBL。ESBL 的产生是肠杆菌科细菌对 β- 内酰胺类抗菌药物产生耐药的主要机制之一,其预防与治疗已成为临床医生需要面对的重要问题,如肺炎克雷伯菌、铜绿假单孢菌、大肠埃希菌、阴沟肠杆菌等引起的临床感染。常采用 CLSI 制定的纸片扩散法或稀释法进行筛选试验和确证试验。产 ESBL 菌株对所有青霉素类、头孢菌素类及单环类药物耐药。

（三）病原体耐药基因检测

细菌耐药基因决定了耐药性。耐药基因的检测可早期检测出病原菌的耐药性,对病原菌的耐药性具有确诊意义,比常规方法检测更准确,可作为考核其他耐药性检测方法的金标准。检测方法有 PCR、PCR- 限制性片段长度多态性(PCR-RFLP)分析、PCR- 单链构象多态性(PCR-SSCP)分析、生物芯片技术和自动测序技术等。随着检测方法的不断完善及标准化,病原菌耐药基因的直接检测将成为病原菌耐药性检测的主要方法。

●（梁文杰）

**复习思考题**

1. 简述临床病原体的检查方法。
2. 简述临床上诊断艾滋病、淋病及梅毒的常用指标。
3. 简述医院感染的概念和常见临床类型。
4. 列举临床常见的耐药菌株。

第五篇

# 器械检查

第四十五章

# 心电图诊断

> **学习目标**
>
> 　1. 掌握心电图导联与导联轴、心电图各波段的正常值及意义,正常心电图的表现、部分常见异常心电图的诊断及临床意义(房室肥大、心肌梗死与心肌缺血、期前收缩、心动过速、心房颤动、房室传导阻滞、预激综合征、血钾异常)、心电图的临床应用价值。
>
> 　2. 熟悉部分常见异常心电图的诊断及临床意义(逸搏和逸搏心律、室内传导阻滞、药物作用对心电图的影响)、动态心电图及运动平板试验。
>
> 　3. 了解心电原理、心电向量。

## 第一节　心电图基本知识

　　心肌细胞的电激动是触发心肌机械活动的始动因素。在心肌细胞电激动过程中所产生的微小生物电流(心电)可经人体组织传导到体表。如将测量电极放置在心脏或人体表面的一定部位,连接一个装有监测、放大和描记装置的仪器(心电图机),即可把每一心动周期的心脏电位变化描记成连续的曲线,这就是心电图(electrocardiogram,ECG)。

　一、心电原理

（一）跨膜电位的变化与动作电位的产生

　　由于电信号的产生和传播都是在心肌细胞膜两侧进行的,所以要了解体表心电图产生的原理就需要了解心肌细胞跨膜电位(简称膜电位)的特性及其产生机制。细胞的跨膜电位有两种表现形式,即相对平稳的静息电位和受刺激时发生的迅速波动的、可传播的动作电位。

　　1. 静息电位　心肌细胞静息时,膜两侧存在外正内负的电位差,此电位差称为静息电位(resting potential)。若此时将记录电极刺入心肌细胞内,无关电极置于细胞外(接地),则可测得细胞膜内电位为 $-80 \sim -90mV$。静息电位的产生主要与静息时心肌细胞膜对不同离子的通透性不同、钠泵活动所造成的膜内外离子浓度差有关。平稳的静息电位存在时,细胞膜电位呈现的这种外正内负的状态称为极化状态(polarization)。特殊传导系统的心肌细胞具有自动节律性,在一次动作电位之后随即自动发生缓慢去极化,接着爆发一次新的动作电位。因此此类细胞没有一个稳定的静息电位,通常用动作电位复极化到最大极化状态时的膜电位数值来代表静息电位值,称为最大舒张电位(maximum diastolic potential,MDP)。

　　2. 动作电位　在静息电位的基础上,当心肌细胞受到适当的刺激,可产生快速的、可扩布的膜电位波动称动作电位(action potential,AP)。膜电位的波动是由于心肌细胞膜内、外离子跨膜流动引起的膜内、外表层电荷改变引起的。物理学上通常以正离子的移动方向来表示电流方向。心肌细胞内主要的离子是钾离子($K^+$)和蛋白质阴离子($A^-$);心肌细胞外的离子主要为钠离子($Na^+$)、钙离子($Ca^{2+}$)和氯离子($Cl^-$)。膜外的正电荷如 $Na^+$、$Ca^{2+}$ 流入膜内,称为内向电流(inward current)。内向电流使膜内电位负值减小,当达到一定的阈值则引起膜的去极化。反之,如果离子流动造成正电荷由细胞内流至细胞外,如 $K^+$ 由细胞内流出或者 $Cl^-$ 由细胞外流入,称之为外向电流(outward current)。外向电流造成膜两侧电位差增大,可引起膜的复极化或超极化(即过度极化,hyperpolarization)。心房、心室先后有序的去极化和复极化是心电图各波段产生的基础。心肌细胞的动作电位共分为 5 个时相:

(1)除极(depolarization):即动作电位 0 期。此期的离子电流主要为快速 $Na^+$ 内流,膜内电位由静息时的 -80~-90mV 迅速上升至 +30mV 左右,膜电位转变为内正外负的去极化状态。心房肌、心室肌、房室束、束支、浦肯野细胞的除极速度很快(占时仅 1~2ms),电位变动幅值大,传导速度快,因而动作电位的升支陡峭,此类细胞又称快反应细胞。窦房结和房室交界区的一些细胞去极化速率较慢,电位变动幅值较小,传导速率较慢,因而动作电位的升支相对较缓,称作慢反应细胞。

(2)复极(repolarization):当心室肌细胞去极化达到顶峰后,钠通道失活关闭,膜电位开始向极化状态恢复的过程称复极。心室肌细胞的复极过程较复杂,持续时间较长,为200~300ms。

动作电位 1 期又称快速复极初期。此期仅发生部分复极,由一过性 $K^+$ 外流引起。在动作电位曲线上表现为一短暂的下降曲线,膜电位由 +20~+30mV 迅速降到 0mV 左右。此期占时约 10ms。

动作电位 2 期复极过程中 $K^+$ 外流与 $Ca^{2+}$ 内流处于一个相对平衡状态,形成一个微弱的外向电流,由此引起的复极化过程比较缓慢,动作电位图形较平坦,故又称平台期。此期持续 100~150ms。

动作电位 3 期又称快速复极末期。此期的离子电流主要为快速 $K^+$ 外流。膜内电位迅速由 2 期末的 0mV 水平下降至 -90mV,完成复极,在动作电位曲线上形成一快速下降曲线,占时 100~150ms。

动作电位 4 期为恢复期。心房、心室等工作细胞在 3 期复极完毕时跨膜电位已恢复并稳定在静息电位,离子通道的性状和钠钾、钙泵的活性在此时期内逐渐恢复至正常。心脏内具有自律性的特殊传导系统细胞在动作电位 3 期复极化末达到最大复极电位后立即开始自动去极化。当去极化达到阈电位水平时,新一次的动作电位爆发(图 45-1)。

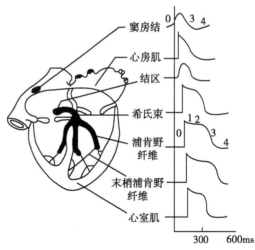

图 45-1　心脏各部分心肌细胞的动作电位

(二)电偶学说与动作电位的扩布

电偶(dipole)是一对电量相等、电性相反、相距很近的电荷。正电荷叫电偶的电源,负电荷叫电偶的电穴。电偶既有电量大小又有方向,称为电偶向量。

在心肌细胞的静息状态时,细胞膜外任何两点之间的电位都相等,无电位差,因而无电流产生,探查电极仅描记到一水平线,称为等电位线或基线。当细胞膜的某一部位受到一定的刺激（阈刺激）时，该处细胞膜发生离子的跨膜转运产生除极。已除极部分的细胞膜外带负电荷，邻近尚未除极的部分仍带正电荷，两者组成电偶，产生了电位差，电流从未除极部分（电源）流向已除极部分（电穴）。继而未除极部分也开始除极，并成为它前方尚未除极部分的电穴。一系列的电偶沿着细胞膜扩布，使动作电位沿细胞膜传播至整个细胞引起整个细胞的兴奋。除极结束时电位差消失，细胞膜外无电偶，描记的曲线回到等电位线。细胞膜先除极的部分先开始复极，故细胞膜的复极过程与除极过程方向相同。复极开始时，已复极部分的膜外重新获得正电荷和尚未复极部分的膜外负电荷组成新的电偶，电流由已复极部分（电源）流向尚未复极部分（电穴）。复极完毕，心肌细胞膜外电位差消失，描记的曲线再次回到等电位线（图45-2）。就单个心肌细胞而言，复极与除极的电偶向量是相反的，相应记录的心电波的方向也是相反的。但就心室细胞群而言，复极向量方向却与除极向量方向一致，心电图记录到的复极波方向常与除极波方向一致。这是因为整体心室除极是从心内膜向心外膜推进，而复极则是从心外膜开始向心内膜推进的。其确切机制尚不明确，可能与压力、温度、供血等因素造成心外膜下心肌复极速度较心内膜下心肌快有关。

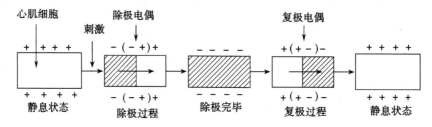

图45-2 单个心肌细胞除极、复极过程及其所产生的电偶变化

### （三）容积导电与体表心电位强度

人体的60%是体液，因而人体可以看作是一盐溶液（导电容积），位于身体中的心脏就相当于放在盐水中的电池（电偶），这样就形成容积导电，根据容积导电的原理，心脏每次激动所产生的心电通过体液、组织传导，形成一个心电场，使机体的各个部位都产生一定的电位变化。导电容积中任一点的电位（V）与电偶电动势（E）成正比，与该点至电偶中心的距离（r）的平方成反比，与该点方位角（θ）的余弦成正比。即：$V = E \cdot \cos\theta / r^2$。

虽然人体导电的实际情况比容积导电更为复杂，但容积导电的原理可以用来解释心电的传导。根据公式$V = E \cdot \cos\theta / r^2$，体表某处所描记的心电位强度应与以下因素有关：①与心肌厚度成正比；②与探查电极和心肌之间距离的平方成反比；③与探查电极和心肌除极方向所构成的角度有关，夹角越小，心电位强度越强（图45-3）。

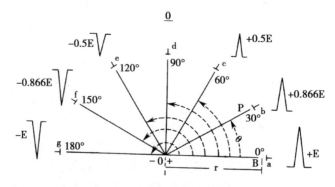

图45-3 容积导体中某点的电位强度与其方位角θ的关系示意图

## 二、心电图导联与导联轴

人体是一个良导体,心脏活动所产生的电位变化可以传导至身体的任何部位。因此,将两个电极放置在人体表面的任意两点,并分别用导线与心电图机相连接,即能记录出心电变化的曲线。但为了确定一个标准的心电图波形,以便不同病人或同一病人不同时期心电图的比较,就必须统一探查电极的安放位置及其与心电图机电流计的正负极的连接线路。这种探查电极与心电图机的电路连接方式叫心电图导联(lead)。

(一) 导联

目前国际通用的导联体系为常规 12 导联体系。

1. 标准肢导联 标准肢导联由 Einthoven 首创于 20 世纪,反映两个肢体之间的电位差,包括 Ⅰ、Ⅱ、Ⅲ导联。电极主要放置于右臂、左臂、下肢,连接此三点即成为所谓的 Einthoven 三角(图 45-4)。

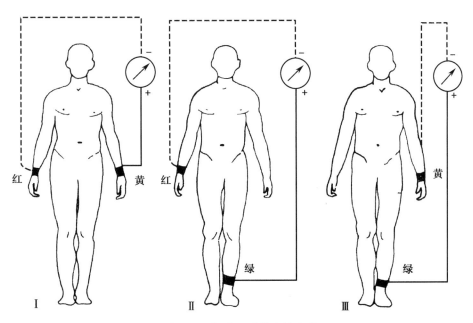

图 45-4 标准导联的连接方式

Ⅰ导联:心电图机电流计的正极接左上肢,负极接右上肢。
Ⅱ导联:心电图机电流计的正极接左下肢,负极接右上肢。
Ⅲ导联:心电图机电流计的正极接左下肢,负极接左上肢。

2. 加压肢体导联 为了反映体表某一点的实际电位变化,Wilson 把连接左上肢、右上肢和左下肢的 3 个电极各通过 5 000Ω 的高电阻后连接到一点,此点称为中心电端(central terminal)。中心电端的电位在整个心脏激动过程中的每一瞬间始终稳定接近于零。把心电图机电流计的负极与中心电端相连接,构成无关电极,而正极连接探查电极并分别接于右上肢、左上肢、与左下肢,即构成所谓单极肢体导联 VR、VL、VF,其记录所得的电位可反映该探查电极所对应部位心肌的实际电位。Goldberger 在 Wilson 的基础上加以改进,将中心电端与探查电极所在肢体的连线断开,由剩下的另外两个肢体电极相连构成中心电端,则可使所记录到的波形振幅(电压)增大从而便于观察,此即为加压肢体导联 aVR、aVL 及 aVF(图 45-5)。

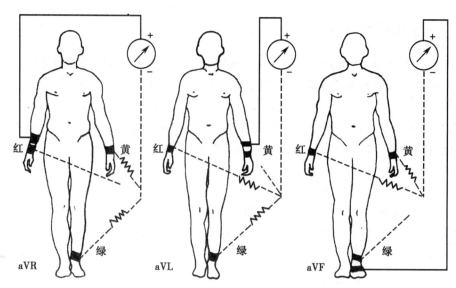

图 45-5　加压单极肢体导联的连接方式

　　加压右上肢导联（aVR）：探查电极置于右上肢并与心电图机正极相连，左上、下肢同时与心电图机负极相连。

　　加压左上肢导联（aVL）：探查电极置于左上肢并与心电图机正极相连，右上肢与左下肢同时与心电图机负极相连。

　　加压左下肢导联（aVF）：探查电极置于左下肢并与心电图机正极相连，左、右上肢连同时与心电图机负极相连。

　　标准导联 Ⅰ、Ⅱ、Ⅲ 和加压肢体导联 aVR、aVL、aVF 统称为肢体导联（limb leads）。

　　3. 胸导联　胸导联的连接方式是将心电图机电流计的负极与中心电端连接，正极与放置在胸壁一定位置的探查电极相连（图 45-6）。胸导联探查电极安放位置如下：

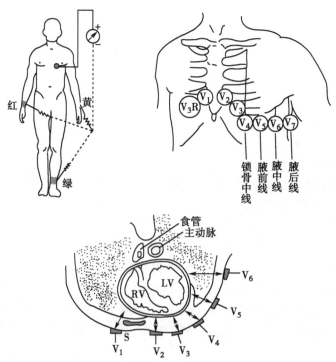

图 45-6　胸导联检测电极的位置及此位置与心室壁部位的关系

$V_1$ 导联：胸骨右缘第 4 肋间，反映右心室的电位变化。

$V_2$ 导联：胸骨左缘第 4 肋间，作用同 $V_1$。

$V_3$ 导联：$V_2$ 与 $V_4$ 连线的中点，反映室间隔及其附近的左、右心室的电位变化。

$V_4$ 导联：左锁骨中线与第 5 肋间相交处，作用同 $V_3$。

$V_5$ 导联：左腋前线 $V_4$ 水平处，反映左心室的电位变化。

$V_6$ 导联：左腋中线 $V_4$ 水平处，作用同 $V_5$。

常规 12 导联一般可满足临床需要，但在某些情况下还需附加某些导联，以探查常规 12 导联的盲区。比如：将探查电极分别置于右胸部与 $V_3\sim V_6$ 对称处即为 $V_3R\sim V_6R$ 导联，可用于诊断右心室病变；将探查电极置于左腋后线 $V_4$ 水平处（$V_7$ 导联）、左肩胛线 $V_4$ 水平处（$V_8$ 导联）和左脊旁线 $V_4$ 水平处（$V_9$ 导联）有助于诊断后壁心肌梗死。

心电图机已将各导联电路的选择装置安装好，实际操作时，只要把电极安置妥当，导线连接正确，触动导联选择键，即可接通该导联的电路。心电图机上的导联线一般均以固定颜色表示，惯例是红色者接右上肢，黄色者接左上肢，绿色者接左下肢，黑色者接右下肢，白色者接胸壁相应处。胸导联 $V_1\sim V_6$ 的标记颜色依次为红、黄、绿、褐、黑、紫。

（二）导联轴

某一导联正、负电极之间假想的连线称为该导联的导联轴（lead axis）。导联轴的方向是从该导联的负极指向正极。

1. 肢体导联轴　6 个肢体导联的导联轴都位于人体额面，将 Ⅰ、Ⅱ、Ⅲ 导联的导联轴平行移动，使之与 aVR、aVL、aVF 的导联轴一样通过三角形的中心 O 点，就构成了额面六轴系统（six axis system of frontal plane），简称为六轴系统（hexaxial system）。此坐标系采用 ±180° 的角度标志，左侧为 0°，顺钟向为正，逆钟向为负。每一导联轴从中心点 O 处分为正、负两端（正极端以实线表示，负极端以虚线表示），相邻两导联轴之间的夹角均为 30°。6 个肢体导联反映心脏在额面（上下、左右方位）的电位变化（图 45-7）。

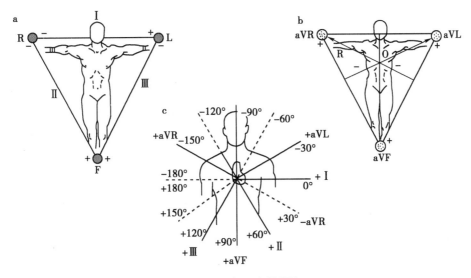

图 45-7　额面六轴系统

2. 胸导联轴　胸导联各探查电极基本上在心脏的同一水平面（即横面）上，也可画出各胸导联的导联轴，组成横面六轴系统（six axis system of transverse plane）（图 45-8）。探查电极侧为正，以实线表示；另一侧为负，用虚线表示。$V_2$ 与 $V_6$ 之间的夹角为 90°，$V_1$、$V_2$、$V_4$、$V_5$、$V_6$ 各轴之间的夹角均为 30°，$V_3$ 平分 $V_2$ 与 $V_4$ 的夹角。6 个胸导联反映心脏在横面（左右、前后方位)的电位变化。

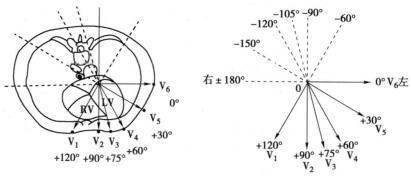

图 45-8 胸导联的导联轴

 **知识链接**

**爱因托芬及"爱氏三角"理论**

爱因托芬(Einthoven)是荷兰生理学家,1895 年在英国生理学家 A.D.Waller 的研究基础上进行心脏动作电流的研究,改进了德·阿森瓦的镜影电流计,设计了弦线式电流计。1903 年,他确定心电图的标准测量单位,用 P、Q、R、S、T 等字母命名心电图上的各波,并选择双手与左脚安放电极板,组成 I、II、III 标准导联。1906 年他提出双极导联的概念和"爱氏三角"理论。Einthoven 最初发明的心电图记录计重达 140kg,无法带进病房,而且病人手脚都需要浸在电解质溶液中,于是他前后经过 20 多年的不懈努力,终于使心电图机可以成功地用于临床诊断,他也因此获 1924 年度诺贝尔生理学或医学奖。

### 三、心电图的产生

#### (一) 心电向量、瞬间心电综合向量及空间心电向量环

1. 心电向量 单个心肌细胞在除极与复极过程中所产生的心电位变化既有大小,又有方向,称为心电向量(electrocardial vector)。心电向量通常用箭矢来表示,箭头指向代表其方向(箭头为正电位,箭尾为负电位),箭杆长度代表其电位强度。

2. 瞬间心电综合向量 心脏由众多心肌细胞组成,故而在心脏除极与复极过程的每一瞬间都可产生许多大小不一、方向不尽相同的心电向量。两个以上的心电向量可用头尾相接法或平行四边形法求得综合向量(图 45-9)。将某个瞬间心房或心室的所有细胞各自产生的心电向量按上述方法依次反复综合起来可得到某一瞬间的心电综合向量。

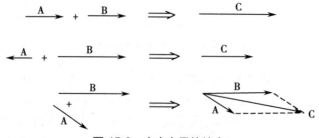

图 45-9 心电向量的综合

笔记栏

3. 空间心电向量环 将每一心动周期中各个瞬间心电综合向量的箭尾均放置在中心点 O,自 O 点开始按其产生的时间先后顺序排列,连接各个瞬间综合向量的顶端所构成的环形轨迹,称为心电向量环(vector cardiographic loop)。由于心脏是个空间立体结构,故心电向量环也呈立体图形。每一心动周期中心房除极、心室除极和复极都会形成相应的空间向量环,分别是 P 环(心房除极)、QRS 环(心室除极)和 T 环(心室复极)。

（二）空间心电向量环的二次投影

空间心电向量环是由一系列有大小、有方向并且按时间顺序排列的瞬间综合心电向量构成的。立体的空间心电向量环无法直接记录,通常采用它在互相垂直的三个平面(额面、横面、右侧面)上的投影来表示该空间心电向量的大小和方向。空间心电向量环在额面的投影反映空间向量环在左右、上下方位的变化;空间心电向量环在横面的投影反映空间向量环在左右、前后方位的变化;空间心电向量环在右侧面投影反映空间向量环在前后、上下方位的变化。此即空间心电向量环的第一次投影,临床上用心电向量图来表示(图 45-10)。

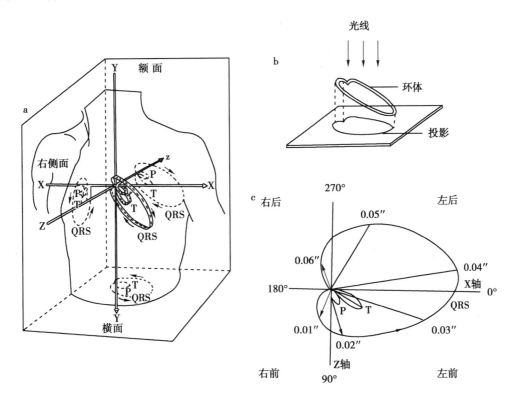

**图 45-10 空间心电向量环第一次投影**
a:空间心电向量环;b:空间心电向量环往横面上投影示意图;c:横面心电向量图

空间心电向量环在横面及额面上的投影再一次投影到该平面的各导联轴上分别形成心电图肢导联及胸导联各波段,此即空间心电向量环的第二次投影。投影需按心电向量环运行的先后顺序依次进行,环体投影在导联轴的正侧得到向上的波,投影在负侧得到向下的波,波幅高低取决于环体投影量的大小及其和所投影导联的夹角。空间 P 环、QRS 环和 T 环经二次投影分别形成心电图上的 P 波、QRS 波和 T 波(图 45-11)。

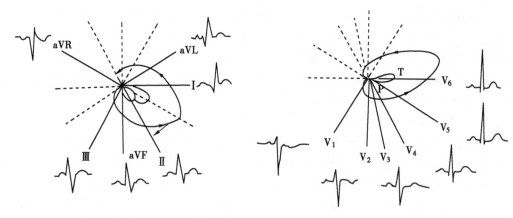

图 45-11　空间心电向量环第二次投影

# 第二节　正常心电图与心电图的测量方法

## 一、心电图各波段的形成及正常范围

正常情况下,每一心动周期心脏的电激动始于窦房结,兴奋心房的同时,经结间束传导至房室结,激动传导在此处延搁 0.05~0.07 秒,然后沿希氏束至左、右束支,再到浦肯野纤维,最后兴奋心室(图 45-12)。这种有序的电激动传导,引起一系列心电位改变,依次形成了心电图上的相应的波段(图 45-13)。

### (一) P波

P波反映左、右心房除极过程中的电位和时间变化。

1. P波方向　正常情况下,心脏激动起源于窦房结,心房除极综合向量指向左、下、前。因此正极在左、下、前的导联(I、II、aVF 和 V$_4$~V$_6$ 导联)可记录到直立的 P波,正极在右上的导联(aVR 导联)则记录到倒置的 P波,其余导联可以直立、低平、双向或倒置。如果 P波的方向不符合上述特点则提示心脏节律起源异常。

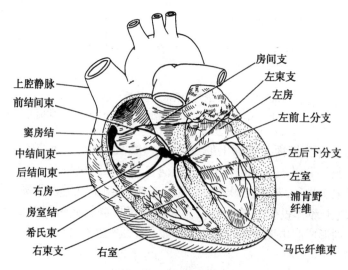

图 45-12　心脏的传导系统

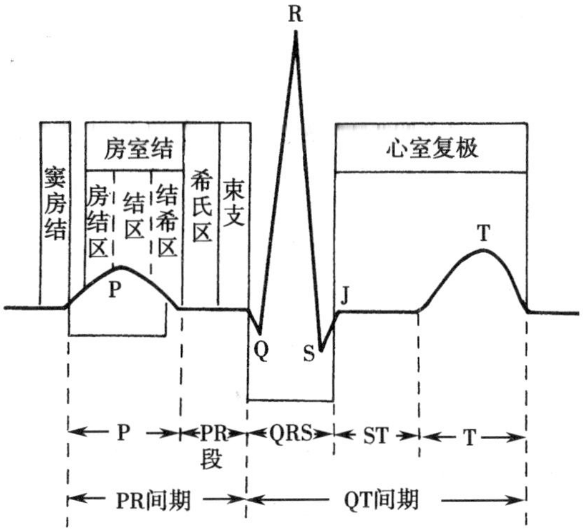

图 45-13  心脏电激动与心电图相应波段

2. P 波的形态、时间与电压

(1)形态:正常 P 波形态多圆钝,可有轻微切迹,但双峰间距 <0.04 秒。

(2)时间:P 波 ≤ 0.11 秒。P 波时间 >0.11 秒,切迹双峰间距 ≥ 0.04 秒,见于左心房异常。

(3)电压:肢体导联 P 波 <0.25mV,胸导联 P 波 <0.20mV。右心房异常时可见 P 波电压增高、形态高尖。P 波低平一般无病理意义。

(二) PR 段与 PR 间期

PR 段为 P 波终点至 QRS 波群起点的线段,反映心房复极过程及房室结、希氏束、束支的电活动,一般呈零电位而显示为等电位线。PR 间期指从 P 波起点至 QRS 波群起点的时间,代表自心房开始除极至心室开始除极的时间(房室传导时间),反映激动在房室间传导的过程。PR 间期受心率及年龄影响。成人心率在正常范围时,PR 间期为 0.12~0.20 秒。年龄小或心率快时 PR 间期较短,老年人及心动过缓的情况下,PR 间期可略延长,但一般不超过 0.22 秒。PR 间期延长见于房室传导阻滞;PR 间期缩短可见于心室预激或房室交界性激动。

(三) QRS 波群

心室除极形成 QRS 波群,QRS 波群反映左、右心室除极过程中的电位和时间变化。心室除极从室间隔中部开始。首先由室间隔的左室面向右室面除极(室间隔向量),向量由左后指向右前,投影在胸导联形成 $V_1$、$V_2$ 导联的 r 波及 $V_5$、$V_6$ 导联的 q 波。接着心尖及左、右心室壁从心内膜向心外膜除极(心室壁向量),由于左室比右室厚,右室壁大部分除极后,还有相当大的一部分左室壁在继续除极,故心室壁综合向量指向左后下,投影在胸导联形成 $V_1$、$V_2$ 导联的 S 波、$V_5$、$V_6$ 导联的 R 波、$V_3$、$V_4$ 的 RS 波。最后是左心室后基底部及右心室的肺动脉圆锥部除极(基底部向量),向量指向后上,投影在胸导联形成 $V_5$、$V_6$ 导联的 s 波。至此,整个心室除极完毕,历时约 0.08 秒。

在不同的导联,QRS 波群可呈现不同的形态。QRS 波群的命名原则为:QRS 波群中第一个向上的波称为 R 波;R 波之前向下的波称为 Q 波;R 波之后向下的波称为 S 波;S 波之后如再出现向上的波则称为 R′ 波;R′ 波之后再出现向下的波称为 S′ 波;整个 QRS 波群完全向下者称为 QS 波。各波按振幅大小(通常以 0.5mV 为界)不同,分别以大、小写字母表示(图 45-14)。

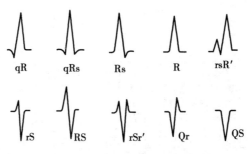

图 45-14 QRS 波群的命名

1. 时间 正常成人 QRS 波群时间为 0.06~0.10 秒,儿童为 0.04~0.08 秒,随年龄增长逐渐接近成人。QRS 波群的时限如在正常范围内,通常被称作室上性 QRS 波群,提示引起心室兴奋的激动来源于希氏束分叉以上。当 QRS 波群时间 ≥ 0.12 秒称宽 QRS 波群,主要见于室性 QRS 波群(产生 QRS 波群的激动来源于希氏束分叉以下),亦可见于室上性激动伴心室内传导阻滞、室上性激动伴心室内差异性传导、心室预激等情况。

2. 形态与电压

(1)胸导联:V$_1$、V$_2$ 导联多呈 rS 型,R/S<1。V$_1$ 的 R 波一般不超过 1.0mV,右心室肥大时可见 V$_1$ 的 R 波增高;V$_3$、V$_4$ 导联多呈 RS 型,R/S 接近 1;V$_5$、V$_6$ 导联以 R 波为主(可呈 qR、Rs、qRs 或 R 型),R/S>1,R 波一般不超过 2.5mV,左心室肥大患者可见左胸导联 R 波增高。胸导联的 R 波自 V$_1$~V$_5$ 逐渐增高,胸导联中通常 V$_5$ 的 R 波最高。V$_2$~V$_6$ 导联的 S 波逐渐变浅,胸导联中通常 V$_2$ 的 S 波最深。若 V$_3$、V$_4$ 导联的波型(RS 型)出现于 V$_5$、V$_6$ 导联,提示心脏沿长轴发生顺钟向转位,此时右心室向前、向左旋转,常见于右心室肥大;若 V$_3$、V$_4$ 导联的波型(RS 波为主)出现于 V$_1$、V$_2$ 导联,提示心脏沿长轴发生逆钟向转位,此时左心室向前、向右旋转,常见于左心室肥大(图 45-15)。但心脏转位的图形变化并非都是心脏在解剖上转位的结果,可能同心电位变化有关,故此类图形亦可见于正常人。

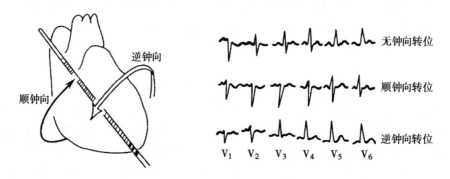

图 45-15 心脏沿长轴转位

(2)肢体导联:肢体导联 QRS 波群形态和振幅变化较大。aVR 导联的 QRS 波群主波向下,可呈 Qr、rS、rSr' 或 QS 型。aVL 和 aVF 导联 QRS 波群形态多变,可呈 qR、qRs 或 Rs 型,也可呈 rS 型,Ⅱ 导联常表现为 QRS 波群主波向上,Ⅰ、Ⅲ 导联上 QRS 波群形态则随 QRS 平均电轴而变化。正常 R$_{aVR}$<0.5mV,超过此值称右室面电压增高,常提示右心室肥大;R$_{aVL}$<1.2mV,R$_{aVF}$<2.0mV,如超过此值称左室面电压增高,常提示左心室肥大。如 6 个肢体导联中每个 QRS 波群正向波与负向波电压的绝对值之和均 <0.5mV,和 / 或每个胸导联 QRS 波群电压的绝对值之和均 <0.8mV,称为低电压,常见于全身水肿、肥胖、肺气肿、心包积液、心肌炎、心肌梗死、心肌淀粉样变等,也可见于少数正常人。个别导联的 QRS 波群振

幅小并无病理意义。

(3)Q波：正常人除 aVR 导联外,其他导联 Q 波振幅小于同导联 R 波的 1/4,时间<0.04秒,而且无切迹。正常时 $V_1$、$V_2$ 导联不应有 q 波,但可呈 QS 型,$V_3$ 导联极少有 q 波,$V_5$、$V_6$ 导联常可见正常范围内的 q 波。超过正常范围的 Q 波称为异常 Q 波,见于心肌梗死、心肌炎、心肌病、急性肺动脉栓塞等。

(四) J 点、ST 段与 T 波

1. J 点　QRS 波群终末与 ST 段起始部的拐点,反映心室早期快速复极(1 期)。J 点大多在等电位上,通常随 ST 段的偏移而移位。

2. ST 段　自 QRS 波群终点(J 点)至 T 波起点的线段,反映心室早期缓慢复极(2 期)的电位和时间变化。正常 ST 段为一等电位线,有时可有轻度偏移,但任何导联 ST 段下移应<0.05mV,ST 段上抬在 $V_1$~$V_3$ 导联不应>0.3mV,其他导联均不应>0.1mV。ST 段下移超过正常范围称 ST 段下移,ST 段上抬超过正常范围称 ST 段抬高。

ST 段下移常见于心绞痛、非 ST 段抬高型心肌梗死、心肌炎、心肌肥厚、肺梗死等,其他某些因素如自主神经功能、内分泌、电解质异常或使用某些药物时亦可引起 ST 段下移。ST 段抬高常见于急性心肌梗死、急性心包炎、变异型心绞痛、室壁瘤、早期复极综合征等。ST 段压低和 ST 段抬高有多种形态(图 45-16)。其中,相邻导联 ST 水平型压低及下斜型压低对诊断心肌缺血有较大的临床意义;ST 段弓背向上型的抬高并呈动态改变对急性心肌梗死诊断意义较大。

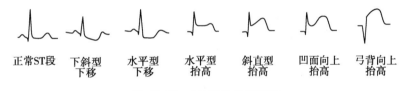

正常ST段　下斜型下移　水平型下移　水平型抬高　斜直型抬高　凹面向上抬高　弓背向上抬高

图 45-16　ST 段的各种形态

3. T 波　反映心室快速复极(3 期)的电位和时间变化。

(1)形态:正常 T 波前支较长,后支较短,形态光滑无切迹。

(2)方向:正常 T 波与 QRS 波群的主波方向一致,即 aVR 导联 T 波倒置,Ⅰ、Ⅱ、$V_4$~$V_6$ 导联 T 波直立,其余导联的 T 波可直立、双向或倒置。但若 $V_1$ 导联 T 波直立,则 $V_2$、$V_3$ 导联 T 波就不应倒置。在幼儿,$V_4$ 导联 T 波仍可能倒置,但 $V_5$ 等左胸导联中,不论年龄,一概不应有倒置的 T 波。

(3)电压:以 R 波为主的导联,T 波不应低于同导联 R 波的 1/10。胸导联的 T 波有时可高达 1.2~1.5mV($V_2$~$V_4$),但 $V_1$ 导联的 T 波一般不应>0.4mV。若胸导联上 T 波均直立,$V_5$ 的 T 波不应低于 $V_1$ 的 T 波。

在以 R 波为主的导联中,T 波倒置、低平或双向常应视为 T 波异常(图 45-17),临床意义和 ST 段压低相似;T 波轻度增高通常无临床意义,若显著增高,可见于急性心肌梗死早期(超急期)与高血钾等。

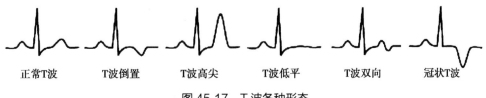

正常T波　　T波倒置　　T波高尖　　T波低平　　T波双向　　冠状T波

图 45-17　T 波各种形态

**4. ST-T 改变的临床意义**　ST-T 共同反映心室复极,因此,一切引起心室复极改变的因素均可引起 ST-T 异常。临床上根据引起 ST-T 异常的原因将 ST-T 异常分为原发性与继发性两种。凡心室除极程序正常,而由心肌病变导致心室复极异常引起的 ST-T 改变称原发性 ST-T 改变,多提示心肌损害,如心肌缺血、心肌梗死、心肌炎、心肌病等。因心室除极程序异常而继发心室复极异常引起的 ST-T 改变称继发性 ST-T 改变,如室性 QRS 波群、束支传导阻滞、心室预激等。除了上述原因,还有许多其他因素可以造成 ST-T 改变,包括:①生理因素:如体位、体温、过度通气、焦虑、食物(葡萄糖)、心动过速、神经源性影响、体育锻炼、年龄等;②药物学因素:如洋地黄,抗心律失常药物和抗精神失常药物;③心包疾病;④心脏外疾病:如电解质紊乱、脑血管意外、休克、贫血、过敏反应、感染、内分泌失调、急腹症、肺栓塞等。

### (五) QT 间期

QT 间期是从 QRS 波群的起点到 T 波终点,反映除极与复极全程的时间。QT 间期的长短与心率及性别有关。心率越快,QT 间期越短,反之则越长。女性的 QT 间期略较男性为长。心率在 60~100 次 /min 时 QT 间期的正常范围应在 0.32~0.44 秒。由于 QT 间期受心率影响大,故临床常用校正的 QT 间期(QT$_C$)为判断标准。QT$_C$ 为 RR 间期为 1 秒(心率为 60 次 /min)时的 QT 间期。通常采用 Bazett 公式计算,QT$_C$ = QT/$\sqrt{RR}$。式中 QT 为实测的 QT 间期,RR 以秒(s)为单位。正常 QT$_C$ 的最高值为 0.44 秒,超过此限即为 QT 间期延长。

QT 间期延长常见于心肌缺血、心肌损害、心室肥大、心室内传导阻滞、低血钙、低血钾及胺碘酮、奎尼丁等药物影响。QT 间期缩短可见于高血钙和洋地黄效应等。QT 间期异常可导致严重心律失常,如长 QT 综合征、短 QT 综合征等。

### (六) U 波

U 波为 T 波后 0.02~0.04 秒处的一个小波,产生机制未明。一般认为代表心室肌的后继电位,亦有人推测可能与浦肯野纤维网的复极有关。

正常 U 波方向与同导联 T 波方向一致,电压低于同导联的 T 波。一般以胸导联较清楚,尤其 V$_3$,最高可达 0.2~0.3mV。T 波与 U 波之间应有等电位线(TU 段),但在病理情况下 U 波可与 T 波连接或融合,以致不易与双向或有切迹的 T 波区别。

U 波明显升高见于血钾过低,也可见于服用奎尼丁、洋地黄、肾上腺素等药物后。U 波倒置见于高血压心脏病、冠心病、脑血管意外等。

## 二、心电图测量方法

心电图描记在特殊的记录纸上。心电图记录纸为坐标纸,由纵线和横线划分成边长为 1mm 的正方形小格组成。横坐标表示时间,常规心电图的纸速为 25mm/s,所以每小格(1mm)代表 0.04 秒,若心率过快,纸速可以调节为 50mm/s,可使重叠的波形拉开以便于观察,此时每小格代表 0.02s。纵坐标反映电压,如标准电压 1mV 使曲线移位 10mm 时,每小格(1mm)代表 0.1mV(图 45-18)。若在描记时发现波形过大,可将定标电压调整为 1mV 等于 5mm,此时每小格则代表 0.2mV,如果需要使较小的波形清晰可辨,可将电压 1mV 调至 20mm,此时每小格则代表 0.05mV。

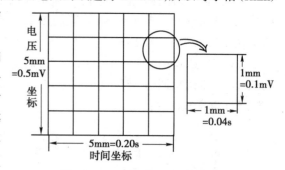

图 45-18　心电图记录纸的组成

### (一) 心电图各波段的测量方法

**1. 各波振幅(电压)的测量**　P 波振幅测量的参考水平应以 P 波起始前的水平线(基线)

为准。测量 QRS 波群、J 点、T 波和 U 波振幅,统一采用 QRS 起始部水平线作为参考水平。如果 QRS 起始部为一斜段(例如受心房复极波影响,预激综合征等情况),应以 QRS 波起点作为测量参考点。测量向上的波应自基线的上缘垂直量到波的顶点;测量向下的波应自基线的下缘垂直量到波的底端。若为双向 P 波,上下振幅的绝对值之和为其电压数值(图 45-19)。

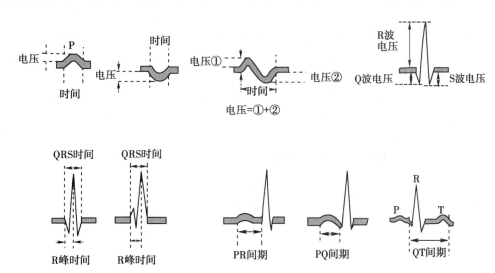

图 45-19　心电图各波段、间期的测量

2. 各波时间的测量　选择波形比较清晰的导联,从波的起始部内缘量到其终末部内缘。若为双向 P 波,则应测量该波 2 个方向总的时间。

QRS 起点至 R 波顶端与等电位线的垂直线的间距称为 R 峰时间(R peak time),旧称室壁激动时间(ventricular activation time,VAT)。如 R 波有切迹或有 R′ 波,则以最后的 R′ 波顶点为准。一般只测 V₁ 和 V₅ 导联(图 45-19)。

3. 各间期的测量
(1)PR 间期:应选择有明显 P 波和 Q 波或 R 波的导联,自 P 波起点量至 QRS 波群的起点。
(2)QT 间期:应选择 T 波较清晰、QT 间期最长的导联,从 QRS 波群的起点量至 T 波的终点。若心律不规则时,取 3~4 个 QT 间期的平均值。

4. ST 段移位的测量　测量 ST 段移位时,一般以 TP 段为基线,如因心动过速等原因造成 TP 短或消失时以 PR 段为参考。一般取 J 点后 0.08 秒处(心率较快、ST 段短时取 J 点后 0.06 秒)与基线相比较。测量 ST 段抬高时自基线上缘垂直量至 ST 段上缘;测量 ST 段下移应自基线的下缘垂直量至 ST 段的下缘。

5. 12 导联同步心电图记录的测量　12 导联同步心电图记录能更准确地测量心电图,各波时间和间期的测量有如下新规定:①测量 P 波和 QRS 波群时间,应从 12 导联同步心电图中最早的 P 波起点测量至最晚的 P 波终点,以及从最早的 QRS 波群起点测量至最晚的 QRS 波群终点;②测量 PR 间期,应从 12 导联同步心电图中最早的 P 波起点测量至最早的 QRS 波群起点;③测量 QT 间期,应从 12 导联同步心电图中最早的 QRS 波群起点测量至最晚的 T 波终点。

(二)心率的计算

正常情况下,PP 间期等于 RR 间期,代表心动周期,测量 PP 或 RR 间期,以秒(s)为单位。将 60 除以测得的 PP 或 RR 间期所得值即为心率。若有心律不齐者,则需连续测量 5~10 个 RR 或 PP 间期,取其平均值,然后算出心率,即心率(次 /min) = 60/RR(或 PP)间期平均值。若房室脱节,则应分别测心房率和心室率。

为简便起见,临床上经常测出 RR(或 PP)间期平均值后查表(附录二),即可求得心率。

（三）心电轴的测定

心室除极过程中全部瞬间向量的综合称为平均 QRS 心电轴,简称心电轴(cardiac electric axis)。心电轴反应心室在除极过程这一总时间内的平均电势方向和强度。心电轴是空间性的,但心电图学通常指额面 QRS 环的平均电轴(QRS 环在额面的指向),因此可用任何 2 个肢体导联 QRS 波群的电压或面积来测算心电轴。一般采用心电轴与Ⅰ导联正(左)侧段之间的角度来表示平均心电轴的方向。除测定 QRS 波群电轴外,还可用同样方法测定 P 波和 T 波电轴。

1. 测定方法

(1) 目测法:一般根据Ⅰ与Ⅲ导联 QRS 波群的主波方向,可估测心电轴的大致方位。若Ⅰ、Ⅲ导联 QRS 主波均向上,为心电轴不偏;若Ⅰ导联主波向上,Ⅲ导联主波向下,为电轴左偏;若Ⅰ导联主波向下,Ⅲ导联主波向上,则为电轴右偏;若Ⅰ、Ⅲ导联(或Ⅰ、aVF 导联)QRS 主波均向下,称无人区心电轴(–90°~ ±180°)(图 45-20)。

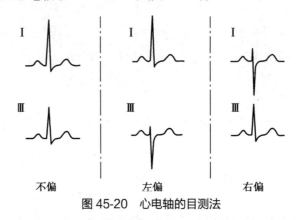

图 45-20 心电轴的目测法

(2) 振幅法:分别测算出Ⅰ、Ⅲ导联 QRS 波群振幅的代数和(R 波为正,Q 与 S 波为负),然后将其标记于六轴系统中Ⅰ、Ⅲ导联轴的相应位置,并由此分别作出Ⅰ、Ⅲ导联轴的垂直线,两垂直线相交点与电偶中心点的连线即为所求之心电轴。测出该连线与Ⅰ导联轴正侧段的夹角即为心电轴的度数(图 45-21)。

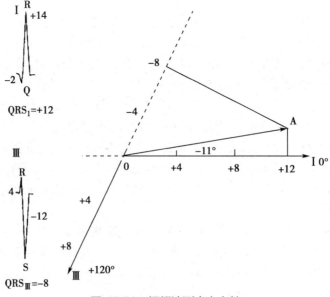

图 45-21 振幅法测定心电轴

(3)查表法：根据计算出来的Ⅰ、Ⅲ导联QRS振幅的代数和直接查表(附录三)，即得出心电轴的度数。此法为临床广泛使用。

2. 临床意义

(1)正常心电轴：正常心电轴一般在0°~+90°。

(2)心电轴左偏：心电轴轻度或中度左偏(+30°~-30°)，不一定是病态，可见于妊娠、肥胖、腹水、横位心脏和轻度左心室肥大。心电轴显著左偏(-30°~-90°)多为病态，见于左心室肥大、左前分支传导阻滞等。

(3)心电轴右偏：心电轴轻度或中度右偏(+90°~+120°)，不一定是病态，可见于正常婴幼儿、垂位心脏和轻度右心室肥大。心电轴显著右偏(+120°~+180°)多为病态，可见于右心室肥大、左后分支传导阻滞等。

(4)无人区心电轴：无人区心电轴(-90°~±180°)除极少数可能为生理性变异外，95%以上为病理性。窦性心律伴无人区心电轴可见于冠心病、肺心病、先心病；宽QRS波伴无人区心电轴可确定其激动来源于心室(图45-22)。

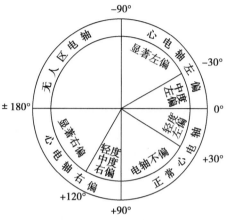

图45-22 正常心电轴及其偏移

# 第三节　心房异常及心室肥大

## 一、心房异常

正常情况下，心房激动起源于窦房结，左、右心房的除极过程形成P波。P向量环可分为三部分：起始0.03秒为右心房除极，除极向量方向向下、向前并略偏左；中间0.03~0.08秒为左右心房共同除极，除极向量方向向下、向左略偏前或偏后；终末0.02秒为左房除极，除极向量方向向左下并偏后。当心房的解剖、生理存在异常，如心房扩大、心房容量或压力负荷过度、心房内或心房间传导障碍等，或者当上述因素合并存在时，心房的除极过程受到影响，从而使P波的时限和/或振幅发生变化。由于单纯依靠心电图难以进行上述的病因鉴别，故有学者建议用心房异常(atrial abnormality)或心房受累(atrial involvement)等诊断名词统称上述心电图改变。

### (一) 右心房异常

右心房异常(right atrial abnormality)时右心房除极电压增高，空间P向量环指向右前下方并随之增大，故使额面Ⅱ、Ⅲ、aVF导联P波高尖；在横面$V_1$导联上，P波既可表现为高尖也可表现为代表右心房除极的前段正向P波的高度(mm)和宽度(s)的积(即P波起始指数initial P index，IPI)>0.03mm·s。由于右心房开始除极比左心房早，所以即使其除极时间延长也会与其后的左心房除极时间相重叠，不会延长至左房除极结束之后，故整个P波的时间多不延长(图45-23)。

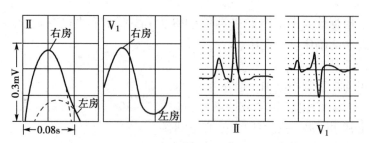

图 45-23　右心房异常

【心电图特征】

(1)P 波电压增高：在肢体导联 Ⅱ、Ⅲ、aVF 上 P 波电压 ≥ 0.25mV；在胸前导联 $V_1$、$V_2$ 上 P 波电压 ≥ 0.15mV，或 IPI>0.03mm·s。

(2)P 波形态高尖，在下壁导联尤为突出。

(3)P 波电轴右偏，+75°~+90°。

(4)在 QRS 波群低电压的情况下，P 波高尖且振幅 > 同导联 R 波的 1/2 即可诊断。

【临床意义】

上述 P 波改变常见于慢性肺源性心脏病、肺动脉高压患者，故称为"肺型 P 波"(pulmonary P wave)。右心房异常的 P 波改变也可见于先天性心脏病，如房间隔缺损、法洛四联症、肺动脉瓣狭窄、三尖瓣病变等，所以需结合其他临床资料进一步进行病因诊断。

(二) 左心房异常

左心房异常(left atrial abnormality)时左心房除极电压增高，向量环向左后上方增大；同时，由于 P 波终末部反映左心房除极，故当左心除极时间延长时可使整个 P 波时限延长。因而左心房异常时，在额面 Ⅰ、Ⅱ、aVF 及 aVL 导联出现增宽而有双峰的 P 波，双峰之间的距离大于 0.04 秒；而在横面 $V_1$ 导联轴上代表右房除极的 P 波起始部分正向波很小，后继以代表左房除极的宽阔的负向波。$V_1$ 导联的终末负向 P 波的深度(mm)与宽度(s)的乘积，称为 P 波终末电势(P terminal electromotive force，$PtfV_1$)，左心房异常时常小于 –0.04mm·s (图 45-24)。

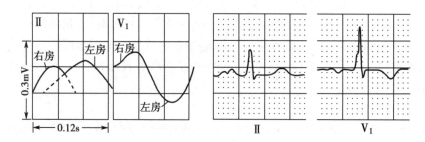

图 45-24　左心房异常

【心电图特征】

(1)P 波时限增宽：P 波时限 ≥ 0.12 秒，在 Ⅰ、Ⅱ、aVL、$V_4$~$V_6$ 导联明显。

(2)P 波形态改变：Ⅰ、Ⅱ、aVL、$V_4$~$V_6$ 导联常呈前低后高的双峰型，双峰间距 ≥ 0.04s；在 $V_1$、$V_2$、$V_3R$ 导联可出现以负向波为主的正负双向型 P 波，$PtfV_1$ ≤ –0.04mm·s。

(3)P 波电轴左偏，在 –30°~–45°。

另外，由于左房肥大时 P 波时间延长，但 PR 间期无改变，故 PR 段相对缩短，致使 P/PR

段比值(Macruz 指数)增大,往往 >1.6,这一标准有一定的参考价值。

**【临床意义】**

上述 P 波改变最早被发现于二尖瓣狭窄的患者,故旧称其为"二尖瓣型 P 波(mitral P wave)"。左心房异常的心电图表现往往提示左心房扩大、左房负荷增加、左室舒张末压增加和左心功能不全。此外,还可以见于房内结间束传导阻滞等。单纯依靠心电图难以进行上述的病因鉴别,因此需结合临床其他资料加以判断。

(三) 双侧心房异常

双侧心房异常时,各自的除极向量均可表现出来,不会互相抵消。心电图表现既可见到异常高大,又明显增宽呈双峰型的 P 波(图 45-25)。

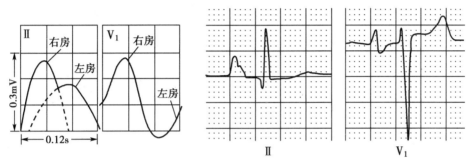

图 45-25 双侧心房肥大

**【心电图特征】**

(1) Ⅱ、Ⅲ、aVF 导联 P 波振幅 ≥ 0.25mV,P 波时间 ≥ 0.12s。

(2) V_1 导联 P 波呈双向,起始部分高而尖, ≥ 0.15mV,终末部分宽而深,PtfV_1 ≤ -0.04mm·s。

**【临床意义】** 双心房异常几乎均见于严重器质性心脏病和风心病联合瓣膜病变、左向右分流的先心病并发肺动脉高压等患者。

## 二、心室肥大

心室肥大多由心室舒张期或 / 和收缩期负荷过重所致,达到一定程度时可引起心电图变化。心电图变化与以下因素有关:①心肌纤维增粗,除极向量增大,表现为相应 QRS 电压增高;②室壁增厚、室腔扩大以及心肌变性所致传导功能低下而使激动传导时间延长;③心室壁肥厚、劳损以及相对供血不足引起心肌复极顺序改变而产生相应的 ST-T 改变。但心电图在诊断心室肥大方面存在一定局限性。来自左、右心腔相反方向的心电向量可能相互抵消,使部分确有心室肥大的患者的心电图仍在正常范围之内;并且,心脏除极、复极向量的方向与大小还会受到不同的心外因素的影响。因而在使用心电图诊断心室肥大时,需结合其他临床资料综合判断。

(一) 左心室肥大

左心室位于右心室的左后方,厚度约为右心室壁 3 倍。故正常情况下,左室除极向量明显占优势。左室肥大时,心室除极总向量更加偏向左后,在横面导联上更加明显。投影左胸导联(V_5、V_6)的正侧,使 R 波电压增高;投影右胸导联(V_1、V_2)的负侧,使 S 波加深;另外,由于左心室壁肥厚,从心内膜到心外膜的除极时间延长,故心室尚未除极结束时,较早除极部位的心室肌便开始复极,使复极向量与除极向量的方向相反,产生 ST-T 改变。在心电图上常将这种继发于心室除极异常之后出现的 ST-T 改变,称为"继发性 ST-T 改变"(图

45-26)。但是左心室肥大患者往往由于心肌细胞肥大、氧耗量增加、冠脉动脉储备功能降低，使心室在继发性复极改变的基础上并存原发性复极改变。左心室肥大伴继发性 ST-T 改变与原发性 ST-T 改变往往不易通过心电图区分开来。

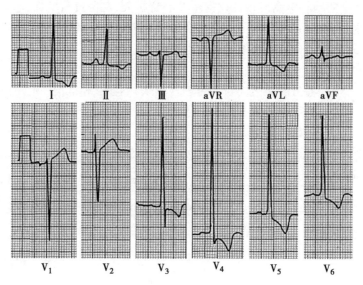

图 45-26　左心室肥大伴劳损

【心电图特征】

（1）左室电压增高的表现：胸导联：$R_{V_5}$>2.5mV 或 $R_{V_5}$+$S_{V_1}$>3.5mV（女性）或 4.0mV（男性）。肢导联：$R_I$>1.5mV；$R_{aVL}$ ≥ 1.2mV，$R_{II}$>2.5mV，$R_{aVF}$>2.0mV。Cornell 标准：$R_{aVL}$+$S_{V3}$>2.8mV（男性），$R_{aVL}$+$S_{V3}$>2.0mV（女性）。

（2）额面 QRS 心电轴左偏，多数不超过 −30°。

（3）QRS 波群时间轻度延长，一般不超过 0.11 秒。$V_5$、$V_6$ 左室室壁激动时间（VAT）≥ 0.05 秒；

（4）继发 ST-T 改变：在 $V_5$ 等以 R 波为主的导联中，ST 段下移 ≥ 0.05mV，T 波低平、双向或倒置。

另外，左心室肥大的患者可能伴有 QT 间期略延长或左心房异常 P 波。上述条件中以左室电压增高为诊断左心室肥大的基本条件，其他 3 项为辅助条件。符合基本条件，再加上一项辅助条件，诊断可基本确立。符合的条件越多，超过正常的范围越大，则诊断的可靠性越大。仅有左室电压增高的表现者，称为左室高电压；符合左室高电压且有 ST-T 改变者称为"左心室肥大继发性 ST-T 异常"，旧称"左心室肥大伴劳损"。

【临床意义】

左心室肥大常见于高血压心脏病、二尖瓣关闭不全、主动脉瓣病变、冠心病、心肌病等。

（二）右心室肥大

正常情况下，右室壁厚度只有左室壁的 1/3，所以左、右心室除极的综合向量指向左后下。轻度的右室肥大时，左室的除极电势仍然占优势，综合心电向量的改变不明显。只有当右室肥厚相当明显时，才会较显著地影响心电综合向量的方向，使之向右前下增大。这在横面导联表现最为突出，心室除极总向量投影在 $V_1$~$V_3$ 导联正侧，形成以 R 波为主的 QRS 波群（Rs、R 或 qR 型），投影在 $V_5$~$V_6$ 导联的负侧，形成以 S 波为主的 QRS 波群（RS 或 rS 型）。

在额面电轴上则几乎无一例外地表现为 QRS 电轴右偏。由于右心室肥大很少能超过正常左心室壁厚度，所以整个心室除极时间并不延长，但右室室壁激动时间可见延长。同左心室肥大一样，右心室肥大也影响和延缓了除极过程，使复极过程发生变化而出现 ST-T 变化（图 45-27）。

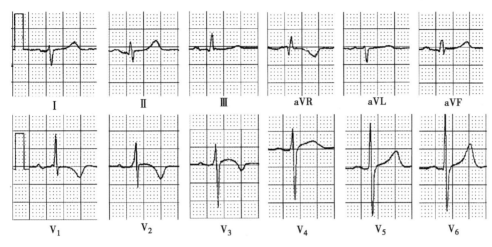

图 45-27　右心室肥大

**【心电图特征】**

（1）心电轴右偏≥ +90°，尤其是显著右偏 >+110° 者。

（2）QRS 波群电压改变：$Rv_1$ 或 $Rv_{3R}$>1.0mV，$Rv_1$+$Sv_5$>1.05mV（重症 >1.2mV），$R_{aVR}$>0.5mV。

（3）QRS 波群形态改变：$V_1$ 导联的 R 波振幅增大，呈 RS、R 型，R/S>1，重度右心室肥大时 $V_1$ 可呈 qR 型（除外心肌梗死），$V_5$ 导联 R/S<1。aVR 导联以 R 波为主，R/Q>1 或 R/S>1。

（4）继发性 ST-T 改变：$V_1$、$V_2$ 或 $V_3R$ 等右胸导联 ST 段下移 >0.05mV，T 波低平、双向或倒置。

（5）$V_1$ 导联的 VAT>0.03s，但 QRS 波群时间并不延长。

另外，右心室肥大的患者常合并右心房异常 P 波。上述指标中，QRS 波群电压增高和形态改变以及电轴右偏是诊断右心室肥大的可靠条件，其他各项仅具参考意义。心电图对诊断明显的右心室肥大准确性较好，但敏感性较差。

**【临床意义】**

右心室肥大常见于慢性阻塞性肺疾病、二尖瓣狭窄、肺动脉狭窄、房间隔缺损、室隔缺损等。

（三）双侧心室肥大

当左、右心室同时肥大时，在心电图上的表现可能是：①大致正常心电图。这是因为左、右心室的电力同时增加而又相互抵消所致，此时应结合临床进行判断。②一侧心室肥大的图形。此时只表现为占优势的一侧心室肥大，左室肥大图形较右室肥大图形多见。③左、右两心室肥大的图形并存，此种病例为少数，心电图一般仅能根据此类情况做出诊断。

**【心电图特征】**

（1）大致正常心电图。

（2）一侧心室肥大的图形：诊断标准见前文左室肥大及右心室肥大。

（3）在胸导联同时出现左、右心室肥大的心电图图形。

在诊断左室肥大基础上具备以下条件之一：① QRS 心电轴右偏；② V₅ 或 V₆ R/S<1；③几个导联出现高振幅的 RS 图形；④合并右心房异常。

在诊断右室肥大的基础上，V₂~V₄ 导联出现高 R 波及深 S 波，且 R+S>6.0mV 提示左心室肥大存在。

**【临床意义】**

双侧心室肥大多见于风湿性心脏病二尖瓣狭窄伴关闭不全，或二尖瓣及主动脉瓣联合瓣膜病，或某些先天性心脏病（如室间隔缺损、动脉导管未闭）、心肌病等。

# 第四节 心肌缺血与心肌梗死

心肌的血供来源于冠状动脉。当冠状动脉血流量相对或绝对减少，不能满足心肌代谢的需要，心肌消耗其糖原储备进行无氧代谢时称为心肌缺血。如果心肌缺血时间较长，储备的糖原大部分被消耗，即使恢复心肌供血，心肌细胞也不能立即恢复收缩能力，必须等心肌细胞恢复其糖原储备，才能重新参与泵活动，这种情况称为心肌顿抑。如果心肌缺血时间过长，心肌细胞糖原储备完全耗尽，心肌发生不可逆的损害，导致心肌坏死（梗死）。冠状动脉粥样硬化导致的冠脉狭窄或闭塞是引起心肌缺血最主要、最常见的病因。

## 一、心肌缺血及坏死的基本图形

心肌缺血的心电图改变类型取决于缺血的程度、持续时间和发生部位。冠状动脉发生闭塞后，随着时间的推移在心电图上可先后出现缺血、损伤、坏死 3 种类型的基本图形。这些图形出现在面对缺血/梗死区的导联上，主要表现为心肌除极和复极的异常。

（一）缺血型 T 波改变

正常情况下，心外膜处的动作电位时程较心内膜短，所以虽然心外膜下心肌最晚除极，但较心内膜先完成复极，因此心室肌复极过程可看作是从心外膜开始向心内膜方向推进。T 波向量朝向电极，记录出正相的 T 波。当冠状动脉的突然阻塞时，心电图上最早出现的变化是缺血型 T 波改变，并且伴有 QT 时间延长。这是由于被阻断供血部位的心肌细胞能量供给锐减，细胞膜损害导致离子通透性改变，K⁺ 外流增多，复极时间延迟造成的。

（1）心内膜下心肌层缺血：一般情况下，缺血最早发生在心内膜下心肌，此时心肌复极仍从心外膜面开始，但心内膜下心肌复极时间较正常时更加延迟。由于复极延迟，致使电位差较正常时增大，朝向记录电极的正向量增大，从而形成较正常增高的两肢对称的直立 T 波（巨大高耸 T 波，towering T wave）（图 45-28）。

（2）心外膜下心肌层缺血（包括透壁性心肌缺血）：心外膜下心肌层缺血，心外膜动作电位时程比正常时明显延长，从而引起心肌复极顺序的逆转，即心内膜开始先复极，细胞膜外电位为正，而缺血的心外膜心肌尚未复极，细胞膜外电位仍呈相对的负，于是出现与正常方向相反的 T 波向量。此时面向缺血区的导联记录到两肢对称的尖深的倒置 T 波，一般称为"冠状 T 波（coronary T wave）"（图 45-28）。

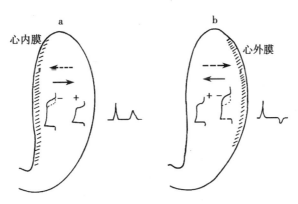

图45-28 心肌缺血与T波改变的关系

a:内心膜下心肌缺血;b:心外膜下心肌缺血;
虚线箭头表示复极方向;实线箭头表示T波向量方向

### (二) 损伤型ST段改变

随着心肌缺血时间延长,可造成心肌损伤,心电图上出现损伤型ST改变。损伤型ST段偏移可表现为ST段压低及ST段抬高两种类型。当损伤因素去除以后,ST段可迅速恢复原状。如果心肌损伤进一步持续或加重,则可导致心肌坏死。

心肌损伤时,ST向量从正常心肌指向损伤心肌。心内膜下心肌损伤时,ST向量背离心外膜面指向心内膜,使位于心外膜面的导联出现ST段压低;心外膜下心肌损伤(或透壁性心肌缺血)时,ST向量指向心外膜面导联,引起ST段抬高(图45-29),ST段抬高仅出现在损伤区的导联,对侧部位的导联常可记录到相反的ST改变。发生心肌缺血时,心电图可仅表现为ST段改变或者T波改变,也可同时表现出ST-T改变。ST段压低或抬高出现在解剖相邻的两个或两个以上的导联具有临床意义。胸导联$V_1$~$V_6$为解剖相邻导联;肢体导联aVL、Ⅰ、-aVR(即aVR导联的负向)、Ⅱ、aVF、Ⅲ为解剖相邻导联。并且值得注意的是,ST-T改变只是非特异性心肌复极异常的共同表现。因此在根据ST-T改变做出"心肌缺血"或"冠状动脉供血不足"的心电图诊断前,必须结合临床资料进行鉴别诊断。

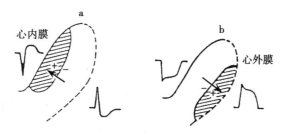

图45-29 心肌损伤与ST段偏移的关系

a.心内膜下损伤;b.心外膜下损伤;箭头示ST向量方向

目前多数学者认为急性心肌缺血发生ST段抬高是由于心肌损伤电流所致。"损伤电流说"学说认为:心肌缺血可对心肌细胞的电生理特性产生时间依赖性的影响。急性缺血可降低静息膜电位水平,降低0期除极速度并缩短动作电位时间(病理性早期复极)。这些电生理改变在缺血心肌和正常心肌之间产生电收缩期与电舒张期的电位差,形成损伤电流,在体表心电图上产生ST段的漂移。电收缩期与体表心电图的QT间期相当,而电舒张期与体表心电图的TQ段相当。在电收缩期,损伤区心肌细胞因为早期复极和/

或不完全除极而相对带正电荷,以及动作电位上升速度降低,引起动作电位幅度和除极速度降低。损伤电流向量指向损伤区,导致原发性 ST 段抬高。在电舒张期,缺血部分心肌除极,损伤电流向量背离部分除极的缺血损伤区,导致原发性 TQ 段下移,TQ 段作为判断 ST 段有无偏移的基线,其下移使得 ST 段显得抬高(继发性 ST 段抬高)。ST 段抬高即可能是由于基线下移和 ST 段主动抬高的总和(图 45-30)。至于心肌缺血时出现的 ST 段抬高和压低两种情况是否均可由此机制解释,目前尚有争论。部分学者主张两者均由心肌损伤电流所致,仅由于缺血部位与探查电极方位不同而出现不同类型的 ST 段偏移。而部分学者则认为 ST 段抬高者由于细胞膜损伤比 ST 段压低者更严重,故而产生损伤电流。

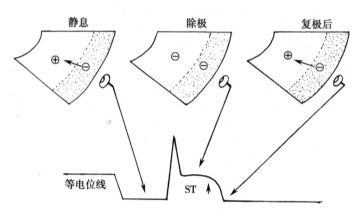

图 45-30　损伤电流引起 ST 段抬高示意图

### (三) 坏死型 Q 波改变

持久的缺血使心肌细胞在损伤的基础上进一步发生变性、坏死,已坏死的心肌丧失了除极及复极的电活动,坏死区心肌不产生心电向量,而坏死区周围正常心肌仍照常进行除极与复极,产生一个与梗死部位相反的综合向量。正常的心室除极首先从室间隔开始,QRS 波群的起始部(0.03~0.04秒)体现室间隔除极过程。因心肌梗死主要发生于室间隔及左心室壁内膜下心肌,引起 QRS 波起始的心室除极向量背离坏死区,产生"坏死型"图形。主要表现为面向坏死区的导联出现病理性 Q 波(时间 ≥ 0.03 秒,振幅 ≥ 1/4R)或 QS 型,往往同时伴有 R 波振幅降低,甚至 R 波消失而呈 QS 型(图45-31)。出现 Q 波的导联反映了心肌梗死的部位。一般来说,Q 波的宽度和深度代表了心肌坏死的范围和深度。出现 Q 波的导联越多,心肌梗死的范围越广。

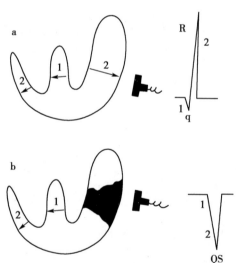

图 45-31　坏死型 Q 波或 QS 波发生机制
a. 正常心肌除极顺序:室间隔向量 1 产生 Q 波,左右心室综合除极向量 2 产生 R 波;b. 心肌坏死后,电极透过坏死"窗口"只能记录相反的除极向量产生 QS 波

### 二、心肌梗死

绝大多数急性心肌梗死(myocardial infarction)是在冠状动脉粥样硬化的基础上,出现冠状动脉的突然阻塞(血栓形成或持久痉挛),导致持久而严重的心肌急性缺血而引起。一

一般情况下,冠状动脉完全闭塞超过 20 分钟后即开始出现不可逆损伤。急性心肌梗死发生时,大多数患者的心电图有特征性的改变。心电图对本病的诊断、治疗、预后评估都有重要的价值,但需要结合临床症状、心肌酶及其他检查综合分析。

急性心肌梗死根据 ST 段是否抬高分为 ST 段抬高型心肌梗死(ST-segment elevation myocardial infarction,STEMI) 和非 ST 段抬高型心肌梗死(non-ST-segment elevation myocardial infarction,NSTEMI)。ST 段抬高型心肌梗死指 2 个或 2 个以上相邻导联出现 ST 段抬高;非 ST 段抬高型心肌梗死指心电图上只有 ST 段压低和 / 或 T 波倒置或无 ST-T 异常。

在以往的临床工作中,曾经将心肌梗死根据是否出现 Q 波分为 Q 波型或非 Q 波型心肌梗死。非 Q 波型心肌梗死(non-Q-wave myocardial infarction)指心电图上无病理性 Q 波,仅表现为呈规律性演变的 ST 段抬高或压低及 T 波倒置的急性心肌梗死,既往曾称之为"心内膜下心肌梗死"或"非透壁性心肌梗死"。但近年来研究发现,非 Q 波型心肌梗死既可为非透壁性亦可为透壁性。与典型的 Q 波型心肌梗死比较,此种不典型心肌梗死较多见于多支冠脉病变。多部位的心肌梗死(不同部位的梗死向量相互抵消)、梗死范围弥漫或局限、梗死区位于心电图常规导联的盲区等因素均可引起 Q 波的不典型。由于心肌梗死后是否出现 Q 波通常是回顾性诊断,在坏死型 Q 波出现前及时采取不同的干预手段可以最大程度的改善心肌梗死患者的预后,因此近年来临床不再根据 Q 波来分类。

拓展阅读
冠心病的
分类

### (一) ST 段抬高型心肌梗死

1. ST 段抬高型心肌梗死的图形特点　当冠状动脉的一个较大分支突然发生了阻塞时,受损的心肌中心处将发生坏死,坏死外周心肌损伤较轻,呈损伤型改变;再靠外边的心肌,由于四周侧支循环供给了一部分血液,受损更轻,呈现缺血改变。因此,如果在一份心电图上同时出现缺血型、损伤型、坏死型特征的图形或其综合图形,则心肌梗死诊断基本成立(图 45-32)。

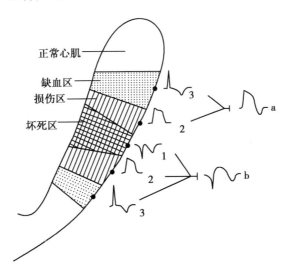

**图 45-32　急性 ST 段抬高型心肌梗死心电图特点**

1. 为直接置于中心坏死区心外膜处的电极及记录到的坏死图形;2. 为直接置于严重损伤区心外膜处的电极及记录到的损伤图形;3. 为直接置于外周较轻的缺血区心外膜处的电极及记录到的缺血图形;a. 位于坏死区中心的体表电极记录到的缺血和损伤、坏死图形;b. 位于坏死区周围的体表电极记录到的缺血、损伤图形

2. ST 段抬高型心肌梗死图形的演变规律 在面对病变室壁的心电图导联上,随着时间推移可先后出现缺血型 T 波改变、损伤型 ST 段移位和坏死型 Q 波改变三种心肌缺血及坏死的基本图形;而在背离梗死区的导联上,则表现为形态大致相反的图形,一般称为"对应性改变"。因此,在随访心肌梗死心电图的演变时,通常当标记胸导联电极的定位,以便连续对某一部位的心电图波形进行动态观察。如果随访中三种基本图形呈动态演变则心肌梗死诊断基本成立。随访观察心电图的演变过程,对心肌梗死的诊断及其病情的估计具有重要意义。

根据临床、病理以及其他特征,典型的 ST 段抬高型心肌梗死可分为四个阶段:进展期(<6 小时)、急性期(6 小时 ~7 天)、愈合期(7~28 天)和陈旧期(≥ 29 天)。但是由于近年来临床溶栓及冠脉介入手术的开展,闭塞的冠状动脉及时再通,大大缩短了各期的进程,并可使其心电图表现不再呈现上述典型演变过程(图 45-33)。

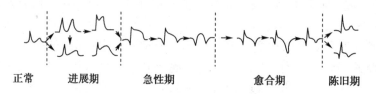

| 正常 | 进展期 | 急性期 | 愈合期 | 陈旧期 |

图 45-33 急性 ST 段抬高型心肌梗死图形演变过程及分期

(1)进展期(<6 小时):见于急性心肌梗死发生后数分钟或数小时内。主要表现为缺血性 T 波及损伤性 ST 段的图形演变。心电图可见:① T 波高耸;② ST 段斜行上升;③尚未出现坏死性 Q 波;④有时可见急性损伤性阻滞:R 峰时间 ≥ 0.045 秒,R 波升支可有切迹。

(2)急性期:此期开始于梗死后数小时或数日,可持续 6 小时 ~7 天。此期坏死型 Q 波、损伤型 ST 段抬高和缺血型 T 波倒置可同时并存及演变。以病理性 Q 波或 QS 波出现为进入急性期的特征。心电图可见:①病理性 Q 波或 QS 波;② ST 段逐渐升高呈弓背型,并可与 T 波融合成单向曲线,继而 ST 段向等电位线逐渐下降;③ T 波由直立逐渐演变为对称性倒置(图 45-34)。

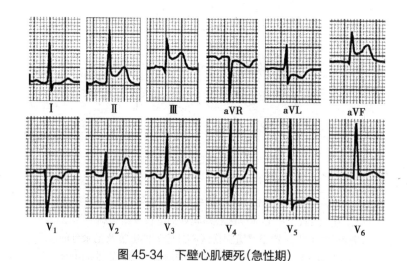

图 45-34 下壁心肌梗死(急性期)

(3)愈合期:发生于梗死后 7~28 天,主要是坏死(Q 波)及缺血(T 波)图形。以 ST 段恢复至基线为进入愈合期的特征。此期主要演变为缺血型倒置 T 波的动态变化。心电图特点为：①抬高的 ST 段基本恢复至基线；②T 波呈现动态变化：从逐渐加深，到逐渐变浅，直到恢复正常或趋于恒定不变的 T 波倒置；③坏死型 Q 波持续存在(图 45-35)。

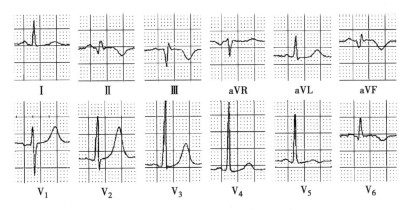

图 45-35　下壁心肌梗死(愈合期)

(4)陈旧期：梗死发后数月或数年，主要是坏死的图形。以异常图形稳定不变为进入陈旧期的标志。表现为：①恒定的 Q 波或 QS 波；② ST 段与 T 波恢复正常或 T 波倒置(或低平)不再变化(图 45-36)。

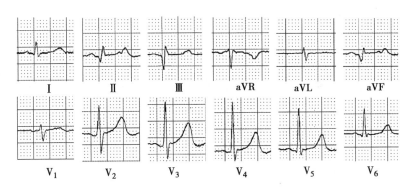

图 45-36　下壁心肌梗死(陈旧期)

3. 心肌梗死的定位诊断　冠状动脉对心肌的血液供应呈区域性分布，某一冠状动脉闭塞引起其所供应的某部分心肌发生坏死，故其心电图改变呈节段性。由于发生心肌梗死的部位多与冠状动脉分支的供血区域相关，因此，根据心电图确定的梗死部位大致可以确定梗死相关的血管病变。左冠状动脉前降支发生阻塞的机会为最多(引起左室前壁、心尖及室间隔前 2/3 部心肌梗死)；其次为右冠状动脉(引起左室后下壁、室间隔后 1/3 部及右心室心肌梗死)和左冠状动脉回旋支(引起左室侧壁，或累及左室后壁和室间隔后部心肌梗死)。

心肌梗死的部位主要根据心电图坏死型图形(异常 Q 波)出现于哪些导联而作出判断。在急性心肌梗死早期，尚未出现坏死型 Q 波时，心肌梗死的部位可根据 ST 段抬高或压低，以及 T 波异常(增高或深倒置)出现的导联来判定。由于发生心肌梗死的部位多与冠状动脉分支的供血区域相关。因此，根据心电图确定的梗死部位大致可以确定梗死相关的血管病变(表 45-1)。

表 45-1 心肌梗死部位与相关动脉

| 部位 | 对应导联 | 供应血管 |
| --- | --- | --- |
| 前间隔 | $V_1$、$V_2$、$(V_3)$ | 左前降支 |
| 前壁 | $(V_2)$、$V_3$、$V_4$、$(V_5)$ | 左前降支 |
| 广泛前壁 | $V_1$、$V_2$、$V_3$、$V_4$、$V_5$、$V_6$ | 左前降支 |
| 侧壁 | Ⅰ、aVL、$V_5$、$V_6$ | 左前降支的对角支或左回旋支 |
| 正后壁 | $V_7$、$V_8$、$V_9$ | 左回旋支或右冠 |
| 下壁 | Ⅱ、Ⅲ、aVF | 右冠或左回旋支 |
| 右室 | $(V_1)$、$V_{3R}$、$V_{4R}$、$V_{5R}$ | 右冠 |

注:( )内为可能累及的导联

临床上,前间壁(室间隔及其附近的左室前壁)梗死较多见。孤立的右心室游离壁梗死很少见,右室梗死一般与左室下、后壁梗死并见。由于常规的十二导联心电图往往不能提供右心室梗死的依据,因此对急性下壁或下后壁心肌梗死应常规做 $V_3R$~$V_5R$ 导联检查,其中任一导联 ST 段抬高 >0.1mV 均提示右心室梗死,尤以 $V_4R$ 导联更有价值。出现 ST 段抬高的导联越多,诊断右心室梗死的特异性越高。如果 $V_1$ 导联 ST 段抬高而 $V_2$ 导联 ST 段不抬高或压低,也提示右心室梗死。同时应注意发现临床右心功能不全的体征与血流动力学障碍。

（二）非 ST 段抬高心肌梗死

非 ST 段抬高型心肌梗死指 STEMI 以外的所有心肌梗死,较常见于急性心内膜下心肌梗死、小灶性心肌梗死等。患者可有长时间的胸痛,伴有心肌酶及 cTn(心肌肌钙蛋白)阳性,而心电图上无明显 ST 段抬高或虽有抬高而未达标准,心电图通常表现为只有 ST 段压低和 / 或 T 波倒置或无 ST-T 异常(图 45-37)。

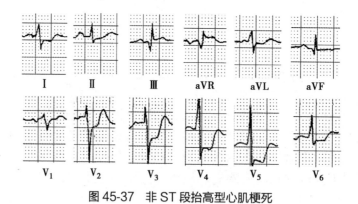

| Ⅰ | Ⅱ | Ⅲ | aVR | aVL | aVF |

| $V_1$ | $V_2$ | $V_3$ | $V_4$ | $V_5$ | $V_6$ |

图 45-37 非 ST 段抬高型心肌梗死

## 三、心绞痛

部分心绞痛患者静息时心电图可在正常范围,部分患者可能有 ST 段和 T 波异常,某些患者可有陈旧性心肌梗死的改变或心律失常的心电图表现。心绞痛发作时绝大多数患者的心电图可出现暂时性心肌缺血引起的一过性 ST 段移位。

（一）劳力性心绞痛

稳定型称劳力性心绞痛是在严重的固定狭窄基础上由于心肌耗氧量增加而产生的心内

膜下心肌缺血。典型心绞痛的临床表现为：由劳力诱发的胸骨后或心前区压榨性疼痛,常牵涉到左上肢,发作为一过性(持续时间常在1分钟以上,多在3~5分钟,一般不超过15分钟),休息或含服硝酸甘油可迅速缓解,发作症状数月乃至数年基本相同。

心绞痛的症状发作时,面对缺血区的导联上可出现ST段下移,可呈水平型或下斜型压低 ≥ 0.1mV,或在原有的基础上进一步下移达0.1mV以上。随着缺血缓解心电图恢复正常或缺血发作前状态。ST段下移的幅度和持续的时间常反映心肌缺血的程度。心绞痛发作时,有时出现T波倒置。在平时有T波持续倒置的患者,发作时可变为直立("假性正常化")。T波改变虽然对反映心肌缺血的特异性不如ST段,但如与平时心电图比较有明显差别也有助于诊断。

### (二) 变异型心绞痛

变异型心绞痛(variant angina pectoris)多为单纯冠状动脉痉挛引起,亦可能由原有的冠状动脉粥样硬化的基础上产生痉挛所致,属于冠状动脉痉挛综合征(coronary artery spasm syndrome,CASS)的一种临床类型。发作常与体力活动和情绪波动无关,心绞痛疼痛的程度较一般心绞痛剧烈,持续时间较久,往往在夜晚、凌晨或白天的同一时间发作。

变异性心绞痛心电图表现为:① ST段抬高,有时呈单向曲线,但发作后可恢复正常,往往伴有对应导联ST段压低的改变;② T波高耸相当常见,或出现"假性正常化"表现,可能伴有QRS波改变(R波增高、变宽及S波幅度减小)、U波倒置及一过性室性心律失常或房室传导阻滞。

### 四、无症状性心肌缺血

此类患者平时多无典型的心绞痛发作,心电图改变也是长期的、相对稳定的异常变化。这些变化的敏感性和特异性相对较低,有时仅依据心电图的异常改变难以做出无症状性心肌缺血的正确诊断。

无症状性心肌缺血主要是心内膜下心肌缺血,心电图约有2/3呈现ST-T异常改变(图45-38):ST呈缺血型(水平型或下垂型)压低 ≥ 0.05mV,或近似缺血型压低 >0.075mV,以缺血型压低较有诊断意义。T波主要表现为低平(在以R波为主的导联上,T波振幅 <1/10同导联R波振幅)、双向(尤其是先负后正)或倒置而呈现"冠状T波"。

上述心电图改变是非特异性的,应结合患者年龄、血压、血脂、血糖及其他辅助检查资料,全面分析,并排除其他原因所致的ST-T类似改变,方能做出正确诊断。

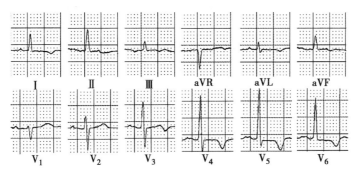

图45-38  ST-T改变

# 第五节 心 律 失 常

## 一、心律失常概述

### (一) 正常心律

心脏的基本起搏点(pacemaker)在窦房结。正常情况下,窦房结的激动控制着整个心脏的活动,称为窦性心律(sinus rhythm)。

窦房结的激动频率、激动在各部位的传递顺序及速度符合一定的规律。因此,正常心律的心电图表现为:①激动起源于窦房结。由于一般心电图机描记不出窦房结激动电位,故以窦性激动发出后引起的心房激动波(P波)的特点来推测窦房结的活动。如果P波在Ⅰ、Ⅱ、aVF、$V_3 \sim V_6$导联直立,aVR导联倒置,此类P波称之为窦性P波。窦性P波是激动起源于窦房结的标志。②窦性P波规律发生,PP间期基本匀齐,静息状态下窦性P波的频率为60~100次/min。③P波与QRS波群顺序发生,PR间期0.12~0.20秒。窦房结发出的激动,凡经正常房室传导途径下传心室者,其房室传导时间不应短于0.12秒。④QRS呈室上性,QRS时间<0.12秒。室上性QRS提示激动起源来自于希氏束分叉以上,且激动在心室内传导正常。当室上性激动伴心室内传导阻滞、或伴心室内差异性传导、心室预激等情况时,QRS波增宽。

### (二) 心律失常分类

由于某些原因,使心脏激动起源的部位、频率以及激动传导的顺序、速度任意一项发生异常,则称之为心律失常(arrhythmia)。90%以上的器质性心脏病患者可出现心律失常,心律失常亦可见于正常人。

心律失常按其发生的电生理机制可分为激动起源异常和激动传导异常两大类。

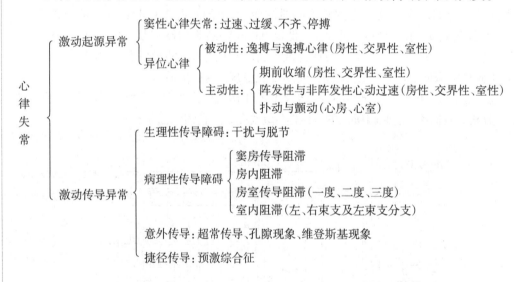

## 二、窦性心律失常

### (一) 窦性心动过速

成人窦性心律的频率超过100次/min时称为窦性心动过速(sinus tachycardia)(图45-39)。

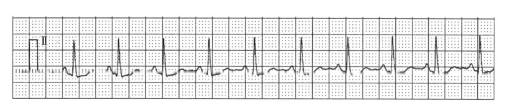

图 45-39 窦性心动过速

【心电图特征】

(1)窦性 P 波:即 P 波在 Ⅰ、Ⅱ、aVF、V₄~V₆ 导联直立,aVR 导联倒置。

(2)窦性 P 波规律发生,P 波频率 >100 次 /min,通常不超过 160 次 /min。儿童窦性心动过速的频率可达 200 次 /min。

(3)有时可伴有继发性 ST-T 改变。

【临床意义】

窦性心动过速通常情况下是由于迷走神经张力减弱,或交感神经张力升高所致。常见于运动、情绪激动吸烟、饮酒、浓茶等生理刺激;也见于发热、贫血、甲状腺功能亢进、缺氧、休克、心力衰竭等病理性应激反应,以及麻黄碱、阿托品、肾上腺素等药物作用。近年来,其他一些少见原因如窦房结自律性升高、折返机制等因素引起的病理性窦性心动过速已被逐渐认识。

(二) 窦性心动过缓

成人窦性心率低于 60 次 /min,称为窦性心动过缓(sinus bradycardia)(图 45-40)。窦性心动过缓常可伴有不同程度的窦性心律不齐。

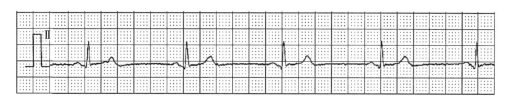

图 45-40 窦性心动过缓

【心电图特征】

(1)窦性 P 波:即 P 波在 Ⅰ、Ⅱ、aVF、V₄~V₆ 导联直立,aVR 导联倒置。

(2)窦性 P 波规律发生,频率 <60 次 /min,通常不低于 40 次 /min。

【临床意义】

窦性心动过缓生理情况下见于运动员、长期从事体力劳动者及老年人;病理情况下见于病态窦房结综合征、颅内高压、阻塞性黄疸、甲状腺功能减退症、洋地黄过量及应用 β 受体阻滞剂等。

(三) 窦性心律不齐

窦房结发出的激动显著不匀齐,称为窦性心律不齐(sinus arrhythmia)(图 45-41)。窦性心律不齐常与窦性心动过缓同时存在。

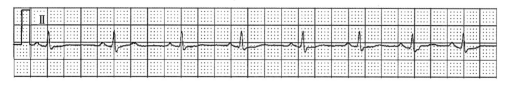

图 45-41 窦性心律不齐

【心电图特征】

(1)窦性 P 波:即 P 波在 Ⅰ、Ⅱ、aVF、V₄~V₆ 导联直立,aVR 导联倒置;PR 间期 ≥ 0.12 秒。

(2)在一次心电图记录中,最长的 P-P 间距与最短的 P-P 间距之差 >0.12 秒。

【临床意义】

如果窦性心律在吸气时频率加快,呼气时减慢,屏气时心律不齐消失称为呼吸性窦性心律不齐,属于生理现象,多见于青年人和儿童。如果屏气后窦性心律不齐仍然存在,称为非呼吸性窦性心律不齐,多见于冠心病、颅内压增高、脑血管意外以及洋地黄、吗啡等药物作用,亦可见于老年人。

(四)窦性停搏

窦房结在一段时间内暂时停止发放激动,导致心房和心室活动相应停止的现象,称为窦性停搏(sinus arrest),亦称窦性静止(图 45-42)。

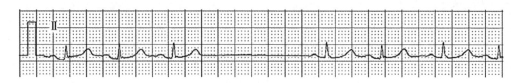

图 45-42　窦性停搏

【心电图特征】

(1)在规则的窦性心律中,突然出现一段长的 PP 间歇,其间无 P-QRS-T 波群。

(2)长 PP 间歇长短不定,但长 PP 间歇与正常窦性 PP 周期不成整倍数关系。

(3)长间歇后,可出现窦性心律,也可出现逸搏或逸搏心律。

【临床意义】

窦性停搏常由迷走神经张力过高或窦房结功能障碍引起,是病态窦房结综合征(sick sinus syndrome,SSS)的常见临床表现。亦可见于洋地黄与胺碘酮等药物作用、高血钾等。

(五)病态窦房结综合征

起搏传导系统退行性病变以及冠心病、心肌炎(尤其是病毒性心肌炎)、心肌病等疾患,可累及窦房结及其周围组织而产生一系列缓慢性心律失常,并引起头昏、黑蒙、晕厥等临床表现,称为病态窦房结综合征。

【心电图特征】

(1)持续的窦性心动过缓,心率 <50 次 /min,且不易用阿托品等药物纠正。常伴有窦性停搏或窦房传导阻滞。

(2)在显著窦性心动过缓基础上,常出现室上性快速心律失常(房速、房扑、房颤等)。由于房性快速性心律失常均发生在缓慢性心律失常的基础上,故又称"慢快综合征"。

有些患者平时不伴有症状性窦性心动过缓和窦性停搏,但有各种主动性的房性快速性心律失常,主要是频发房性期前收缩、短阵房扑和阵发性房颤。心律失常发生前为正常窦性心律,在各种房性快速性心律失常终止后出现一过性的窦房结功能的明显抑制,从而出现R-R 长间歇,临床见头昏、胸闷、黑蒙,可以出现晕厥症状。可以定义为原发性房性快速性心律失常和继发性窦房结功能障碍,不同于"慢快综合征"的房性快速性心律失常是发生在缓慢性心律失常的基础上,故称之为"快慢综合征"。

### 三、期前收缩

期前收缩(premature systole)又称过早搏动,简称早搏,是指窦房结以外的异位起搏点提前发出冲动,引起心脏的一部分或全部除极,是临床上最常见的心律失常。期前收缩的产生机制包括:异位起搏点自律性增高、折返激动和触发活动。期前收缩常发生在窦性心律中,也可发生于心房颤动或其他异位心律的基础上。期前收缩可按发生部位分为窦性(包括窦房交界性)、房性、交界性及室性四大类。临床常见房性、交界性、室性三种期前收缩(又称房性早搏、室性早搏、交界性早搏),窦性期前收缩极为罕见。

配对间期(coupling interval)亦称联律间期,是指期前收缩与其前的主导心搏的时距,反映期前收缩的提前程度,也是判断单源、多源性期前收缩和并行心律等的重要依据。

代偿间歇(compensatory pause)亦称代偿间期,是指提前出现的异位搏动代替了一个正常窦性搏动,其后出现一个较长的间歇。当含有提前搏动的两个基本心搏间距小于两个基本心律的心动周期时,称为不完全性代偿间歇;若等于两个基本心律的心动周期时,称为完全性代偿间歇(图 45-43)。在基础心律为心房颤动的情况下,期前收缩后面较长的间歇称为"类代偿间歇"。

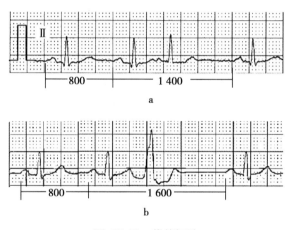

图 45-43 代偿间歇
a. 不完全代偿间歇;b. 完全代偿间歇

根据期前收缩出现的频率,可分为偶发($\leqslant 5$ 次 /min)和频发($\geqslant 6$ 次 /min)。某些频发的期前收缩可见一定的配对规律,如每 1 个窦性搏动后均出现 1 个期前收缩,连续发生 3 次或 3 次以上,称为二联律(bigeminy)(图 45-44a);如每 2 个窦性搏动后出现 1 个期前收缩,连续发生 3 次或 3 次以上,则称为三联律(trigeminy)(图 45-44b)。连续出现的 2 个期前收缩,称为连发期前收缩或成对出现的期前收缩(couplets of premature complexes)(图 45-44c)。

期前收缩多见于器质性心脏病(如冠心病、风湿性心脏病、心肌炎、心肌病等);其他因素如药物、电解质紊乱、缺氧、麻醉、心脏的直接机械刺激(如心导管检查、心脏手术)等亦可引起心理失常;另外,期前收缩亦多见于健康人,可由精神紧张、疲劳、消化不良、烟酒过多或喝浓茶等诱发。偶发期前收缩或发生多年而无其他临床表现者,大多无重要意义。影响其预后重要的因素还在于患者有无器质性心脏病基础及其类型。如急性心肌梗死时的室性期前收缩可发展为室速或室颤而导致原发性心脏骤停。发生于风湿性心脏病、甲状腺功能亢进及冠心病的频发、多源性房性期前收缩常常是心房颤动的先兆。

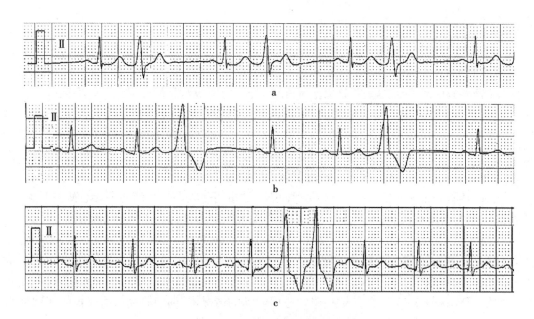

图 45-44　期前收缩的配对规律

a. 室性期前收缩二联律；b. 室性期前收缩三联律；c. 室性期前收缩连发

### （一）室性期前收缩

起源于希氏束分叉以下的异位节律点所引起的过早搏动，称为室性期前收缩（premature ventricular beat）。由于激动起源于心室异位节律点，故心电图上首先出现 QRS 波群。由于室性期前收缩在心室内的除极程序与正常明显不同，且异位激动在心室内的传导缓慢，故室性期前收缩的 QRS 波群宽大畸形。室性期前收缩收缩的复极往往从先除极的异位节律点开始，其复极程序的异常造成了其后 T 波方向和主波方向相反。室性异位起搏点距窦房结较远，不易逆传窦房结，绝大多数情况下不干扰窦房结的节律，窦性激动始终按固有的频率发出，故多表现为完全性代偿间歇。在室性异位激动使心室激动的同时，心房仍由窦房结或其他心室以上的节律点所激动，在心电图上有时可见窦性 P 波重于期前收缩波的任意位置，这些 P 波和 QRS 波群不相关（图 45-45）。偶有室性异位激动逆传于心房，QRS 波群出现之后可见逆行 P 波。根据室性期前收缩的 QRS 波群形态还可以进行早搏起源的初步定位诊断。如 V$_1$ 导联呈左束支阻滞图形者，为发生于右心室的室性期前收缩；V$_1$ 导联呈右束支阻滞图形者，为发生于左心室的室性期前收缩；室性期前收缩电轴右偏 >+110° 或呈左后分支阻滞者，为发生于左心室前壁的室性期前收缩；室性期前收缩电轴左偏 <−30° 或呈左前分支阻滞者，为发生于左心室后壁的室性期前收缩。这样可以估计心室受损部位，在临床上有一定意义。

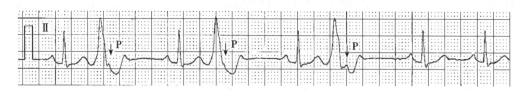

图 45-45　室性期前收缩（1）

### 【心电图特征】

（1）提早出现的宽大畸形的 QRS 波群（时间 >0.12 秒），其前无相关 P 波。

（2）其后 T 波方向与 QRS 波群主波方向相反。

(3)代偿间歇一般完全。

有时在窦性心律的频率较慢时,室性期前收缩可插入一个基本窦律周期之间,不取代一次窦性搏动,其后无代偿间期,称为插入性或间位性室性期前收缩(图45-46a)。同一异位兴奋灶引起的室性期前收缩称为单源性室性期前收缩,其联律间期基本相等,一般相差≤0.08秒,QRS波群形态完全相同。同一导联中,有2种或2种以上形态的室性期前收缩,但联律间期相等者称为多形性室性期前收缩(图45-46b)。同一导联中,如果室性期前收缩的QRS波群有两种或两种以上形态,且联律间期不等,称为多源性室性期前收缩(图45-46c)。若过早搏动的形态相同但联律间期不等,当注意观察各异位搏动间的距离是否存在某一最小公倍数或者是否存在室性融合波,而考虑并行收缩型期前收缩(parasystolic premature complexes),提示心脏内还存在一个或多个异位起搏点,与主导心律同时存在并竞争控制心室。

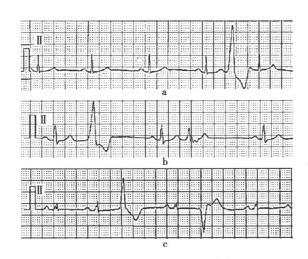

**图 45-46 室性期前收缩(2)**
a. 插入型室性期前收缩;b. 多源性室性期前收缩;c. 多形性室性期前收缩

### (二)房性期前收缩

起源于窦房结以下心房内任何部位的期前收缩,称为房性期前收缩(premature atrial complex)。房性异位激动使得心房除极过程与正常窦性激动下传时不一样,故在心电图上可见提早出现的、与窦性P波形态不同的房性P'波。因为房性异位激动必须经过传导速度最慢的房室结下传心室,其房室传导途径与窦性激动相同,故P'-R间期至少≥0.12秒。因为房性异位激动距窦房结近,故房性异位激动下传心室时的同时逆行上传,容易侵入窦房结并使窦房结提早激动,引起窦房结节律重整,出现不完全性代偿间歇或早搏后窦性节律和速率改变(图45-47)。

**【心电图特征】**

(1)提早出现P'波,P'与窦性P波形态不同。

(2)提早出现的P'波有三种房室传导房室:①正常下传:此种类型最常见,表现为P'后紧随室上性QRS波群,P'-R间期≥0.12秒。如果过早的激动落在房室结的相对不应期内,下传时可见P'-R间期延长。②伴室内差异性传导下传:若P'波下传到房室传导系统时,心室一侧束支尚未脱离不应期,激动只能沿已脱离不应期的另一侧束支下传,则QRS波群表现为束支阻滞图形(右束支阻滞多见),称为房性期前收缩伴室内差异传导。③不下传:过早的激动落在房室结的绝对不应期内,则形成未下传的房性期前收缩(亦称阻滞型房性期前收缩),表现为P'波后未继以QRS波群(图45-48)。

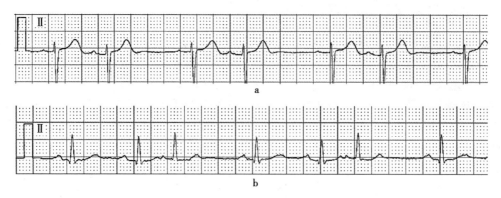

图 45-47 房性期前收缩

a. 房性早搏二联律；b. 房性早搏三联律

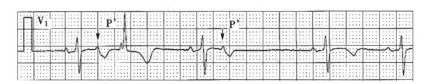

图 45-48 房性期前收缩未下传，房性期前收缩伴心室内差异性传导

第一个 P' 波后随宽大的 QRS 波群，为房性期前收缩伴心室内差异传导，
第二个 P' 波后无 QRS 波，为房性期前收缩未下传

（3）代偿间歇常不完全：如果在同一导联中房性期前收缩的 P' 波形态不一，联律间期不等，则称为多源性房性期前收缩，往往是心房颤动的先兆。

（三）交界性期前收缩

起源于房室交界区的期前收缩动，称为交界性期前收缩（premature junctional beat）。异位激动既可向下传入心室产生 QRS 波群，也可逆行传入心房产生逆行型 P 波（P'）。P' 与 QRS 波群的关系取决于交界性激动传入心房、心室的先后。激动逆传到达心房早于下传到达心室，则 P' 在 QRS 波群之前（P'-R 间期 <0.12 秒）；激动先到达心室，则 P' 在 QRS 波群之后（R-P' 间期 <0.20 秒）；激动同时传至心房与心室，心房与心室同时除极，则 P' 波可被 QRS 波群掩盖而不可见。由于异位激动产生于房室交接区，故异位激动在心室内的传导过程与窦性激动者相同激动，提早出现的 QRS 波群形态基本正常。房室交界区的激动虽能逆传至心房，但往往不能侵入窦房结，窦房结不能被提早除极，仍按原来的节律发出冲动，故代偿间歇多数完全（图 45-49）。

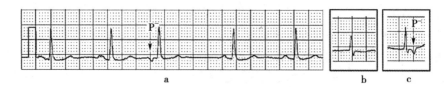

图 45-49 交界性期前收缩

a. 交界性早搏，P' 波在 QRS 波群前，P'-QRS<0.12 秒；b. P' 波隐藏在 QRS 波群中；c. P' 波在 QRS 波群后

【心电图特征】

（1）提早出现的室上性 QRS 波群。

(2)P′波可在 QRS 波群之前(P′-R 间期 <0.12 秒);亦可被 QRS 波群掩盖而不可见;P′亦可位于 QRS 波群之后(R-P′间期 <0.20 秒)。

(3)常有完全性代偿间歇。

## 四、异位性心动过速

异位性心动过速(ectopic tachycardia)是指异位节律兴奋点兴奋性增高或折返激动引起的快速异位心律,也有小部分心动过速和触发活动有关。心电图可表现为期前收缩的连续状态(期前收缩连续发生 3 次或 3 次以上),是临床上较常见的心律失常。按其异位节律的起源部位分为房性、房室交界性及室性心动过速 3 类。通常由于在心动过速时 P′或 P′波重叠于前面的 T 波上而使房性心动过速和交界性心动过速难以分辨,故常将两者统称为室上性心动过速。

临床常根据心动过速发作时的 QRS 波形态,简单地将心动过速分为窄 QRS 波心动过速和宽 QRS 波心动过速。在 QRS 波时限 ≤ 0.10 秒的窄 QRS 波心动过速中,大约 95% 为室上性心动过速,也有 5% 是室性心动过速(特别是儿童基底部起源的特发性室性心动过速)。在 QRS 波群时间 ≥ 0.12 秒的宽 QRS 波心动过速中最常见的是室性心动过速(占70%~80%)。

(一) 室上性心动过速

心房和房室交接区自律性升高可引起房性和交界性心动过速,但此在室上性心动过速的发生机制中仅占很小部分。临床心脏电生理研究证实,折返激动是室上性心动过速的主要发生机制。折返激动是指心脏激动进入环形传导途径,并又回到或指向激动的起始部位的现象。它的形成和持续一般需要 3 个条件:①心脏至少两个部位的传导性与不应性各不相同,相互连接形成一个闭合的折返环。②折返环的一条通道在一定条件下(比如适时的期前收缩)发生单向阻滞,即只允许冲动沿一个方向上传导,相反方向传来的激动则不能通过。③另一条通道的传导减慢,使原来发生阻滞的通道有足够的时间恢复兴奋性。④原先阻滞的通道再次激动从而完成一次折返。室上性心动过速的折返途径可以是房室折返、房室结折返,也可是房内折返。其中房室结双径路引发的房室结折返性心动过速(atrial-ventricular nodal reentry tachycardia,AVNRT)(图 45-50)及旁路引发的房室折返性心动过速(atrial-ventricular reentry tachycardia,AVRT)(见本章后续心室预激)最为常见,此两者引发的心动过速约占室上性心动过速的 90%。折返机制形成室上性心动过速的共同点是期前收缩刺激可以诱发也可以终止心动过速,其心动过速具有突发突止的特点,呈阵发性,因此由折返机制引起的室上性心动过速常被特称为阵发性室上性心动过速(paroxysmal supraventricular tachycardia,PSVT)。

【心电图特征】

(1)心动过速发作时 QRS 波频率大多数为 150~250 次 /min。

(2)节律一般绝对规则。

(3)QRS 波群形态基本正常(伴心室内差异性传导或原有束支阻滞时 QRS 波群增宽)。

(4)ST-T 可无变化,或呈继发性 ST 段下移和 T 波倒置(图 45-51)。

室上性心动过速的心电图上如能确定房性 P′波存在,且 P′-R 间期 ≥ 0.12 秒,则可称为房性心动过速(atrial tachycardia),相当于连续 3 次或 3 次以上的房性早搏(图 45-52)。如果同一导联中如异位 P′波呈多种形态(至少 3 种),P′-R 间期 >0.12 秒且多变,心房率 >100 次 /min 称为紊乱性房性心动过速(图 45-53)。常由多源房性期前收缩发展而来,并为心房颤动的前奏。如存在逆行 P 波,考虑交界性心动过速(junctional tachycardia)。由于交界性激动

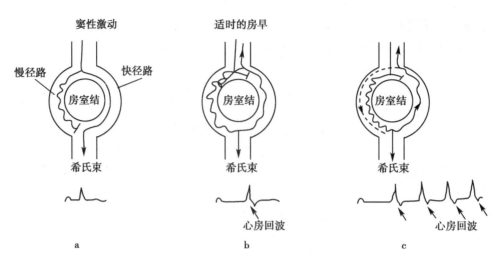

图 45-50 房室结双径路形成慢快型房室结折返性心动过速机制

a. 部分人群房室结中存在双径路：快径路传导速度快而不应期长；慢径路传导速度缓慢而不应期短。一般情况下，窦性心律经快径前传至心室。b. 适时的房性期前收缩（快径路尚处于有效不应期内）由慢径路前向下传。由于传导缓慢，快路径获得足够时间脱离不应期，冲动经快径路返回心房，产生单次心房回波。c. 慢径路已脱离前次激动的不应期，使经快径路逆传至心房的激动再次沿慢径路下传激动心室形成慢快型房室结折返性心动过速

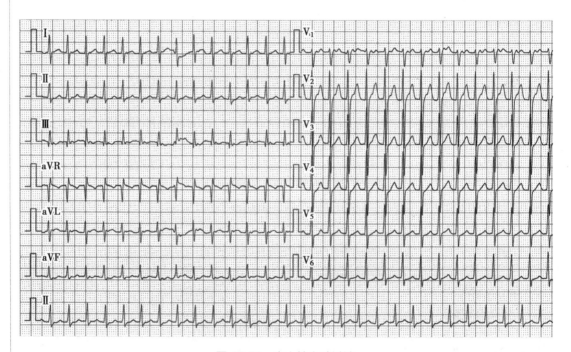

图 45-51 室上性心动过速

传入心房、心室的先后不同，逆行 P 波可出现于 QRS 波群之前（P-R 间期 <0.12 秒），或 QRS 之后（或 R-P′ 间期 <0.20 秒），或隐藏于 QRS 中而不可见（图 45-54）。如不能明确找到房性 P′ 波或逆行 P 波，可统称为室上性心动过速。

【临床意义】

AVNRT 及 AVRT 常见于心脏无器质性病变的患者，多由于情绪波动、精神紧张、过分疲劳、烟酒过度等而诱发。自律性增高引起的室上性心动过速则多见于器质性心脏病患者如

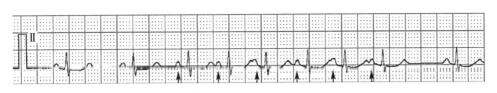

图 45-52 房性心动过速

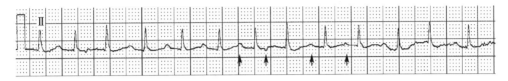

图 45-53 紊乱性房性心动过速

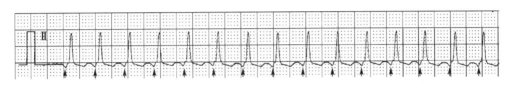

图 45-54 交界性心动过速

风湿性心脏病、冠心病、慢性肺源性心脏病、甲状腺功能亢进等,亦常见于急性感染、缺氧、低血钾和洋地黄中毒。

(二)室性心动过速

室性心动过速(ventricular tachycardia,VT)是指发生在希氏束分叉以下,连续 3 个或 3 个以上的快速室性异位搏动形成的异位心律称为室性心动过速。室性心动过速的发生机制与心室自律性增高、折返激动、后除极及触发活动有关。

【心电图特征】

(1)相当于一系列连续很快的室性期前收缩(连续 3 次或 3 次以上),频率多在 100~250 次 /min,R-R 大致相等,可略有不齐。

(2)QRS 波群宽大畸形,时限 >0.12 秒,T 波方向与 QRS 主波方向相反。

(3)房室分离、心室夺获与室性融合波。室性心动过速时,异位起搏点的频率较窦性频率快,窦性激动下传到心室常遇到心室的不应期,使窦房结只能控制心房而心室则由室性异位起搏点控制,形成房室分离(atrioventricular dissociation)。在心电图上可以发现比 QRS 波群的频率明显缓慢的窦性 P 波,P 波与 QRS 波群之间无固定关系。室性心动过速时,从心房传下来的激动(常为窦性激动),偶可落在心室的反应期引起的正常形态的 QRS 波群,称为心室夺获(ventricular capture),心电图表现为形态正常的 QRS 波群提早出现,其前有相关的 P 波。如果心室夺获时室性异位激动又几乎同时激动心室的另一部分,则产生室性融合波(ventricular fusion beat),又称不完全性心室夺获。心电图表现为 QRS 波群提早出现,其前有相关的 P 波,QRS 波群形态介于心室夺获与室性异位 QRS 波群之间。房室分离、心室夺获、室性融合波在室性心动过速的心电图中偶尔被发现,它们均为诊断室速的重要依据(图 45-55)。

若发作持续 <30 秒,称为非持续性室速;若发作持续 >30 秒或虽未到 30 秒已导致意识丧失,需药物或电复律方能终止者,称为持续性室性心动过速。QRS 波群形态单一者,称为单形性室性心动过速;QRS 波群呈多种形态者,称为多形性室性心动过速。

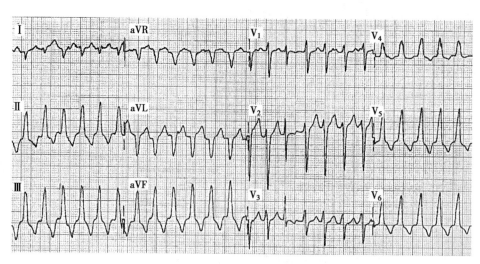

图 45-55　室性心动过速

**【临床意义】**

　　室性心动过速绝大多数发生于器质性心脏病患者,最常见于冠心病,也可见于其他心脏病、代谢障碍、药物毒性及先天性 Q-T 间期延长综合征等,偶可见于无心脏病者。室性心动过速频率超过 160~200 次 /min、多形性室性心动过速、持续性室性心动过速、有基础器质性心脏病尤其是心力衰竭、室性心动过速发作时伴有症状、血压偏低、Q-T 间期延长者,均提示病情严重。

ER-45-4

拓展阅读
宽 QRS 波
群心动过速
的鉴别诊断
方法

## 五、扑动与颤动

　　扑动(flutter)与颤动(fibrillation)是发生于心房或心室的较异位性心动过速频率更为快速的主动性异位心律。扑动波快而规则,颤动波更快且不规则。根据异位搏动起源的部位可分为心房扑动(简称房扑)、心房颤动(简称房颤)、心室扑动(简称室扑)与心室颤动(简称室颤)。扑动与颤动发生的主要电生理基础为心肌兴奋性增高,不应期缩短,同时存在一定的传导障碍,形成环形激动与多发微折返激动。

### (一)心房扑动

　　心房扑动(atrial flutter,AF)多为短阵发作,也可以是持续性的,如持续 1 周以上,则常转变为心房颤动。典型房扑的发生机制属于房内大折返环路激动。

**【心电图特征】**

　　(1)P 波消失,代之以间距匀齐、波形一致、连续呈锯齿状的心房扑动波(F 波),F 波间无等电位线,其频率约 250~350 次 /min,在 Ⅱ、Ⅲ、aVF 导联上明显。

　　(2)心室率随不同的房室传导比例(常为 2∶1 或 4∶1)而定,心室律可规则,也可不规则。此与房室传导比例的固定与否有关。

　　(3)QRS 波群形态和时限正常,有时也可因室内差异性传导而使 QRS 波群增宽、畸形(图 45-56)。

**【临床意义】**

　　心房扑动绝大多数见于心脏有病变者,如冠心病、风心病、甲状腺功能亢进性心脏病、高血压,少数见于无器质性心脏病者。

### (二)心房颤动

　　心房颤动(atrial fibrillation,Af)是一种极速而不规则的房性快速心律失常,常与心房扑

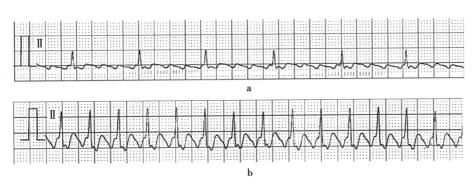

图 45-56　心房扑动
a. 心房扑动(4:1 房室传导);b. 心房扑动(2:1 房室传导)

动同时存在,并可以互相转变。心房颤动可以呈阵发性或持续性发作。心房颤动的发生机制是由数量不等的杂乱的微折返环所致。

【心电图特征】

(1)P 波消失,代之以一系列大小不等、间距不均、形态各异的心房颤动波(f 波),其频率为 350~600 次 /min,通常在 $V_1$ 导联最清楚,其次为 Ⅱ、Ⅲ、aVF 导联。f 波之间无等电位线。按 f 波形态,可将心房颤动分为"粗颤"(f 波振幅 >0.1mV)与"细颤"(f 波振幅 ≤ 0.1mV)。

(2)R-R 间距绝对不匀齐,即心室率完全不规则。其原因与 f 波节律不齐,生理性房室干扰,隐匿房室传导,迷走神经张力变化等因素有关。

(3)QRS 波群形态一般与正常窦性者相同。如伴有心室内差异性传导,则 QRS 波群增宽(图 45-57)。

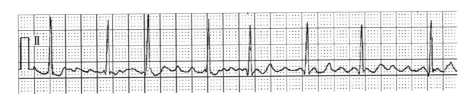

图 45-57　心房颤动

【临床意义】

心房颤动见于各种类型的心脏病,最常见于风湿性心瓣膜病,其中以二尖瓣狭窄占首位。心房颤动亦常见于冠心病、高血压、心肌病、甲状腺功能亢进等。另有少数病例长时期内有阵发性或持久性心房颤动而并无器质性心脏病的证据,临床称为孤立性心房颤动。房颤时心室搏动极不匀齐,从而引起心悸、乏力等症状;并且由于心房失去协调一致的收缩,可使心室充盈度及心输出量明显减少而诱发或加重心功能不全;长期的心房颤动还可导致心房内附壁血栓形成,血栓脱落往往造成栓塞尤其是脑栓塞。

(三) 心室扑动与心室颤动

心室扑动(ventricular flutter)是心室快速、规则而微弱的无效收缩。心室颤动(ventricular fibrillation)是快速的、不规则的、不同步的心室收缩。心室扑动与心室颤动均是最严重的致死性心律失常,它们可导致心脏丧失泵血功能,常使患者迅即出现意识丧失、心音及大动脉搏动消失、血压测不到、全身抽搐、呼吸停止,抢救不及时则迅速死亡。

【心电图特征】

心室扑动的心电图特征为:QRS-T 波群完全消失,代之以连续、快速而相对规整的"正

微课　心房颤动伴心室内差异传导

413

弦曲线样"波形。频率在 200~250 次 /min（图 45-58）。心室扑动不能持久，不是很快恢复，便会转为心室颤动。

心室颤动的心电图特征为：P-QRS-T 波群消失，代之以形状不一、大小不等、极不规整的心室纤颤波。频率在 250~500 次 /min（图 45-59）。最初的颤动波常较粗大，以后逐渐变小，如抢救无效最终将变为等电位线，示心脏电活动停止。

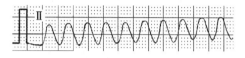

图 45-58　心室扑动

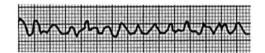

图 45-59　心室颤动

**【临床意义】**

心室扑动与心室颤动常见于冠心病急性心肌缺血或其他疾病临终前循环衰竭时。此外，也可见于触电、药物中毒、严重酸碱平衡失调和电解质紊乱等。心室扑动与心室颤动属致命性心律失常，一经发生，应立即紧急抢救。

## 六、传导阻滞

心脏任何部位的心肌不应期延长所引起的激动传导延缓或阻断，称为心脏传导阻滞（heart block）。传导阻滞按发生情况，可分为永久性、暂时性、交替性及渐进性。传导阻滞根据其发生部位的不同，可分为窦房传导阻滞（sinoatrial block）、房内阻滞（intraatrial block）、房室传导阻滞（atrioventricular block，AVB）和室内阻滞（intraventricular block）。窦房传导阻滞和房室传导阻滞可根据其阻滞程度的轻重分为三度：一度传导阻滞时激动均能下传，但出现传导延缓。二度传导阻滞时有部分激动不能下传，可分为两型：①Ⅰ型为激动传导进行性延缓直至脱落，此种现象称为文氏现象（Wenckebach phenomenon）。文氏现象可发生于心脏传导系统的任何部位，发生于窦房交界区产生文氏型窦房传导阻滞，发生于房室交界区则产生文氏型房室传导阻滞。②Ⅱ型指激动突然不能下传造成脱落。三度传导阻滞指激动完全不能下传。

（一）窦房传导阻滞

由于常规心电图不能直接描记出窦房结的电位，故一度窦房传导阻滞不能被观察到，而三度窦房传导阻滞难于与窦性停搏相鉴别。因此，只有二度窦房传导阻滞出现心房和心室漏搏时方能诊断。二度窦房传导阻滞可根据窦性激动脱落的特点分为Ⅰ型和Ⅱ型。窦房传导阻滞后可出现逸搏。

1. 二度Ⅰ型窦房传导阻滞　二度Ⅰ型窦房传导阻滞又称文氏型阻滞，表现为窦房结的激动向心房传导的时间逐渐延长，最后传导中断。心电图上见 P-P 间期逐渐缩短，最后突然延长，该长 PP 间期短于基本 PP 间期的两倍。但是，二度Ⅰ型窦房传导阻滞在普通心电图上和窦性心律不齐相鉴别非常困难，检查时需患者屏住呼吸以排除呼吸对心律的影响（图 45-60a）。

2. 二度Ⅱ型窦房传导阻滞　窦房结的激动向心房传导突然中断。表现为长 PP 间期为基本 PP 间期的整倍数（图 45-60b）。

（二）房室传导阻滞

1. 一度房室传导阻滞　房室传导系统的相对不应期延长导致激动在房室间传导延缓，但所有的激动均能下传心室（图 45-61）。

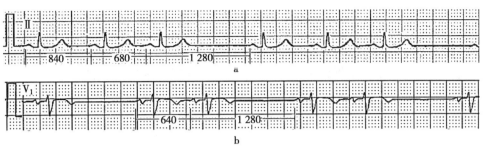

图 45-60　窦房传导阻滞

a.二度Ⅰ型窦房传导阻滞;b.二度Ⅱ型窦房传导阻滞

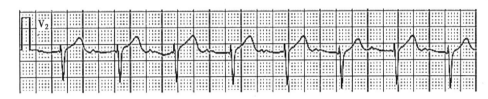

图 45-61　一度房室传导阻滞

【心电图特征】

(1)窦性 P 波规则出现,P 波之后均有 QRS 波群。

(2)PR 间期延长:PR 间期 ≥ 0.21 秒(老年人 >0.22 秒); 或 PR 间期超出对应年龄和心率的最高值;或在心率未变的情况下 PR 间期较前一次的心电图延长 0.04 秒以上。

【临床意义】

一度房室传导阻滞多发生于器质性心脏病、药物作用、电解质紊乱等,也可见于正常人。

2. 二度房室传导阻滞　房室传导系统相对不应期与绝对不应期延长,造成房室间传导的延缓与中断,出现心室漏搏,称为二度房室传导阻滞。二度房室传导阻滞的心电图表现为部分 P 波后 QRS 波群的脱漏。通常用房室传导比率来表示阻滞程度的轻重。房室传导比率是指 P 波的数目与它下传产生的 QRS 波的数目之比。例如 3:2 房室传导,表示 3 次心房激动只有 2 次传入心室,有 1 次未能下传。P 波与 QRS 波群还可呈 2:1、4:3、5:4 等不同比例。有时把 3:1 或更高程度的二度房室传导阻滞(4:1、5:1、6:1 等)称为高度房室传导阻滞,阻滞程度介于二度和三度之间。也有学者把绝大部分 P 波被阻滞而仅个别或极少P 波能下传心室的二度房室传导阻滞,称为几乎完全性房室传导阻滞。根据 P 波脱漏的特点将二度房室传导阻滞分为Ⅰ型与Ⅱ型。固定的 2:1 或 3:1 传导可以是Ⅰ型也可以是Ⅱ型,体表心电图难以区分。

二度Ⅰ型房室传导阻滞绝大多数发生于房室结或希氏束近端。其产生机理为:房室传导组织绝对(有效)不应期与相对不应期均延长,但绝对不应期延长较轻。激动在绝对不应期内完全不能传布,而在相对不应期内发生递减传导,传导速度减慢。在一个文氏周期中,第 1 个下传的 P 波引起的不应期延长,使第 2 个 P 波抵达房室传导组织时,后者尚处于相对不应期内,所以 P-R 间期延长;第 3 个 P 波便落在相对不应期的更早阶段,P-R 间期更延长;循此下去,直到最后一个 P 波落在前一激动的绝对不应期内而完全不能下传,发生一次心室脱漏。经过心室漏搏的长间歇后,房室传导组织的兴奋性有所恢复,故长间歇后的第 1 个P 波又能以缩短的 P-R 间期下传心室(图 45-62)。典型的文氏周期中,虽然每搏 P-R 间期的延长是进行性,但其每次的增加量是递减的。由于心室周期(R-R 间期)是由基本窦性周期

(P-P间期)和当时的PR间期增量所决定的,因此在窦性心律规则的情况下,在P-R间期进行性延长时,R-R间期便逐渐缩短。

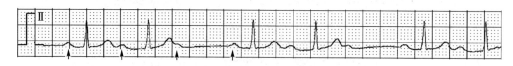

图45-62 二度Ⅰ型房室传导阻滞(3:2房室传导)

【心电图特征】

(1)窦性P波规则出现。

(2)PR间期逐渐延长,RR间距逐渐缩短,直至出现一次心室漏搏,心室漏搏所致的最长RR间歇,短于任何两个最短RR间距之和。漏搏后房室传导阻滞得到一定改善,PR间期又趋缩短,之后又逐渐延长,如此周而复始地出现。

【临床意义】

二度Ⅰ型房室传导阻滞可见于正常人,由迷走神经张力增高所致,预后较好。也可见于心肌炎、下壁心肌梗死等。

二度Ⅱ型房室传导阻滞,又称莫氏Ⅱ型(Morbiz Ⅱ型)房室传导阻滞。此型房室传导系统的阻滞部位较低,大多在房室束分叉以下。房室传导系统绝对不应期延长,而相对不应期正常(少数延长),出现PR间期恒定而周期性QRS脱漏(图45-63)。

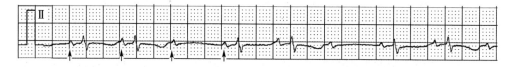

图45-63 二度Ⅱ型房室传导阻滞(3:2房室传导)

【心电图特征】

(1)窦性P波规则出现。

(2)PR间期固定(多正常,亦可延长)。

(3)QRS波群 QRS波群呈周期性或不定期性脱漏。

【临床意义】

二度Ⅱ型房室传导阻滞多为病理性,见于前壁心肌梗死、心肌病等,易发展为三度房室传导阻滞,预后较差。

3. 三度房室传导阻滞 三度房室传导阻滞又称为完全性房室传导阻滞。因房室传导组织的绝对不应期极度延长,以致所有室上性激动都落在此绝对不应期内而不能下传心室,这时心房与心室分别由两个起搏点控制,心房由窦房结或房性异位点控制,心室则由房室交界区或心室的节律点控制,两者互不相干形成房室分离(图45-64)。

【心电图特征】

(1)房室分离:当心房由窦房结控制时,可见P波规则出现,但P波与QRS波群无固定关系,PP间期与RR间期各自有其固定规律性。P波频率大于QRS波群频率。

(2)心室由逸搏心律控制。当房室交界区以上的激动完全不能通过阻滞部位时,阻滞部位以下的潜在起搏点就会发放冲动。当阻滞发生在房室结或希氏束上端时,QRS波群形态正常,频率40~60次/min,为交界性逸搏心律;如阻滞发生在希氏束下端或束支水平,则QRS波群宽大畸形,频率在20~40次/min,为室性逸搏心律。

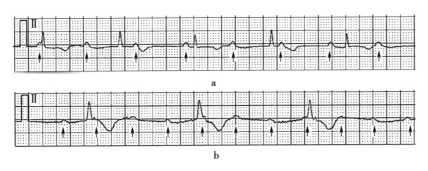

**图 45-64　三度房室传导阻滞**

a. 三度房室传导阻滞交界性逸搏节律;b. 三度房室传导阻滞室性逸搏节律

【临床意义】

三度房室传导阻滞多见于器质性心脏疾病。阻滞部位越低,潜在起搏点的稳定性越差,危险性越大。

（三）心室内阻滞

心室内阻滞是指发生在希氏束以下的传导障碍,包括右束支阻滞(right bundle branch block,RBBB)、左束支阻滞(left bundle branch block,LBBB)和左束支分支阻滞。

1. 右束支阻滞　右束支细而长,由单侧冠状动脉分支供血,其不应期较左束支长,故较易发生传导阻滞。当右束支阻滞发生时,心室激动仍始于室间隔中部,自左向右除极,接着激动沿左束支传到左心室,使左心室先除极,最后激动通过缓慢的心室肌传导激动右室。因此 QRS 波群前半部接近正常,但后半部 QRS 时间延长、形态发生改变(图 45-65)。

ER-45-8

拓展阅读
心房颤动的
长间歇与房
室传导阻滞

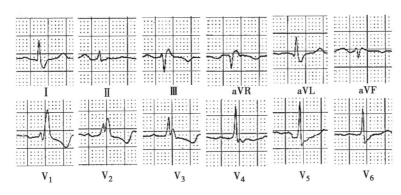

**图 45-65　完全性右束支传导阻滞**

【心电图特征】

(1)QRS 波群形态改变:$V_1$ 导联呈 rsR′ 型或粗钝宽大的 R 型,或 R 波升支有切迹,$V_5$ 导联呈 qRs 型或 Rs 型,S 波宽钝。Ⅰ及 aVL 导联有宽钝的 S 波,aVR 导联呈 QR 型或 qR 型。

(2)QRS 时间 ≥ 0.12 秒,多在 0.12~0.14 秒,>0.16 秒者,提示有严重心肌病变,$V_{1VAT}$ ≥ 0.05 秒。不完全性右束支阻滞时,QRS 形态和完全性右束支传导阻滞相似,仅 QRS 波群时间 <0.12 秒。

(3)继发性 ST-T 改变:$V_1$、$V_2$ 导联 ST 段轻度压低,T 波倒置;Ⅰ、$V_5$、$V_6$ 导联 T 波方向一般与终末 S 波方向相反,仍为直立。

【临床意义】

右束支传导阻滞既可见于健康人,也可见于器质性心脏病的患者。无明确心脏病证据的孤立性右束支传导阻滞常无重要临床意义。

2. 左束支阻滞　左束支粗而短,由双侧冠状动脉分支供血,不易发生传导阻滞。如发生则提示有器质性病变。当左束支阻滞时,激动沿右束支下传,室间隔右下 1/3 处先除极,同时右室前壁亦开始除极,然后缓慢通过室间隔到达室间隔左侧及其附近的左心室室壁,此后激动进一步沿室间隔向后上偏左推进,最后缓慢除极左室游离壁。整个心室激动过程中,各个主要向量都指向左,由于左室壁较右室壁厚,因而激动扩布较右束支传导阻滞时更为迟缓(图 45-66)。

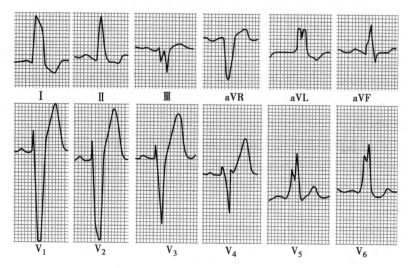

图 45-66　完全性左束支传导阻滞

【心电图特征】

(1)$V_1$、$V_2$ 导联呈 rS 或呈宽而深的 QS 型,I、$V_5$、$V_6$ 导联呈平顶、宽钝、切迹的 R 波。

(2)QRS 波群时间 ≥ 0.12 秒,$V_{5VAT}$ ≥ 0.06 秒。如 QRS 波群时间 <0.12 秒,称为不完全性左束支传导阻滞,其图形有时与左室肥大很相似,需要鉴别诊断。

(3)继发性 ST-T 改变:ST-T 方向与 QRS 波群主方向相反。

【临床意义】

左束支较粗且分支也早,故往往有弥漫性心肌病变才被累及。常见病因有冠心病、高血压心脏病,也可见于风心病、心肌病,传导系统退行性变及梅毒性心脏病等。

3. 左束支分支阻滞　左束支自房室束分出后,又分为两个较大的分支及一个不太恒定的间隔支,其末梢相互吻合,互相交织成为浦肯野纤维网。两个较大的分支中,一支沿左心室内膜下,向前上方呈扇形展开,分布于前乳头肌及前侧壁,称为左前分支;另一支沿左心室内膜下,向后下方呈扇形展开,分布于后乳头肌及左室膈面,称为左后分支。正常情况下,激动主要通过这两个分支向左室内膜传布。当某种病理改变损伤两者之一时,便产生左束支分支阻滞。左前分支细长,位于压力较高的血液流出道,仅由左冠状动脉前降支供血,容易受损而发生传导阻滞;而左后分支较粗,位于压力较低的流入道,又有左前降支及右冠状动脉双重血供,故其传导阻滞较少见。

当左前分支发生阻滞时,激动只能通过左后分支传导,首先激动室间隔的后下部和左心室的后下壁,而后通过浦肯野纤维再激动前侧壁,使心室除极向量从右下转向左上,致使额面 QRS 电轴显著左偏(图 45-67)。

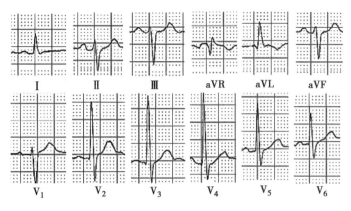

图 45-67　左前分支阻滞

**【心电图特征】**

(1)QRS 心电轴显著左偏超过 –45°。

(2)QRS 波群形态改变：Ⅰ、aVL 导联呈 qR 型，且 q ≤ 0.02 秒；Ⅱ、Ⅲ、aVF 导联呈 rS 型，$R_{aVL}>R_I$，$S_{Ⅲ}>S_{Ⅱ}$。

(3)QRS 波群时间 ≤ 0.11s，无明显增宽。

**【临床意义】**左前分支阻滞的常见原因有冠心病、高血压、先心病、心肌病等。少数人也可以无器质性心脏病。

当左后分支阻滞时，激动从左前分支向上除极室间隔左前部及左心室前侧壁，然后通过浦肯野纤维传布到左心室后下部，使整个心室除极，向量由左上转向右下，与左前分支传导阻滞恰好相反。

**【心电图特征】**

(1)QRS 电轴右偏：一般在 +90°~+120°。

(2)QRS 波群时间轻度延长，但一般 ≤ 0.11 秒。

(3)QRS 波群形改变：Ⅰ、aVL 导联呈 rS 型，Ⅱ、Ⅲ、aVF 导联呈 qR 型，q ≤ 0.02 秒，$R_{Ⅲ}>R_{Ⅱ}$，$S_{aVL}>S_I$。

**【临床意义】**左后分支传导阻滞虽少见，然而一旦发生往往提示有较弥漫的心肌损害，常与右束支传导阻滞同时发生，并容易发展为完全性房室传导阻滞。引起左后分支阻滞的常见疾病有冠心病尤其是心肌梗死、高血压等。

## 七、逸搏和逸搏心律

当高位起搏点激动停止或延缓发放冲动或者冲动传导受阻时，作为一种保护性措施，低位起搏点代之发出一个或一串冲动。如果低位起搏点仅发生 1~2 个称为逸搏(escape beat)，连续 3 个或 3 个以上逸搏形成的节律称为逸搏心律(escape rhythm)。逸搏按发生部位可分为房性、房室交界性和室性逸搏，其 QRS 波群的特点与相应的期前收缩相似，两者的区别是期前收缩属提前发生，为主动节律，而逸搏则在长间歇后出现，属被动节律。临床上以房室交界性逸搏最为多见，室性逸搏次之，房性逸搏较少见。

### (一)交界性逸搏

交界性逸搏是最常见的逸搏心律，常见于窦性停搏及三度房室传导阻滞。其心电图特点为：长间歇后出现一个 QRS 波群，QRS 呈室上性，其形态与窦性 QRS 波群相同或略有差别。连续出现 3 次或 3 次以上的交界性逸搏称交界性逸搏心律，逸搏频率为 40~60 次 /min，节律规则。

### (二)室性逸搏

室性逸搏多见于双结(窦房结及房室结)病变或发生于束支水平的三度房室传导阻滞。其心电图特点为:长间歇后出现一个 QRS 波群,其 QRS 波群宽大畸形。连续出现 3 次或 3 次以上的室性逸搏称室性逸搏心律,频率 20~40 次 /min,节律缓慢而规则,亦可不规则。

## 八、心室预激

预激是指冲动经正常房室传导系统以外的先天性房室附加通道(简称旁路)下传的一种异常房室间传导现象,属于捷径传导。由于旁路的传导速度快,因此经旁道下传的部分冲动提早兴奋心室的一部分,引起部分心室肌提前激动,其余心室肌由经正常房室传导途径下传的激动兴奋,表现为一系列心电图异常。

预激的附加传导径路已经组织学证实,可分为以下 3 类:①房室旁道(Kent 束):大多位于左、右两侧房室沟或间隔旁,直接连接心房肌和心室肌。此种旁道最为常见。②房结旁道(James 束):连接心房与房室结下部或房室束的纤维束。③结室、束室连接(Mahaim 纤维):连接房室结下部、房室束或束支近端至室间隔肌部的纤维束。不同患者可有不同的旁道,同一患者亦可有多条旁道(图 45-68)。

预激系先天性疾病,一般预后良好。但由于旁路的存在,冲动易在旁路和正常下传通路间形成折返,故临床上心室预激常合并房室折返性心动过速。如果预激合并心房颤动则可引起极快的心室率,甚至引发室颤而危及生命。

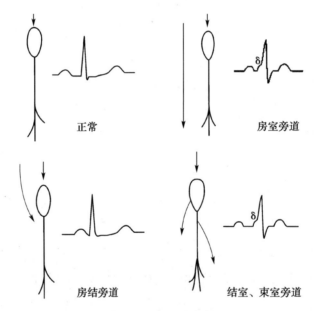

正常　　　房室旁道

房结旁道　　　结室、束室旁道

图 45-68　预激旁道

### (一)WPW 综合征

WPW 综合征(Wolf-Parkinson-White syndrome)又称为经典型预激综合征,临床最为常见,由 Kent 束传导参与。

WPW 综合征的心电图特征为:① PR 间期缩短 <0.12 秒。有时窦性 P 波常与预激波融合,以致 P-R 段消失。② RS 波群增宽 ≥ 0.12 秒。QRS 波起始部顿挫或切迹,有预激波(δ 波)。QRS 波宽度及 δ 波的大小与预激成分的多少有关,少数 QRS 波的宽度可 <0.12 秒。③ PJ 间期正常 <0.27 秒。④常有继发性 ST-T 改变:以 R 波为主的导联 ST 段下降,T 波低

平,双向或倒置。

根据心电图上预激波和 QRS 波群主波的方向将经典预激分为:① A 型预激:预激波和 QRS 波群主波在右胸导联($V_1 \sim V_3$)和左胸导联($V_4 \sim V_6$)上均向上(图 45-69)。② B 型预激:预激波和 QRS 波群主波在右胸导联向下、左胸导联向上(图 45-70)。

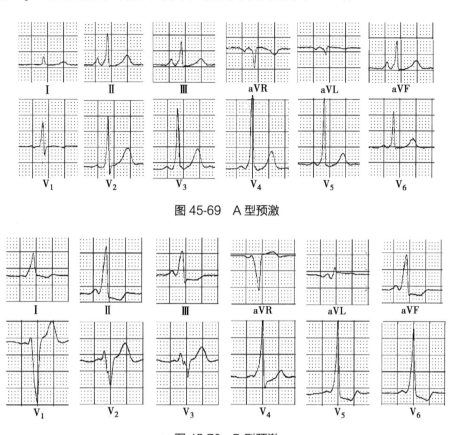

图 45-69　A 型预激

图 45-70　B 型预激

### (二) LGL 综合征

LGL 综合征(Lown-Ganong-Levine syndrome)又称短 PR 综合征。由绕过房室结的房结旁道(James 通路)参与形成,也有观点认为可能是由于房室结较小发育不全或房室结内存在一条传导异常快的通道引起房室结加速传导,其后激动沿希氏束 - 浦肯野纤维系统正常下传。

LGL 综合征的心电图表现为:① PR 间期少于 0.12 秒。② QRS 波群正常,无预激波(图 45-71)。

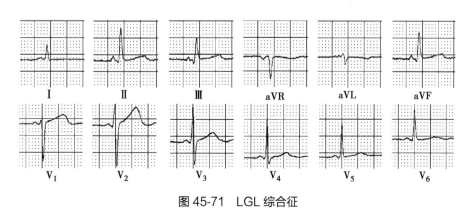

图 45-71　LGL 综合征

### （三）Mahaim 型预激

Mahaim 纤维是一种特殊的房室旁路,具有类房室结样特征,传导缓慢,呈递减性传导。部分激动自房室结下部或房室束近端提前激动部分心室肌,故心电图表现为:① PR 间期 ≥ 0.12 秒;② QRS 综合波起始波有 δ 波,但 δ 波小;③ QRS 时间 ≥ 0.12 秒,但增宽轻微。Mahaim 可以引发宽 QRS 波心动过速,并呈左束支图形。

# 第六节 电解质紊乱及药物所致心电图改变

## 一、电解质紊乱对心电图的影响

### （一）低钾血症

凡血清钾低于 3.5mmol/L 时,称为低钾血症(hypokalemia)。血钾过低时常导致心室复极障碍,心肌自律性、兴奋性增高,传导延缓,低钾血症的心电图主要表现有:① ST 段下降 ≥ 0.05mV。② T 波降低、平坦、双向或倒置。③ U 波增高,U 波 >0.1mV 或 U/T>1,血钾减低至 2.5mmol/L 以下时,上述改变更加明显,并出现 T 波与 U 波融合。T、U 波可部分融接而呈"驼峰状";T 波与 U 波融合难分时,可致 QT 间期不易测定或误为 QT 间期延长。④可出现各种心律失常:如房性心动过速、室性期前收缩和室速、室内传导阻滞、房室传导阻滞等(图 45-72)。

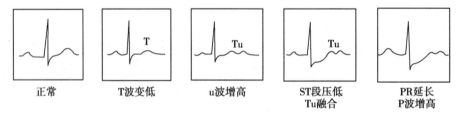

| 正常 | T波变低 | u波增高 | ST段压低 Tu融合 | PR延长 P波增高 |

图 45-72 低钾血症

### （二）高钾血症

凡血钾高于 5.5mmol/L 时,称为高钾血症(hyperkalemia)。血钾过高导致心肌除极缓慢,心肌自律性降低,兴奋性先升高后降低,激动传导延缓,复极过程缩短,因此心电图主要表现有:①出现"帐篷状"T 波(T 波高尖,双支对称,基底部变窄);②P 波及 R 波振幅降低、S 波增深、时限延长;③ ST 段下降 ≥ 0.05mV;④可出现房室传导阻滞、室内传导阻滞、窦性停搏、室速、室扑、室颤及心脏停搏等。当严重高血钾时,则出现所谓的"窦室传导",即冲动仍由窦房结产生,但心房肌因高血钾影响,传导受到抑制,激动由房内特殊传导纤维直接激动心室(图 45-73)。

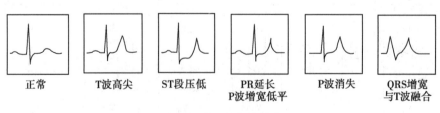

| 正常 | T波高尖 | ST段压低 | PR延长 P波增宽低平 | P波消失 | QRS增宽 与T波融合 |

图 45-73 高钾血症

**（三）高钙血症和低钙血症**

凡血清钙高于 2.75mmol/L 时，称为高钙血症（hypercalcemia）。血清钙低于 2.25mmol/L 时，称为低钙血症（hypocalcemia）。血钙过高使心室肌细胞动作电位 2 位相时间缩短，而血钙过低使心室肌细胞动作电位 2 位相时间延长，因此高血钙心电图主要改变为 ST 段缩短或消失，QT 间期缩短。严重者可发生窦性停搏、窦房传导阻滞、室早和室速。低血钙心电图主要改变为 ST 段平坦延长、QT 间期延长和 T 波平坦或倒置。

## 二、药物作用对心电图的影响

某些药物对心肌的除极和复极过程产生影响，从而引起心电图改变。如果使用不当，所有的抗心律失常药物都有致心律失常作用，应引起临床工作者的重视。

洋地黄类药物是治疗心力衰竭和某些室上性异位心律的重要药物。洋地黄对心电图的影响可分为治疗剂量时所致的洋地黄效应和中毒时所致的心律失常两类表现。

**（一）洋地黄效应**

应用治疗量的洋地黄后，洋地黄可加速心室肌的复极化作用，引起特征性心电图改变：①以 R 波为主的导联 ST 段斜行下降，T 波负正双向，前支长，后支短，形成"鱼钩状"（图 45-74）。② QT 间期缩短，U 波振幅增大。

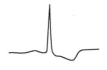

图 45-74　洋地黄引起的 ST-T 改变

**（二）洋地黄中毒**

临床最常见的洋地黄毒性反应是心律失常。洋地黄对起搏传导系统各部位的作用不同：抑制窦房结 4 相除极而出现窦性心动过缓、窦性停搏等；增加心房肌及交界区 4 相除极速度，易出现心房及交界区心动过速；抑制房室结 0 相除极而出现一、二、三度房室传导阻滞，其中高度或三度房室传导阻滞是洋地黄严重中毒的表现。影响浦肯野纤维组织的膜电位、膜反应及传导速度，出现各种室性心律失常，如频发性期前收缩、二联律、三联律、多源性、多形性、扭转型室性心动过速、心室扑动或颤动等。洋地黄毒性反应往往是某一部分心肌自律性增强而另一部分心肌出现传导障碍的综合表现，如房性心动过速伴不同比例的房室传导阻滞。

# 第七节　其他常用心电学检查

## 一、动态心电图

动态心电图（ambulatory electrocardiogram，AECG）是指可以在自然活动状态下连续长时间描记的心电图。1961 年，Holter 首先将其应用于临床，故又称之为 Holter 监测系统。动态心电图能够在患者自然生活状态下连续 24 小时或更长时间记录二导或多导心电信号，借助计算机进行分析处理，报告心搏总数、异常心律的类型及次数、最快与最慢心率以及 ST-T 改变等数据，并可根据需要查找某一时刻的心电图改变，将异常心电图与患者当时的活动情况或症状对照分析，有效地弥补了常规心电图仅能作短时、静态记录的不足。动态心电图对于常规心电图正常但有心脏症状，或者心律变化与症状并不相符时，可作为首选的无创检查方法，以获得有意义的诊断资料。

**（一）适用范围**

1. 与心律失常有关症状的评价　心律失常可产生心悸、眩晕、气促、胸痛、晕厥、抽搐等症状,动态心电图检测可连续记录此类症状发生时的心电图变化,以初步判断症状发生是否与心律失常有关。由于心律失常既可有明显症状,也可以无症状,而眩晕、晕厥等症状也并不一定是心源性的,因此,如果检测时无症状发生,又未记录到心律失常,一般需结合临床综合评价,必要时做动态心电图复查及进一步检查,如运动试验、心电生理检查等。

2. 心肌缺血的诊断和评价　对于不适宜做运动试验者,在休息或情绪激动时有心脏症状者以及怀疑有心绞痛者,动态心电图是最简便的无创诊断方法。

3. 心脏病患者预后的评价　器质性心脏病患者的室性早搏,尤其是复杂的室性心律失常,是发生心脏性猝死的独立预测指标。对这类患者进行动态心电图检查,可对病情和预后做出有价值的估计。心率变异性(HRV)是一项评价患者自主神经病变的重要指标。交感神经张力越高兴奋性越高,室颤阈值越低。迷走神经张力越高兴奋性越低,室颤阈值越高。心率变异性分析主要包括时阈分析及频域分析,对急性心肌梗死、心力衰竭、心肌病等心血管病预后观察有意义。

4. 评定心脏病患者日常生活能力　日常活动、劳累、健身活动、情绪激动等,对一些心脏病患者可能会诱发心肌缺血和/或心律失常,动态心电图可对其进行检测和评价,以使医师对患者的日常活动、运动方式及运动量和情绪活动作出正确指导,或给予适当的预防性治疗。

5. 心肌缺血及心律失常的药物疗效评价。

6. 起搏器功能评定。

7. 流行病学调查。

(二) 动态心电图的常用导联

1. $CM_5$ 导联　正极置于 $V_5$ 位置,负极置于右锁骨下窝中 1/3 处。对缺血性 ST 段下移的检出最为敏感,且描记到的 QRS 波幅最高,是常规使用的导联。

2. $CM_1$ 导联　正极置于 $V_1$ 位置或胸骨上,负极置于左锁骨下窝中 1/3 处。可清楚地显示 P 波,常用于检出及分析心律失常。

3. $M_{aVF}$ 导联　正极置于左腋前线肋缘,负极置于左锁骨下窝内 1/3 处。主要用于检测左室下壁的缺血改变。

4. $CM_3$ 导联　正极置于 $V_3$ 位置,负极置于右锁骨下窝中 1/3 处。怀疑为变异型心绞痛时,常联合选用 $CM_3$ 和 $M_{aVF}$ 导联。

无关电极可以放置在胸部任何部位,一般置于右胸第 5 肋间腋前线或胸骨下断中部。

## 二、运动平板试验

运动平板试验是受检者在心电监护下,在有一定坡度和转速的活动平板上行走,通过逐渐增加运动量以提高心率,从而增加心肌耗氧量来诱发患者心绞痛症状或心电图的缺血性改变,借以判断受检者是否有冠状动脉供血不足的试验方法。

(一) 适应证与禁忌证

运动平板试验适用于:①有胸痛症状需要与冠心病心绞痛相鉴别或静息心电图正常而疑有冠心病者;②冠心病患者进行药物或手术治疗后效果观察;③估计心功能或进行劳动力鉴定。

下列情况不适合运动平板试验:①不稳定型心绞痛;②急性心肌梗死或心肌梗死合并室壁瘤;③严重心律失常;④重度心功能不全;⑤急性心肌炎、高度主动脉瓣狭窄及其他急性或严重疾病。

(二) 检查方法

1. 试验前的准备　受检者于试验前 2~3 周停用洋地黄,检测前 2~3 天停用冠状动脉扩张剂。检测现场应备有必要的抢救设备和药物,并有医护人员在场严密监护。准备好心电、血压动态监测。受检者于试验前描记十二导联卧位平静心电图,测量血压以作对照。

2. 设定运动量　运动试验可分为极量或次极量试验。极量运动试验是让受检者承受最大的运动负荷以达到极量心率为(220– 年龄)次 /min,次极量运动试验的运动量相当于极量运动的 85%~90%,其预期心率为(195– 年龄)次 /min,次极量运动试验对心脏病患者较为合适。

试验中由平板的转速和坡度决定每一级别的运动强度,从低量级开始逐步递增运动负荷,根据每一级别坡度与平板的转速递增速度不同可分为 Bruce 方案和改良 Bruce 方案,年龄较大的患者可使用改良 Bruce 方案。该方案每级运动时间为 3 分钟,并记录心电图和测量血压一次。在达到预期亚极量符合后,使预期最大心率保持 1~2 分钟再终止运动。运动终止后每 2 分钟记录 1 次心电图,一般至少观察 6 分钟。如果 6 分钟后缺血性 ST 段改变尚未恢复,需观察至恢复至运动前水平。

3. 运动终止标准　①达到预期目标心率。②出现严重心绞痛。③心电图出现 ST 段水平型或下垂型下移 >0.1mV。④出现严重心律失常(室性早搏二联律、"R'onT" 型室性早搏、多源性室性早搏、短阵室速等)。⑤收缩压较运动前下降 10mmHg,或运动中收缩压剧升,超过 210mmHg;运动中心率下降者。⑥出现头晕眼花、面色苍白、呼吸困难、发绀、步态不稳、运动失调。

4. 阳性标准　符合下列情况之一者为阳性:①运动中出现典型心绞痛或血压下降;②运动中或运动后心电图出现 ST 段缺血型压低 ≥ 0.1mV,持续 1 分钟以上;如运动前原有 ST 段下降者,运动后应在原有基础上再压低 0.1mV 且持续 1 分钟以上。

# 第八节　心电图的分析方法与临床应用价值

## 一、分析心电图的步骤与方法

1. 将导联按 Ⅰ、Ⅱ、Ⅲ、aVR、aVL、aVF 和 V$_1$~V$_6$ 的顺序排列,检查有无伪差,导联有无接错,定准电压、纸速等。

2. 观察各 P 波之间、各 QRS 波群之间、P 波与 QRS 波群之间的关系,确定节律及心率。

3. 测定 PR 间期、QT 间期及 QRS 波群的时间,必要时测 V$_1$、V$_5$ 导联的室壁激动时间。

4. 测定平均心电轴,观察有无偏移,观测各导联 P、QRS、ST-T 及 U 波的形态、电压、时间以及相互间的比例关系。

5. 综合心电图所见,结合临床病史及表现、用药情况等判定心电图是否正常,从而做出心电图诊断。

## 二、分析心电图的注意事项

### (一) 伪差的识别

1. 导联线接错　常见的差错是将左、右上肢导联线接错,使描记出的 6 个肢体导联心电图图形酷似右位心,即 Ⅰ 颠倒(Ⅰ 导联 P 波和 T 波倒置,QRS 主波向下),Ⅱ 与 Ⅲ 互换,aVR 与 aVL 互换,aVF 正常。与右位心所不同的是前者胸前导联图形正常。

2. 导联线松脱或断线　记出的心电图在一段时间内突然无波形出现,极易被误认为窦性静止或窦房传导阻滞。

3. 交流电干扰、肌肉震颤　交流电干扰特点是在全部导联中可以见到一种很有规律的每秒 50~60 次的纤细波形；而肌肉震颤干扰的特点为一系列快速而不规则的细小芒刺样波，频率多在 100~300 次 /min。两者均可产生类似心房颤动或扑动的图形。

4. 心电图基线不稳　描记心电图时，患者移动身体、呼吸不平稳或导联线牵拉过紧等可使基线上下摆动或突然升降，影响 ST-T 的正确判断，尤其是急性心肌梗死的诊断。

5. 体位改变、定标不当　此两者产生的伪差均类似室性期前收缩。

（二）必须结合临床资料综合分析

在检查心电图之前应仔细阅读心电图申请单，必要时应询问病史和重作必要的体查，根据患者病情对可能出现的心电图改变做出初步估计，以便在心电图描记时加做某些附加导联。由于心脏病患者的心电图可正常，正常人心电图也可有某些变异，多种疾病可以引起同一种图形改变。因此，在分析心电图时必须结合临床资料综合分析才能得出正确的诊断。

（三）熟悉某些心电图的正常变异

儿童 P 波偏高尖，QRS 波群电压随年龄增加而递减，儿童右室电压占优势，横位心时Ⅲ导联易见 Q 波，"顺钟向转位"时 $V_1$、$V_2$ 导联易出现 QS 波型，呼吸可以导致电交替现象，体位、情绪、饮食等也常引起 T 波减低，儿童和女性易出现 $V_1$~$V_3$ 导联 T 波倒置等。

## 三、心电图申请单与心电图报告的书写

（一）心电图申请单

心电图申请单填写内容填写心电图申请单时除了姓名、年龄、性别、住院号、病室及床号等常规内容外，还应注明下列情况：①临床诊断：包括主要诊断和次要诊断，以及与心脏有关的临床资料；②近期用药情况：特别是洋地黄、奎尼丁以及其他对心脏有影响的药物，如锑剂、依米丁及利尿剂等。

（二）心电图报告

心电图报告格式主要包括以下几项内容：①基本心律及类别；②有无心电轴左偏或右偏及偏移的度数；③标注主要数据值，包括心房率、心室率、P 波电压（重点测量Ⅱ、$V_1$ 导联）、QRS 波电压（重点测量 $R_{V1}$、$R_{V5}$、$S_{V1}$、$S_{V5}$）、P 波时限、QRS 波时限、PR 间期、QT 间期；④有钟向转位时可标明；⑤心电图特征性改变的描述；⑥结合临床提供心电图结论，以往有记录者应做比较，必要时建议复查及复查的时间。心电图结论可分为 4 类：①正常心电图；②大致正常心电图：指个别导联 ST-T 轻微改变；③可疑心电图：指多个导联有轻度异常改变，如Ⅱ、aVF、aVL T 波低平，可疑右室大，可疑右束支传导阻滞等；④不正常心电图：指心电图有病理意义的变化，如急性心肌梗死、左室肥大、室性心动过速、心房颤动等，此时应写明心电图诊断。

## 四、心电图的临床应用价值

（一）心电图的主要应用范围和临床价值

1. 心电图是检查心律失常最准确的方法，目前还没有任何其他方法能代替心电图。

2. 确定心肌梗死的有无，病变部位、范围、演变及分期；确定心肌缺血的有无、部位及持续时间。

3. 协助诊断心肌炎、心肌病。

4. 判定有无心房、心室肥大，从而协助诊断某些心脏病。

5. 协助诊断心包疾病。

6. 观察某些药物对心肌的影响，如治疗心血管疾病的药物及对心肌有损害的药物。

7. 可观察某些电解质紊乱,如血钾、血钙的过高或过低。

8. 心电监护应用于心脏外科手术、心导管检查、人工心脏起搏、电击复律、心肺复苏及其他危重患者的抢救。

9. 心电图与心音图、超声心动图、阻抗血流图等同步描记,可以进行心脏功能测定和其他心脏电生理研究。

(二) 心电图检查的局限性

1. 某些心电图改变并无特异性,只能提供诊断参考,如左心室肥大可见于高血压心脏病、主动脉瓣疾病、二尖瓣关闭不全、心肌病,亦可见于冠心病。

2. 心电图正常不能排除心脏病,如轻度心脏瓣膜病变或某些心血管疾病的早期心电图可正常,双侧心室肥大因电力互相抵消而心电图正常。

3. 心电图某些异常也不能肯定有心脏病,因为影响心电图改变的原因很多,如内分泌失调、电解质紊乱、药物作用等都可引起心电图异常,偶发期前收缩亦常见于健康人。

4. 心电图对心脏病的病因不能做出明确诊断,心电图亦不能反映心脏的储备功能。

$\bullet$ (王肖龙 金 涛)

## 复习思考题

1. 如何目测心电轴? 心电轴偏移有什么临床意义?

2. 正常窦性心律心电图需符合哪些特点?

3. 肺型 P 波和二尖瓣型 P 波有什么临床意义?

4. ST 段移位的类型有哪些? 有什么临床意义?

5. 如何通过心电图诊断急性 ST 段抬高型心肌梗死?

6. 房性期前收缩伴室内差异性传导与室性期前收缩如何鉴别?

7. 房颤合并心室内差异传导与房颤合并室性期前收缩如何鉴别?

8. 逸搏与早搏的心电图表现有什么不同?

9. 二度Ⅱ型窦房传导阻滞和二度Ⅱ型房室传导阻滞的心电图特点有什么不同?

10. 为什么需要结合临床及心电图表现才能做出诊断?

扫一扫
测一测

 第四十六章

# 肺功能检查

## 学习目标

1. 熟悉肺通气功能检查的内容及临床应用;熟悉肺换气功能检查的内容;了解小气道功能检查的方法。

2. 掌握血液气体分析和酸碱度测定的临床意义;熟悉常见酸碱平衡失调类型;了解见酸碱平衡失调分析方法。

肺功能检查是呼吸系统疾病的必要检查之一,肺功能检查的意义在于:①判断通气功能障碍类型。②早期发现呼吸系统疾病的肺功能损害以及评估疾病的严重程度。③评定肺功能对手术的耐受能力。④评定药物或其他治疗方法的疗效。⑤呼吸衰竭的诊断及监护。⑥职业性肺病的劳动力鉴定。

本章只简要地介绍临床常用检测项目:通气功能检查、换气功能检查、气道阻力测定、气道反应性测定。

## 第一节 通气功能检查

### 一、肺容积和肺容量

#### (一)肺容积检查

肺容积(pulmonary volume)即静态肺容积,是一次呼吸所出现的容积变化,是反映外呼吸的空间,是最基本的肺功能检查项目。它不仅具有静态解剖意义,也为动态呼吸活动提供基础。肺容积包括 4 种基础肺容积,分别为潮气容积、补吸气容积、补呼气容积及残气容积(图 46-1)。

1. 潮气容积(tidal volume,VT) 指在平静呼吸的基础上,每次吸入或呼出的气量,正常成人 VT 约为 500ml。VT 受呼吸肌功能的影响,特别是膈肌的运动,约 25% 由于胸廓肋间肌的收缩,约 75% 与膈肌力量有关,呼吸肌功能障碍时 VT 减少。

2. 补吸气容积(inspiratory reserve volume,IRV) 指平静吸气末再尽力吸气所能吸入的最大气量。正常成人参考值:男性约 2 160ml、女性约 1 400ml。呼吸肌功能减退时 IRV 减少。

3. 补呼气容积(expiratory reserve volume,ERV) 为平静呼气末再尽力呼气所能呼出的最大气量。正常成人参考值:男性约 1 609 ± 492ml、女性约 1 126 ± 338ml。呼吸肌功能减退时 ERV 减少。

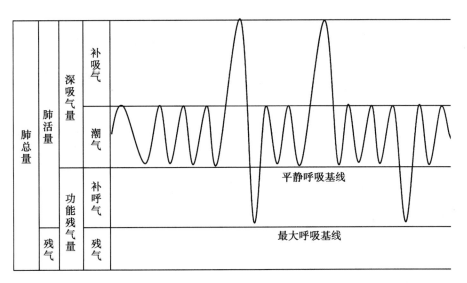

图 46-1　肺容积的组成及其关系

4. 残气容积(residual volume, RV)　残气容积是指最大呼气末肺内所含气量,这些气量足够继续进行气体交换(弥散呼吸)。正常成人参考值:男性约 1 615±397ml、女性约 1 245±336ml。临床上残气量常以其占肺总量(TLC)百分比(即 RV/TLC%)作为判断指标,正常情况下,RV/TLC 小于或等于 35%,超过 40% 提示肺气肿。RV 在正常情况下约占 TLC 的 25%,而且随 FRC 的改变而改变,但是在限制性肺疾病时 RV 减少比较轻,在小气道疾病时,RV 可能略增加,而 FRC 可正常。

(二) 肺容量检查

肺容量(pulmonary capacity)包括两个或两个以上的肺容积。包括 4 种基础容量,即深吸气量、肺活量、功能残气量和肺总量(图 46-1)。

1. 深吸气量(inspiratory capacity, IC)　为平静呼气末用力吸气所能吸入的最大气量,即潮气容积加补吸气容积(VT+IRV)。正常成年男性 2 617±548ml、女性 1 970±381ml。正常情况下,IC 应占肺活量的 2/3 或 4/5。当呼吸功能不全时,尤其是吸气肌力障碍以及胸廓、肺活动度减弱和气道阻塞时 IC 均降低。

2. 肺活量(vital capacity, VC)　指尽力吸气后缓慢而又完全呼出的最大气量,即深吸气量加补呼气容积(IC+ERV)或潮气容积加补吸气容积加补呼气容积(VT+IRV+ERV),右肺肺活量占全肺肺活量的 55%(图 46-2)。

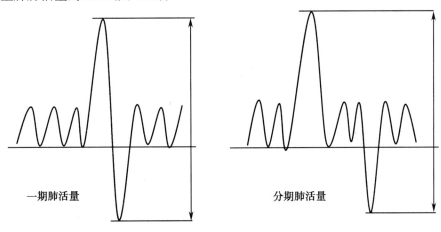

图 46-2　一期肺活量与分期肺活量

正常成年男性 4 217±690ml、女性 3 105±452ml。正常人 VC 不应低于预计值的 80%，其中 60%~79% 为轻度降低，40%~59% 为中度降低，小于 40% 为重度降低。VC 与性别、年龄、身高、体重、胸肺弹性、呼吸肌力有关。VC 下降可见于各种疾病引起的限制性通气障碍，如胸廓、胸壁、胸膜的病变。也可见于严重的阻塞性通气功能障碍、呼吸肌功能障碍，如慢性阻塞性肺疾病、支气管哮喘、膈肌麻痹等。

3. 功能残气量（functional residual capacity，FRC）　指平静呼气末肺内所含气量，FRC=RV+ERV。正常男性 3 112±611ml，女性 2 348±479ml。FRC 在生理上起着稳定肺泡气体分压作用，减少了同期间歇对肺泡内气体交换的影响。FRC 增加见于肺弹性减退性疾病如阻塞性肺气肿、气道阻塞性疾病如支气管哮喘等；FRC 减少见于肺组织病变如肺炎、肺不张、肺水肿、肺间质性病变，以及胸廓、肺限制性疾病，如胸廓畸形、大量腹水、腹部巨大肿瘤、气胸、大量胸腔积液、广泛胸膜病变等。长期从事体力劳动者和体育运动员的 FRC 增大属于生理正常范围。

FRC、RV 均不能由肺量计直接测得，需应用气体（氦气或氮气）分析方法间接测定。FRC 测定时只须受检者平静呼吸，不受受检者主观用力呼吸与否的影响，因而重复性好。RV 测定则要求受检者用力呼吸，因此，其用力程度和配合的好坏可能影响 RV 的测定。

4. 肺总量（total lung capacity，TLC）　指深吸气后肺内所含有的气体总量，即肺活量加残气量（VC+RV）。正常男性约 5 020ml，女性约 3 460ml。TLC 增加见于阻塞性通气障碍，如阻塞性肺气肿。TLC 减少见于限制性通气障碍，如气胸、胸腔积液、肺纤维化、肺水肿、肺不张、肺叶切除术后等。

## 二、通气功能

通气功能是指在单位时间内随呼吸运动出入肺的气量和流速，也称为动态肺容积。

### （一）肺通气量检查

1. 每分钟静息通气量（minute ventilation，VE）　指静息状态下每分钟呼出气的量。由潮气容积（VT）乘以每分钟呼吸次数（RR）而测得。正常男性约 6 663±200ml、女性约 4 217±160ml。VE 大于 10L/min，提示通气过度，可造成呼吸性碱中毒；VE 减少可见于阻塞性肺气肿等疾病；VE 小于 3L/min，提示通气不足，可造成呼吸性酸中毒。平静呼吸的潮气容积中，约 25% 来自肋间肌的收缩，75% 依赖膈肌运动完成。故潮气容积的大小不仅与性别、年龄、身高、体表关系有关，且受胸廓与膈肌运动的影响。

2. 肺泡通气量（alveolar ventilation，VA）　是指静息状态下每分钟进入呼吸性细支气管及肺泡与气体交换的有效通气量。正常成人潮气容积为 500ml，其中 150ml 为无效腔气。无效腔气不参与气体交换，仅在呼吸细支气管以上气道中起传导作用，亦称为解剖无效腔。若按呼吸频率为 15 次 /min 计算，其静息通气量为 7.5L/min，减除无效腔气，即肺泡通气量为 5.25L/min。但进入肺泡中气体，若无相应肺泡毛细血管血流与之进行气体交流，也同样会产生无效腔效应，称肺泡无效腔。解剖无效腔加肺泡无效腔称生理无效腔（dead space ventilation，$V_D$）。正常情况下因通气 / 血流比值正常，肺泡无效腔量小至可忽略不计，故生理无效腔基本等于解剖无效腔。$VA=(V_T-V_D)\times RR$ 或 $VA=V_T\times(1-V_D/V_T)\times RR$，由此可见肺泡通气量受无效腔与潮气容积比率（$V_D/V_T$）影响，正常 $V_D/V_T=0.3\sim0.4$，比值小则有效肺泡通气量增加；反之则减少，如 $V_D/V_T=0.7$ 时，$V_T$ 仍为 500ml，RR15 次 /min，则 VA=500ml×（1-7/10）×15 次 /min ＝ 2.25L/min。故浅速呼吸的通气效率逊于深缓呼吸。

3. 最大自主通气量（maximal voluntary ventilation，MVV）　指在 1 分钟内以最大的呼吸幅度和最快的呼吸频率所得的通气量。可用来评估肺组织弹性、气道阻力、胸廓弹性和呼吸肌的力量,是临床上常用的通气功能障碍、通气功能储备能力考核的指标。

实测值低于预计值的80%则提示MVV降低。正常成人参考值:男性约为104±2.71L,女性约为82.5±2.17L。

MVV降低见于阻塞性通气障碍,如阻塞性肺气肿;限制性通气障碍,如胸廓、胸膜、大面积肺实变、弥漫性肺间质疾病;呼吸肌功能不全。同时是通气储备功能的考核,常用于手术术前判断肺功能状态,预计肺合并症发生风险的预测指标以及职业病劳动能力鉴定的指标。

$$通气储量 \% = \frac{最大通气量 - 静息通气量}{最大通气量} \times 100\%$$

95%以上为正常,<86%提示通气功能储备不佳,<70%提示通气功能严重损害,(60%~70%)为气急阈。

### (二)用力肺活量

用力肺活量(forced vital capacity,FVC)指深吸气至肺总量(TLC)位后用最大力及最快速度所能呼出的全部气量。正常人FVC = VC。FVC由于不受时间限制,故对阻塞性通气障碍的诊断作用有限。因此,肺功能检测时常更侧重一些由FVC衍变出来的单位时间呼气流速指标,常用的有第1秒用力呼气容积、最大呼气中段流量、呼气流量峰值(图46-3)。

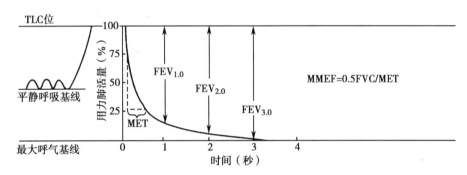

图46-3 用力肺活量与最大呼气中段流量

1. 第1秒用力呼气容积(forced expiratory volume in one second,$FEV_1$) 指最大吸气至TLC位后,开始呼气第1秒钟之内的快速呼出量。正常男性为3 179±117ml,女性为2 314±48ml。常以$FEV_1$占FVC或VC的百分比($FEV_1/FVC\%$,或$FEV_1/VC\%$)表示,简称一秒率。同理,三秒钟用力呼气容积($FEV_{3.0}$)是指最大吸气至TLC位后,3秒钟内的全部呼气量。正常人3秒内可将肺活量全部呼出。正常$FEV_1/FVC\%$为83%,$FEV_{3.0}/FVC\%$为99%。$FEV_1/FVC\%<70\%$提示阻塞性通气障碍,见于慢性阻塞性肺疾病和支气管哮喘发作期。限制性通气障碍时,$FEV_1/FVC\%$正常甚至增加。

2. 最大呼气中段流量(maximal mid-expiratory flow,MMEF) 是根据用力肺活量曲线而计算得出用力呼出25%~75%平均流量。用力肺活量曲线中,用力呼出中期50%肺活量所需的时间,称为最大呼气中段时间(mid expiratory time,MET)。中期50%肺活量除以最大呼气中段时间,叫最大呼气中段流量,即MMEF= 0.5FVC/MET。正常男性为3 452±1 160ml/s;女性为2 836±946ml/s。

MMEF主要取决于FVC非用力依赖部分,即呼气流量随用力程度达到一定限度后,尽管继续用力,但流量固定不变,与用力无关。MMEF主要受小气道直径影响,比$FEV_1/FVC\%$能更早反映小气道阻塞情况,因此MMEF可作为评价早期小气道阻塞的指标。MMEF下降反映小气道阻塞,见于慢性阻塞性肺疾病。

### （三）通气功能障碍的常见类型及其肺功能特点

1. 根据上述各项指标,并结合气速指数(正常为 1),可对通气功能作出初步判断、判断肺功能状况和通气功能障碍类型。

$$气速指数\,\% = \frac{MVV\,实测值/预计值\,\%}{VC\,实测值/预计值\,\%}$$

通气功能障碍一般分为阻塞性、限制性、混合性 3 种类型,3 种肺通气功能指标改变见表 46-1。

表 46-1 3 种类型的通气障碍的通气功能指标鉴别比较

| | FVC | FEV₁/FVC% | MVV | RV | 气速指数 | TLC |
|---|---|---|---|---|---|---|
| 阻塞性 | 正常或↓ | ↓↓ | ↓↓ | ↑ | <1.0 | 正常或↑ |
| 限制性 | ↓↓ | 正常或↑ | 正常或↓ | 正常或↓ | >1.0 | ↓ |
| 混合性 | ↓ | ↓ | ↓ | 不等 | =1.0 | 不等 |

2. 肺功能不全分级见表 46-2。

表 46-2 肺功能不全分级

| 分级 | FEV₁/FVC% | VC 或 MVV 实测值/预计值 % |
|---|---|---|
| 基本正常 | >70 | >80 |
| 中度减退 | 70~61 | 80~71 |
| 中重度减退 | 60~41 | 71~51 |
| 重度减退 | ≤40 | 50~21 |
| 呼吸衰竭 | | ≤20 |

3. 阻塞性肺气肿的判断 可根据 RV/TLC% 结合肺泡氮浓度的测定,对阻塞性肺气肿的程度做出判断(表 46-3)。

表 46-3 阻塞性肺气肿程度判断

| | RV/TLC(%) | 平均肺泡氮浓度(%) |
|---|---|---|
| 无肺气肿 | ≤35 | 2.47 |
| 轻度肺气肿 | 36~45 | 4.43 |
| 中度肺气肿 | 46~55 | 6.15 |
| 重度肺气肿 | ≥56 | 8.40 |

4. 最大呼气流量(peak expiratory flow,PEF) 是指用力肺活量测定过程中,呼气流速最快时的瞬间流速,亦称峰值呼气流速,主要反映呼吸肌的力量及气道有无阻塞。正常人一日内不同时间点的 PEF 值可有差异,称为日变异率或昼夜波动率。这种变异率的测定,可用微型峰流速仪于每日清晨及下午(或傍晚)测 PEF,连续测一周后计算:

$$PEF\,日变异率 = \frac{日内最高\,PEF - 日内最低\,PEF}{1/2(同日内最高\,PEF + 最低\,PEF)} \times 100\%$$

正常值一般 <20%,≥20% 对支气管哮喘诊断有意义。因该法操作简便,故常作为哮喘病人病情监测的指标,若日变异率明显增大,提示病情加重,需行相应处理。

### （四）支气管舒张试验与激发试验

1. 支气管舒张试验

通过给予患者 β₂ 受体激动剂,观察气道的舒缓反应的方法,称为支气管舒张试验。临床上主要用以帮助诊断或除外支气管哮喘。适应证：①支气管哮喘、COPD、弥漫性细支气管炎等；②有气道阻塞症状，如上气道阻塞。禁忌证：①支气管舒张剂过敏者；②肺功能检查证实无气道阻塞者。注意事项：为避免舒张药物对试验结果的影响，舒张试验前应停止用支气管舒张剂。

试验方法：首先测定被检者的 $FEV_1$，然后吸入 200~400μg $β_2$ 受体激动剂，15 分钟后再检测 $FEV_1$，计算 $FEV_1$ 改善率。

$$FEV_1 \text{改善率} \% = \frac{\text{吸药后} FEV_1 - \text{吸药前} FEV_1}{\text{吸药前} FEV_1} \times 100\%$$

结果评定：$FEV_1$ 改善率 ≥ 15%，并且绝对值 >200ml 为试验阳性，说明存在气道高反应状态，有助于支气管哮喘的诊断。但阴性结果也不能完全除外哮喘。另外，约 10% 的 COPD 患者可表现为阳性结果。

临床意义：诊断哮喘；评价某种支气管舒张药物的疗效，以指导治疗。

2. 支气管激发试验

指采用某种刺激使支气管平滑肌收缩，通过肺功能检查判定支气管缩窄的程度，以判断气道的反应性。适应证：①临床上疑似哮喘患者；②不明原因的慢性咳嗽；③反复发作的胸闷、呼吸困难者；④评价哮喘的治疗效果；⑤过敏性鼻炎患者；⑥其他需要了解气道反应性的患者。禁忌证：①对吸入诱发剂明确过敏者；②妊娠期女性；③严重心肺功能不全者；④哮喘发作加重期。注意事项：为防止和减少药物影响，试验前应停止使用支气管扩张剂 2~3 天。

结果评定：支气管激发试验阳性说明气道存在高反应状态。90% 以上支气管哮喘患者激发试验阳性。临床意义：协助哮喘的诊断及鉴别诊断；评估哮喘的严重程度及预后；判断哮喘的治疗效果和指导哮喘用药；研究哮喘的发病机制。

（李竹英）

## 第二节 换气功能检查

外呼吸功能正常不但需要通气功能正常，而且也需要换气功能正常。进入肺泡内的氧通过肺泡毛细血管进入血液循环，与此同时血液中的二氧化碳通过弥散排到肺泡，这个过程即换气过程，也称为内呼吸。肺换气功能与气体在肺内分布状态、通气 / 血流比值、弥散功能等因素有很大的相关性。

### （一）气体分布（gas distribution）

肺泡是气体交换的基本单位，只有吸入的气体能均匀地分布于每个肺泡，才能发挥最大的气体交换效率。但是，即使是健康人，肺内气体分布（gas distribution）也存在区域性差异，导致气体分布的不均一性。其原因与气道阻力、顺应性和胸内压的不一致有关。例如在直立位时肺尖部胸腔负压最高，并以 $0.26cmH_2O/cm$ 的梯度向肺底部递减，结果引起上肺区扩张程度大于下肺区。在此基础上再深吸气时，上肺区肺泡先扩张，气体亦先进入上肺区，继而上、下肺区肺泡同时充气，充气时间和数量也基本相同。当吸气至肺总量位（TLC）时，上肺区先终止扩张充气（属快肺泡），而下肺区肺泡继续充气（属慢肺泡）。另外，有阻塞性气道病变时，由于气道阻力不一致，吸入气体容易进入气道阻力低的肺内。呼气过程中肺泡压不能达到平衡和呼吸频率增加均会加重气体分布不均。气体分布的测定方法临床上常用单次呼吸法，即一口气氮稀释法。

吸入气体分布不均匀主要是由于不均匀的气流阻力和顺应性造成的。临床上支气管痉挛、受压可出现不均匀的气流阻力；间质性肺炎、肺纤维化、肺气肿、肺淤血、肺水肿等可降低肺顺应性。

### （二）通气/血流比值

肺有效的气体交换不仅要求有足够的通气量和血流量，而且要求通气与血流灌注（即通气/血流比值 ventilation/perfusion ratio，V/Q）在数量上比例适当。在静息状态下，健康成人每分钟肺泡通气量（VA）约4L，血流量（Q）约5L，V/Q 比值为0.8。但是肺内不同肺间区的 V/Q 比值存在很大差异，其原因是 V/Q 比值受重力、体位和肺容积的影响，其中重力和体位的影响最大。直立位时单位肺容积的通气肺底部最多，肺尖部最少；而肺血流亦同样为肺底部最多，肺尖部最少，结果导致 V/Q 比值从肺底向肺尖进行性增高；但通过生理上的调节，使整个肺的 V/Q 取得适当的比值，以保证最有效的气体交换。在病理情况下，局部血流障碍时，进入肺泡的气体，由于未能和充足血流交换，V/Q 比值 >0.8，出现无效腔气增加；反之，局部气道阻塞，V/Q 比值 <0.8，成为无效灌注，而导致静 - 动脉分流效应。这两种异常状况，都可造成换气功能障碍，导致缺氧（动脉氧分压，$PaO_2$ 降低），一般并无 $CO_2$ 潴留，但可出现动脉二氧化碳分压（$PaCO_2$）降低。

V/Q 比值失调是肺部疾病产生缺氧的主要原因。临床上见于肺实质、肺血管疾病，如肺炎、肺不张、呼吸窘迫综合征、肺栓塞和肺水肿等。

### （三）肺泡弥散功能

肺泡弥散是肺泡内气体中和肺泡壁毛细血管中的氧和二氧化碳，通过肺泡壁毛细血管膜进行气体交换的过程。以弥散量（diffusing capacity，$D_L$）作为判定指标。肺泡弥散量是指肺泡膜两侧气体分压差为 1mmHg 条件下，气体在单位时间（1 分钟）所能通过的气体量（ml）。影响肺泡毛细血管弥散的因素有弥散面积、弥散距离（厚度）、肺泡与毛细血管的氧分压差、气体分子量、气体在介质中的溶解度、肺泡毛细血管血流以及气体与血红蛋白的结合力。$O_2$ 与 $CO_2$ 在肺内的弥散过程不同，相同温度下，两种气体弥散的相对速率与该气体分子量平方根成反比、与气体在介质中的溶解度呈正比，计算结果，$CO_2$ 的弥散速率为 $O_2$ 的 21 倍，实际上不存在 $CO_2$ 弥散功能的障碍，故临床上弥散障碍是指氧而言，其后果是缺氧。由于一氧化碳（CO）与氧分子有类似的特性，临床上测定时则通常采用 CO 气体。测定方法有单次呼吸法、恒定状态法和重复呼吸法三种。临床上较常用单次呼吸法。

【正常值】男性 18.23~38.41ml/（mmHg·min）［187.52~288.8ml/（kPa·min）］；女性 20.85~23.9ml/（mmHg·min）［156.77~179.7ml/（kPa·min）］。

弥散量受性别、年龄、运动、体位等因素影响，一般男性大于女性、成人大于儿童、卧位大于立位、运动时大于静息时。弥散量若小于正常预计值的 80%，则提示有弥散功能障碍，$D_L$ 降低见于肺水肿、肺纤维化、肺泡细胞癌、阻塞性肺气肿、弥漫性肺间质疾病、肺切除术后、气胸等。弥散量增加可见于红细胞增多症、肺出血等。

（李竹英）

## 第三节　小气道功能检查

小气道是指在吸气状态下，内径小于 2mm 的气道，小气道功能属于区域性肺功能的一种。小气道管径细小、管壁菲薄、软骨缺如、纤毛减少、无纤毛的柱状上皮细胞（称 Clara 细胞）多，小气道总的横断面积大（100cm² 以上），故气流阻力小，占气道总阻力的 20% 以下。小气道容易发生反复的慢性炎症，比大气道更易阻塞，是慢性阻塞性肺疾病的早期极易受累的地方。

当其发生病变时临床上可无症状和体征,普通的肺功能检测也无异常改变。当小气道的病变出现临床症状和大气道阻力增加时,则病变已较重。小气道功能检查能早期发现小气道疾病,从而有助于慢性阻塞性肺疾病的早期诊断,以下介绍小气道功能的检查方法。

### (一)闭合容积

闭合容积(closing volume,CV)指从平静呼气至残气位时,肺低垂部位小气道开始闭合时所能继续呼出的气体量。小气道开始闭合时的肺内存留气量,则称为闭合总量(closing capacity,CC)。CC = CV+RV。CV 与 CC 是反映小气道功能的重要指标。

正常人:CV/VC%:30 岁为 13%、40 岁为 16%、50 岁为 20%;CC/TLC%<45%。小气道有病变时,低垂部小气道可提前闭合于功能残气位,因而 CV 与 CC 增大。慢性阻塞性肺疾病、吸烟、大气污染等往往是引起小气道疾病的常见原因。

### (二)最大呼气流量 - 容积曲线

最大呼气流量 - 容积曲线(maximum expiratory flow volume curve,MEFV),也称 V-V 曲线。是反映小气道功能的指标。

临床上常用 VC50% 和 VC25% 时的呼气瞬时流量($V_{max50}$ 和 $V_{max25}$)作为检测小气道阻塞的指标,凡两指标的实测值 / 预计值小于 70%,且 $V_{50}/V_{25}<2.5$ 即认为有小气道功能障碍。通过观察 MEFV 曲线的下降支斜率的形状可判断气道阻塞的部位,特别是上气道阻塞,其曲线形态具有特征性(彩图 1、彩图 2)。

低密度混合气体流量呼吸密度较空气低约 2/3 的氦(80%)+ 氧(20%)混合气体($He+O_2$)所描绘的 MEFV 曲线,与呼吸空气所测绘的 MEFV 曲线进行比较,不仅可更敏感地早期发现小气道阻塞和功能障碍,而且可用于鉴别小气道阻塞的部位及是否具有可逆性。

### (三)最大呼气中段流量

最大呼气中段流量(MMEF)也是反映小气道功能的指标。

### (四)频率依赖性肺顺应性

肺顺应性是指单位压力改变时所引起的容积变化,用以反映肺组织的弹性,通常包括肺顺应性、胸壁顺应性和总顺应性。肺顺应性分为静态顺应性(Cstat)和动态顺应性(Cdyn)两种,静态顺应性指在呼吸周期中气流被短暂阻断时测得的肺顺应性,它反映肺组织的弹性;动态顺应性则是在呼吸周期中气流未被阻断时测得的肺顺应性,它受气道阻力的影响,并根据呼气和吸气末肺容量与不同胸内压改变来确定。

●（李竹英）

各种类型通气功能障碍的流量 - 容积曲线形态特征

各种上气道狭窄的流量 - 容积曲线形态特征

## 第四节　血液气体分析与酸碱度测定

血气分析的标本有动脉血与静脉血两种,动脉血常用。血气分析测定标本采集的基本要求有:①常用的采血部位为股动脉、肱动脉;②严格地隔绝空气;③在海平面大气压,安静状态下,采集肝素抗凝血;④标本采集后立即送检,否则应将其保存在 4℃ 环境中,但不得超过 2 小时;⑤吸氧者,若病情允许应停止吸氧 30 分钟后再采血,否则应标记给氧浓度与流量。

### (一)动脉血氧分压($PaO_2$)

是指物理溶解于血液中的氧分子所产生的压力。

【参考值】95~100mmHg(1mmHg = 0.133kPa)。

**【临床意义】**

(1) $PaO_2$ 下降表示机体缺 $O_2$。根据 $PaO_2$ 的高低将缺 $O_2$ 分为轻度（$PaO_2$ 60~80mmHg）、中度（$PaO_2$ 40~60mmHg）、重度（$PaO_2$<40mmHg）3 型。

(2) 由于 $PaO_2$ 在 60mmHg 以上时氧合血红蛋白解离曲线近似水平线、动脉血氧饱和度为 90%，在 60mmHg 以下曲线斜率变大、动脉血氧饱和度 <90%，所以 $PaO_2$<60mmHg 才会引起组织缺氧。故 $PaO_2$<60mmHg 为诊断呼吸衰竭的主要指标。

(3) 引起 $PaO_2$ 下降的原因有：①吸入气氧分压过低，如高原病；②外呼吸功能障碍，如各种原因导致的呼吸衰竭；③静脉血分流入动脉血，如右向左分流的先天性心脏病。

### （二）肺泡 - 动脉血氧分压差［P(A-a)$O_2$］

是肺泡氧分压（$PAO_2$）与动脉血氧分压（$PaO_2$）之差。

**【参考值】** 青年人为 15~20mmHg，随年龄增加 P(A–a)$O_2$ 增大，但上限一般不超过 30mmHg。

**【临床意义】**

P(A–a)$O_2$ 是反映肺换气功能的主要指标，能间接反映通气 / 血流比值。

P(A–a)$O_2$ 增大伴 $PaO_2$ 下降见于：①肺弥散功能受损，如肺水肿、急性呼吸窘迫综合征；②静脉血分流入动脉血，如右向左分流的先天性心脏病；③$\dot{V}/\dot{Q}$ 比例失调，如肺栓塞、肺不张、肺气肿等。

### （三）动脉血氧饱和度（$SaO_2$）

是指动脉血中 Hb 的氧含量（实际 $O_2$ 含量）与氧容量（Hb 所能结合的最大 $O_2$ 容量）的比值，即 $SaO_2 = \dfrac{HbO_2}{\text{全部 Hb}} \times 100\% = \dfrac{\text{血氧含量}}{\text{血氧容量}} \times 100\%$。

**【参考值】** 95%~98%。

**【临床意义】**

(1) $SaO_2$ 反映动脉血中氧与 Hb 结合的程度，主要受血氧分压影响，可作为机体是否缺氧的一个指标，但反映缺氧并不敏感。

(2) $SaO_2$ 与 $PaO_2$ 的相关曲线，称氧合血红蛋白解离曲线。氧离曲线受 pH 值、$PaCO_2$、温度和红细胞内 2,3 二磷酸甘油酸（2,3-DPG）影响。pH 值下降、$PaCO_2$ 增加、温度升高和 2,3-DPG 增加，使氧离曲线右移，氧合 Hb 易释放氧，以保证组织的氧供应；pH 值升高、$PaCO_2$ 下降、温度下降和 2,3-DPG 减少，使氧离曲线左移，氧合 Hb 不易释放氧，故可使缺氧者的组织缺氧加重。

### （四）混合静脉血氧分压（$P\bar{V}O_2$）

为取自右心房、右心室或肺动脉的混合静脉血的血氧分压。

**【参考值】** 35~45mmHg。

**【临床意义】**

是反映组织缺氧程度的指标。$P\bar{V}O_2$ 下降说明机体缺 $O_2$ 或组织耗 $O_2$ 量增多；$P\bar{V}O_2$ 升高说明组织的氧利用有障碍。

### （五）动脉血氧含量（$CaO_2$）

是指 1L 动脉血液中实际含氧的 mmol 数，或 100ml 动脉血液中实际含氧的 ml 数。包括物理溶解的氧及与血红蛋白结合的氧，通常情况下，物理溶解的氧非常少，可忽略不计。

**【参考值】** 8.55~9.45mmol/L（19~21ml/dl）。

**【临床意义】**

动脉血氧含量是影响动脉血氧含量的综合因素的反映，动脉血氧分压下降、贫血或血红蛋白异常,均可引起 $CaO_2$ 下降,导致机体缺 $O_2$。

（六）动脉血 $CO_2$ 分压（$PaCO_2$）

是指动脉血中物理溶解的 $CO_2$ 分子所产生的压力。

【参考值】35~45mmHg。

【临床意义】

(1)$CO_2$ 的弥散系数比 $O_2$ 大 20 倍,$CO_2$ 的扩散速度是 $O_2$ 的 20 倍。故弥散障碍时不会导致 $PaCO_2$ 改变。$PaCO_2$ 只反映肺泡通气功能,$PaCO_2$ 与肺泡通气量成反比。通气不足,$PaCO_2$ 升高;通气过度,$PaCO_2$ 下降。

(2)$PaCO_2$ 因能反映肺泡通气状况,故其意义有:①判断呼吸衰竭的类型:Ⅰ型(低氧血症型)呼吸衰竭,由换气功能障碍所致,故 $PaO_2<60$mmHg 而 $PaCO_2$ 低于正常或在正常范围;Ⅱ型(高碳酸血症型)呼吸衰竭,由肺通气功能障碍所致,故 $PaO_2<60$mmHg,$PaCO_2>50$mmHg。②判断酸碱平衡的类型:$PaCO_2>50$mmHg 表示肺通气不足,见于呼吸性酸中毒或代偿后的代谢性碱中毒,但代谢性碱中毒的代偿极限为 55mmHg;$PaCO_2<35$mmHg,提示肺通气过度,见于呼吸性碱中毒或代偿后的代谢性酸中毒,但代谢性酸中毒的代偿极限为 10mmHg。

（七）pH 值

是指体液中氢离子浓度的负对数值,是反映酸碱平衡的重要指标。

【参考值】7.35~7.45。

【临床意义】

pH 值 <7.35 为失代偿性酸中毒;pH 值 >7.45 为失代偿性碱中毒。pH 值正常可见于:①酸碱平衡正常;②酸碱平衡紊乱,但代偿良好;③同时存在酸、碱中毒而相互抵消。

（八）碳酸氢盐

是指血浆中 $HCO_3^-$ 含量。反映碳酸氢盐的指标有两个:标准碳酸氢盐(standard bicarbonate,SB)和实际碳酸氢盐(actual bicarbonate,AB)。

(1)标准碳酸氢盐:指全血在标准条件下(即在 38℃、血红蛋白氧饱和度但为 100%、$PaCO_2$ 40mmHg 的气体平衡后)所测得的碳酸氢盐浓度。

【参考值】22~27mmol/L。

【临床意义】

SB 不受呼吸因素的影响,即不受 $PaCO_2$ 影响,只受 $HCO_3^-$ 的影响。SB 下降见于代谢性酸中毒(原发性 $HCO_3^-$ 减少)及呼吸性碱中毒(肾代偿后继发性 $HCO_3^-$ 减少,急性呼吸性碱中毒的代偿极限为 18mmol/L,慢性呼吸性碱中毒的代偿极限为 12mmol/L)。SB 增多见于代谢性碱中毒(原发性 $HCO_3^-$ 增多)及呼吸性酸中毒(肾代偿后继发性 $HCO_3^-$ 增多,急性呼吸性酸中毒的代偿极限为 30mmol/L,慢性呼吸性酸中毒的代偿极限为 45mmol/L)。

(2)实际碳酸氢盐:是指隔绝空气的血液标本,在实际的温度、$PaCO_2$ 和血氧饱和度的条件下测得的血浆 $HCO_3^-$ 浓度。

【参考值】22~27mmol/L。

【临床意义】

正常人由于不存在 $CO_2$ 排出过多及潴留,故 AB=SB,且等于正常值。如 AB>SB 则表明有 $CO_2$ 潴留,见于呼吸性酸中毒及肺代偿后的代谢性碱中毒;AB<SB 则表明有 $CO_2$ 排出过多,见于呼吸性碱中毒及肺代偿后的代谢性酸中毒。如 AB=SB,且小于正常值,见于未代偿的代谢性酸中毒;AB=SB,且大于正常值,见于未代偿的代谢性碱中毒。

**（九）缓冲碱（buffer bases,BB）**

是指血液中一切具有缓冲作用的负离子碱的总和。包括血浆和红细胞中的 $HCO_3^-$、$Hb^-$、$HbO_2^-$、血浆蛋白和 $HPO_4^{2-}$，通常在标准状态下测定，故不受呼吸因素影响。

【参考值】45~55mmol/L。

【临床意义】

BB 下降见于代谢性酸中毒及肾代偿后的呼吸性碱中毒；BB 升高见于代谢性碱中毒及肾代偿后的呼吸性酸中毒。

**（十）剩余碱（bases excess,BE）**

是指在 38℃、$PaCO_2$ 40mmHg、$SaO_2$ 100% 的情况下，用酸或碱将 1L 的全血或血浆滴定到 pH 值 7.40 时所用的酸或碱的量，用 mmol/L 表示。需用酸者为正值，说明碱剩余；需用碱者为负值，说明碱缺失。

【参考值】$0 \pm 2.3$mmol/L。

【临床意义】

BE 的临床意义与 SB 基本相同。

**（十一）血浆 $CO_2$ 总量（total plasma $CO_2$ content,T-$CO_2$）**

指血浆中以各种形式存在的 $CO_2$ 的总量。主要是结合形式的 $HCO_3^-$，少量是物理溶解的 $CO_2$，还有极少量碳酸、氨甲酰基化合物。

【参考值】25.2mmol/L。

【临床意义】

代谢性酸中毒和呼吸性碱中毒，T-$CO_2$ 下降；代谢性碱中毒和呼吸性酸中毒，T-$CO_2$ 增加。

**（十二）二氧化碳结合力（carbon dioxide combining power,$CO_2$CP）**

主要指血浆 $HCO_3^-$ 中的 $CO_2$ 含量。

【参考值】22~31mmol/L。

【临床意义】其临床意义与 SB 基本相同。

**（十三）阴离子间隙（anion gap,AG）**

是血浆中未测定的阴离子（undetermined anion,UA）与未测定的阳离子（undetermined cation,UC）的差值。未测定的阳离子主要是 $K^+$、$Ca^{2+}$、$Mg^{2+}$，未测定的阴离子主要包括乳酸、酮体、$SO_4^{2-}$、$HPO_4^{2-}$、蛋白质等。由于细胞外液阴离子与阳离子总当量数相等，故 AG 等于血 $Na^+$ 减去血 $Cl^-$ 和血 $HCO_3^-$。

【参考值】8~16mmol/L。

【临床意义】

（1）一般 AG>30mmol/L 时，肯定有酸中毒；AG 在 20~30mmol/L 时，酸中毒可能性很大；AG 在 17~19mmol/L 时，可能有酸中毒。

（2）AG 增高见于：AG 增高型代谢性酸中毒，如乳酸酸中毒、糖尿病酮症酸中毒、水杨酸中毒等。也可见于与代谢性酸中毒无关的情况，如脱水、使用大量含钠盐的药物等。

常见的几种酸碱平衡紊乱的血气分析及酸碱度、电解质测定结果见表 46-4。

表 46-4 常见酸碱平衡紊乱的实验室检查结果

| | pH 值 | $PaCO_2$ | $HCO_3^-$ | BE | AG | $K^+$ | $Cl^-$ |
|---|---|---|---|---|---|---|---|
| 代谢性酸中毒 | ↓≈ | ↓≈ | ↓ | −→ | ↑≈ | ↑ | ↑≈ |
| 代谢性碱中毒 | ↑≈ | ↑≈ | ↑ | +→ | | ↓ | ↓ |

笔记栏

续表

| | pH 值 | $PaCO_2$ | $HCO_3^-$ | BE | AG | $K^+$ | $Cl^-$ |
|---|---|---|---|---|---|---|---|
| 呼吸性酸中毒 | ↓≈ | ↑ | ↑≈ | ≈<br>或+→ | | ↑ | ↓≈ |
| 呼吸性碱中毒 | ↑≈ | ↓ | ↓≈ | ≈<br>或-→ | | ↓ | ↑≈ |
| 呼酸合并代酸 | ↓↓ | ↑ | ↓≈ | ≈<br>或-→ | ↑ | ↑ | ↑≈ |
| 呼酸合并代碱 | ↑≈↓ | ↑ | ↑↑ | +→ | | ↓ | ↓ |
| 呼碱合并代碱 | ↑↑ | ↓ | ↑≈ | ≈<br>或+→ | | ↓ | ↓≈ |
| 呼碱合并代酸 | ↑≈↓ | ↓ | ↓↓ | -→ | ↑ | ≈ | ↑≈ |

注:AG 为阴离子间隙; ≈表示接近正常;+ 表示正值;- 表示负值;→表示增大。

拓展阅读
临床常用酸碱平衡失调分析方法

（杨继兵）

## 复习思考题

1. 什么是限制性通气功能障碍,如何判断?
2. 简述动脉血气分析采血时的注意事项。
3. 试述Ⅰ型呼吸衰竭与Ⅱ型呼吸衰竭的 $PaO_2$ 与 $PaCO_2$ 变化。
4. 呼吸性酸中毒的动脉血气分析有哪些特点?

扫一扫
测一测

第四十七章

# 内 镜 检 查

PPT 课件

> **学习目标**
>
> 1. 了解上消化道内镜、结肠镜的适应证以及禁忌证；了解上消化道内镜、结肠镜的操作方法及注意事项。
>
> 2. 熟悉纤维支气管镜的适应证及禁忌证，了解纤维支气管镜的操作方法及注意事项。

内镜按其发展历程经历了硬管式内镜、光学纤维（软管式）内镜和电子内镜 3 个阶段。目前内镜按其功能可分为：

1. 消化道内镜 食管镜、胃镜、十二指肠镜、小肠镜、结肠镜、乙状结肠镜和直肠镜。

2. 呼吸系统内镜 喉镜、支气管镜、胸腔镜和纵隔镜。

3. 腹膜腔内镜 有硬管式、光学纤维式、电子手术式腹腔镜。

4. 胆道内镜 硬管式胆道镜、纤维胆道镜、电子胆道镜和子母式胆道镜。

5. 泌尿系内镜 ①膀胱镜：分为检查用膀胱镜、输尿管插管用膀胱镜、手术用膀胱镜；②输尿管镜；③肾镜。

6. 妇科内镜 阴道镜和宫腔镜。

7. 血管内腔镜。

8. 关节腔镜。

无痛胃肠镜检查对于胃肠镜检查恐惧的患者，是较好的选择。此外，随着内镜快速发展，还出现了胶囊内镜、超声内镜、放大内镜等，形成了一门崭新的学科，即内镜学。

## 第一节 上消化道内镜

上消化道内镜用于食管、胃及十二指肠病变的检查，也用于急性上消化道大出血的诊断与治疗，是应用最早、进展最快的内镜检查。

### 一、适应证

1. 出现原因不明的吞咽困难、胸骨后疼痛、烧灼感、上腹部疼痛、不适、饱胀、食欲下降等上消化道症状等症状患者。

2. 原因不明的上消化道出血。

3. 疑似上消化道病变（特别是黏膜病变和疑有肿瘤者），而 X 线钡餐检查不能确诊者。

4. 需定期随访复查的食管、胃或十二指肠病变。

5. 手术后随访或药物治疗前后对比观察。

6. 需内镜下进行介入治疗者(内镜下止血、异物的取出、息肉及平滑肌瘤摘除、曲张静脉套扎、狭窄的扩张及置管)。

## 二、禁忌证

1. 严重心、肺疾病或重要脏器功能衰竭而无法耐受者,如严重心律失常、心肌梗死急性期、严重心功能不全、严重肺功能障碍、支气管哮喘发作期、肝性脑病等。

2. 精神异常不能合作者。

3. 处于休克、昏迷等危重状态者。

4. 疑有食管、胃及十二指肠穿孔的急性期患者。

5. 各种原因引起的内镜插入困难,如急性化脓性咽喉炎、消化道及口腔有腐蚀性炎症、严重胸廓畸形、胸主动脉瘤。

6. 传染性疾病活动期(开放性肺结核、活动性肝炎等)不应进行检查,慢性肝炎或抗原携带者应有专门消毒措施。

## 三、操作方法

(一) 术前准备

1. 术前先询问病史、体检及 X 线检查结果,向患者做好解释工作,消除患者恐惧心理。

2. 检查前禁食 8 小时。胃排空延缓者须禁食更长时间,幽门梗阻者应洗胃后再检查。

3. 一般无需使用镇静剂,精神过度紧张者肌注射地西泮 10mg。

4. 口服去泡剂二甲硅油 2~4ml,以使视野更清晰。

5. 检查胃镜及配件。检查光源、送水、送气阀及吸引装置、胃镜的线路、电源开关及监视器屏幕影像。检查室最好有监护设备及抢救药物。

(二) 操作过程

1. 患者取左侧卧位,双腿屈曲,头垫低枕,取下义齿,松开领口及腰带。

2. 检查前 5~10 分钟,吞服 1% 丁卡因胃镜胶 10ml 或用 2% 利多卡因喷雾鼻腔、咽喉部,连续 3 次。

3. 口边置弯盘,嘱患者咬紧牙垫。

4. 术者左手持胃镜操纵部,右手持胃镜先端约 20cm 处,直视下将胃镜经咬口插入口腔,缓缓沿舌背、咽后壁插入食管。操作过程中嘱患者深呼吸,配合吞咽动作减少恶心,有助于插管。动作应轻柔,避免用力粗暴及误入气管。

5. 胃镜先端进入胃腔、十二指肠球部见到十二指肠降段及乳头部后退镜,配合注气及抽吸,逐段检查十二指肠、胃窦、胃角、胃体、胃底及食管各段病变。注意各部位的大小、形态、黏膜皱襞、黏膜下血管、分泌物性状以及胃蠕动情况。特别应注意勿遗漏胃角上部、胃体垂直部及贲门下病变。

6. 对病变部位摄像、局部放大、活检、刷取细胞涂片及抽取胃液检查。

7. 取出胃镜,清洗并消毒。

## 四、注意事项

1. 术前应做肝功能检查、病毒肝炎血清标志物检测,异常者需特殊安排,以防交叉感染。

2. 术前应常规做心电图检查,以防突发心脏事件的发生。

3. 退出胃镜时尽量抽气,防止发生腹胀。

4. 被检查者 2 小时后进温凉流质或半流质饮食。

5. 注意防止偶尔发生的并发症,如出血、穿孔、插入气管、吸入性肺炎等。

（杨晓军）

# 第二节　结肠镜检查

## 一、适应证

1. 原因不明的血便、腹痛、排便习惯改变、腹部包块、贫血。

2. 疑有溃疡性结肠炎、克罗恩病、慢性痢疾等结肠病变的诊断及随访观察。

3. 钡剂灌肠、乙状结肠镜检查有狭窄、溃疡、肿瘤、息肉者等。

4. 结肠癌手术后随访、癌前病变的监视。

5. 介入性治疗,如息镜下止血、息肉电凝切除、取结石、扩张肠狭窄及放置支架解除肠梗阻等。

## 二、禁忌证

1. 肛门狭窄、肛门急性炎症者。

2. 急性弥漫性腹膜炎、结肠穿孔,腹腔内有广泛粘连者。

3. 急性重症肠炎曾做腹部或盆腔手术而有广泛粘连者。

4. 严重心、肺功能不全或极度衰竭不能合作者。

5. 妊娠。

## 三、操作方法

（一）术前准备

1. 饮食　术前 1~2 日进食少渣半流食,检查当日早餐禁食。

2. 清洁肠道　方法有多种,可于检查前 3 小时嘱病人饮主要含氯化钠的平衡电解质液 3 000~4 000ml,或主要含磷酸缓冲液的清肠液,饮水总量不足 1 000ml。也可口服 20% 甘露醇 250ml、糖水或糖盐水 750~1 000ml。

3. 阅读结肠镜申请单,询问病史、体检及 X 线检查结果,了解检查指征,有无禁忌证。向患者做好解释工作,消除患者恐惧心理。

4. 术前用药　术前 5~10 分钟肌注阿托品 0.5mg 或山莨菪碱 10mg,以减少肠蠕动,但青光眼、前列腺肥大或近期发生尿潴留者禁用。情绪紧张者可肌注地西泮 5~10mg,必要时肌内注射哌替啶 50mg,但应特别注意,上述药物可使痛阈增高,降低结肠穿孔反应信号。

5. 检查结肠镜及配件,内镜室应备有监护设备及急救药品。

（二）操作过程

1. 国内多采用无 X 线透视下双人(或单人)操作,检查难度较胃镜大,需要两人密切配合完成。

2. 患者换上开洞检查裤,取左侧屈膝卧位。

3. 术者先做直肠指诊,了解肛门是否通畅和直肠走向。助手将肠镜先端涂上润滑剂后,嘱患者张口呼吸,放松肛门括约肌,以右手示指按压镜头,使镜头滑入肛门循腔进镜。

4. 到达回盲部后,慢慢退镜,仔细观察各段的结肠黏膜,发现病变后详细记录部位及特征,可先摄影再做活检。退镜前应吸净所注气体,以减轻腹胀。

5. 术后休息半小时再离开。

### 四、注意事项

1. 做活检者,视病情使用止血药及抗生素。

2. 行息肉切除者,应留院观察 2~4 日,未出现并发症方可以出院。

3. 注意防止并发症,如肠穿孔、肠出血、肠系膜裂伤、心脑血管意外等,及时发现并治疗。口服 20% 甘露醇做肠道准备后,在作息肉电切时可引起肠道气体爆炸,最好使用盐性泻药进行肠道准备。

(杨晓军)

# 第三节 纤维支气管镜检查

纤维支气管镜因管径纤细、可弯曲,易插入段支气管和亚段支气管,直视下可做活检、刷检或支气管肺泡灌洗,进行细胞学检查,并可摄影或录像,已成为支气管、肺和胸腔疾病诊断、治疗不可缺少的手段。

### 一、适应证

1. 不明原因咯血,需明确出血部位及出血原因,或需要介入治疗。

2. 支气管、肺脏肿瘤或占位性病变需要确定病理分型,或确定浸润范围及分期时。

3. 怀疑气管支气管肿瘤、异物或其他病变者。

4. 不明的纵隔淋巴结肿大、纵隔肿物。

5. 下呼吸道感染发作反复不能明确诊断或吸收缓慢。

6. 任何原因引起的肺叶或肺段不张。

7. 诊断不明的支气管、肺部疾病或弥漫性肺部疾病。

8. 可疑气道狭窄或气道损伤者病情评估。

9. 介入治疗 术后或重症患者气道管理、清除气道肿物、肺癌局部放射治疗或化学药物治疗、气道狭窄球囊扩张或支架植入。

ER-47-3

气管镜检查

### 二、禁忌证

1. 对麻醉药物过敏者。

2. 严重凝血功能障碍者,有活动性大咯血时。

3. 妊娠期间不推荐行支气管镜检查。

4. 主动脉瘤有破裂危险者、严重心肺功能不全、频发心绞痛、严重心律失常者。急性心肌梗死后 4 周内不建议行支气管镜检查术。

5. 全身状况极差不能耐受者。

6. 近期有急性上呼吸道感染或高热、大咯血、哮喘急性发作,需暂缓进行检查。

### 三、操作方法

(一) 术前准备

1. 术前签署知情同意书,向患者解释检查目的及意义,消除其顾虑。

2. 受检者需有近期各项常规检查,如血小板、出血和凝血时间、心电图,通过胸片或 CT 确定病变部位。

3. 如拟行活检的患者须停用抗凝药物或调整剂量。

4. 慢性阻塞性肺疾病的患者推荐行肺功能检查,评估通气功能,必要时进行动脉血气分析。

5. 慢性阻塞性肺疾病及支气管哮喘患者在操作前可预防性使用支气管舒张剂。

6. 检查前禁食 4~6 小时,术前 30 分钟肌注阿托品 0.5mg,肌注地西泮 10mg。

7. 如无禁忌证,可予患者镇静剂。

8. 检查前应建立静脉通道、吸氧、全程监测脉搏氧饱和度。术中宜监测心律、呼吸频率及血压。

9. 检查支气管镜及配件。检查光源、吸引装置;支气管镜的线路、电源开关及监视器屏幕影像。

(二) 操作过程

1. 患者取仰卧位,不能平卧者可坐位。

2. 用 1% 利多卡因咽喉喷雾麻醉,也可环甲膜穿刺注入利多卡因麻醉,支气管镜通过声带前应局部给药。

3. 如经鼻插镜,可使用 2% 利多卡因凝胶麻醉。

4. 术者左手持支气管镜操纵部,转动角度调节钮,用右手将镜缓慢插入鼻腔(或口腔),找到会厌和声门,观察声门情况。当声门张开时将镜快速送进气管,边向前推进边观察气管内腔,达到隆突见到两侧主支气管开口后,先进入健侧再进入患侧,依次插入各叶、段支气管。

5. 检查时注意观察气管内腔、隆突形态、支气管黏膜表面情况,有无充血、水肿、渗出、糜烂、出血、溃疡、增生、结节等,还应注意管腔有无狭窄,管壁有无受压。对直视下可见病变,先取活检,然后用毛刷取涂片,或向病变部位注入 10ml 常温生理盐水进行灌洗,做病原学或细胞学检查。

## 四、注意事项

1. 术后禁食 2 小时,开始以半流食为宜,注意口腔卫生。

2. 常见并发症有喉或支气管痉挛、低氧血症、咯血、术后发热、鼻出血、气胸等,应及时发现并治疗。

## 五、临床应用

1. 协助疾病的诊断　主要用于弥漫性肺部间质性疾病、肺部感染性病变的诊断:通过纤支镜肺活检、肺泡灌洗液、冲洗液的培养,可提供病理学、病原学诊断依据。纤支镜检查对于肺不张的病因鉴别有重要意义;可提高原因不明的胸腔积液的诊断率;提高肺癌的确诊阳性率,尤其是管内增殖型及管壁浸润型肺癌;纤支镜检查可明确咯血患者出血性质与部位,同时清除血块、局部止血。

2. 协助疾病的治疗　危重患者气道分泌物阻塞气道或胸腹部术后限制咳嗽患者,可进行床边吸痰;肺脓肿、支气管扩张症等患者有大量分泌物时,可通过纤支镜吸引分泌物并局部给药治疗;借助支气管镜可取出气道异物或肿物,创伤小、痛苦轻;借助支气管镜气道内安置支架、球囊扩张等可缓解气道狭窄。

(李竹英)

扫一扫
测一测

**复习思考题**

1. 为了早期发现胃部肿瘤,按照《中国早期胃癌筛查流程专家共识意见》,需要进行胃镜检查的人群主要是那些?

2. 患者反复发作的黑便、血便或呕血等肉眼可见的出血,胃镜、结肠镜未见出血病灶,做为医护人员,需要如何考虑诊断?

3. 咯血是支气管镜的适应证还是禁忌证?

第六篇

病历与诊断方法

PPT 课件

# ◆◆◆ 第四十八章 ◆◆◆

# 病 历 书 写

> ## 学习目标
>
> 1. 掌握住院病历的书写格式和内容。
> 2. 熟悉病历书写的基本要求。
> 3. 了解病历书写的重要性。

病历是医务人员在医疗活动过程中形成的文字、符号、图表、影像、切片等资料的总和，包括门(急)诊病历和住院病历，病历形式有电子病历和手写纸质病历。病历书写是指医务人员通过问诊、查体、辅助检查、诊断、治疗、护理等医疗活动获得有关资料，并进行归纳、分析、整理形成医疗活动记录的行为。

## 第一节　病历书写的重要性

1. 病历是患者从入院到出院甚至死亡的真实记载，反映了疾病的发生、发展、转归和诊疗情况的全过程，是医疗工作的基本资料，是临床医师借以确定诊断、抉择治疗和制定预防措施的科学依据，是医疗质量和学术水平的反映。

2. 病历是临床实践的客观记录，为临床科研和临床教学提供资料和素材。

3. 病历为健康档案和医疗保险提供信息与依据，也是医院管理的统计源，对医院的信息化和数字化建设至关重要。

4. 病历是涉及医疗纠纷及诉讼的法律依据。根据《医疗事故处理条例》有关规定，病历是医疗事故鉴定的主要依据，对于职业病、交通事故、工伤鉴定都具有法律意义。我国卫生管理部门已对病历书写做出严格规范与要求，严禁涂改、伪造、隐匿、销毁或抢夺病历资料。

5. 患者有权复印或复制门诊病历、住院病历、体温单、医嘱单、检验报告、医学影像资料、特殊检查同意书、手术同意书、手术及麻醉记录单、病理资料、护理记录等。因此，真实、完整而规范的病历书写是每位医师必须掌握的一项临床基本功。

## 第二节　病历书写的基本要求与规则

### 一、病历书写的基本要求

1. **严肃认真，客观如实**　以严谨的作风和科学的态度书写病历，实事求是地反映病情

和诊治经过,不能有丝毫的臆断和虚构。真实的内容来源于认真而仔细地问诊,全面而细致的体格检查。

2. 系统完整,条理清楚　病历应将搜集到的资料进行综合分析,系统、完整地记录。无论是住院病历还是病程记录,都要按规定格式做到条理清楚。各项、各次记录要依次注明记录时间。

3. 语言规范,描述准确　病历书写应当使用中文,通用的外文缩写和无正式中文译名的症状、体征、疾病名称、药物名称等可以使用外文。病历书写应规范使用医学术语,描述力求精练、准确,语句通顺、标点正确,并要运用规范的汉语和汉字书写,避免使用俗语或俚语。度量衡单位一律采用中华人民共和国法定计量单位。

4. 字迹清晰,切忌涂改　病历记录一定要做到字迹清晰,不可潦草或涂改。记录结束时须签全名并易于辨认。上级医务人员有审查修改下级医务人员所书写病历的责任。实习医务人员、试用期医务人员书写的病历,应当经过本医疗机构注册的医务人员审阅、修改并签名。上级医师审核签名应在署名医师的左侧,并以斜线相隔。进修医务人员由医疗机构根据其胜任本专业工作实际情况认定后书写病历。凡修改和补充之处,应用红色墨水笔书写并签全名。病历书写过程中出现错字时,应当用双线划在错字上,保留原记录清楚、可辨,并注明修改时间,修改人签名。不得采用刮、粘、涂等方法掩盖或去除原来的字迹。

## 二、病历书写的基本规则

1. 新入院患者的入院记录由住院医师认真书写。有实习医师者,除入院记录外,另由实习医师系统书写住院病历。住院病历不可代替入院记录。在病史询问及体格检查时,住院医师应指导实习医师。除首次病程记录以外的日常病程记录可由实习医务人员或试用期医务人员书写,但应有住院医师签名。

2. 住院病历及入院记录须在采取病史及体格检查后,经过综合分析、加工整理后书写。所有内容与数字须确实可靠、简明扼要,避免含糊笼统及主观臆断。

入院记录格式分为传统式入院记录和表格式入院记录两种,两者在记录的格式和项目基本上一致。前者系统而完整,经多年实践证明无论是资料储存还是人才培训都是十分有用的;后者简便、省时,便于计算机管理,有利于病历的规范化。

3. 住院病历及入院记录除着重记录与本专科密切相关的病史、体征、检验及其他检查结果外,对于患者所患非本科的伤病情况及诊疗经过也应注意记录。所有未愈伤病,不论病史久暂,均应列入现病史中,如患者以"发热伴咳嗽 10 天"入院,但同时存在高血压、糖尿病等,需在描述发热、咳嗽主要症状后另起一段描述高血压、糖尿病诊治概况。已愈或已久不复发者方可列入既往病史。在书写诊断时,也应将当前存在,尚未痊愈的伤病名称逐一列举。

属于他院转入或再次入院的患者,均应按新入院患者处理。由他科转入者应写转入记录。由本科不同病区或病室转入者,只需在病程记录中做必要的记载与补充即可。

4. 门(急)诊病历须及时书写,住院病历、入院记录应于患者入院后 24 小时内完成。危急患者的病历应及时完成,因抢救危急患者未能及时书写病历的,应在抢救结束后 6 小时内据实补记,并注明抢救完成时间和补记时间。大批收容时,由主任医师酌情规定完成病历的时间。

5. 除产科及大批同类病患者入院外,不可采用表格代替病历;如需用表格式病历,须经院长批准,报省级卫生行政部门备案。

6. 疾病诊断、手术和各种操作的名称书写及编码,应采用世界卫生组织出版的《国际疾病分类》(ICD-10、ICD-9-CM-3),该分类现已更新至第 12 版,注意跟踪,便于统计和分析。所用译名暂以《英汉医学词汇》(人民卫生出版社,2005)为准,疾病名称及个别名词如尚无妥善译名者,可用原文或拉丁文。患者述的既往所患疾病名称和手术名称应加引号。

7. 任何记录均应注明年、月、日,一律使用阿拉伯数字书写日期和时间,应按 24 小时制记录方式,急诊、抢救、手术等记录应注明至时、分;月、日、时、分为单位数时,应在数字前加 0,如 2020 年 11 月 6 日下午 9 时 30 分,可写作 2020-11-06,21:30。

8. 每张用纸均须填写患者姓名、住院号、科别及用纸次序页数。入院记录、住院病历及病程记录应分别编排页码。

9. 根据医院具体情况,必要时书写中西医结合病历,于西医病历中增加中医四诊所得资料及中医辨证分析。西医诊断与中医诊断或辨证分型并列。其他医护记录亦应反映中西医结合情况。

10. 病历中应注意体现患者的知情权和选择权。同时,医护人员也保存了相关的证据,以保护医患双方的合法权利。医务人员应将治疗方案、目的,检查和治疗中可能发生的不良后果,以及可能出现的风险和预处理方案如实告知患者家属,并在病历中详细记载,由患者或授权人(法定代理人)签字确认,以保护患者的知情权。诊疗过程中应用新的治疗方法、输血、麻醉、手术等多种治疗手段,及治疗中可能发生的不良后果,需与患者或授权人(法定代理人)充分沟通,并将结果记录在案,患者对诊疗方法自主决定应签字确认。患者不具备完全民事行为能力时,应当由其法定代理人签字;患者因病无法签字时,应当由其授权的人员签字;为抢救患者,在法定代理人或被授权人无法及时签字的情况下,可由医疗机构负责人或被授权的负责人签字。

## 第三节 病历书写的格式和内容

### 一、门(急)诊病历书写内容及要求

门(急)诊病历内容包括门(急)诊病历首页、门(急)诊手册封面、病历记录、化验单(检验报告)、医学影像检查资料等。

门(急)诊病历首页内容应当包括患者姓名、性别、出生年月日、民族、婚姻状况、职业、工作单位、住址、药物过敏史、身份证号及门诊病历编号等项目。门(急)诊病历记录分为初诊病历记录和复诊病历记录。儿科患者、意识障碍患者、创伤患者及精神病患者就诊须写明陪伴者姓名及与患者的关系,必要时写明陪伴者工作单位、住址和联系电话。

初诊病历记录书写内容应当包括就诊时间、科别、主诉、现病史、既往史、阳性体征、必要的阴性体征和辅助检查结果,诊断及治疗意见和医师签名等。复诊病历重点记录病情变化和治疗效果,并对初步诊断和处理提出进一步的意见。急诊病历书写就诊时间应当具体到分钟。门(急)诊病历记录应当由接诊医师在患者就诊时及时完成。

急诊留观记录是急诊患者因病情需要留院观察期间的记录,重点记录观察期间病情变化和诊疗措施,记录简明扼要,并注明患者去向。抢救危重患者时,应当书写抢救记录。门(急)诊抢救记录书写内容及要求按照住院病历抢救记录书写内容及要求执行。

### 二、住院病历书写内容及要求

住院期间的病历内容包括住院病案首页、入院记录、病程记录、手术同意书、麻醉同意

书、输血治疗知情同意书、特殊检查(特殊治疗)同意书、病危(重)通知书、医嘱单、辅助检查报告单、体温单、医学影像检查资料、病理资料等。

（一）入院记录

入院记录是指患者入院后,由住院医师通过问诊、查体、辅助检查获得有关资料,并对这些资料归纳分析书写而成的记录。可分为入院记录、再次或多次入院记录、24 小时内入出院记录、24 小时内入院死亡记录。实习医师、进修医师需写完整住院病历。

完整住院病历、入院记录、再次或多次入院记录应当于患者入院后 24 小时内完成;24 小时内入出院记录应当于患者出院后 24 小时内完成,24 小时内入院死亡记录应当于患者死亡后 24 小时内完成。

1. 完整住院病历的格式和内容

(1)一般项目(general data):包括姓名、性别、年龄、婚姻、民族、职业、籍贯、住址、工作单位、入院日期、记录日期、病史陈述者(应注明与患者的关系)以及可靠程度。

(2)病史

1)主诉(chief complaints):指促使患者就诊的最主要的症状(或体征)及持续时间。如主诉多于一项则按发生的先后次序列出,并记录每个症状的持续时间。主诉要精炼扼要,一般不超过 20 字。一些无症状或体征的实验室检查异常也可直接描述,如"发现血糖升高 1 个月"。在一些特殊情况下,疾病已明确诊断,住院目的是为进行某项特殊治疗(手术、化疗)者可用病名,如白血病患者入院定期化疗。

2)现病史(history of present illness):围绕主诉,详细记录从发病至就诊时的全过程。包括发病时间、起病情况及原因或诱因、主要症状特点、伴随症状、病情进展情况、诊治经历及结果(对患者提供的药名、诊断和手术名称需加引号以示区别)等,以及发病以来患者的精神状态、睡眠、食欲、大小便、体重等一般情况。应记录目前未愈的伴发疾病。

3)既往史(past history):记录患者既往健康状况、疾病史、预防接种史、传染病史、手术外伤史、输血史、食物或药物过敏史及系统回顾(review of systems)等。

4)个人史(personal history):简要记录患者的出生地及长期居留地、生活习惯、饮食、嗜好、居住环境、精神状态、常用药物、职业与工作条件及有无工业毒物、粉尘、放射性物质接触史,有无冶游史等。

5)婚姻史(marital history):记录婚姻情况、结婚年龄、配偶健康状况、子女状况、夫妻关系及性生活情况等。

6)月经及生育史(menstrual history and childbearing history):女性患者月经史(menstrual history)记录月经初潮年龄、月经周期和经期天数、末次月经时间或闭经年龄等情况,采用月经式来表示,记录格式为:

$$初潮年龄\frac{行经期（天）}{月经周期（天）}末次月经时间（LMP）或闭经年龄$$

并记录经血的量和颜色,有无血块、经期症状(痛经等)、白带情况。

生育史(childbearing history)按下列顺序写明:足月分娩数 - 早产数 - 自然或人工流产数 - 存活数。并记录计划生育措施。

7)家族史(family history):直系亲属的健康状况、疾病或死亡原因,有无与患者类似的疾病、家族性遗传性疾病及传染性疾病等。

(3)体格检查:体格检查应按系统循序进行书写。内容包括体温、脉搏、呼吸、血压,一般情况,皮肤黏膜,全身浅表淋巴结,头部及其器官,颈部,胸部(胸廓、肺部、心脏、血管),腹部(肝、脾等),直肠肛门,外生殖器,脊柱,四肢,神经系统等。专科体格检查情况应当根据专科需要记录专科特殊情况。具体记录的内容及格式见下：

体温（℃） 脉搏（次/min） 呼吸（次/min） 血压（mmHg/kPa） 体重（kg）

一般状况：发育、营养、体位、步态、面容与表情、神志意识、检查能否合作等。

皮肤、黏膜：颜色、温度、湿度、弹性、毛发，有无水肿、皮下出血、皮疹、皮下结节或肿块、蜘蛛痣、肝掌、溃疡、瘢痕等，并明确记录其部位、大小及形态。

淋巴结：全身或局部浅表淋巴结有无肿大及其部位、大小、数目、压痛、硬度、活动度或粘连情况，局部皮肤有无红肿、波动、瘘管和瘢痕等。

头部及其器官

头颅：大小、形状，有无肿块、压痛、瘢痕，头发（量、色泽、分布）。

眼：眉毛（脱落、稀疏），睫毛（倒睫），眼睑（水肿、下垂、运动状况），眼球（凸出、凹陷、运动状况、震颤、斜视），结膜（充血、水肿、苍白、出血、滤泡），巩膜（黄染），角膜（混浊、云翳、白斑、软化、溃疡、瘢痕、反射、色素环），瞳孔（大小、形态、对称性、对光反射及调节和聚合反射）。

耳：有无畸形、分泌物、乳突压痛等，听力。

鼻：有无畸形、鼻翼扇动、阻塞、分泌物、出血、鼻窦压痛；鼻中隔是否偏曲或穿孔。

口腔：气味，有无张口呼吸，唇（畸形、颜色、疱疹、皲裂、溃疡、色素沉着），牙齿（龋齿、缺牙、义齿、残根、斑釉齿等，并注明其位置），牙龈（色泽、肿胀、溃疡、溢脓、出血、铅线），舌（形态、舌质、舌苔、溃疡、运动、震颤、偏斜），颊黏膜（发疹、出血点、溃疡、色素沉着），扁桃体（大小、充血、分泌物、假膜），咽（色泽、分泌物、反射、腭垂位置），喉（发音清晰、嘶哑、喘鸣、失音）。

颈部

是否对称，有无强直、颈静脉怒张、肝颈静脉反流征、颈动脉或颈静脉异常搏动，气管位置，甲状腺（大小、硬度、压痛、结节、震颤、血管杂音）。

胸部

胸廓（对称、畸形、局部隆起或塌陷、压痛、异常搏动）；乳房（大小、乳头，有无红肿、压痛、肿块和分泌物）；胸壁有无静脉曲张、皮下气肿等。

肺脏

视诊：呼吸运动（两侧对比），呼吸类型；呼吸（频率、节律、深度）；肋间隙增宽或变窄。

触诊：呼吸活动度、语颤（两侧对比）、胸膜摩擦感、皮下捻发感。

叩诊：叩诊音（清音、过清音、浊音、实音、鼓音及其部位），肺下界及肺下界移动度。

听诊：呼吸音（性质、强弱、异常呼吸音及其部位），有无干、湿啰音和胸膜摩擦音，语音传导（增强、减弱或消失）。

心脏

视诊：心前区是否隆起，心尖搏动或心脏搏动的位置、范围及强度。

触诊：心尖搏动的位置、强度，有无震颤（部位、期间）、心包摩擦感。

叩诊：心脏左、右浊音界，可用左、右第2、3、4、5肋间距前正中线的距离（cm）表示，并注明左锁骨中线至前正中线的距离（cm）。

听诊：心率、心律、心音[强度、心音分裂、额外心音、肺动脉瓣第二音（$P_2$）与主动脉瓣第二音（$A_2$）的比较]、杂音（部位、性质、收缩期或舒张期，连续性、强度、传导方向以及与运动、体位和呼吸的关系）、心包摩擦音等。

血管

桡动脉：脉率，节律（规则、不规则、脉搏短绌），有无奇脉或交替脉，搏动强度、动脉壁的弹性和紧张度。

周围血管征：有无毛细血管搏动征、枪击音、水冲脉、动脉异常搏动等。

笔记栏

腹部

视诊:呼吸运动,腹围,形状(对称、平坦、膨隆、凹陷),静脉曲张(及其血流方向),皮疹、色素沉着、条纹、瘢痕、脐、疝和局部隆起(器官或包块)的部位、大小、轮廓,腹部体毛,胃肠蠕动波、上腹部搏动。

触诊:腹壁紧张度,有无压痛、反跳痛、液波震颤、包块(部位、大小、形态、硬度、压痛、搏动、移动度、表面情况)。

肝脏:大小,质地,表面及边缘情况,有无结节、压痛、搏动等。

胆囊:大小,形态,有无压痛、墨菲征。

脾脏:大小,质地,表面及边缘,移动度,有无压痛及摩擦感。

肾脏:大小,形状,硬度,移动度,有无压痛。

膀胱:膨胀与否,肾及输尿管压痛点。

叩诊:肝浊音界,有无肝区叩击痛、移动性浊音、高度鼓音、肾区叩击痛。

听诊:肠鸣音(正常、增强、减弱或消失、金属音),有无振水音及血管杂音。

肛门、直肠

有无痔、肛裂、脱肛、肛瘘。直肠指诊有无狭窄、包块、压痛、出血,及括约肌紧张度;前列腺大小、硬度、有无结节及压痛。

外生殖器

根据病情需要做相应的检查。

男性:包皮、阴囊、睾丸、附睾、精索状况,有无发育畸形、包茎、鞘膜积液。

女性:检查时须有女医护人员在场,有特殊情况时可请妇产科医生检查,包括外生殖器(阴毛、大小阴唇、阴蒂、阴阜)和内外生殖器(阴道、子宫、输卵管、卵巢)。

脊柱

活动度,有无畸形(侧凸、前凸、后凸)、压痛和叩击痛。

四肢

有无畸形、杵状指(趾)、静脉曲张、骨折,关节有无红肿、疼痛、压痛、积液、脱臼、活动度受限、畸形、强直,有无水肿、肌肉萎缩、肢体瘫痪或肌张力变化。

神经反射

浅反射、深反射,有无病理反射及脑膜刺激征。必要时做运动、感觉及神经系统其他检查。

专科情况

外科、耳鼻咽喉科、眼科、妇产科、口腔科、介入放射科、神经精神科等专科,需写"外科情况""妇科检查"……主要记录与本专科有关的体征,前面体格检查中的相应项目不必重复书写,只写"见某科情况"。

(4)辅助检查:指入院前或入院后 24 小时内所做的与本次疾病相关的主要实验室和器械检查及其结果。应分类按检查时间顺序记录检查结果,如系在其他医疗机构所做检查,应当写明该机构名称及检查号。

(5)病历摘要:把病史、体格检查、实验室及其他检查等主要阳性体征和具有重要鉴别意义的资料,进行综合、整理、概述,揭示诊断的依据,字数以不超过 300 字为宜。

(6)诊断:诊断名称应确切,主次分清,顺序排列,主要疾病在前,次要疾病在后,并发症列于有关主病之后,伴发病排列在最后。诊断应尽可能包括病因诊断、病理解剖部位和功能诊断。对暂时不能确定诊断的疾病,可在病名后加"?"对暂时病因不清,形态和功能改变难以判定的疾病,可暂以某症状待诊或待查作为诊断,并应在其后注明一两个可能性较大或

笔记栏

待排除疾病的病名,如"贫血原因待查,再生障碍性贫血?"在临床诊疗过程中,诊断包含初步诊断、修正诊断和最后诊断。

1)初步诊断:指经治医师根据患者入院时情况,综合分析所做出的诊断。如初步诊断为多项时,应当主次分明。对待查病例应列出可能性较大的诊断。

2)修正诊断:凡以症状待诊的诊断以及初步诊断不完善或不符合的诊断,上级医师在诊疗过程中应做出"修正诊断",并注明修正日期,修正医师也需要签名。随着诊疗活动的进展,医师对之前的诊断可以进行多次修正和补充,可表述为"第一次修正诊断""第二次修正诊断"等。

3)记录者签名:上述住院病历由实习医师、进修医师记载完毕签名后,再由住院医师复阅,修正后签署全名在其左方,并以斜线隔开。字迹必须端正清楚。

4)最后诊断:主要疾病确诊后,及时写出最后诊断(记于病历纸左半侧与初步诊断同高),包括病名、确诊日期,并签名。最后诊断与初步诊断完全相同时,可在最后诊断项目下写:"同右"。最后诊断由住院医师记录,主治医师审核后加签名。

2. 入院记录　入院记录由住院医师书写,其格式基本同住院病历。区别在于除主诉、现病史外,既往史、个人史、月经生育史、家族史、体格检查简明扼要,可省略系统回顾、病历摘要。

3. 再次或多次入院记录　患者因同一种疾病再次或多次住入同一医疗机构时书写的记录。要求及内容基本同入院记录。主诉是记录患者本次入院的主要症状(或体征)及持续时间;现病史中要求首先对本次住院前历次有关住院诊疗经过进行小结,然后再书写本次入院的现病史。

4. 24 小时入院记录或 24 小时内入院死亡记录　患者入院不足 24 小时出院,可书写 24 小时内入出院记录。内容包括患者姓名、性别、年龄、职业、入院时间、主诉、入院情况、入院诊断、诊疗经过、出院情况、出院诊断、出院医嘱、医师签全名。患者入院不足 24 小时死亡的,可写 24 小时内入院死亡记录,内容和 24 小时内入出院记录基本相同,只是将出入院诊断项改写为死亡原因,死亡诊断。

（二）病程记录

是指继入院记录之后,对患者病情和诊疗过程所进行的连续性记录。内容包括患者的病情变化情况、重要的辅助检查结果及临床意义、上级医师查房意见、会诊意见、医师分析讨论意见、所采取的诊疗措施及效果、医嘱更改及理由、向患者及其亲属告知的重要事项等。

1. 首次病程记录　是指患者入院后由住院医师或值班医师书写的第一次病程记录,应当在患者入院 8 小时内完成。首次病程记录的内容包括病例特点、拟诊讨论(诊断依据及鉴别诊断)、诊疗计划等。

（1）病例特点:应当在对病史、体格检查和辅助检查进行全面分析、归纳和整理后书写本病例特征,包括阳性发现和具有鉴别诊断意义的阴性症状和体征等。

（2）拟诊讨论(诊断依据及鉴别诊断):根据病例特点,提出初步诊断和诊断依据;对诊断不明确的写出鉴别诊断并进行分析;并对下一步诊治措施进行分析。

（3）诊疗计划:提出具体的检查及治疗措施安排。

2. 上级医师查房记录　是指上级医师查房时对患者病情、诊断、鉴别诊断、当前治疗措施疗效的分析及下一步诊疗意见等的记录,是病程记录的重要内容,代表上级医师及本医院的医疗水平。三级查房(主任、主治、住院医师)记录是卫生管理部门规定的必做项目,下级医师应在查房后及时完成,在病程记录中要明确标记,并另起一行。书写中应注意:

（1）书写上级医师查房记录时,须在记录日期后,注明上级医师的姓名及职称。

入院记录书写举例

首次病程记录书写举例

（2）下级医师应如实记录上级医师的查房情况,尽量避免写"上级医师同意诊断、治疗"等无实质内容的记录。记录内容应包括对病史和体征的补充、诊断依据、鉴别诊断的分析和诊疗计划。

（3）主治医师首次查房的记录至少应于患者入院48小时内完成;主治医师常规查房记录间隔时间视病情和诊治情况确定;对疑难、危重抢救病例必须及时有科主任或具有副主任医师以上专业技术任职资格医师查房的记录。

（4）上级医师的查房记录必须由查房医师审阅并签名。

3. 日常病程记录　日常病程记录是指对患者住院期间诊疗过程的经常性、连续性记录,由经治医师书写,也可以由实习医务人员或试用期医务人员书写,但应有经治医师签名。书写日常病程记录时,首先标明记录时间,另起一行记录具体内容,对病危患者应当根据病情变化随时书写病程记录,每天至少1次,记录时间应当具体到分钟。对病重患者,至少2天记录一次病程记录。对病情稳定的患者,至少3天记录一次病程记录。

（三）疑难病例讨论记录

是指由科主任或具有副主任医师以上专业技术任职资格的医师主持、召集有关医务人员对确诊困难或疗效不确切病例讨论的记录。内容包括讨论日期、主持人、参加人员姓名及专业技术职务、具体讨论意见及主持人小结意见等。

（四）转科记录

是指患者住院期间需要转科时,经转入科室医师会诊并同意接收后,由转出科室和转入科室医师分别书写的记录。包括转出记录和转入记录。转出记录由转出科室医师在患者转出科室前书写完成（紧急情况除外）;转入记录由转入科室医师于患者转入后24小时内完成。转科记录内容包括入院日期、转出或转入日期,转出、转入科室,患者姓名、性别、年龄、主诉、入院情况、入院诊断、诊疗经过、目前情况、目前诊断、转科目的及注意事项或转入诊疗计划、医师签名等。

（五）阶段小结

是指患者住院时间较长,由住院医师每月所作病情及诊疗情况总结。阶段小结的内容包括入院日期、小结日期,患者姓名、性别、年龄、主诉、入院情况、入院诊断、诊疗经过、目前情况、目前诊断、诊疗计划、医师签名等。交（接）班记录、转科记录可代替阶段小结。

（六）抢救记录

是指患者病情危重,采取抢救措施时作的记录。因抢救急危患者,未能及时书写病历的,有关医务人员应当在抢救结束后6小时内据实补记,并加以注明。内容包括病情变化情况、抢救时间及措施、参加抢救的医务人员姓名及专业技术职称等。记录抢救时间应当具体到分钟。

（七）会诊记录（含会诊意见）

是指患者在住院期间需要其他科室或者其他医疗机构协助诊疗时,分别由申请医师和会诊医师书写的记录。会诊记录应另页书写。内容包括申请会诊记录和会诊意见记录。申请会诊记录应当简要载明患者病情及诊疗情况、申请会诊的理由和目的,申请会诊医师签名等。常规会诊意见记录应当由会诊医师在会诊申请发出后48小时内完成,急会诊时会诊医师应当在会诊申请发出后10分钟内到场,并在会诊结束后即刻完成会诊记录。会诊记录内容包括会诊意见、会诊医师所在的科别或者医疗机构名称、会诊时间及会诊医师签名等。申请会诊医师应在病程记录中记录会诊意见执行情况。

（八）有创诊疗操作记录

有创诊疗操作记录是指在临床诊疗活动过程中进行的各种诊断、治疗性操作（如胸腔穿刺、腹腔穿刺等)的记录,应当在操作完成后即刻书写。内容包括操作名称、时间、步骤和结果,及患者一般情况,记录过程是否顺利、有无不良反应,术后注意事项及是否向患者说明,操作医师签名。

### (九) 手术记录

手术记录是指手术者书写的反映手术一般情况、手术经过、术中发现及处理等情况的特殊记录,应当在术后 24 小时内完成。特殊情况下由第一助手书写时,应有手术者签名。手术记录应当另页书写,内容包括一般项目(患者姓名、性别、科别、病房、床位号、住院病历号或病案号)、手术日期、术前诊断、术中诊断、手术名称、手术者及助手姓名、麻醉方法、手术经过、术中出现的情况及处理等。

### (十) 出院记录

即住院小结。包括入院、出院日期,入院时情况,诊疗经过,出院时情况,出院诊断,出院后注意事项(关于休养、饮食与治疗的医嘱,复诊时间等),为随访或随诊提供参考。

### (十一) 死亡记录

是指住院医师对死亡患者住院期间诊疗和抢救经过的记录,应当在患者死亡后 24 小时内完成。内容包括入院日期、死亡时间、入院情况、入院诊断、诊疗经过(重点记录病情演变、抢救经过)、死亡原因、死亡诊断等。记录死亡时间应当具体到分钟。

## 三、医嘱及常用检查申请单书写要求

### (一) 医嘱单

医嘱是指医师在医疗活动中下达的医学指令。医嘱单分为长期医嘱单和临时医嘱单。长期医嘱单内容包括患者姓名、科别、住院病历号(或病案号)、页码、起始日期和时间、长期医嘱内容、停止日期和时间、医师签名、执行时间、执行护士签名。临时医嘱单内容包括医嘱时间、临时医嘱内容、医师签名、执行时间、执行护士签名等。医嘱内容及起始、停止时间应当由医师书写。医嘱内容应当准确、清楚,每项医嘱应当只包含一个内容,并注明下达时间,应当具体到分钟。医嘱不得涂改。需要取消时,应当使用红色墨水标注"取消"字样并签名。

一般情况下,医师不得下达口头医嘱。因抢救急危患者需要下达口头医嘱时,护士应当复诵一遍。抢救结束后,医师应当即刻据实补记医嘱。

### (二) 常用检查申请单

辅助检查申请单必须简要写明可供辅助科室参考的患者的病史、体征和初步诊断,检查部位和要求一定要准确具体。最忌随便写"入院常规"而无患者的病史和体征。实习医师不能代签执业医师姓名。

(刘惠娜)

## 复习思考题

1. 什么叫病历? 病历书写的基本要求有哪些?
2. 简述病历的意义和重要性。
3. 住院病历包括哪些内容?

# ◆◆◆ 第四十九章 ◆◆◆

# 诊断步骤与临床思维

PPT 课件

## 学习目标

掌握诊断步骤、临床思维方法、诊断内容、格式与书写要求。

诊断是通过获取临床资料,分析评价临床资料,对患者所患疾病做出符合疾病本质及其客观规律的临床思维逻辑判断。临床实践首重诊断,没有正确的诊断,治疗是盲目的,甚至是有害的。良好的职业素质、扎实的医学知识、熟练的临床技能、丰富的临床经验、正确的临床思维,是获得正确诊断的条件。临床医师应为之不断努力,提高临床诊断水平。

## 第一节 诊 断 步 骤

疾病的诊断步骤包括搜集临床资料,透过临床表现探寻疾病的病理本质,做出诊疗决策,进行实践检验。即"调查研究、搜集资料;综合分析、提出诊断;反复实践、验证诊断"的认识疾病过程。

### 一、调查研究、搜集资料

临床资料是建立诊断的依据,它来源于周密的调查研究,包括问诊搜集病史,体格检查发现有价值的阳性与阴性体征,实验室及其他仪器检查搜集相关资料。

1. 病史　疾病的发生发展与演变规律,症状的特征,症状之间的关系对疾病的诊断有重要作用。完整而详尽的病史大约可解决近半数的诊断问题,如慢性支气管炎、支气管哮喘、心绞痛、癫痫等,而且病史能为后续的检查提供线索与依据。采集病史并非单纯询问,而应边问边想。厘清疾病的动态变化、演变规律、个体特征。合理分析症状所反映的病理与病理生理改变,如呼气性呼吸困难提示下呼气道狭窄,劳累性呼吸困难提示心肺功能不全。

2. 体格检查　体征是病理的反映。在采集病史的基础上进行全面、系统又重点深入的体格检查,发现有价值的阳性与阴性体征。体格检查结合问诊可解决大多数诊断问题。如既往有风湿热病史,近来出现心悸气促的患者,体格检查发现心尖区舒张中晚期递增型隆隆样杂音,则马上可确立风湿性心脏病、二尖瓣狭窄、左心衰竭的诊断。体格检查时既要注意那些支持诊断的阳性体征,还要重视对诊断或鉴别诊断有重要意义的阴性体征。要求医师熟悉各种疾病的体征,熟悉体征所反映的病变脏器或组织的物理或病理改变,如鼓音反映含气空腔,压痛明显的包块提示炎性包块,杂音反映血流产生湍流。体格检查时应做到边查边想,边查边问,反复加以核实、验证,明确其临床意义。

3. 实验室及辅助检查 在获得病史和体格检查资料,形成一定的诊断意向的基础上,选择必要的实验室及辅助检查。这些检查对疾病的诊断与病情的评估都是有利的,有时是起决定作用的。各种检查的选择要有目的,切忌撒网式检查。应避免单纯依赖实验室检查或辅助检查结果来诊断疾病,解释实验室及辅助检查结果时一定要结合其他临床资料。在选择检查项目及评价检查结果时应考虑以下几方面:①检查的目的;②检查的时机;③灵敏度与特异性;④影响因素及个体差异;⑤安全性;⑥成本与效益比等。

因为临床资料是建立诊断的依据,所以调查研究、搜集资料,要遵循客观性、完整性、系统性原则,这“三性”原则是获得正确诊断的前提。

客观性:问诊、体格检查、实验室及辅助检查必须实事求是、客观真实。先入为主、主观臆测,只注意合乎自己主观愿望的资料,对客观事实随意取舍,问诊及体格检查方法错误,实验室及辅助检查的时机或准备不恰当,或结果判断有误,都会影响临床资料的真实性,从而导致诊断失误。

完整性:临床资料不仅要真实,而且要完整,要详尽占有临床资料,病史应能反映疾病发生发展及演变的全过程,各项病史资料均应齐全。体格检查要全面细致,不能遗漏任何部位和任何一项有意义的线索。应有的实验室及辅助检查不能遗漏。

系统性:问诊应条理清晰,重点突出。医师应当以主诉为线索,有顺序、有层次地逐一全面深入问诊,并注意症状之间的内在联系及其发展规律。体格检查从一般检查,到头、颈、胸、腹、脊柱四肢和关节、生殖器、肛门和直肠,最后神经系统,逐一全面而系统地检查,并注意各种体征的病理意义及其内在联系。实验室及辅助检查不是撒网式的,而是有针对性、符合逻辑的。

## 二、综合分析、提出诊断

从接诊起,临床医师就开始根据获得的临床资料进行分析,随着实践的深入,认识不断深化,形成诊断印象。一般来说,形成诊断的方式有 3 种:①直接诊断;②肯定或排除诊断;③鉴别诊断。

一些单纯的疾病,病情简单、直观,临床表现往往能直接提示诊断。如急性扁桃体炎、带状疱疹。一些复杂的疾病,由于疾病表现复杂多样,有个体差异,有异病同症,有同病异症。要完全反映疾病的本质就必须将所得的临床资料进行归纳整理、分析评价,抓住主要的临床问题,进行排除诊断或鉴别诊断。如主要的临床问题是:劳累性呼吸困难伴全心扩大,而无瓣膜及负荷异常,则需考虑扩张型心肌病,而扩张型心肌病需通过排除其他特异性心肌病而做出确诊。如主要的临床问题是哮喘,考虑支气管哮喘诊断时需与其他有哮喘样发作的疾病鉴别。

在综合分析、提出诊断的过程中要进行临床资料的归纳整理、分析评价、思维推理、提出诊断,其中准确地提出主要的临床问题是解决诊断的关键环节。

1. 归纳整理、分析评价 在调查研究、搜集资料的临床实践中,对疾病的认识还停留在感性认识阶段,因此这些资料往往比较零乱,缺乏系统性,缺乏关联性,有些甚至不客观、不真实。必须对这些临床资料进行归纳整理,去粗取精、去伪存真、由表及里、由局部到整体,使临床资料更具有真实性、完整性和系统性。分析评价临床资料时必须考虑:①检查结果的灵敏度与特异性;②检查结果对鉴别受检者有无某种疾病的价值有多大;③检查结果的误差大小;④检查结果的影响因素及个体差异;⑤检查结果与其他临床资料是否相印证,如何解释。

2. 思维推理、提出诊断　根据归纳整理、分析评价后的临床资料,提出主要的临床问题,结合医学知识及临床经验进行推理判断,形成印象,即初步诊断。

### 三、反复实践、验证诊断

由于疾病的复杂性、多样性、动态性、不确定性,医师认识的有限性及临床工作的紧迫性,对疾病的诊断常不是一次就能完成的,诊断是否正确还需在临床实践中加以验证。这些临床实践包括:①给予对应的治疗或进行诊断性治疗,但诊断性治疗常是在病情不容等待,或无其他检查措施可选择时才采用的方法,且必须是特异性强、疗效确切、治疗终点和观察评价指标明确的疗法(如硝酸甘油缓解劳累性心绞痛);②观察病情演变及治疗反应;③某些资料的复查、核实、验证;④选择进一步的必要的检查;⑤甚至查阅文献,开展会诊讨论。如果疾病的演变、治疗反应,进一步的检查结果符合拟诊疾病的客观规律,则证明诊断是正确的。否则诊断是错误的或不全面的,必须进一步调查,评价,分析,修正诊断。

## 第二节　临床思维

疾病的诊断演绎

临床思维是医师认识疾病、判断疾病和治疗疾病等临床实践过程中的逻辑方法或哲学方法,贯穿于疾病诊断的全过程。正确的临床思维有助于正确诊断疾病。

### 一、临床思维要素

临床实践与科学思维构成临床思维的两大要素。没有临床实践,科学思维是无源之水、无本之木;而没有科学思维指导的临床实践则是盲目的。

1. 临床实践　实践是认识的源泉。临床(bedside)就是接触患者,通过问诊、体格检查、实验室及器械检查观察病情,搜集临床资料,发现问题,分析问题,解决问题。

2. 科学思维　在科学思维的指导下,进行临床实践,将搜集的临床资料进行分析、推理、判断,由感性认识上升到理性认识,建立疾病的诊断。这一过程是任何先进的技术与设备都不能代替的思维活动,对诊断有非常重要的意义。但科学思维不是孤立的,临床资料越翔实,医学知识越广博,临床经验越丰富,则思维更正确,更能做出正确的诊断。

### 二、临床思维方法

临床诊断常用的思维方法有以下几种:

1. 演绎推理　是从共性或普遍性的原理出发,对个别事物进行推论并导出新的结论。临床推理中,它是以疾病的一般规律为大前提,以一般规律与患者具体病情的联系为小前提,演绎的结论就是疾病的诊断。例如:急性胃肠穿孔属急腹症,可出现膈下游离气体(大前提);若急腹症患者X线检查发现膈下有游离气体(小前提);则考虑有胃肠穿孔(结论)。演绎推理的准确性是以前提的可靠性为基础,否则会推导出错误的诊断,如小穿孔可无膈下游离气体,人工气腹也可出现膈下游离气体。

2. 归纳推理　是从个别和特殊的事物推导出一般性或普遍性结论的推理方法。是从个别到一般的认识过程,如各种急性腹膜炎,无论是胃肠穿孔,肝脾破裂引起,还是急性胰腺炎、胆囊炎等所致,都有压痛、反跳痛、腹肌紧张这一组临床表现,故出现压痛、反跳痛、腹肌紧张的急腹症患者可诊断急性腹膜炎。由于临床上的归纳推理一般只能是不完全归纳推理,故其结论有不同程度的或然性。

3. 类比推理 临床上类比推理常用于鉴别诊断。它根据两个或两个以上疾病在临床上有某些相同或相似之处,但也有不同之处,经过比较、鉴别他们之间的差别,尤其是特征性的差别,推论而确立诊断。

4. 拟诊循证 临床上诊断常常是一过程,首先根据搜集的诊断线索和信息提出诊断与鉴别诊断(拟诊,即提出诊断假说),然后按拟诊的疾病再进一步去寻找更多的诊断依据来肯定或否定拟诊的疾病。如发热、贫血,心脏杂音、脾大患者,拟诊感染性心内膜炎,应追问有无心脏病史,是何种心脏病,进一步血培养寻找病原微生物,心脏超声检查寻找赘生物等诊断依据。

5. 对照标准或指南 临床上有一些疾病有公认的诊断标准或指南,分析患者的临床表现,形成印象(拟诊)再与拟诊疾病的诊断标准对照,最后提出诊断。

6. 经验再现 经验再现即模式识别,临床经验是临床医师在临床工作中积累的知识技能和认知能力,临床经验使医师的意识中形成某些特定疾病的特定临床表现模式,这在疾病的诊断中起重要作用。如 Charcot 三联征(右上腹绞痛、寒战发热、黄疸)提示急性梗阻性胆管炎。但经验有时存在着局限性与片面性,经验再现只有与其他的临床思维方法结合起来,才能更好地发挥诊断作用。

对于具体疾病的诊断,以下临床思维程序有助于提高诊断水平。

(1)从解剖的观点,有何结构异常?

(2)从生理的观点,有何功能改变?

(3)从病理生理的观点,提出病理变化和发病机制的可能性。

(4)考虑几个可能的致病原因。

(5)考虑病情的轻重,勿放过严重情况。

(6)提出 1~2 个诊断假说。

(7)检验该假说的真伪,权衡支持与不支持的临床表现。

(8)寻找特殊的临床表现组合,进行鉴别诊断。

(9)缩小诊断范围,考虑诊断的最大可能性。

(10)提出进一步检查及处理措施。

### 三、临床思维哲学

1. 现象与本质 疾病的临床表现属事物的现象,疾病的病理及病理生理改变属事物的本质,这就是疾病的现象与本质的关系。诊断疾病时,应思外揣内,透过现象看本质,如肺部干啰音是气道狭窄的反映,而气道狭窄是产生干啰音的基础。如何透过临床表现去认识疾病的本质,这要求我们必须掌握各种症状、体征及各项检查结果与疾病病理及病理生理的联系,这是诊断疾病的最基本的哲学思想。

2. 主要表现与次要表现 有时疾病的临床表现和过程往往比较复杂,临床资料也较多,涉及多个系统。在纷繁复杂的临床表现中必须分清哪些是主要的,哪些是次要的;哪些是原发的、哪些是继发的;哪些是直接的、哪些是间接的。厘清各种临床表现之间的关系。反映疾病本质的是主要表现,缺乏这些资料则临床诊断不能成立,次要表现虽然不能作为疾病的主要诊断依据,但可为临床诊断提供旁证。

3. 共性与个性 共性即不同疾病出现的相同表现;而个性即不同疾病的同一表现又

各有其临床特点。如心脏病、肾脏病、肝脏病及营养不良都可能出现同一症状，水肿，水肿为这些疾病的共性。心性水肿常以下垂性水肿伴体循环静脉压增高为特征；肾性水肿则以先出现于皮下疏松组织如眼睑等处为特征；肝性水肿以腹水伴门静脉高压为特征；营养不良性水肿则以低蛋白血症为特征。这些不同疾病的水肿特点即为上述各疾病的个性。熟悉共性有助于全面考虑可能产生该项临床表现的各种疾病，而抓住个性则有利于鉴别诊断。

4. 典型与不典型　典型与不典型是相对而言的，所谓典型表现只是由于较常见，为临床医师所熟知而已，不典型表现只是由于相对特殊少见而已。造成疾病临床表现不典型的因素有：①患者的因素：如年老体弱、婴幼儿、机体反应能力、个体差异等；②疾病的因素：如疾病的早期或晚期、多种疾病的干扰影响；③医师的认识水平；④治疗的干扰；⑤器官解剖变异；⑥地域、季节等因素。

5. 局部与整体　局部与整体是相互联系、相互影响的。局部的异常可以是全身性疾病临床表现的一部分，要能见微知著；全身性的表现又可由局部疾病引起，要能从纷繁复杂的临床表现中，抓住本质。如发热原因待诊的患者，皮肤的 Osler 结节有助于揭示疾病的本质；脓肿为一局部病变，却可以引起寒战、高热、口干、呼吸心跳加快、白细胞增高等全身性表现，甚至败血症；风湿热是系统性疾病，却可突出地表现为心脏炎、关节炎、舞蹈症、皮疹等局部表现。

### 四、临床诊断原则

医学是一门不确定的科学和什么都有可能的艺术，误诊或漏诊是随时可能发生的，医师应遵循临床诊断原则，远离思维误区，以提高诊断的正确率。

1. 实事求是原则　实事求是原则是总原则，它要求从客观实际出发，尊重客观规律，不要主观臆断。搜集临床资料，应注意客观性、真实性；解释临床现象，应符合疾病的客观规律。疾病有其自身的一般规律，也有其特殊规律。医师不能因其不符合疾病的一般规律就根据自己的知识范围和局限的临床经验随意舍弃；也不能牵强附会地将其纳入自己理解的框架中，以满足不切实际的所谓的诊断要求；更不能不顾客观事实或歪曲客观事实，武断坚持己见。

2. 一元论原则　当疾病有多种临床表现时，抓住主要表现，最好能用一个主要疾病合理解释患者的各种临床表现，尽量不要"看图说话"罗列若干疾病诊断。当然，如遇到不能解释的现象，则应实事求是，重新全面考虑，不要勉强用一个疾病来加以解释。

3. 优先考虑常见病、多发病原则　这一原则符合概率分布的基本原理，有其数学、逻辑学依据。疾病的发病率及疾病谱随不同年代、不同地区而变化，但在同一时期、同一地区相对稳定。当几种疾病的可能性都存在时，要首先考虑常见病、多发病，再考虑少见病、罕见病。同样的道理，应考虑当时当地流行和发生的传染病与地方病。虽然"小概率事件"可以不考虑，但"黑天鹅事件"是可以发生的，当少见疾病的诊断条件充分时，这时就应遵循实事求是原则。

4. 优先考虑器质性疾病的原则　当器质性疾病与功能性疾病的鉴别存在困难时应优先考虑器质性疾病。在没有充分根据可排除器质性疾病前，不要轻易做出功能性疾病的诊断，以免导致延诊、漏诊或误诊，失去治疗机会，给患者带来不可弥补的损失。有时器质性疾病可能存在一些功能性疾病的症状，甚至与功能性疾病并存，此时也应重点考虑器质性疾病的诊断。但应实事求是，警惕不要把功能性疾病误诊为器质性疾病。

5. 优先考虑可治愈性疾病的原则　当诊断不明确，可治愈性疾病和不可治愈性疾病的诊断均有可能性时,应首先考虑可治愈性疾病,以便及时地给予恰当治疗,最大限度地减少诊断过程的周折,减轻患者的负担和痛苦。但这并不意味可以忽略不可治或预后不良疾病的诊断。

6. 简化思维程序原则 医师在获得临床资料后,根据医学知识与临床经验,抓住疾病的主要表现及规律特点,形成一定的诊断意向,逐一对照、逐一排除,在最小范围内选择最大可能的诊断,以给患者最及时的处理。这一原则在急诊患者中尤为重要。

7. 以病人为整体原则 人是一个整体,人与社会、自然是一个整体。生物 - 心理 - 社会医学模式要求医师考虑疾病的影响因素除病因、病理生理等生物学因素外,还应考虑年龄、性别、家庭、文化程度、生活环境、工作情况、心理状态、宗教信仰等因素。不能只见"病"不见"病人"。

8. 循证医学原则 20 世纪 80 年代以来,循证医学(evidence based medicine,EBM)对临床医学产生了重大影响。运用循证医学的基本原理,认真、明智、慎重地应用当前有关这些诊断方法的最佳证据,保证相关诊断性试验能为患者做出正确诊断。

## 五、临床诊断误区

疾病的复杂性、多样性和医师实践与认识的局限性往往使诊断偏离疾病的本质,走入误区,造成误诊、漏诊、表现为病因判断错误、疾病性质判断错误以及延误诊断等。故医师应怀着"如履薄冰,如临深渊"的态度,在疾病诊断过程中,远离诊断误区。

临床上诊断失误的常见原因有:

1. 观察检测误差 临床观察不细致,各种检验、检查结果的准确性不够,或遗漏了一些重要的病史或体征;一些必要的辅助检查未进行,或解释错误都可能导致诊断失误。

2. 临床资料缺陷 临床资料不客观、不完整、不确切,无重点,缺乏系统性、动态性,难以成为诊断依据。

3. 思维判断有误 先入为主,主观臆断,单凭个人经验,或思维方法和诊断原则存在错误,都会产生"替罪羊"现象,使诊断偏离疾病的本质,走入误区。

4. 知识经验不足 医学知识不全面,临床经验不足,难以认识疾病的本质,造成诊断错误。

5. 疾病复杂罕见 对于一些复杂的疾病、罕见的疾病、新的疾病或疾病新的临床表现型缺乏认识与经验,又不查阅文献和会诊讨论,最终导致诊断失误。

# 第三节 诊断内容与书写、临床诊断

## 一、诊断内容

诊断是制订治疗方案的依据,应反映疾病的本质与全貌,应体现疾病的病因、性质、部位、病理形态、功能状态以及患者的全面健康状况。具体诊断内容包括:病因诊断、病理形态诊断、病理生理诊断、并发症诊断和伴发疾病诊断。

1. 病因诊断 病因诊断明确致病原因,体现疾病的性质,最能反映疾病的发生、发展、转归和预后,对疾病的治疗和预防都有决定性的意义。如风湿性心瓣膜病、病毒性心肌炎、肺结核、病毒性肝炎、有机磷中毒、新型隐球菌脑膜炎等。有些疾病的病因目前还不十分明确,临床诊断时只能用"原发"来表示,如原发性高血压、原发性痛风等。

2. 病理形态诊断 病理形态诊断也称病理解剖诊断。病理形态诊断对疾病的病变部位、性质以及组织结构的改变做出诊断。如二尖瓣关闭不全、肺纤维化、肝硬化、缩窄性心包炎等。

3. 病理生理诊断 病理生理诊断反映疾病引起的机体功能或生理改变。如心功能不全、心律失常、肝性脑病、肾衰竭等。

4. 疾病的分型与分期 不少疾病有不同的临床类型和病期,其治疗及预后有差异。如钩端螺旋体病有流感伤寒型、黄疸出血型、肺出血型、脑膜脑炎型等不同临床类型;肝硬化有肝功能代偿期与失代偿期。疾病的分型和分期可对治疗抉择及预后判断起指导作用。

5. 并发症诊断 并发症是指原发疾病的进一步发展引起机体、脏器进一步损害,出现了虽然与主要疾病性质不同,但发病机制有因果关系的病变,如胃溃疡并发穿孔、急性心肌梗死并发乳头肌功能不全、风湿性心瓣膜病并发脑栓塞等。

6. 伴发疾病诊断 伴发疾病是指与主要诊断的疾病同时存在、但在发病机制上又不相关的疾病,伴发病对机体和主要疾病可能产生影响。

临床实践中由于疾病的复杂性,医师认识的有限性,以及客观条件的限制,有时疾病暂时难以做出完整的诊断。未查明病因的,应根据疾病的病理和/或功能改变,做出病理形态诊断和/或病理生理诊断,如肺纤维化、心包积液、肾衰竭。对于一时查不清病因,也难以做出病理形态和病理生理诊断的疾病,可以主诉的原因待诊作为临时诊断,如"腹部肿块原因待诊""血尿原因待诊"等。对于待诊病例应尽可能根据临床资料的分析和综合,提出一些可能的诊断病名或待排除的疾病,以反映诊断的倾向性,如血尿原因待诊:①肾结核;②泌尿系统肿瘤待排除。并应选择进一步的检查与治疗,尽早明确诊断。

## 二、诊断书写要求

1. 病名要规范准确 疾病诊断的病名书写要规范、完整、准确,不要省略修饰词和限定词,疾病的部位要写具体。如脑膜炎、泌尿系结石、心肌梗死都属笼统的诊断,充血性心肌病属不规范的诊断,书写时都应尽量避免。

2. 选择好第一诊断 当患者存在一种以上的疾病时,对患者健康影响最大或威胁患者生命的疾病是主要疾病,应作为第一诊断。

3. 诊断要完整 诊断应尽可能体现疾病的病因、性质、部位、病理形态、功能状态以及患者的全面健康状况。与主诉和现病症完全无关的疾病也应记录,以示其存在。

4. 注意诊断顺序 一般是主要的、急性的、原发的、本科的疾病排列在前;次要的、慢性的、继发的、他科的疾病列在后面。

## 三、临床诊断举例

例一:诊断:1. 风湿性心瓣膜病　　　　　　　　　（病因诊断）
　　　　　　二尖瓣狭窄伴关闭不全　　　　　　（病理解剖诊断）
　　　　　　心力衰竭　　　　　　　　　　　　（病理生理诊断）
　　　　　　心功能Ⅲ级
　　　　　　持续性心房颤动
　　　　　2. 左心房附壁血栓　　　　　　　　　（并发症诊断）
　　　　　3. 胆囊结石　　　　　　　　　　　　（伴发疾病诊断）

笔记栏

例二：诊断：1. 冠状动脉粥样硬化性心脏病　　　　（病因诊断）

　　　　　　　急性前壁心肌梗死　　　　　　　　（病理解剖诊断）

　　　　　　　心功能Ⅱ级　　　　　　　　　　　（病理生理诊断）

　　　　　　　室性期前收缩

　　　　2. 2 型糖尿病　　　　　　　　　　　　（伴发疾病诊断）

## 四、循证医学与临床诊断

### （一）循证医学的基本概念

20 世纪 80 年代以来，由于一些国际大规模随机双盲、设有对照的前瞻性临床试验，推动了医学模式的改变。1992 年加拿大麦克玛斯特大学的 David Sackett 及其同事提出了循证医学（evidence based medicine，EBM）的概念。David Sackett 定义 EBM 为："慎重、准确和明智地应用目前可获取的最佳研究证据，同时结合临床医师个人的专业技能和长期的临床经验，考虑患者的价值观和意愿，完美地将三者结合在一起，制订出具体的治疗方案"。

EBM 定义中的专业技能和临床经验是指临床医师应用从长期临床实践中所获得的临床知识、技能和经验对患者的疾病状态、诊断、干预措施的利弊、预后及患者的价值观、期望迅速做出决断的能力；最佳研究证据是指通过临床相关的研究，包括基础医学研究和以患者为研究对象的大样本随机对照临床试验（randomized controlled trial，RCT）及其系统性评价（systematic review）或荟萃分析（meta-analysis），得出的诊疗方法的效果和安全性；患者的价值观和意愿是指在临床决策中，患者对自身疾病状况的关心程度、期望和对诊断、治疗措施的选择。

EBM 定义的核心思想就是将最佳临床证据、专业知识与经验和患者的具体情况这三大要素紧密结合在一起为患者制定最佳医疗决策，旨在得到更敏感和更可靠的诊断方法，更有效和更安全的治疗方案。必须强调：临床医师应紧密结合这三大要素，客观地做出医疗决策。要防止教条式循证，也要防止有证不循。忽视临床专业知识与经验，机械地应用最佳临床研究证据，有可能被误导；相反，仅靠自己的临床专业知识与经验，而不应用最新、最佳的研究证据，有可能将过时的、甚至有害的方法应用于诊疗，给患者造成损害；患者参与临床医疗决策是为了尊重患者的知情权与选择权，不同的患者对自身疾病的关心程度、对医师所给予的诊疗措施的期望值及对不良反应的耐受性不同，最终的医疗选择会有差别。

运用循证医学的基本原理对临床诊断进行系统评价和可靠性分析，极大地提高诊断水平，如高血压、糖尿病等诊断标准的制定，急性心肌梗死诊断模式的改变。

### （二）循证医学与诊断性试验

临床工作中凡是用于疾病诊断的试验，如问诊、检体诊断、实验诊断、影像诊断和各种器械诊断，均称为诊断性试验。在进行这些诊断试验时，应遵照循证医学的原理，认真、明智、慎重地应用当前有关这些诊断方法的最佳信息，保证有关诊断性试验能为患者做出正确诊断。所有诊断性试验，无论是实验诊断、影像诊断和各种器械诊断，还是问诊、检体诊断，都具有特异性、灵敏度、准确度等特性，如心绞痛对心肌缺血的诊断就存在特异性、灵敏度、准确度等特性：有无痛性心肌缺血；有肺动脉栓塞症出现心绞痛样表现。故对诊断性试验都应认真评估，合理做出诊断决策。

### （三）诊断性试验证据的真实性

诊断性试验证据的真实性是指研究证据的内在真实性（internal validity）。包括研究方法与科研设计是否科学、统计分析是否正确、结果和结论是否可靠、研究结果是否支持作者的结论等。内在真实性是评价诊断性试验证据的核心,如果有关诊断性试验的内在真实性有缺陷,则其价值是有限的。对于诊断性试验证据的真实性,我们应从以下内容进行评价。

1. 诊断性试验有无明确的金标准对照　金标准是指当今医学界公认的诊断某种疾病的最可靠方法,如医学专家共同制订的诊断标准、外科手术发现、病理学诊断、影像学诊断、长期临床随访等。肿瘤诊断的病理诊断、缺血性心脏病诊断的冠状动脉造影、肾结石的影像诊断都属金标准,而某些慢性、退变性疾病的金标准则应根据临床诊断标准或长期随访结果。

对照金标准,所有诊断性试验的研究对象均可划入"有病组"或"无病组"。正确选择金标准十分必要,否则会造成疾病分类错误,会影响对诊断性试验的正确评价。

2. 诊断性试验是否与金标准进行同步、独立、盲法比较　诊断性试验与金标准应进行同步、独立、盲法比较,要求判断诊断性试验结果的研究者与划分金标准结果的研究者不能预知对方的结果,这样才能保证结果的客观性。

3. 试验研究对象是否包括各种临床类型　研究对象的样本要足够大,应能反映临床实践的实际情况。诊断性试验的临床价值不是取决于能否区分正常人与典型、重型病例,而是能否区分容易混淆的疾病和区分各种不同时期与不同程度的疾病。包括典型和不典型,早、中、晚期,轻、中、重度,有或无并发症的病例。将所有研究对象同步进行金标准和诊断性试验检测,对结果进行比较,这样的诊断性试验才具真实性。

遵循诊断性试验真实性评价的原则,对研究证据进行评价,可得研究证据的论证强度和在疾病诊断中的推荐意见级别。研究证据的论证强度越高(如Ⅰ级),则推荐意见的科学依据越充分(如A级)。

(四)诊断性试验证据的临床价值

诊断性试验证据的临床价值是指诊断性试验的结果能否准确诊断受检者有无某种疾病的能力。用金标准将研究对象划分为病例组和对照组,比较诊断性试验检测所有研究对象获得的阳性、阴性结果(表49-1),计算灵敏度(sensitivity,SEN)、特异性(specificity,SPE)、预测值、似然比等指标,进行诊断性试验证据的临床价值评价。

表 49-1　诊断性试验证据的临床价值评价

| 诊断性试验 | 金标准诊断 | | 合计 |
| --- | --- | --- | --- |
| | 病例组 | 对照组 | |
| + | 真阳性 a | 假阳性 b | a+b |
| - | 假阴性 c | 真阴性 d | c+d |
| 合计 | a+c | b+d | N |

a. 真阳性:为病例组内诊断性试验阳性的例数;b. 假阳性:为对照组内诊断性试验阳性的例数;c. 假阴性:为病例组内诊断性试验阴性的例数;d. 真阴性:为对照组内诊断性试验阴性的例数。

各项评价指标的计算公式:
灵敏度(SEN)=a/(a+c)
特异性(SPE)=d/(b+d)
准确度 =(a+d)/N
患病率 =(a+c)/N

阳性预测值 =a/(a+b)

阴性预测值 =d/(c+d)

阳性似然比 = [ a/(a+c)]/ [ b/(b+d)]= SEN/(1–SPE)

阴性似然比 = [ c/(a+c)]/ [ d/(b+d)]=(1–SEN)/SPE

任何诊断性试验都不可能具有 100% 的灵敏度和特异性,诊断性试验的灵敏度升高,则特异性会降低,反之亦然。因此,应根据临床需要选择具有不同灵敏度和特异性的诊断性试验,如排除疾病时选择灵敏度高的试验,而确诊疾病时选择特异性高的试验。实际上患病人群和"正常人群"的诊断性试验结果分布常互相重叠,为了避免简单将诊断性试验的结果分为正常和异常,可根据某一诊断性试验的连续性数据的不同临界值,计算不同的灵敏度、特异性及似然比来全面反映诊断性试验结果的临床价值。

似然比(likelihood ratio,LR)似然比能同时反映灵敏度和特异性,即有病者中得出某一试验结果的概率与无病者中得出这一概率的比值。因检验结果有阳性与阴性之分,故似然比可分为阳性似然比(positive likelihood ratio,LR+)和阴性似然比(negative likelihood ratio,LR−)。阳性似然比是试验结果的真阳性率与假阳性率之比,显示诊断试验正确判断阳性的可能性是错误判断阳性可能性的倍数。阳性似然比比值越大,试验结果阳性时为真阳性的概率越大,提示患病的概率越大。阴性似然比是试验结果的假阴性率与真阴性率之比,显示错误判断阴性的可能性是正确判断阴性可能性的倍数。其比值越小,试验结果阴性时为真阴性的可能性越大,提示患病的概率越小。

似然比的另一重要作用是帮助我们在临床诊断中,根据试验前患者的从基本情况、临床资料估计的患病概率(验前概率),利用诊断性试验的结果重新估计患者患病的可能性(验后概率),以帮助临床医师做出合理的诊断决策。

### (五) 诊断性试验证据的实用性

诊断性试验证据的实用性,即外在真实性(external validity),或适用性(generalizability)是指诊断性试验的结果和结论在不同人群、不同地点和针对具体病例的推广应用价值。这是诊断性试验证据在临床实践中有无实用价值的问题,可从下列三方面进行评价。

1. 诊断性试验的重复性　对同一患者的多次检测结果是否相同或相近,有无高的重复性。这要求对检测方法、判断结果的标准等进行严格控制。

2. 诊断性试验的推广性　临床患者与诊断性试验研究对象的特点是否类似、所在医院是否具备开展该诊断性试验的条件,性价比如何,患者对诊断性试验,特别是有创性试验的接受程度。

3. 诊断性试验的决策性　是指诊断性试验的结果结合患者的其他临床资料,能重新估计患者患病的可能性。如诊断性试验的结果是阴性,验后概率很小,则患病的可能性小,需重新考虑患者的诊断;如果诊断性试验的结果为阳性,验后概率很大,患病的可能性大,则可确定诊断。

循证医学带来了医学模式的革命,但像任何新生事物一样,EBM 不是完美无缺的,更不是万能的。EBM 并不否定临床经验,EBM 也不能解决所有临床问题,还有很多临床问题尚无相应证据可循,在临床实践中不应夸大 EBM 的作用,更不能生搬硬套。应明白:循证医学的基本原理是要求临床医师在临床诊断过程中,应对所选择的诊断性试验的真实性、临床价值和实用性进行评价,合理选择最佳的诊断性试验,同时结合临床医师个人的专业技能和临床经验以及患者的个体情况和选择,客观地、科学地、经济高效地做出诊断决策。

（刘惠娜）

笔记栏

扫一扫
测一测

复习思考题

1. 疾病诊断的基本原则有哪些?
2. 疾病诊断的步骤?
3. 不同的疾病有不同的诊断方法与依据,但共同的诊断程序与诊断模式有哪些?

# 附录一 临床常用诊断技术

## 一、胸膜腔穿刺术

### 【适应证】

1. 诊断性穿刺,用于检查胸腔积液的性质。

2. 穿刺抽液(气)以减轻压迫症状。

3. 胸膜腔内穿刺给药。

### 【禁忌证】

1. 穿刺局部有皮肤感染。

2. 出血性疾病。

### 【方法】

1. 患者坐位面向椅背,两前臂置于椅背上,头部伏于前臂上。不能起床者可取半坐卧位,患侧前臂上举置于枕部。

2. 穿刺点选在胸部叩诊实音最明显的部位进行。通常选择肩胛线第 7~8 肋间、腋中线第 6~7 肋间或腋前线第 5 肋间作为穿刺点。也可结合超声波或 X 线检查确定包裹性积液的穿刺点。气胸者则选择患侧锁骨中线第 2 肋间隙为穿刺点。穿刺点可用蘸甲紫(龙胆紫)作标记。

3. 常规消毒穿刺部位皮肤,戴无菌手套,覆盖消毒洞巾。用 2% 利多卡因在下一肋骨上缘的穿刺点进针,自皮肤至胸膜壁层进行局部麻醉,注药前应回抽观察有无气体、血液或胸腔积液。

4. 术者用左手食指与中指固定穿刺点皮肤,右手将穿刺针的三通活栓与胸腔相通处关闭(套有橡皮管的穿刺针将橡皮管用止血钳夹闭),将穿刺针在肋骨上缘麻醉点缓缓刺入,待针锋抵抗感突然消失时,表示已穿入胸腔。接上注射器,转动三通活栓与胸腔相通(或取下橡皮管处止血钳),然后进行抽液。注射器抽满后,转动三通活栓使其与外界相通(或夹闭橡皮管,取下注射器),排出液体,把液体注入消毒容器,以便记量或送检。在抽液过程中,助手用止血钳固定穿刺针,防止穿刺针刺入过深损伤肺组织。

5. 气胸患者穿刺成功后接上人工抽气箱连续抽气,如无人工抽气箱可按上述方法进行抽气。

6. 胸穿完毕拔出穿刺针,盖上无菌纱布,压迫穿刺部位片刻,用胶布固定,并嘱患者卧床休息。

### 【注意事项】

1. 术前向患者说明穿刺目的,消除患者顾虑。对于精神过度紧张患者可在术前半小时予地西泮 10mg 或可待因 30mg 镇静止痛。

2. 操作中应密切观察患者的反应,一旦出现头晕、心悸、汗出、面色苍白、胸部压迫感、昏厥等胸膜过敏反应;或出现连续性咳嗽、咳泡沫痰等现象时,应立即停止抽液,皮下注射 0.1% 肾上腺素 0.3~0.5ml,并进行其他对症处理。

3. 一次放液不可过多、过快。首次抽液量不超过 600ml,以后每次不可超过 1 000ml;诊断性抽液 50~100ml 即可;如为脓胸,应尽量每次抽尽。

4. 穿刺或抽液时应严格无菌操作,同时还应防止空气进入胸腔,始终保持胸腔负压。

5. 应避免在第 9 肋间以下穿刺,以免损伤腹腔脏器。

## 二、心包穿刺术

【适应证】

1. 抽液检查,以确定心包积液的性质及病因。

2. 心脏压塞时可穿刺放液以缓解症状。

3. 化脓性心包炎穿刺排脓并注药。

【禁忌证】

1. 出血性疾病。

2. 慢性缩窄性心包炎。

【方法】

1. 嘱患者取坐位或半卧位,用手术巾盖住面部,仔细叩出心脏浊音界。目前多采用心脏超声定位,确定穿刺点、进针方向和进针的距离。常用心尖部穿刺点在剑突与左肋弓缘所形成的夹角内;也可以根据横膈位置高低,一般在左侧第 5 肋间或第 6 肋间的心脏浊音界内侧 2cm 处进针。

2. 消毒局部皮肤,戴无菌手套并铺消毒洞巾。用 2% 利多卡因自皮肤至心包壁层作局部麻醉。

3. 进针前应用止血钳夹闭与穿刺针相连的橡皮管。在心尖部进针时,应使针自下而上向脊柱方向缓慢刺入心包。在剑突下进针时,应使针头与腹壁保持 30°~40° 角,向上、向后并稍向左进入心包腔后下部。待针锋阻力感突然消失,则表示穿刺针已穿过心包壁层,如此时针尖感到心脏搏动,应稍退针。助手用血管钳夹住针头以固定深度,术者将注射器套于针座的橡皮管上,然后打开橡皮管上止血钳,缓缓抽吸液体。将液体置于消毒容器中以便送检并记量。

4. 抽液完毕,拔出针头,盖消毒纱布压迫数分钟,用胶布固定。

【注意事项】

1. 严格掌握适应证。因心包穿刺术有一定危险性,应在心电监护下由经验丰富的医师操作或指导。

2. 术前向患者说明穿刺目的,消除患者顾虑,并嘱患者在穿刺时切勿咳嗽或深呼吸。术前半小时可服安定 0.1g 及可待因 0.03g。

3. 术前必须进行心脏超声波检查,确定液平段的大小与穿刺部位,液量少者不宜穿刺,或在超声影像指导下进行穿刺抽液更为安全。

4. 麻醉要完善,以免因疼痛引起神经源性休克。

5. 抽液速度要慢,不可过多、过快,以免因大量血液回心而致肺水肿。第一次抽液不宜超过 100ml,以后逐渐增至 300~500ml。

6. 如抽出液为鲜血,立即停止抽取,严密观察有无心脏压塞表现。

7. 取下空针前应夹闭橡皮管,以免空气进入。

8. 术中及术后均需严密观察患者脉搏、心律、呼吸、血压等变化。

## 三、腹腔穿刺术

【适应证】

1. 诊断性穿刺,用于检查积液的性质,协助明确病因。

2. 大量腹水时,穿刺放液以减轻压迫症状。

3. 腹腔内给药。

**【禁忌证】**

严重肠胀气、腹腔内广泛粘连、妊娠、有肝性脑病先兆或躁动不能配合者。

**【方法】**

1. 术前嘱患者排尿以防穿刺时损伤膀胱。

2. 嘱患者取坐位、半坐卧位、平卧位或侧卧位。

3. 穿刺点的选择：常选左下腹部脐与髂前上棘连线的中、外 1/3 的相交点；也可取脐与耻骨联合连线的中点上方 1cm、偏左（或右）1.5cm 处。侧卧位时选脐水平线与腋前线或腋中线相交处，用于诊断性穿刺。少量或包裹性腹水，常须 B 超指导下定位。

4. 常规消毒穿刺部位皮肤，戴无菌手套、铺消毒洞巾，然后自皮肤至腹膜壁层用 2% 利多卡因作局部麻醉。

5. 术者左手固定穿刺部位皮肤，右手持针于穿刺部位垂直进针刺入腹壁，当感到针锋阻力突然消失时，提示针尖已进入腹腔，即可抽吸腹水，留取标本送检。如需大量放液时，用专用腹腔穿刺套管针，针尾接橡皮管，用输液夹调整放液速度，将腹水流至容器内记量。

6. 放液后拔出穿刺针，盖上消毒纱布，压迫数分钟后用胶布固定。大量放液后则需用多头腹带包扎，以防腹压骤降，内脏血管扩张而引起低血压或休克。

**【注意事项】**

1. 术中应密切观察患者的反应，如有心悸、头晕、气短、恶心、脉搏加快或面色苍白等现象时，应立即停止操作，并对症治疗。

2. 避免放液过快、过多。肝硬化患者一般一次放液不超过 3 000ml，一次放液过多可导致水盐代谢紊乱及诱发肝性脑病。

3. 如放腹水时液体流出不畅，可稍微移动穿刺针或变换体位。

4. 大量腹水者，为防止术后腹水继续漏出，在穿刺时注意勿使皮肤至腹膜壁层穿刺点位于同一条直线上，即当穿刺针针尖到达皮下后，稍向周围移动一下穿刺针尖，然后再穿入腹腔。如仍有漏出，可用蝶形胶布或火棉胶粘贴。

5. 为便于观察病情变化，于放液前、后均应测量脉搏、血压、腹围，检查腹部体征。

## 四、腰椎穿刺术

**【适应证】**

1. 中枢神经系统感染性疾病、脑血管病、脑瘤等的诊断及鉴别诊断。

2. 气脑造影或脊髓腔碘油造影。

3. 测定颅内压力，了解蛛网膜下腔是否阻塞等。

4. 鞘内注射药物和治疗性放脑脊液。

**【禁忌证】**

1. 颅内压明显增高，脑疝或疑有脑疝者。

2. 颅内占位性病变尤其颅后窝有占位性病变。

3. 穿刺部位局部皮肤感染或脊柱病变。

4. 有出血倾向、休克或垂危患者。

5. 有颅底骨折脑脊液漏者。

**【方法】**

1. 患者侧卧于硬板床，背与床板垂直，头颈尽量向前胸屈曲，屈髋抱膝呈弓字形，使脊柱尽量后凸，增宽脊椎间隙，便于进针。

2. 选择髂后上棘的连线与后正中线的交点（在第 3~4 腰椎棘突间隙）为穿刺点，也可在上一或下一腰椎棘突间隙。

3. 常规消毒皮肤,戴无菌手套,铺消毒洞巾,用 2% 利多卡因自皮下至椎间韧带进行局部麻醉。

4. 医师用左手固定穿刺点皮肤,右手持穿刺针垂直、缓慢刺入,当针头穿过韧带与硬脑膜时,感到阻力突然消失,提示针已穿过硬脑膜。缓慢抽出针芯,即可见脑脊液滴出。进针深度成人为 4~6cm,儿童为 2~4cm。

5. 穿刺成功后接上测压管,正常侧卧位脑脊液的压力为 70~180mmH$_2$O 或 40~50 滴 /min。如病情需要,继续做压颈试验(Queckenstedt 试验),了解蛛网膜下腔有无阻塞。由助手压迫一侧颈静脉约 10 秒,然后再压另一侧,最后同时按压双侧颈静脉,若脑脊液压力迅速升高一倍左右,解除压迫后 10~20 秒又迅速降至原来水平,表示蛛网膜下腔通畅,为梗阻试验阴性;若压迫颈静脉后压力不升高,提示蛛网膜下腔完全阻塞,则为梗阻试验阳性;若压迫后压力缓慢上升,放松后又缓慢下降,提示该侧有不完全性阻塞。颅内出血或压力明显增高者禁做压颈试验。

6. 去除测压器,收集脑脊液 2~5ml 送检。如需做培养时,应严格无菌操作留取标本。

7. 穿刺结束将针芯插入穿刺针,并同时拔出穿刺针,覆盖消毒纱布,用胶布固定。

8. 术后患者去枕平卧 4~6 小时,以免引起术后低颅压性头痛。

【注意事项】

1. 严格掌握适应证,颅内出血或颅内压增高时禁做压颈试验。

2. 针头进入皮下组织后要缓慢进针,防止用力过猛刺伤马尾神经或血管,导致下肢疼痛或使脑脊液混入血液影响结果的判断。

3. 穿刺时患者如出现呼吸、脉搏、面色异常等表现时,应立即停止穿刺,并做相应治疗。

4. 在鞘内给药时,应注意药物注入量应与抽出脑脊液量相等。

## 五、骨髓穿刺术

【适应证】

1. 各类血液病及骨髓肿瘤的诊断及治疗观察。

2. 某些寄生虫病及细菌感染疾病的病原学检查如疟疾、黑热病、败血病等。

3. 骨髓干细胞培养或骨髓移植。

【禁忌证】

血友病等有出血倾向者禁做骨髓穿刺。

【方法】

1. 根据不同穿刺部位选择不同体位:①患者取仰卧位,常选择髂前上棘穿刺点,位于髂前上棘后 1~2cm 处,该处骨面相对较平,易于固定。②患者取侧卧位或俯卧位,选择髂后上棘穿刺点,位于骶椎两侧臀部上方突出部位。③胸骨骨髓液含量丰富,当其他部位穿刺失败时,需做胸骨穿刺。患者取仰卧位,穿刺点位于第 1、2 肋间隙所对应的胸骨柄或胸骨体部位。由于胸骨较薄(约 1cm 左右),胸骨后为心脏和大血管,进针不应过深,以防穿通胸骨发生意外。

2. 消毒穿刺区皮肤,戴无菌手套,铺无菌洞巾,用 2% 利多卡因自皮肤、皮下、骨膜依次进行麻醉。

3. 调节骨髓穿刺针的固定器长度。胸骨约 1cm,髂骨穿刺针尖长度约 1.5 cm。

4. 术者用左手拇指和食指固定穿刺部位的皮肤,右手持针与骨面垂直进针(如为胸骨穿刺,穿刺针应与骨面成 30°~40° 角)。当穿刺针接触到骨面时,以旋转方式用力向前缓慢钻入,至感觉阻力消失,穿刺针已能固定在骨内时停止,表明针尖已进入骨髓腔。

5. 拔出针芯,针芯前端有血迹,提示可能已进入骨髓腔。接上干燥注射器适当用力抽吸,不可用力过猛或抽吸过多,以防骨髓液稀释。抽吸时患者可感到有尖锐酸痛,随即有红色骨髓液进入注射器。抽取骨髓液约 0.1~0.2ml,取下注射器,将骨髓液滴于载玻片上,均匀涂片,制备骨髓液涂片数张,做细胞学检查。如需做细菌培养,可再取骨髓液 1~2ml 送检。

6. 如吸不出骨髓液时,则可能是针腔被皮肤或皮下组织堵塞或干抽,此时应重新插入针芯,深钻少许或退出少许,再拔出针芯,如见到针芯前端有血迹时,再接注射器抽取。

7. 抽吸完毕,插入针芯,拔出穿刺针,覆盖无菌纱布,局部按压 1~2 分钟后,如无出血现象再用胶布加压固定。

【注意事项】

1. 术前应做出、凝血时间检查,有出血倾向患者操作时宜特别注意,血友病患者禁忌穿刺。

2. 穿刺前检查注射器与穿刺针必须干燥,以免溶血。

3. 穿刺针头进入骨质后旋转钻入,防止摆动过大使针头折断;胸骨穿刺用力适当,注意穿刺角度及深度,以免穿通胸骨。

4. 抽取骨髓液时,应缓慢抽吸,当注射器内见血后应立即停止抽吸,以免骨髓稀释。

5. 吸出骨髓液应立即涂片,以免发生凝固导致涂片失败。

## 六、肝穿刺活组织检查术

【适应证】

1. 原因不明的肝脏肿大、肝功能异常或黄疸。

2. 病毒性肝炎的分期及肝硬化诊断。

3. 肝脏实质性占位的鉴别。

4. 全身性疾病疑有肝脏病变者如肝结核、血吸虫、疟疾等。

5. 代谢性肝病如脂肪肝、淀粉样变性、血色病等疾病的诊断。

【禁忌证】

有出血倾向、重度阻塞性黄疸、肝淤血、肝包虫病、肝血管瘤、肝囊肿或其他液性囊肿、高度腹水、不能合作的患者。

【方法】

1. 体位 患者取仰卧位,身体右侧靠近床缘,右臂置于头后。

2. 选择穿刺点 一般取右侧腋前线第 8、9 肋间或右侧腋中线第 9、10 肋间肝实音处穿刺。疑为肝癌者,最好在超声下选择较突出的结节处穿刺。

3. 常规消毒局部皮肤,戴无菌手套,铺无菌洞巾,用 2% 利多卡因由皮肤至肝包的腹膜局麻。

4. 准备好快速穿刺套针(针长 7.0cm,针径 1.2mm 或 1.6mm),套针内装有 2~3cm 长的钢针芯活塞,空气和水可以通过,但可阻止吸进针内的肝组织进入注射器。将 10ml 注射器连接于穿刺针末端与之相连的橡皮管上,并吸入 3~5ml 无菌生理盐水。

5. 先用皮肤穿刺锥在穿刺点皮肤上刺孔,再用穿刺针经该孔沿肋骨上缘与胸壁垂直方向进针 0.5~1.0cm。为防止针头堵塞,此时推出注射器内生理盐水 0.5~1.0ml,冲出针内可能存留的皮肤与皮下组织。

6. 将注射器抽成 5~6ml 空气负压,嘱患者先深吸气后再深呼气并屏息,术者将穿刺针迅速刺入肝内并立即抽出,深度不超过 6.0cm。拔针后患者才可呼吸。

7. 拔针后立即将无菌纱布盖于穿刺部位,用手按压 5~10 分钟,然后用胶布固定,并用小砂袋压迫,扎紧腹带。

8. 将肝组织条用生理盐水从针内冲入弯盘中并挑出,以 95% 乙醇或 10% 甲醛固定送检。

【注意事项】

1. 术前让患者反复练习深吸气后再深呼气并屏息。

2. 术前检查血小板计数、凝血时间、凝血酶原时间，如有出血倾向，应肌注维生素 $K_1$ 10mg，每日 1 次，3 天后复查，如上述检查仍不正常，不应强行穿刺。

3. 穿刺前应测量血压、脉搏。行胸部透视，观察有无肺气肿、胸膜肥厚。验血型，以备必要时输血。术前 1 小时服地西泮 10mg。

4. 术后应卧床 24 小时，在 4 小时内每隔 15~30 分钟测脉搏、血压一次，严密观察患者一般情况及腹部情况。

5. 穿刺后如局部疼痛，应仔细查找原因，排除气胸、胸膜性休克或胆汁性腹膜炎等并发症，并及时处理。如为一般组织创伤性疼痛，可给予止痛药治疗。

## 七、肾穿刺活体组织检查术

### 【适应证】

1. 用于肾脏疾病尤其肾小球疾病的确定诊断，指导治疗及评估预后。

2. 原因不明的蛋白尿、血尿，不好解释的肾衰竭及有肾脏表现的系统性疾病。

### 【禁忌证】

1. 明显出血倾向。

2. 独肾或一侧肾已丧失功能者。

3. 重度高血压尚未控制者。

4. 肾衰竭终末期肾体积已明显缩小者。

5. 肾脏感染，包括急性肾盂肾炎、肾脓肿、肾盂积水、肾结核、肾周脓肿等。

6. 肾脏肿瘤，在穿刺部位有肿瘤，如恶性肿瘤、血管瘤、大囊肿等，无法避开时均不应穿刺。

7. 其他，如精神异常、心力衰竭、休克、妊娠或极度衰竭者。

8. 体位不良，如大量腹水、晚期妊娠或过度肥胖者。

### 【方法】

1. 选择穿刺针　多选用 Menghini 型穿刺针和 Tru-cut 槽型切割针。

2. 体位　俯卧于穿刺床上，腹部肾区相应部位垫 10cm 左右厚硬枕，以固定肾脏。

3. 经皮肾穿刺定位　多选择右肾下极的外侧缘。定位的方法有：①体表解剖定位，约相当于第 1 腰椎水平，第 12 肋缘下 0.5~2.0cm，脊柱中线旁开 6~8cm；②静脉肾盂造影定位；③B 超定位，测量右肾下极至皮肤的距离及肾厚度，是目前最常采用和比较安全的方法。

4. B 超定位后常规消毒整个背部，戴无菌手套，铺无菌孔巾。

5. 选择好穿刺的肾脏和穿刺进针点，沿穿刺针进针方向，用 2% 利多卡因局麻皮肤和皮下组织。

6. 测量皮肤到右肾下极的距离。一般先选右肾下极，现多用 B 超穿刺探头实时定位，采用自动穿刺针，直视下可见穿刺针尖部位，准确定位于肾脏下极。B 超监视下，用腰穿针经皮肤逐层刺入，并在吸气屏气后刺入肾周脂肪囊直达肾被膜（经过脂肪囊壁有穿透感，达肾被膜时有顶触感，此时针应随呼吸摆动）。记下针刺深度，边退针边注入 2% 利多卡因，拔针。

7. 在 B 超监视下穿刺针刺入，到肾包膜脂肪囊时随呼吸摆动。令病人吸气末屏气（用负压吸引穿刺针时，此时助手抽吸造成负压），立即快速将穿刺针刺入肾实质 3cm 左右取组织并迅速拔出，嘱病人正常呼吸。助手加压压迫穿刺点 5 分钟以上。

8. 检查是否取到肾组织，在显微镜下观察有无肾小球，如无肾小球应重复取材。肾组织应分别送光镜、电镜及免疫病理检查。

### 【注意事项】

1. 术前准备　①解除患者的恐惧心理，取得患者的配合。②让患者练习屏气及卧床排尿（肾穿后需卧床 24 小时）。③检查患者出凝血状态，查血小板计数，出、凝血时间及凝血酶原时间。④了解患者肾功能,做血肌酐、尿素氮、肌酐清除率检查。⑤行肾脏超声检查,了解双肾位置、大小和结构,选择穿刺肾脏。⑥查血型、备血,术前2~3日口服或肌注维生素K。

2. 术后观察与处理 肾穿刺后,捆绑腹带平卧24小时,密切观察尿液改变、脉搏、血压,连续查3次常规。有肉眼血尿者应延长卧床时间。鼓励患者多饮水,避免肾出血后形成血块梗阻尿路。于术后给予抗生素治疗3天及止血药预防感染及出血。几乎所有患者均发生镜下血尿,常于术后1~2天消失,个别患者出血严重时,应输血或输液,监测血压和血红蛋白。

3. 并发症 血尿、肾周血肿、动静脉瘘、感染、损伤其他脏器、肾撕裂伤等。

## 八、导尿术

导尿术是用无菌导尿管自尿道插入膀胱引出尿液的方法。导尿可引起医源性感染,因此,在操作中应严格掌握无菌技术,熟悉男、女性尿道解剖特点,避免增加患者的痛苦。

【适应证】

1. 解除尿潴留。

2. 收集无菌尿标本,做细菌培养。

3. 盆腔手术前准备,避免盆腔手术时误伤膀胱。

4. 检查膀胱功能,测膀胱容量、压力及残余尿量。

5. 危重、休克患者观察尿量变化。

6. 鉴别尿闭和尿潴留,以明确肾功能不全或排尿功能障碍。

7. 诊断及治疗膀胱和尿道的疾病,如进行膀胱造影或对膀胱肿瘤患者进行化疗等。

【禁忌证】

月经期妇女、急性尿道炎、急性前列腺炎、急性附睾炎患者。

【方法】

1. 遮挡患者,向患者说明目的,取得合作。能自理者,嘱其自己清洗外阴,不能起床者,协助其清洗外阴。

2. 患者仰卧,两腿屈曲外展,臀下垫以油布及中单,先用肥皂水清洗外阴及尿道口,男患者则需翻开包皮冲洗,再用干棉球擦干。

3. 用0.1%新洁尔灭(苯扎溴铵)由内向外环形消毒阴道口与外阴部,也可用0.1%氯己定溶液局部消毒。术者戴无菌手套,用无菌洞巾铺于消毒后的外阴部,男患者则用消毒巾裹住阴茎,露出尿道口。

4. 术者站于患者右侧,润滑导尿管前端。女性患者导尿时,以左手拇指、食指分开小阴唇露出尿道口,右手持导尿管(末端用血管钳夹闭)慢慢插入尿道,其末端置于消毒弯盘中,插入6~8cm。男性患者导尿时,左手拇指、示指挟持阴茎,提起阴茎使之与腹壁成60°,右手持涂有石蜡油的导尿管缓慢插入尿道,进入15~20cm。松开止血钳,尿液即可流出。

5. 如需做尿液细菌培养,应留取中段尿于无菌试管中。

6. 术后将导尿管夹住后再慢慢拔出,以免管内尿液流在检查床或衣服上。如需留置导尿时,应用胶布妥善固定导尿管,以免脱出。

【注意事项】

1. 应严格无菌操作,预防尿路感染。

2. 插入导尿管时动作要轻柔,以免损伤尿道黏膜,如插管时有阻力可更换方向再插,见有尿液流出后可再插入1~2cm,不可过浅、过深或反复抽动导尿管。

3. 选择粗细适宜的导尿管,对小儿或疑有尿道狭窄者应选用较细导尿管。

4. 膀胱过度充盈时,尿液放出速度不能过快,以免膀胱骤然减压引起尿血或晕厥。

5. 测定残余尿时,嘱患者先自行排尿,然后导尿。剩余尿量一般为 5~10ml,如超过 100ml 则应留置导尿管。

6. 留置导尿管时妥善固定导尿管,应 5~7 日更换一次,再次插入前应让尿道松弛数小时,再重新插入。应接封闭式无菌引流袋,为防尿路逆行感染,应每日膀胱冲洗 1 次,预防尿路感染。

## 九、中心静脉压测定

中心静脉压(central venous pressure,CVP)是指右心房或上、下腔静脉胸腔段的压力。它可反映患者当时的血容量、心功能与血管张力等综合情况。中心静脉压的正常值为 0.49~1.18kPa(5~12cmH$_2$O)。中心静脉压低,表示血容量不足,应补充血容量;中心静脉压高,提示血容量过多,或肺循环阻力增加、心收缩力降低,应控制输液速度,并给予强心药、利尿药或血管扩张剂。

【适应证】

1. 常用于对不明原因的急性循环衰竭进行鉴别。

2. 大量补液时观察血容量的动态变化,以避免发生肺水肿。

3. 鉴别少尿或无尿为肾前性还是肾后性。

4. 在紧急状态下可作为静脉通道进行输液。

【禁忌证】

穿刺或切开部位感染,出血性疾病。

【方法】

1. 嘱患者仰卧,选好插管部位。

2. 常规消毒穿刺部位皮肤,戴无菌手套,铺无菌洞巾,用 2% 利多卡因进行局部麻醉。

3. 静脉插管方法有两种:①经皮穿刺法,目前较常采用此方法,经锁骨下静脉或头静脉插管至上腔静脉,或经股静脉插管至下腔静脉。②静脉切开法,现仅用于经大隐静脉插管至下腔静脉。因腹内压增高时下腔静脉压亦增高,因此上腔静脉压较下腔静脉压更精确可靠。

4. 将导管末端与“Y”形管相接,测压计的零点调到右心房的水平,如有体位变动则随时调整。

5. 操作时先把 1 处夹子扭紧,将 2、3 处夹子放松,使输液瓶内的液体充满测压管,到高于预计的静脉压之上。再把 2 处夹子扭紧,放松 1 处夹子,使测压管与静脉导管相通,则测压管内的液体迅速下降,至液面稳定时,所指刻度数即为中心静脉压。测压完毕夹紧 3 处夹子,放松 1、2 处夹子,使输液管与静脉导管相通,继续补液。

【注意事项】

1. 术前准备好测定中心静脉压的用品,包括清洁盘,静脉切开包 1 个,无菌深静脉导管、穿刺针、导引钢丝、中心静脉测压装置(包括带刻度的测压管、三通开关等)以及输液导管。

2. 如测压时出现静脉压力突然显著波动性升高,提示导管尖端可能进入右心室,应抽出一小段导管后再测压。

3. 保持静脉导管通畅,每次测压所流入导管的血液应冲洗干净。如导管不通畅,可以变动导管的位置或用肝素、3.8% 枸橼酸钠冲洗。

4. 留置导管一般不超过 5 日,以免引起静脉炎或血栓。导管留置 3 日以上时,需用抗凝剂冲洗,防止血栓形成。

附表 1　自 R-R 计算心率及 Q-T 正常最高限度表

| R-R (秒) | 心率 (次/min) | Q-T 最高值 男 | Q-T 最高值 女 | R-R (秒) | 心率 (次/min) | Q-T 最高值 男 | Q-T 最高值 女 | R-R (秒) | 心率 (次/min) | Q-T 最高值 男 | Q-T 最高值 女 | R-R (秒) | 心率 (次/min) | Q-T 最高值 男 | Q-T 最高值 女 |
|---|---|---|---|---|---|---|---|---|---|---|---|---|---|---|---|
| 0.3 | 200 | 0.24 | 0.25 | 0.72 | 83 | 0.37 | 0.39 | 1.14 | 53 | 0.46 | 0.49 | 1.56 | 38 | 0.54 | 0.57 |
| 0.32 | 187 | 0.25 | 0.26 | 0.74 | 81 | 0.37 | 0.39 | 1.16 | 52 | 0.47 | 0.49 | 1.58 | 38 | 0.54 | 0.57 |
| 0.34 | 176 | 0.26 | 0.27 | 0.76 | 79 | 0.38 | 0.4 | 1.18 | 51 | 0.47 | 0.5 | 1.6 | 37 | 0.55 | 0.58 |
| 0.36 | 167 | 0.26 | 0.27 | 0.78 | 77 | 0.38 | 0.4 | 1.2 | 51 | 0.48 | 0.5 | 1.62 | 37 | 0.55 | 0.58 |
| 0.38 | 158 | 0.27 | 0.28 | 0.8 | 75 | 0.39 | 0.41 | 1.22 | 49 | 0.48 | 0.51 | 1.64 | 37 | 0.55 | 0.58 |
| 0.4 | 150 | 0.27 | 0.29 | 0.83 | 73 | 0.39 | 0.41 | 1.24 | 48 | 0.48 | 0.51 | 1.66 | 36 | 0.56 | 0.59 |
| 0.42 | 143 | 0.28 | 0.3 | 0.84 | 71 | 0.4 | 0.42 | 1.26 | 48 | 0.49 | 0.51 | 1.68 | 36 | 0.56 | 0.59 |
| 0.44 | 136 | 0.29 | 0.3 | 0.86 | 70 | 0.4 | 0.42 | 1.28 | 47 | 0.49 | 0.51 | 1.7 | 35 | 0.56 | 0.59 |
| 0.46 | 130 | 0.29 | 0.31 | 0.88 | 68 | 0.41 | 0.43 | 1.3 | 46 | 0.49 | 0.52 | 1.72 | 34 | 0.57 | 0.6 |
| 0.48 | 125 | 0.3 | 0.32 | 0.9 | 67 | 0.41 | 0.43 | 1.32 | 45 | 0.5 | 0.52 | 1.74 | 34 | 0.57 | 0.6 |
| 0.5 | 120 | 0.31 | 0.32 | 0.92 | 65 | 0.42 | 0.44 | 1.34 | 45 | 0.5 | 0.53 | 1.76 | 34 | 0.58 | 0.61 |
| 0.52 | 115 | 0.31 | 0.33 | 0.94 | 64 | 0.42 | 0.44 | 1.36 | 44 | 0.51 | 0.53 | 1.78 | 34 | 0.58 | 0.61 |
| 0.54 | 111 | 0.32 | 0.34 | 0.96 | 63 | 0.43 | 0.45 | 1.38 | 43 | 0.51 | 0.54 | 1.8 | 33 | 0.58 | 0.62 |
| 0.56 | 107 | 0.32 | 0.34 | 0.98 | 61 | 0.43 | 0.45 | 1.4 | 43 | 0.51 | 0.54 | 1.82 | 33 | 0.58 | 0.62 |
| 0.58 | 103 | 0.33 | 0.36 | 1 | 60 | 0.43 | 0.46 | 1.42 | 42 | 0.52 | 0.54 | 1.84 | 33 | 0.58 | 0.62 |
| 0.6 | 100 | 0.34 | 0.36 | 1.02 | 59 | 0.44 | 0.46 | 1.44 | 41 | 0.52 | 0.55 | 1.86 | 32 | 0.59 | 0.62 |
| 0.62 | 97 | 0.34 | 0.36 | 1.04 | 58 | 0.44 | 0.46 | 1.46 | 41 | 0.52 | 0.55 | 1.88 | 32 | 0.59 | 0.63 |
| 0.64 | 94 | 0.35 | 0.36 | 1.06 | 57 | 0.45 | 0.47 | 1.48 | 40 | 0.53 | 0.56 | 1.9 | 32 | 0.6 | 0.63 |
| 0.66 | 91 | 0.35 | 0.37 | 1.08 | 56 | 0.45 | 0.47 | 1.5 | 40 | 0.53 | 0.56 | | | | |
| 0.68 | 88 | 0.36 | 0.38 | 1.1 | 55 | 0.45 | 0.48 | 1.52 | 39 | 0.53 | 0.57 | | | | |
| 0.7 | 86 | 0.36 | 0.38 | 1.12 | 54 | 0.46 | 0.48 | 1.54 | 39 | 0.54 | | | | | |

**附表 2　自 I、III 导联 QRS 测定心电轴表**

| I \ III | -10 | -9 | -8 | -7 | -6 | -5 | -4 | -3 | -2 | -1 | 0 | 1 | 2 | 3 | 4 | 5 | 6 | 7 | 8 | 9 | 10 |
|---|---|---|---|---|---|---|---|---|---|---|---|---|---|---|---|---|---|---|---|---|---|
| 10 | -30 | -25 | -19 | -13 | -7 | 0 | 6 | 13 | 19 | 24 | 30 | 35 | 40 | 43 | 47 | 49 | 52 | 54 | 56 | 58 | 60 |
| 9 | -35 | -30 | -24 | -17 | -11 | -4 | 3 | 11 | 18 | 23 | 30 | 36 | 41 | 44 | 48 | 51 | 54 | 56 | 58 | 60 | 62 |
| 8 | -41 | -36 | -30 | -23 | -16 | -9 | -1 | 8 | 16 | 22 | 30 | 37 | 42 | 46 | 50 | 53 | 56 | 58 | 60 | 62 | 64 |
| 7 | -47 | -42 | -37 | -30 | -22 | -14 | -5 | 4 | 13 | 21 | 30 | 38 | 43 | 48 | 52 | 55 | 58 | 60 | 62 | 64 | 66 |
| 6 | -53 | -49 | -43 | -37 | -30 | -19 | -11 | -1 | 11 | 20 | 30 | 39 | 45 | 50 | 54 | 57 | 60 | 63 | 65 | 67 | 68 |
| 5 | -60 | -56 | -51 | -45 | -39 | -30 | -19 | -7 | 6 | 18 | 30 | 40 | 47 | 52 | 56 | 60 | 63 | 66 | 68 | 70 | 71 |
| 4 | -66 | -63 | -59 | -55 | -49 | -41 | -30 | -15 | -1 | 14 | 30 | 42 | 50 | 56 | 60 | 64 | 67 | 69 | 71 | 73 | 74 |
| 3 | -72 | -70 | -68 | -64 | -60 | -53 | -43 | -30 | -10 | 8 | 30 | 44 | 52 | 60 | 65 | 68 | 71 | 73 | 75 | 76 | 77 |
| 2 | -78 | -77 | -75 | -73 | -70 | -65 | -58 | -50 | -30 | -2 | 30 | 50 | 60 | 66 | 70 | 74 | 76 | 77 | 79 | 80 | 81 |
| 1 | -84 | -83 | -82 | -81 | -80 | -77 | -74 | -68 | -54 | -30 | 30 | 60 | 70 | 75 | 78 | 80 | 82 | 83 | 83 | 84 | 85 |
| 0 | -90 | -90 | -90 | -90 | -90 | -90 | -90 | -90 | -90 | -90 |  | 90 | 90 | 90 | 90 | 90 | 90 | 90 | 90 | 90 | 90 |
| -1 | 265 | 264 | 263 | 262 | 261 | 260 | 258 | 255 | 250 | 240 | 210 | 150 | 124 | 112 | 106 | 103 | 100 | 99 | 98 | 97 | 96 |
| -2 | 261 | 260 | 259 | 257 | 256 | 254 | 251 | 246 | 240 | 230 | 210 | 178 | 150 | 132 | 120 | 114 | 110 | 107 | 105 | 103 | 101 |
| -3 | 257 | 256 | 255 | 253 | 251 | 248 | 244 | 240 | 234 | 225 | 210 | 187 | 168 | 150 | 137 | 127 | 120 | 116 | 112 | 110 | 108 |
| -4 | 254 | 252 | 251 | 249 | 246 | 244 | 240 | 235 | 230 | 222 | 210 | 194 | 179 | 163 | 150 | 139 | 130 | 125 | 120 | 116 | 114 |
| -5 | 251 | 249 | 247 | 245 | 243 | 240 | 236 | 232 | 227 | 220 | 210 | 198 | 185 | 173 | 161 | 150 | 141 | 134 | 129 | 125 | 120 |
| -6 | 248 | 247 | 245 | 243 | 240 | 237 | 234 | 230 | 224 | 219 | 210 | 200 | 190 | 180 | 169 | 159 | 150 | 143 | 136 | 131 | 127 |
| -7 | 246 | 244 | 242 | 240 | 237 | 235 | 231 | 228 | 223 | 218 | 210 | 202 | 193 | 184 | 175 | 166 | 158 | 150 | 144 | 138 | 135 |
| -8 | 244 | 242 | 240 | 238 | 235 | 233 | 230 | 226 | 222 | 217 | 210 | 203 | 195 | 188 | 179 | 172 | 164 | 157 | 150 | 145 | 140 |
| -9 | 242 | 240 | 238 | 236 | 234 | 231 | 228 | 225 | 221 | 216 | 210 | 204 | 197 | 190 | 184 | 176 | 169 | 162 | 156 | 150 | 145 |
| -10 | 240 | 238 | 236 | 234 | 232 | 229 | 226 | 223 | 220 | 215 | 210 | 206 | 199 | 192 | 186 | 180 | 173 | 167 | 161 | 155 | 150 |

# ◇◇◇ 主要参考书目 ◇◇◇

1. 万学红,卢雪峰.诊断学［M］.8 版.北京:人民卫生出版社,2013.
2. 王建枝,殷莲华.病理生理学［M］.8 版.北京:人民卫生出版社,2013.
3. 黄宗干.临床症状鉴别诊断学［M］.4 版.上海:上海科学技术出版社,2001.
4. 葛均波,徐永健,王辰.内科学［M］.9 版.北京:人民卫生出版社,2018.
5. 陈新.黄宛临床心电图学［M］.6 版.北京:人民卫生出版社,2009.
6. 欧阳钦.临床诊断学［M］.2 版.北京:人民卫生出版社,2010.
7. 陈灏珠,林果为.实用内科学［M］.13 版.北京:人民卫生出版社,2009.
8. 邝贺龄,胡品津.内科疾病鉴别诊断学［M］.5 版.北京:人民卫生出版社,2006.
9. 王鸿利.实验诊断学［M］.2 版.北京:人民卫生出版社,2010.
10. 尚红,王毓三,申子瑜.全国临床检验操作规程［M］.4 版.北京:人民卫生出版社,2015.
11. 钟南山,刘又宁.呼吸病学［M］.2 版.北京:人民卫生出版社,2012.

复习思考题
答案要点

模拟试卷

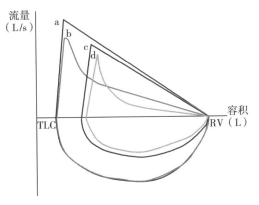

彩图 1　各种类型通气功能障碍的流量容积曲线
形态特征

a. 正常；b. 阻塞；c. 限制；d. 混合

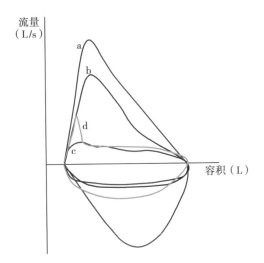

彩图 2　各种上气道狭窄的流量容积曲线形态特征

a. 正常气道；b. 胸腔外上气道可变性狭窄；c. 胸腔内
上气道固定性狭窄；d. 胸腔内上气道可变性狭窄